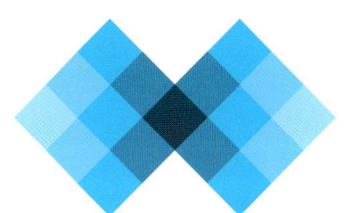

パートナー
薬品製造学

改訂第2版

[編集]
野上靖純 横浜薬科大学名誉教授
田口武夫 東京薬科大学名誉教授
長　普子 第一薬科大学教授

南江堂

◆執 筆 者(収載順)

野上 靖純	のがみ やすよし	横浜薬科大学名誉教授
正木 幸雄	まさき ゆきお	前 岐阜薬科大学教授
伊藤 彰近	いとう あきちか	岐阜薬科大学教授
田口 武夫	たぐち たけお	東京薬科大学名誉教授
矢内 光	やない ひかる	東京薬科大学薬学部講師
坂本 正徳	さかもと まさのり	明治薬科大学名誉教授
川﨑 知己	かわさき ともみ	明治薬科大学教授
野出 學	ので まなぶ	京都薬科大学名誉教授
山下 正行	やました まさゆき	京都薬科大学教授
大場 正志	おおば まさし	横浜薬科大学教授
花岡 美代次	はなおか みよじ	金沢大学名誉教授
向 智里	むかい ちさと	金沢大学医薬保健研究域教授
町田 實	まちだ みのる	北海道医療大学名誉教授
加藤 恵介	かとう けいすけ	東邦大学薬学部教授
長 普子	ちょう なみこ	第一薬科大学教授
牧野 一石	まきの かずいし	北里大学薬学部教授
藤本 康雄	ふじもと やすお	前 日本大学薬学部教授
内山 武人	うちやま たけと	日本大学薬学部准教授
菊川 靖雄	きくがわ やすお	日本医療科学大学保健医療学部教授
坂本 武史	さかもと たけし	城西大学薬学部准教授

改訂第2版の序

　医療の担い手である薬剤師の養成課程は，2006年より六年制となった．新しい薬学教育を修めた第一回目の卒業生が，今春，全国の大学薬学部から巣立っていった．

　薬学部を出た者の特徴，それは化学物質の生体との関わりを熟知していることに他ならない．薬剤師の専門性とは，いうまでもなく薬に関する広範な知識であり，その学問的基盤の中心は有機化学である．薬学分野に必要とされる有機化学の応用力を高め，自ら問題点の発見と解決力を培うために学ぶのが「薬品製造学」である．すなわち薬が創られ，世に出て治療の目的で使われ，そして役目を終えて体から出ていくまでの"薬の一生"に一貫して精通し，正しい判断ができるのは薬剤師をおいて他になく，この点では他のいかなる学部の出身者よりも抜きんでているはずである．とくに，薬の創り方に習熟することによってその生体内変化(活性の発動，代謝，排泄)といった薬学的諸現象の予測も容易となる．薬を使う薬剤師が，薬の合成法や確認方法を知らないで済まされるものではない．そういう意味でも，薬学教育の中で「薬品製造学」の重要さは計り知れないものがある．

　医療現場で薬剤師が真に頼りにされるのは，薬の調剤や服薬指導のみならず，薬物治療の投薬計画や薬剤管理指導業務にみられるような現場における化学的な対応や問題解決能力にある．また，若者たちから薬剤師が尊敬される職種の一つにあげられる第一の要因は，「人」である薬剤師が薬を創り出して使うということが，畏れ多い神技のように見えるからであるともいわれる．

　新しい薬学教育が向かっている方向が必ずしも理想とは思わない．薬を使う場面に焦点をしぼった薬剤師教育にあまりに偏っていると思うからである．人体や疾患に関する知識を重視するあまり薬剤師の長所たる化学的専門性を軽視したのでは，本当の意味で社会に貢献する薬剤師にはなりえない．これからの薬剤師にとっても有機化学の知識の重要性が減ずることは決してないであろう．

　20年以上の長きにわたって版を重ねた南江堂薬学教科書シリーズ「INTEGRATED ESSENTIALS 薬品製造学」の後継書にあたる本書「パートナー薬品製造学」は，創薬をめざす有機合成の基礎知識を確実に身につけることを目的とした学部学生のための教科書である．改訂第2版では従来の編集方針を踏襲して，最小限の基本的かつ重要な反応や合成法を簡潔に分かりやすく説明することに努め，不必要に高度な内容に踏み込まないように細心の注意をはらった．また，本書の執筆者の半数以上に異動があり，内容については新執筆者により必要な改稿が加えられたもので，これに伴うレベルや用語の統一，全体のバランスの調整については編集者にご一任いただいた．

　本文解説と医薬品の名称は，第十六改正日本薬局方に準拠している．また，到達度をセルフチェックできるように，章ごとに薬学教育モデル・コアカリキュラムの到達目標に関する演習問題を備え，正解(解答例)と解説を加えた．

　本書が若い薬学生の有機化学ひいては有機合成への興味をかき立てることに少しでも貢献できれば，編集者・著者一同のこの上ない喜びである．

　最後に，本書の改訂にあたって終始，懇切ていねいな助言をいただいた南江堂の諸氏に厚くお礼申し上げる．

平成24年3月

野上靖純，田口武夫，長　普子

初版の序

　医療法において，薬剤師は「医療を担うもの」と定義されている．2006年より薬剤師の養成課程は原則6年制となった．今後ますます進む高年齢社会において，名実ともに高度な医療職として，薬剤師は大いに貢献を期待されている証である．

　これからの薬剤師は医師，看護師などと，それぞれの専門性を生かした連携が必要とされる場面が多くなろうが，薬剤師の専門性とはいうまでもなく薬についての広範な基礎的・実践的知識であり，その学問的基盤の中心は合成化学を含めた広い意味での有機化学にある．医療現場で薬剤師が真に頼りにされるのは，薬の処方・管理や服薬指導のみならず，現場における化学的な対応や問題解決にある．医療薬学の充実の必要性が論じられて久しいが，人体や疾患に関する知識を重視するあまり薬剤師の長所たる化学的専門性を軽視しては，本当の意味で社会に貢献する薬剤師にはなりえないであろう．これからの薬剤師にとっても有機化学の知識の重要性が減ずることはないと，編集者は確信している．

　また，純粋に学問という点からみても有機合成化学は非常に魅力的であり，数多くの日本人化学者が世界的レベルで活躍し，多大の貢献をしている分野でもある．日本の製薬企業では欧米の多くの国々と異なり，薬学部で学んだ人材が多数，創薬および製薬に活躍している．今後とも医薬品の開発には，薬や人体について総合的な知識を身に付けた薬学部出身の人材が欠かせないであろう．

　有機化学の全体を織物に例えると，基礎的な有機化学が縦糸で，有機合成化学の知識が横糸にあたる．両者をしっかり織り合わせることによって初めて広範かつ深遠な全体像をとらえることが可能となる．有機合成化学の修得は，有機化学の総合的な理解に不可欠なものである．

　本書，「パートナー 薬品製造学」は，薬学部で学ぶ学生が，有機合成化学の基本的な知識を確実にかつ要領よく身に付けることを目指した教科書である．編集の基本方針は「必要かつ最小限の基本的反応や合成法を，簡潔にわかりやすく，不足なく説明する」こと，および「解説は基本的な反応・合成法から，複雑な反応や応用例へと展開する形とする」としている．全体にわたって必要な内容をバランスよく盛り込む一方，必要以上に難解な内容に踏み込まないよう，細心の注意をはらった．講義をされる先生によってはより高度な内容がほしいと思われるかもしれないが，そのような場合には，本書をベースとして最新情報やトピックスを，学生の興味・関心等にあわせて適宜交えていただければ幸いである．本文解説と医薬品の名称は，第15改正日本薬局方に準拠している．

　また，本書は20年以上にわたって版を重ねたINTEGRATED ESSENTIALS「薬品製造学」の後継書にあたる．版を改めるにあたって編集者が全体を通覧し，薬学教育モデル・コアカリキュラムも参照したが，結果として内容の変更は比較的小幅で，章構成等の変更も行わない形となった．これは元の「薬品製造学」が新しい教育課程においても，適切な内容と構成をもつものであると判断したためである．モデル・コアカリキュラムとの対応は，別掲の「本書の構成と特色」を参照いただきたい．編集者の方針にご賛同いただき，新刊移行にあたって作業を編集者にご一任いただいた執筆者の先生方に，深く感謝申し上げる次第である．

　薬学部で学ぶ学生のよい教科書として，また社会に出てからの座右の書として本書をご活用いただければ，編集者・著者一同の，望外の慶びである．

　最後に，本書の刊行を推進していただいた南江堂社長小立鉦彦氏，出版部の諸氏に厚くお礼申し上げる．

平成19年3月

古賀俊隆，吉藤茂行，野上靖純

◆◆◆目　次◆◆◆

総　論　有機合成と医薬品の創製　　（野上靖純）　1

1. 有機反応と試薬 …………………………………1
   - A 有機反応の種類 ……………………………1
     1) 置換反応 …………………………………1
     2) 付加反応 …………………………………2
     3) 脱離反応 …………………………………3
     4) 転位反応 …………………………………4
   - B 反応中間体の種類 …………………………4
     1) カルボカチオン（炭素陽イオン）………4
     2) カルボアニオン（炭素陰イオン）………4
     3) ラジカル（遊離基）………………………5
     4) カルベンとナイトレン …………………5
     5) ペリ環状反応 ……………………………5
   - C 反応試薬の種類 ……………………………5
     [Ⅰ] 反応形式による分類 ……………………5
     1) 求核試薬 …………………………………5
     2) 求電子試薬 ………………………………6
     3) ラジカル試薬 ……………………………6
     [Ⅱ] 反応の種類による分類 …………………6
     1) 酸化剤 ……………………………………7
     2) 還元剤 ……………………………………7
     3) アルキル化剤 ……………………………8
     4) アシル化剤 ………………………………8
     5) ハロゲン化剤 ……………………………8

2. これからの有機合成—必要なものだけをつくる反応設計 …………………………………8
   - A 試薬の役割—新しい合成試薬の開発 ……8
   - B 選択的合成と反応の制御 …………………10
     1) 位置選択的合成 …………………………10
     2) 官能基選択的合成 ………………………12
     3) 立体選択的合成 …………………………13
     4) 不斉合成 …………………………………14

3. ドラッグデザインと有機合成的アプローチ ……………………………………………17
   - A 天然薬物から合成医薬品の開発—麻薬性の除去と合成鎮痛薬ペンタゾシンの合成 ……………………………17
   - B 生化学・薬理学的発想による新しい薬の概念—薬物受容体の構造からのアプローチ ……………………………………19

4. これからの医薬品開発の道—機能性分子設計 ……………………………………………20
   - A 分子を捕える分子—シクロデキストリン …………………………………………20
   - B 酵素機能モデル修飾シクロデキストリンを用いた選択的加水分解 ……………21

■ セルフチェック問題 ……………………………23

第1章　酸化と還元　　（正木幸雄・伊藤彰近）　25

1. 酸　化 …………………………………………25
   - A 炭素-炭素二重結合の酸化 ………………25
     1) エポキシ化 ………………………………26
     2) グリコール化 ……………………………28
     3) 酸素添加反応 ……………………………29
     4) 水和反応 …………………………………30
   - B 炭素-炭素結合の酸化的切断 ……………30
     1) オゾンによる二重結合の酸化的開裂（オゾン分解）…………………………31
     2) 過マンガン酸カリウムによる二重結合の酸化的開裂 ……………………32
     3) 過ヨウ素酸塩によるグリコールの開裂 ……………………………………32
     4) 四酸化オスミウム-過ヨウ素酸塩複合系による二重結合の酸化的開裂 ……33
     5) Baeyer-Villiger 酸化 ……………………33
     6) 環状ケトンの光分解 ……………………34
   - C アルコールの酸化 …………………………34
     1) 遷移金属酸化物による酸化 ……………34
     2) Oppenauer 酸化 …………………………36
     3) ジメチルスルホキシドによる酸化 ……36
   - D アルデヒドの酸化 …………………………38
   - E アリル位およびベンジル位の酸化 ………39
     1) 二酸化セレンによるアリル位の酸化 …39
     2) 過マンガン酸塩，クロム酸によるベンジル位の酸化 ……………………40
   - F カルボニル基に隣接する活性メチレンの酸化 ……………………………………40
     1) 四酢酸鉛による α-アセトキシケトンの生成 ……………………………………40
   - G 芳香環の酸化 ………………………………41
   - H 脱水素反応 …………………………………42

Ⅰ 微生物によるC–H結合の酸化……………42
2. 還　元……………………………………………43
　　A 炭素-炭素結合の還元……………………43
　　　1）飽和炭素-炭素結合の還元開裂…………43
　　　2）炭素-炭素二重結合の還元………………43
　　　　a）孤立オレフィンの還元………………43
　　　　b）α,β-不飽和ケトン類の還元…………46
　　　　c）ベンゼン環の還元（Birch還元）……47
　　　3）炭素-炭素三重結合の還元………………48
　　　　a）Lindlar触媒を用いる接触還元………48
　　　　b）Birch還元………………………………48
　　B 炭素-ヘテロ原子結合の還元……………49
　　　1）炭素-酸素二重結合の還元………………49
　　　　a）アルデヒド，ケトンのアルコールへの還元………………………………49
　　　　b）カルボニル基のメチレン基への還元………………………………………53
　　　　c）カルボン酸およびその誘導体の還元………………………………………56
　　　2）炭素-窒素多重結合の還元………………57
　　　3）炭素-ヘテロ原子単結合の還元的開裂…………………………………………57
　　　　a）ベンジルエーテルの還元的開裂……57
　　　　b）芳香族ハロゲン化物の還元的脱ハロゲン………………………………58
　　　　c）カルボニル基のα位における還元的開裂………………………………58
　　　　d）エポキシドの還元的開環……………58
■セルフチェック問題……………………………59

第2章　付加と脱離　　　　　　　　　　　　　　　　　（田口武夫・矢内　光）　63

1. 付　加……………………………………………63
　　A ハロゲンの付加……………………………63
　　B ハロゲン化水素の付加……………………64
　　C ハロニウムイオンを中間体とするその他の付加反応………………………65
2. 置換によるハロゲン化物の合成………………68
　　A アルコール類のハロゲン化………………68
　　B カルボン酸のOHのハロゲン化…………71
　　C カルボニル基のα-ハロゲン化……………73
　　D カルボン酸のα-ハロゲン化
　　　（Hell–Volhard–Zelinsky反応）………75
　　E アリル位およびベンジル位のハロゲン化（Wohl–Ziegler反応）…………77
　　F カルボン酸銀塩の脱炭酸によるハロゲン化（Hunsdiecker反応）………78
3. 脱　離……………………………………………78
　　A 1,2-脱離の機構的分類……………………79
　　B 1,2-脱離の配向性…………………………80
　　C アルコールの脱水反応……………………81
　　D 脱ハロゲン化水素…………………………83
　　E 脱ハロゲンおよび脱ハロヒドリン（還元的脱離）……………………………86
　　F Hofmann分解………………………………87
　　G 分子内シン脱離（Ei反応）………………88
■セルフチェック問題……………………………91

第3章　芳香族置換反応　　　　　　　　　　　　　　　（坂本正徳・川﨑知己）　93

1. 芳香族置換反応の分類…………………………93
2. ニトロ化…………………………………………93
　　A 置換基の影響：反応性と配向性…………94
　　B ヘテロ環のニトロ化………………………98
　　C 医薬品合成への応用………………………99
3. ニトロソ化……………………………………102
4. ハロゲン化……………………………………103
5. スルホン化……………………………………106
6. 芳香環への炭素側鎖の導入…………………109
　　A Friedel–Crafts反応………………………109
　　B Friedel–Crafts類似反応…………………112
7. ジアゾ化………………………………………115
　　A ジアゾニウム塩の生成機構……………117
　　B N_2を放出するジアゾニウム塩の反応…117
　　C N_2を放出しないジアゾニウム塩の反応（ジアゾカップリング）……………120
8. Meisenheimer錯体を中間体とする反応（芳香族求核置換反応）…………………121
9. ベンザインを中間体とする反応……………123
■セルフチェック問題…………………………124

第4章　炭素-酸素結合の合成　　　　　　　　　　　　　　　　（野出　學・山下正行）　125

1. アルコール結合の生成 …………………… 125
   - A ハロゲン化物の加水分解 …………… 125
   - B 窒素化合物の脱アミノ ……………… 127
     1) 第一級アミンのジアゾ化分解 …… 127
     2) アミド基の加水分解 ……………… 128
     3) シアノ基の加水分解 ……………… 129
     4) ジアゾケトンの転位反応
        （Wolff 転位） ……………………… 129
   - C オレフィンへのヒドロキシ基導入 …… 130
     1) 水和反応 …………………………… 130
     2) ハロヒドリンの合成 ……………… 130
     3) オキシ水銀化-脱水銀法 ………… 131
     4) ヒドロホウ素化-酸化法 ………… 132
     5) エポキシドの加水分解 …………… 134
     6) 酸素分子の光付加反応 …………… 134
   - D その他のアルコール結合生成反応 …… 135
     1) 微生物を利用した C–H 結合の
        ヒドロキシ化 …………………… 135
     2) 環状ケトンの光分解 ……………… 135
2. エーテル結合の生成 ……………………… 135
   - A アルコールおよびフェノールの
     アルキル化 …………………………… 135
   - B オレフィンへのアルコールの付加 …… 139
   - C 官能化による環状エーテルの合成 …… 140
     1) 次亜ハロゲン酸エステルの光分解 …… 140
     2) アルコールの四酢酸鉛による環化
        反応 ……………………………… 141
3. エステル結合の生成 ……………………… 142
   - A アルコールおよびフェノールの
     アシル化 ……………………………… 142
   - B カルボン酸のアルキル化 …………… 145
   - C ケトンの Baeyer–Villiger 反応 ……… 146
   - D ラクトン環の合成 …………………… 146
     1) オキシ酸およびハロカルボン酸の
        ラクトン化 ……………………… 146
     2) 不飽和カルボン酸のラクトン化 … 147
     3) 環状ケトンの Baeyer–Villiger 反応 … 147
     4) N-ハロアミドの光分解 ………… 148
4. カルボニル結合の生成 …………………… 149
   - A 含窒素化合物からの変換 …………… 149
     1) イミノ基の加水分解 ……………… 149
     2) イミニウム塩の加水分解 ………… 150
     3) ニトロ基の加水分解（Nef 反応） … 150
     4) ニトロ基の酸化 …………………… 150
   - B アセチレンからの変換 ……………… 151
     1) 酸触媒水和反応 …………………… 151
     2) ヒドロホウ素化-酸化 …………… 151
   - C オレフィンからの変換 ……………… 152

■ セルフチェック問題 ……………………… 152

第5章　炭素-窒素結合の合成　　　　　　　　　　　　　　　　　　　（大場正志）　155

1. 飽和炭素での求核置換反応 ……………… 155
   - A ハロゲン化アルキルとアミンの反応 … 155
   - B アルコールとアミンの反応 ………… 159
   - C エポキシドまたはアジリジンとアミ
     ンの反応 ……………………………… 159
2. 不飽和炭素での求核置換反応 …………… 160
   - A 芳香族ハロゲン化物とアミンの反応 … 160
   - B フェノールとアミンの反応 ………… 163
   - C 芳香族活性水素のアミノ化 ………… 164
   - D カルボン酸とアミンの反応 ………… 164
   - E 酸塩化物とアミンの反応 …………… 165
   - F 酸無水物とアミンの反応 …………… 166
   - G カルボン酸エステルとアミンの反応 … 167
   - H 転位反応による C–C 結合から
     C–N 結合への変換 ………………… 168
3. 不飽和炭素での脱水縮合反応 …………… 173
   - A カルボニル化合物とアミンの反応 …… 173
   - B カルボニル化合物の還元的アミノ化 … 174
   - C 活性メチレンのアミノメチル化
     （Mannich 反応） ……………………… 176
4. 不飽和炭素での付加反応 ………………… 177
   - A 二重結合へのアミンの Michael 型
     付加 …………………………………… 177
   - B 二重結合へのニトリルの付加
     （Ritter 反応） ………………………… 177
5. 求電子性窒素の反応 ……………………… 178
   - A 脂肪族活性メチレンに対する求電子
     置換反応 ……………………………… 178
   - B 芳香環に対する求電子置換反応 …… 179
6. 窒素ラジカルまたはナイトレンを経由
   する反応 …………………………………… 180
   - A 亜硝酸エステルの光分解反応
     （Barton 反応） ……………………… 180
   - B 脂肪族炭化水素の直接ニトロ化およ
     びニトロソ化反応 …………………… 181
   - C ナイトレンを経由する反応 ………… 181

■ セルフチェック問題 ……………………… 182

第6章　炭素−炭素結合の合成　　　　　　（花岡美代次・向　智里）　185

1. カルボアニオンによるアルキル化 ………… 185
   - A カルボアニオンの生成 ……………………… 185
   - B シアン化物イオンの置換反応 …………… 186
   - C 2つの電子求引性基をもつ活性メチレンのアルキル化 ………………………… 187
   - D 1つの電子求引性基をもつ活性メチレンのアルキル化 ………………………… 190
   - E エナミンを経由するアルキル化 ………… 193
2. カルボアニオンのカルボニル基への付加反応 ……………………………………… 194
   - A シアン化物イオンの付加 ………………… 194
   - B アルドール反応 …………………………… 197
   - C アルドール型反応 ………………………… 199
   - D カルボアニオンの共役系への付加 ……… 203
   - E カルボアニオンとイミニウム塩の反応（Mannich 反応） ……………………… 205
   - F カルボアニオンと酸ハロゲン化物の反応 ……………………………………… 206
   - G カルボアニオンとエステルの反応 ……… 207
   - H イリドを用いる反応 ……………………… 209
3. 有機金属化合物を用いる反応 ……………… 212
   - A 有機マグネシウム化合物 ………………… 213
   - B 有機リチウム化合物 ……………………… 216
   - C 有機銅化合物 ……………………………… 218
   - D 有機亜鉛化合物 …………………………… 219
4. カルベン, カルボカチオンおよびラジカルを用いる反応 …………………… 220
   - A カルベンを用いる反応 …………………… 220
   - B カルボカチオンを用いる反応 …………… 223
   - C ラジカルを用いる反応 …………………… 224
5. ペリ環状反応 ………………………………… 226
   - A 付加環化反応 ……………………………… 227
   - B シグマトロピー転位 ……………………… 231
   - C 環状電子反応 ……………………………… 233
- セルフチェック問題 …………………………… 235

第7章　官能基の保護　　　　　　（町田　實・加藤恵介）　237

1. ヒドロキシ基の保護 ………………………… 237
   - A アルコール性ヒドロキシ基の保護 ……… 237
     1) エーテル型保護基 ……………………… 237
     2) アセタール型保護基 …………………… 239
     3) エステル型保護基 ……………………… 240
   - B グリコール型ヒドロキシ基の保護 ……… 242
     1) 環状アセタール型保護基 ……………… 242
   - C フェノール性ヒドロキシ基の保護 ……… 243
     1) エーテル型保護基 ……………………… 243
   - D カテコール型ヒドロキシ基の保護 ……… 244
     1) 環状アセタール型保護基 ……………… 244
     2) 環状エステル型保護基 ………………… 245
2. カルボニル基の保護 ………………………… 246
   1) アセタール型保護基 …………………… 246
   2) エナミン型保護基 ……………………… 247
   3) セミカルバゾン, オキシムおよびヒドラゾン型保護基 ……………………… 248
3. カルボキシ基の保護 ………………………… 249
   1) エステル型保護基 ……………………… 249
4. アミノ基の保護 ……………………………… 250
   - A 第一級および第二級アミノ基の保護 …… 251
     1) アミド型保護基 ………………………… 251
     2) ウレタン型保護基 ……………………… 252
   - B 第三級アミノ基の保護 …………………… 253
     1) 第四級アンモニウム塩型保護基 ……… 253
5. スルファニル基の保護 ……………………… 253
   1) チオエステル型保護基 ………………… 254
- セルフチェック問題 …………………………… 254

第8章　有機合成のデザイン―逆合成の考え方―　　　　　　（長　普子）　257

1. 有機化合物の合成計画と逆合成解析 ―その歴史― ………………………………… 257
   - A 逆合成解析 ………………………………… 257
   - B 炭素骨格形成法と官能基変換法 ………… 258
2. 逆合成解析の基礎 …………………………… 258
   - A 標的化合物の切断と合成素子シントン ………………………………………… 258
   - B 逆合成解析の記号の使い方 ……………… 259
   - C 合成等価体 ………………………………… 259
3. 逆合成解析の実際 …………………………… 260
   - A 基本的な切断 ……………………………… 260
     1) 切断タイプ-1（ヘテロ原子のα切断）……………………………… 260
     2) 切断タイプ-2（ヘテロ原子のβ切断）……………………………… 261

3) 切断タイプ-3（カルボニル基の α切断）……………………261
4) 切断タイプ-4（カルボニル基の β切断）……………………261
B 簡単な標的化合物の切断……………262
1) エーテルの切断………………262
2) アルコールの切断………………263
3) 二重結合の切断………………263
4) ケトンの切断…………………264
4. 医薬品の合成デザイン ……………265
■ セルフチェック問題 …………………268

第9章　医薬品の合成　269

1. 複素環式化合物 …………（牧野一石）269
   1) アンチピリン……………………271
   2) インドメタシン…………………271
   3) クロルフェニラミンマレイン酸塩……272
   4) クロルジアゼポキシド…………273
2. アルカロイド ……………（牧野一石）273
   A モルヒネおよび関連アルカロイド………275
   1) パパベリン塩酸塩………………276
   B フェニルエチルアミン系アルカロイド…277
   1) エフェドリン塩酸塩……………277
3. ステロイド…………（藤本康雄・内山武人）277
   A ステロイドの合成例 ……………278
   1) 11α-ヒドロキシプロゲステロンの合成…………………………278
   2) エストラジオールの合成 ………281
4. プロスタノイド……（藤本康雄・内山武人）282
   A プロスタノイドの合成例 …………283
   1) ジノプロスト（PGF$_{2α}$）および PGE$_2$の合成 …………………283
   2) アルプロスタジル（PGE$_1$）の合成 ……285
5. アミノ酸・ペプチド
   …………………（菊川靖雄・坂本武史）286
   A アミノ酸…………………………286
   1) アミノ酸の合成 …………………288
   B ペプチド…………………………290
   1) ペプチドの合成 …………………291
6. 核　酸…………（菊川靖雄・坂本武史）293
   A ヌクレオシドとヌクレオチド………294
   B 核酸関連物質の合成 ………………296
   1) プリン系化合物…………………296
      a）メルカプトプリンとアザチオプリン…………………………296
   2) ピリミジン系化合物……………296
      a）フルオロウラシルとテガフール……297
   3) ヌクレオシド……………………297
      a）シタラビン……………………297
■ セルフチェック問題 …………………298

第10章　医薬品の確認試験　（野上靖純・長　普子）301

1. 分解により発生するガスを検出する方法 …………………………………301
   A アンモニア発生 …………………301
   B 低級アミン臭発生 ………………304
   C 酢酸エチル臭発生 ………………305
   D 低級カルボン酸臭発生 ……………306
   E ヨウ素ガス発生―芳香族ヨード化合物の確認……………………………306
   F ホルムアルデヒド臭発生―ヘテロ原子にはさまれたメチレン基の確認………307
   G フェニルイソシアニド臭発生 ……309
   H ヨードホルム臭発生 ……………310
   I 硫化水素発生―含硫化合物の確認……312
   J 二酸化硫黄臭発生―含硫化合物の確認…………………………………313
   K その他の特殊ガス発生 ……………313
   1) 酸化反応による生成物…………313
   2) 脱水反応による生成物…………314
2. 呈色または脱色をみる方法 ……………314
   A ジアゾカップリング反応を利用した確認試験………………………………314
   1) 芳香族第一級アミノ基の確認……316
   2) フェノール性ヒドロキシ基の確認……320
   3) 芳香族第二級アミンの確認……321
3. 分解生成物による確認試験 ……………322
   A 加水分解生成物の融点測定………322
   B 加水分解による白色沈殿の生成…………322
4. 誘導体生成による確認試験 ……………322
   A カルボニル基の検出………………323
   1) オキシムの生成…………………323
   2) 2,4-ジニトロフェニルヒドラゾンの生成………………………………323
   3) 酸ヒドラジドを用いるアシルヒドラゾンの生成…………………………324

B　ヒドロキシ基またはアミノ基の検出……325	C　バルビツール酸骨格の確認
1）ベンゾイル誘導体の生成…………………325	—p-ニトロベンジル誘導体の生成 ……327
2）アセチル誘導体の生成……………………326	■　セルフチェック問題 ……………………………327

セルフチェック問題の正解と解説 …………………………………………………………………331

参　考　書 …………………………………………………………………………………………347

事項名索引 …………………………………………………………………………………………349

医薬品名索引 ………………………………………………………………………………………365

■本書における薬学教育モデル・コアカリキュラム　対応一覧

薬学教育モデル・コアカリキュラム 到達目標（△は CBT の出題範囲外）	掲載項
C-5　ターゲット分子の合成 　一般目標：入手容易な化合物を出発物質として，医薬品を含む目的化合物へ化学変換するために，有機合成法の基本的知識，技能，態度を習得する．	
（1）官能基の導入・変換 　一般目標：個々の官能基を導入，変換するために，それらに関する基本的知識と技能を修得する．	
1）アルケンの代表的な合成法について説明できる．	（各章）
2）アルキンの代表的な合成法について説明できる．	（各章）
3）有機ハロゲン化合物の代表的な合成法について説明できる．	第 2 章 1，2 他
4）アルコールの代表的な合成法について説明できる．	第 4 章 1 他
5）フェノールの代表的な合成法について説明できる．	（各章）
6）エーテルの代表的な合成法について説明できる．	第 4 章 2 他
7）アルデヒドおよびケトンの代表的な合成法について説明できる．	第 4 章 4 C 他
8）カルボン酸の代表的な合成法について説明できる．	第 1 章 1 D 他
9）カルボン酸誘導体（エステル，アミド，ニトリル，酸ハロゲン化物，酸無水物）の代表的な合成法について説明できる．	（各章）
10）アミンの代表的な合成法について説明できる．	第 5 章 3 B 他
11）代表的な官能基選択的反応を列挙し，その機構と応用例について説明できる．	総論 2 B-2）他
12）代表的な官能基を他の官能基に変換できる．（技能）	—
（2）複雑な化合物の合成 　一般目標：医薬品を含む目的化合物を合成するために，代表的な炭素骨格の構築法などに関する基本的知識，技能，態度を習得する．	
【炭素骨格の構築法】	
1）Diels-Alder 反応の特徴を具体例を用いて説明できる．	第 6 章 5 A-1）
2）転位反応を用いた代表的な炭素骨格の構築法を列挙できる．	（各章）
3）代表的な炭素酸の pKa と反応性の関係性を説明できる．	第 6 章
4）代表的な炭素－炭素結合生成反応（アルドール反応，マロン酸エステル合成，アセト酢酸エステル合成，Michael 付加，Mannich 反応，Grignard 反応，Wittig 反応など）について概説できる．	第 6 章
【位置および立体選択性】	
1）代表的な位置選択的反応を列挙し，その機構と応用例について説明できる．	総論 2 B-1）
2）代表的な立体選択的反応を列挙し，その機構と応用例について説明できる．	総論 2 B-2）

【保護基】

△1）官能基毎に代表的な保護基を列挙し，その応用例を説明できる．	第7章

【光学活性化合物】

1）光学活性化合物を得るための代表的な手法（光学分割，不斉合成など）を説明できる．	総論2 B–3) 第9章5 A–b)

【総合演習】

1）課題として与えられた化合物の合成法を立案できる．（知識・技能）	第8章
△2）課題として与えられた医薬品を合成できる．（技能）	—
△3）反応廃液を適切に処理する．（技能・態度）	—

C-2　化学物質の分析
一般目標：化学物質（医薬品を含む）をその性質に基づいて分析できるようになるために，物質の定性，定量などに必要な基本的知識と技能を修得する．

（2）化学物質の検出と定量
一般目標：試料中に存在する物質の種類および濃度を正確に知るために，代表的な医薬品，その他の化学物質の定性・定量法を含む各種の分離分析法の基本的知識と技能を修得する．

【定性試験】

2）日本薬局方収載の代表的な医薬品の確認試験を列挙し，その内容を説明できる．	第10章

（日本薬学会の許可を得て掲載）

本書の構成と特色

[本書の構成：薬学教育モデル・コアカリキュラムとの対応]

本書は，総論と全10章の各論から構成されている．

総　論　有機合成と医薬品の創製	第6章　炭素-炭素結合の合成
第1章　酸化と還元	第7章　官能基の保護
第2章　付加と脱離	第8章　有機合成のデザイン
第3章　芳香族置換反応	―逆合成の考え方―
第4章　炭素-酸素結合の合成	第9章　医薬品の合成
第5章　炭素-窒素結合の合成	第10章　医薬品の確認試験

　有機合成の手法は，炭素骨格形成と官能基変換に大別される．総論では，これまで学んできた有機化学のまとめとして，反応の種類，反応中間体の種類，反応試薬の種類によって有機化学反応を分類することからはじめ，必要なものだけをつくる有機合成，さらにこれからの新しい医薬品開発に必要な機能性分子設計の手法や方向について解説した．

　そして，比較的取り組みやすい官能基変換反応を前半の第1～5章に置き，炭素骨格合成，官能基の保護，有機合成のデザインを後半の第6～8章に配置した．さらに実際の医薬品の合成例を第9章で紹介し，最後の章では基礎的な有機反応の応用例として日本薬局方の確認試験について解説した．

　本書は前ページの薬学教育モデル・コアカリキュラムの到達目標との対比表が示す通り，同カリキュラムの「化学系薬学を学ぶ」のうち「C-5　ターゲット分子の合成」の内容全体を網羅している．すなわち「C-5」は，「(1) 官能基の導入・変換」および「(2) 複雑な化合物の合成」からなるが，(1) がほぼ本書の第1～5章にあたり，(2) が総論および第6～9章にあたる．また，第10章は「C-2 化学物質の分析 (2) 定性試験」に対応している．

[本書の特色：編集方針等について]

　本書は，有機合成化学を学ぼうとする学生の教科書であることを念頭において，学部学生が知っておかねばならない基礎的知識を確実に盛り込むことに努めた．各反応の説明には，① 反応の定義，② 一般式，③ メカニズム，④ 反応例というパターン化をはかるとともに，文章は簡潔に，平易な言葉遣いを心がけた．

　日本薬局方医薬品については日本薬局方正式名称を採用し，末尾に㊙を付した．また同時に，薬としての用途(本質)を併記した．局方医薬品の構造式はできるだけ現行(第十六改正)日本薬局方の表現に準じるよう心がけたが，薬局方の表現が反応の性格や反応機構を理解するうえで必ずしも適切でないものについては，適当と考えられる表現法に改めた．

総論

有機合成と医薬品の創製

- 有機反応と試薬　●これからの有機合成―必要なものだけをつくる反応設計
- ドラッグデザインと有機合成的アプローチ　●これからの医薬品開発の道―機能性分子設計

有機合成化学 synthetic organic chemistry を学ぶには，有機薬化学の基礎知識が不可欠である．

薬学のカリキュラムの中で，有機薬化学と有機合成化学の関係はあたかも布を織るときの縦糸と横糸の関係に似て，どちらが弱くても有機化学を総合的に深く理解することはむずかしい．

総論では，最初に復習の意味もかねてこれまでに学んだ有機反応を反応試薬と関連づけて分類・総括する．

その上に立って，これからの有機合成はいかにあるべきか，新しい医薬品開発の手法・方向などについて，歴史を踏まえながら将来を展望する．

1. 有機反応と試薬

有機化合物 organic compounds は，少数の原子から構成されているにもかかわらずこれらの組み合わせによって膨大な数の存在が知られている．したがって，これら多数の有機化合物の反応は一見複雑にみえるが，究極には有機化合物（基質 substrates）に対する反応剤（試薬 reagents）の相互作用と考えることができる．つまり我々は，基質の性質，試薬の作用の仕方を知り，さらに反応がどんな中間体を経由して進行するのかを知れば，おのずから有機反応が理解できるのである．そこで，これら有機反応を反応の種類・中間体の種類・試薬の種類に分けて総括してみよう．

A 有機反応の種類

有機反応を反応形式によって分類すると，置換，付加，脱離および転位の4つの種類に大別することができる．

1) 置換反応

分子中の1つの原子または原子団が，他の原子または原子団に置き換わる反応を置換反応 substitution reaction という．この中には，求核置換 nucleophilic substitution と求電子置換 electrophilic substitution とがある．

a）求核置換反応

有機化合物の陽電荷を帯びた炭素を求核試薬が攻撃し，新しい結合ができる反応で，1分子反応（S_N1）と2分子反応（S_N2）とに大別される．次にそれぞれの相異点と具体例をあげる．

$$\underset{1}{\text{C-X}} \xrightarrow[\text{[}S_N1\text{]}]{-X^\ominus} \underset{2}{[\text{C}^\oplus]} \xrightarrow{Y^\ominus} \underset{3}{\text{C-Y}} + \underset{4}{\text{Y-C}}$$

$$\underset{1}{\text{C-X}} \xrightarrow[\text{[}S_N2\text{]}]{Y^\ominus} \underset{5}{[\overset{\delta-}{Y}\cdots\text{C}\cdots\overset{\delta-}{X}]} \xrightarrow{-X^\ominus} \underset{4}{\text{Y-C}}$$

$$\underset{6}{C_6H_5\text{-}\overset{CH_3}{\underset{|}{CH}}\text{-Cl}} \xrightarrow[CH_3COCH_3]{H_2O} \underset{7}{C_6H_5\text{-}\overset{CH_3}{\underset{|}{CH}}\text{-OH}}$$
[S_N1]

$$\underset{\underset{[\alpha]_D=+33.0°}{8}}{C_6H_5CH_2\text{-}\overset{CH_3}{\underset{|}{CH}}\text{-OH}} \xrightarrow[\text{pyridine}]{\text{TsCl}} \underset{9}{C_6H_5CH_2\text{-}\overset{CH_3}{\underset{|}{CH}}\text{-OTs}} \xrightarrow[\text{[}S_N2\text{]}]{KOCOCH_3}$$

$$\underset{10}{C_6H_5CH_2\text{-}\overset{CH_3}{\underset{|}{CH}}\text{-OCOCH_3}} \xrightarrow{{}^\ominus OH} \underset{\underset{[\alpha]_D=-33.2°}{11}}{C_6H_5CH_2\text{-}\overset{CH_3}{\underset{|}{CH}}\text{-OH}}$$

b）求電子置換反応

π電子をもつ化合物に求電子剤が反応して新しい結合が形成される反応で，芳香族化合物のニトロ化やFriedel–Crafts反応などが典型的な例である．

ベンゼン（**12**） $\xrightarrow[50\sim55°C]{HNO_3, H_2SO_4}$ ニトロベンゼン（**13**）

ナフタレン（**14**） $\xrightarrow[CHCl_2CHCl_2]{CH_3COCl,\ AlCl_3}$ 1-アセチルナフタレン（**15**）（93%）

2）付加反応

不飽和結合に原子または原子団が結合して不飽和度の低い化合物を生じる反応を**付加反応** addition reaction という．付加反応は反応の形式から**求核付加** nucleophilic addition と**求電子付加** electrophilic addition とに分けられる．

a) 求核付加

電子求引性基によって活性化されたアルケンやカルボニル基などの陽電荷を帯びた炭素原子を求核剤が攻撃して付加する反応である．

例えば α,β-不飽和ケトンの Michael 型付加や Grignard 反応などがあげられる．

$$CH_2=CH-CO_2CH_3 \xrightarrow[20°C]{(CH_3)_2NH} \underset{(CH_3)_2N\ \ H}{CH_2-CH-CO_2CH_3}$$

16 → **17**

$$CH_3-\underset{O}{\overset{\|}{C}}-H \xrightarrow[0°C]{\text{C}_6H_{11}-MgBr} CH_3-\underset{OMgBr}{\overset{|}{C}}-H \xrightarrow{H_3O^\oplus} CH_3-\underset{OH}{\overset{|}{C}}-H$$

18 → **19** → **20**

b) 求電子付加

アルケンやアルキンなどの二重結合や三重結合をもった不飽和化合物にハロゲンやハロゲン化水素などが結合し，不飽和度の低い化合物を生じる反応である．

$$CH_3CH_2CH=CH_2 \xrightarrow{HI} CH_3CH_2CHCH_3 \atop I$$

21 → **22**

$$CH_3-C\equiv CH \xrightarrow{Br_2} CH_3-\underset{Br\ Br}{C=C}-H \xrightarrow{Br_2} CH_3-\underset{Br\ Br}{\overset{Br\ Br}{C-C}}-H$$

23 → **24** → **25**

3) 脱離反応

結合の切断によって有機化合物から原子または原子団が除去される反応を**脱離反応** elimination reaction という．同一炭素上で2つの原子または原子団が脱離する場合を 1,1-脱離（α 脱離），隣りあった炭素上の置換基が脱離する反応を 1,2-脱離（β 脱離）という．次にそれぞれの例をあげよう．

$$\underset{X}{\overset{|}{-C}-Y} + :Z \xrightarrow{[1,1\text{-脱離}]} -\overset{|}{C}: + Y:Z + :X^\ominus$$

26 → **27**

$$\underset{Y}{\overset{X}{-C-C-}} + :Z \xrightarrow{[1,2\text{-脱離}]} C=C + Y:Z + :X^\ominus$$

28 → **29**

$$\text{CHCl}_3 \xrightarrow[\text{[1,1-脱離]}]{t\text{-BuOK}} [:\text{CCl}_2] \xrightarrow{\text{CH}_3\text{CH=CHCH}_3} \underset{\text{32}}{\text{CH}_3\text{CH}-\text{CHCH}_3 \atop \underset{\text{Cl Cl}}{\text{C}}}$$

30, 31 カルベン, 32

$$\text{CH}_3-\text{CH}_2-\underset{\text{Br}}{\text{CH}}-\text{CH}_3 \xrightarrow[\text{[1,2-脱離]}]{\text{C}_2\text{H}_5\text{ONa}} \text{CH}_3-\text{CH}=\text{CH}-\text{CH}_3 + \text{CH}_3-\text{CH}_2-\text{CH}=\text{CH}_2$$

33, 34 (80%), 35 (19%)

4）転位反応

　分子中の原子または原子団が，分子内（または分子間）で位置を変える反応を**転位反応** rearrangement reaction という．有機化合物中の C, N, O などの原子に対して，官能基が求核的あるいは求電子的に移動する．ピナコール転位や Fries 転位などがその典型的な例である．

36 → 37（ピナコール転位，H⊕）

38 → 39 + 40（Fries 転位，AlCl₃）

B　反応中間体の種類

　有機反応は反応性に富んだ**反応中間体** reaction intermediate を経て進行する．この中間体は構造の違いによって次のように分類することができる．

カルボカチオン　カルボアニオン　ラジカル　カルベン　ナイトレン

1）カルボカチオン（炭素陽イオン）

　共有結合の開裂に際し，置換基が共有電子対をもって陰イオンとして脱離すると，電子が不足して正に荷電した不安定な**カルボカチオン** carbocation を形成する．カルボカチオンは置換反応，付加反応，脱離反応，転位反応などの種々の有機反応の中間体である．

2）カルボアニオン（炭素陰イオン）

　置換基が共有電子対を残して陽イオンとして脱離すると，電子過剰の負に荷電した不安定な**カル**

ボアニオン carbanion が生成する．カルボアニオンも置換反応，付加反応，脱離反応，転位反応などの多くの有機反応の中間体である．

3）ラジカル（遊離基）

置換基が共有電子対のうちの1個の電子だけをもって脱離すると，電気的には中性であるが不対電子をもった不安定なラジカル radical が生成する．ラジカルは置換反応，付加反応，転位反応などの種々の有機反応の中間体である．

4）カルベンとナイトレン

1つの炭素原子から置換基が陽イオンとなって脱離し，さらにもう1つの置換基が陰イオンとして脱離すると，電気的には中性であるが外殻電子6個をもつ不安定なカルベン carbene が生成する．カルベンは単結合への挿入反応や不飽和結合への付加反応などを起こす．カルベンの窒素アナログであるナイトレン nitrene も反応性の高い中間体である．

5）ペリ環状反応

反応試薬を必要とせず，光または熱によって結合の開裂と生成を協奏的に起こす一連の反応をペリ環状反応 pericyclic reaction と総称している．これらの反応は上記4種類のいずれの中間体も生成せず，環状遷移状態を経て進行する．Diels–Alder 反応，シグマトロピー転位，環状電子反応などがそれである．

C 反応試薬の種類

［I］反応形式による分類

有機反応を起こす反応剤を反応の様式によって分類すると，次の3つのタイプに大別できる．

1）求核試薬

電子の不足した原子を攻撃して新しい結合を形成する反応剤を求核試薬 nucleophilic reagents という．求核試薬としては，次表に示すように，種々の条件下で生じる負電荷をもった化学種のほかに，非共有電子対をもつ電気的に中性の分子も含まれる．

表1 主な求核試薬

イオン	ヒドリドイオン($H^{\ominus}$)，ヒドロキシドイオン($HO^{\ominus}$)，アルコキシドイオン($RO^{\ominus}$)，ハロゲン化物イオン($X^{\ominus}$)，チオレートイオン($RS^{\ominus}$)，カルボキシレートイオン($RCOO^{\ominus}$)，シアン化物イオン($^{\ominus}CN$)，アジ化物イオン($N_3^{\ominus}$)，各種のカルボアニオン($R\overset{\ominus}{C}H_2$)など
分子	水(H_2O)，アルコール(ROH)，アミン(R_3N)，チオール(RSH)など

2）求電子試薬

π電子やその他の電子対を攻撃して新しい結合を形成する反応剤を**求電子試薬** electrophilic reagents という．種々の条件下で生じる正電荷をもつ化学種のほかに，ルイス酸や酸素などもこの中に含まれる．芳香族化合物に特有な置換反応のほか，付加，脱離，転位反応などに用いられる．

表2　主な求電子試薬

イオン	ニトロニウムイオン($^{\oplus}NO_2$)，ハロゲニウムイオン($X^{\oplus}$)，アシリニウムイオン($R-\overset{\oplus}{C}=O$)，ヒドロキソニウムイオン($H_3O^{\oplus}$)，各種のカルボカチオン($R\overset{\oplus}{C}H_2$)など
分子	各種のルイス酸($AlCl_3$, BF_3, $FeCl_3$ など)，酸素など

3）ラジカル試薬

触媒(ラジカル開始剤)の存在下，熱や光の作用で生じたラジカルは有機化合物に対して種々のラジカル反応を起こす．このラジカル反応にかかわる反応剤を**ラジカル試薬** radical reagents という．有機過酸(RCO_3H)，アルキルヒドロペルオキシド($ROOH$)，アゾ化合物($RN=NR'$)などは容易にラジカルを発生するので，一般にラジカル試薬として用いられる．

表3　主なラジカル試薬

ラジカル開始剤	過酸化ベンゾイル(**41**)，2,2′-アゾビスイソブチロニトリル(**42**)，光，放射線など
ラジカル	アルキルラジカル($R_3C\cdot$)，アリールラジカル($Ar\cdot$)，アルコキシラジカル($RO\cdot$)，アシルオキシラジカル($RCOO\cdot$)，ハロゲンラジカル($X\cdot$)など
ラジカル捕捉剤	ジフェニルピクリルヒドラジル(**43**)，ガルビノキシル(**44**)など

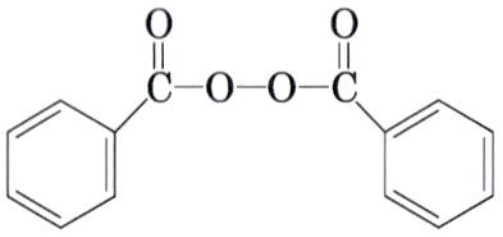

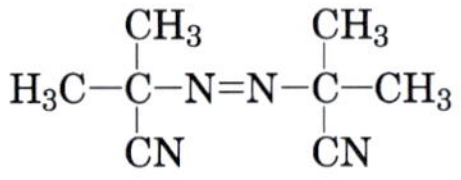

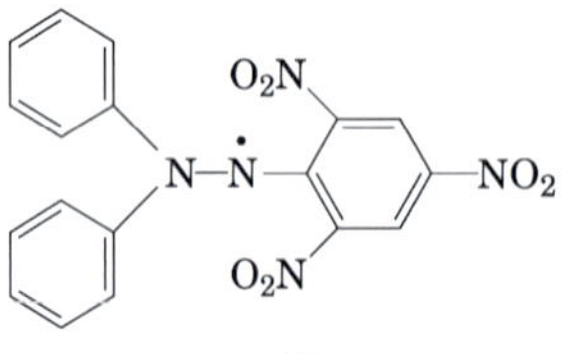

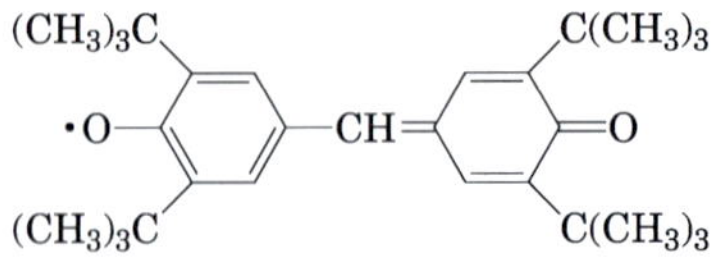

［Ⅱ］反応の種類による分類

反応試薬の分類の仕方には，上記反応の形式による分類のほかに，有機合成でよく使われる反応

剤を反応の種類によって分類する方法もある．しかしこの方法によると，反応の種類が多いために分類の種類も複雑多岐になるので，ここでは代表的な例をいくつかあげるにとどめる．

1) 酸化剤

他の物質から電子を奪って自らは還元される物質が**酸化剤** oxidizing agents である．通常使用される酸化剤には次のようなものがある．

表4　主な酸化剤

マンガン化合物	$KMnO_4$, MnO_2
クロム化合物	CrO_3, $Na_2Cr_2O_7$
鉛化合物	PbO, PbO_2, $Pb(OCOCH_3)_4$
その他の金属化合物	HgO, AgO, Ag_2O, $AgNO_3$, $CuCl_2$, $FeCl_3$
ハロゲンおよびその化合物	Cl_2, Br_2, I_2, $NaClO$, $KBrO_3$, KIO_4
窒素化合物	HNO_3, HNO_2, N_2O_3
酸素およびオゾン	O_2, O_3
過酸化物	H_2O_2, Na_2O_2, $(C_6H_5CO)_2O_2$
過酸とその塩	CH_3CO_3H, $C_6H_5CO_3H$, $K_2S_2O_8$

その他，有機化合物（カルボニル化合物，ニトロ化合物など）も反応によっては酸化剤としてはたらく場合がある．

2) 還元剤

他の物質に電子を与えて自らは酸化される物質を**還元剤** reducing agents という．主な還元剤には次のようなものがある．

表5　主な還元剤

水　素	H_2/Pt, PtO_2, Pd, $Pd-C$, Raney Ni（接触水素添加）
金属ヒドリド	$LiAlH_4$, $NaBH_4$, $AlH[CH_2CH(CH_3)_2]_2$
金属と酸またはアルカリ	Zn/HCl, $Zn-Hg/HCl$, Sn/HCl, Fe/HCl, $Na-Hg$, Na/ROH, Li/NH_3, Zn/NH_4OH, $Zn/NaOH$
非金属の酸またはイオン	H_2S, HI, $I^{\ominus}$ など
低級酸化物	CO, SO_2, $Na_2S_2O_3$ など

その他，有機化合物（ギ酸，アルデヒド，ヒドラジン，ジイミド，糖，L-アスコルビン酸など）も還元剤としてはたらくことがある．

3) アルキル化剤

有機化合物にアルキル基を導入するための試剤を**アルキル化剤** alkylating agents という．求核性の高い基質のアルキル化には通常ハロゲン化アルキル，スルホン酸アルキルエステルなどを用い，求電子性の基質のアルキル化には有機金属化合物が用いられる．

表6　主なアルキル化剤

アニオン性基質のアルキル化剤	ハロゲン化アルキル（RX），スルホン酸アルキル（R′SO$_3$R），硫酸ジアルキル（RSO$_4$R），エポキシド
電子欠乏性基質のアルキル化剤	Grignard（グリニャール）試薬（RMgX），アルキルリチウム（RLi），有機銅化合物（R$_2$CuLi）など
フリーラジカル的アルキル化剤	過酸化アシル（RCO–O–O–COR）など

4) アシル化剤

有機化合物にアシル基を導入するための試剤を**アシル化剤** acylating agents という．最も一般的に用いられているアシル化剤はハロゲン化アシル（RCOX）とカルボン酸無水物（RCO–O–COR）であるが，その他のカルボン酸誘導体（RCO$_2$R′，RCOSR′，RCO$_2$SO$_2$CF$_3$ など）が用いられることもある．

5) ハロゲン化剤

ハロゲン化剤 halogenating agents としては Cl$_2$，Br$_2$ などのハロゲン分子，HCl，HBr，HI などのハロゲン化水素，SO$_2$Cl$_2$，SOCl$_2$，PCl$_3$，PBr$_3$，POCl$_3$，NaClO，NaBrO，COCl$_2$ などの無機化合物のほか，N-ブロモスクシンイミド（NBS，構造式）のような有機ハロゲン化物が用いられる．

2. これからの有機合成—必要なものだけをつくる反応設計

有機合成はかつての石油化学工業の最盛期に華々しい発展を遂げた．しかし，今や大量消費に支えられて，資源やエネルギーを食いつくすようなこれまでの姿勢をすてて，新しく再出発することが必要になりつつある．というのは，環境保全に細心の注意をはらう，クリーンな生産形態が望まれてきているからである．そのためには，必要なものだけをつくる技術が重要になってくる．

本節では，これからの有機合成の主題といえる選択的合成法についていくつかの例をあげて説明する．

A 試薬の役割—新しい合成試薬の開発

20世紀なかばまでの有機試薬は，ほとんど C, H, O, N, S の5元素で構成され，他の元素としては Grignard 試薬や金属ヒドリド（LiAlH$_4$，NaBH$_4$）などのわずかな金属試薬に限られていた．しか

し，1955 年，G. Wittig は，リン化合物を研究しているうちに，カルボニル基の酸素を炭素に置き換え，オレフィンをつくることに成功した．

45　46　47

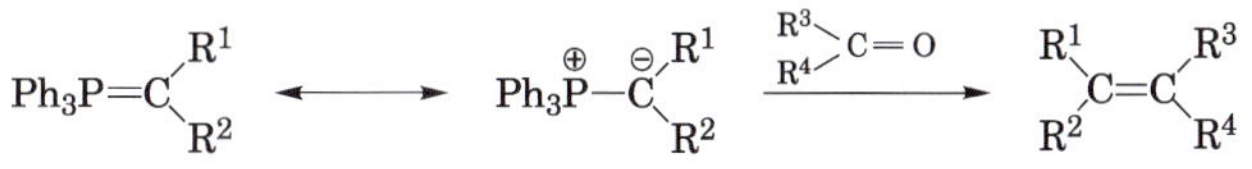

この合成法は，二重結合の位置が正確に規制できる点に特長があり，ビタミン A などの複雑な構造をもつ天然物の合成に重要な役割を果たした．

48　50

52
レチノール酢酸エステル㊒
（ビタミン A）

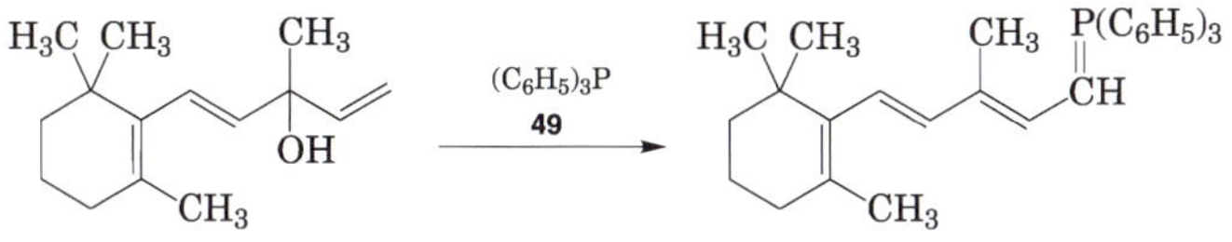

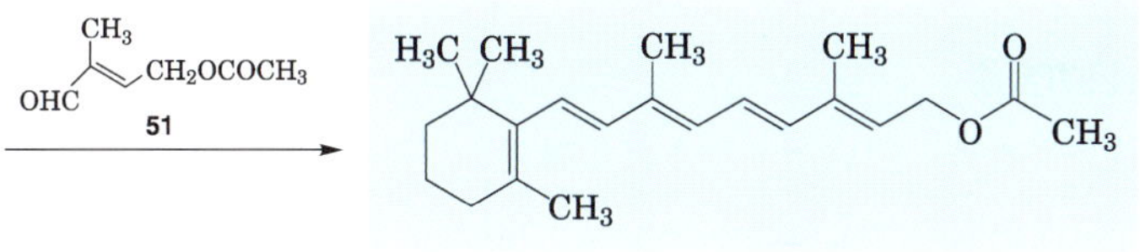

さらに翌年，ボラン化合物を研究していた H. C. Brown は，脂肪族オレフィンがジボランと反応し，有機ホウ素化合物を形成することを発見した．この反応は**シン付加** *syn*-addition で，ホウ素は立体障害の最も小さい炭素に付加するので，付加体を過酸化水素で処理することによって **Markovnikov 則とは逆の方向**へ進むオレフィンの水和が可能となった（第 4 章 1C4，ヒドロホウ素化–酸化の項を参照）．

53　54　55　56

57　58

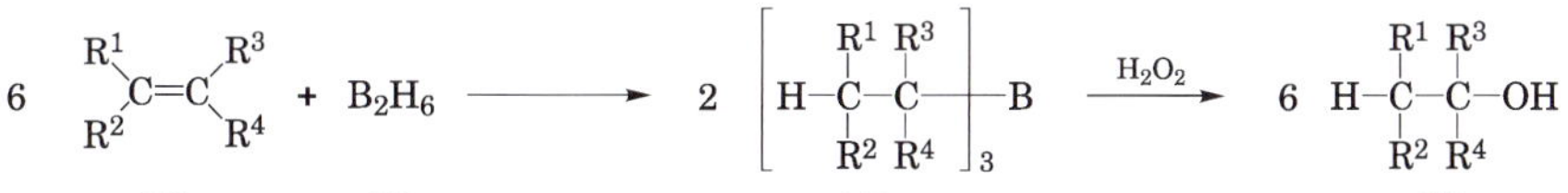

このように当時は予想もされなかった新しい有機合成試薬を発見し，有機化合物の選択的合成に新紀元を開いたのが上記の Wittig と Brown の 2 人であり，ともにノーベル化学賞を授与された．

両氏の先覚的な研究成果に刺激され，その後，周期表の隅々まで元素の特性が調べられ，ホウ素・ケイ素・リン・硫黄，そして種々の金属化合物が試薬として利用されるようになって有機合成化学

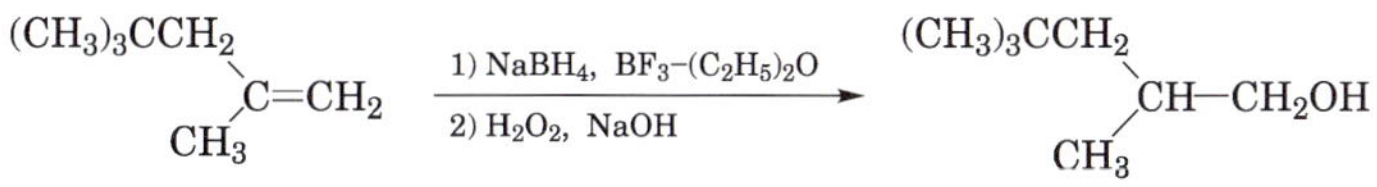

は飛躍的に高度化した．現代の有機合成の中心課題の1つは，無機化学や錯体化学，さらに光化学などの近接領域の新知見を最大限に活用し，新しい合成試薬を開発して高度な選択性をもった新合成反応を確立することにあるといえよう．

B 選択的合成と反応の制御

有機合成反応で苦労するのは副生成物を伴うことである．副生成物を極力抑えて，ほしいものだけをいかに選択的に合成するかが最近の課題の1つである．例えば，種々の異性体の生成が予測される反応で，目的の異性体をより多く，できればそれだけを選択的につくりだし，不要物の副生を最小限に抑えるためには**反応を制御** control する必要がある．これがいわゆる**選択的合成** selective synthesis である．

異性体の中には位置異性体，立体異性体，光学異性体などいろいろな種類があり，制御の方法にもそれぞれ工夫が要る．以下，順を追ってそれぞれの代表的な選択的合成例を紹介する．

1) 位置選択的合成

複数の位置異性体の生成が予測される場合に，目的とする1つの異性体だけを選択的につくりだす方法を**位置選択的合成** regioselective synthesis という．

位置選択的合成の最も代表的なものといえば，モノ置換ベンゼンの求電子置換反応がある．

例えば，フェノールのニトロ化では2位（オルト位）および4位（パラ位）にニトロ化が起こるが，ニトロベンゼンを強い条件下でニトロ化すると，3位（メタ位）のみにニトロ基が導入されることはよく知られている．このように，ベンゼン環の炭素は，置換基の種類とその相対的位置の違いに応じて反応性に大きな違いを生じる．

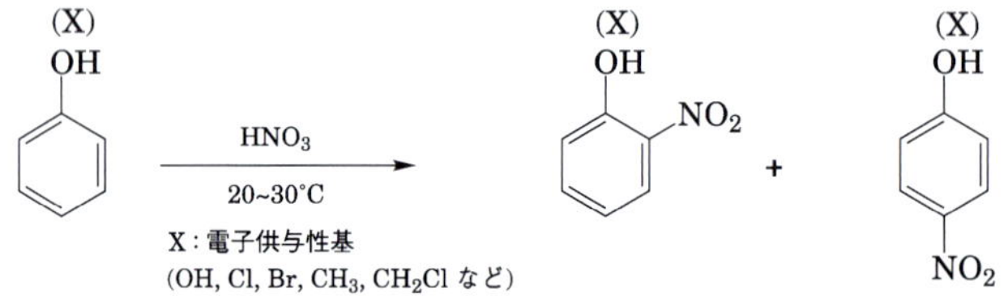

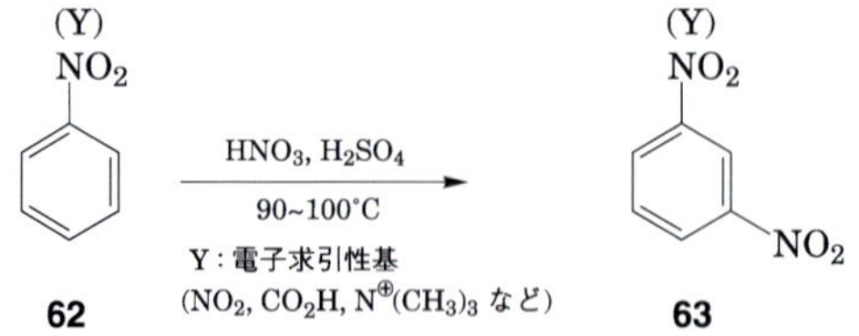

脂肪族の反応では話は大変むずかしくなる．脂肪族炭化水素は，上の例のように，それぞれの炭素に大きな反応性の違いを容易に生じないので，特定の位置で反応させるには基質または試薬に特別の工夫が必要となる．次にその例を示す．

ゲラニオールは同一分子内に 2 個の二重結合を有する．普通のエポキシ化の方法では一方の二重結合のみを選択的にエポキシ化することは困難である．このような場合には，**Sharpless 酸化**として知られている特殊な方法，すなわちアリル位に HO 基をもつオレフィン類の金属触媒—*t*-ブチルヒドロペルオキシド（TBHP, *t*-C_4H_9OOH）によるエポキシ化を用いるとよい．

64
ゲラニオール

* バナジウムオキシアセチルアセトネート

65

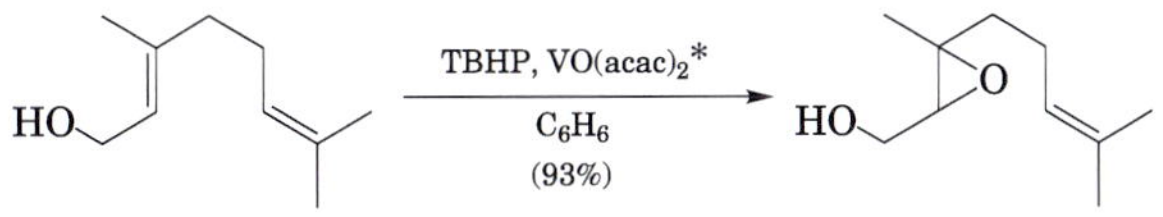

この反応は，まず基質の HO 基がバナジウム原子に配位し，これにさらにヒドロペルオキシド酸化剤が配位した後に両配位子の間で反応が起こると考えられている．

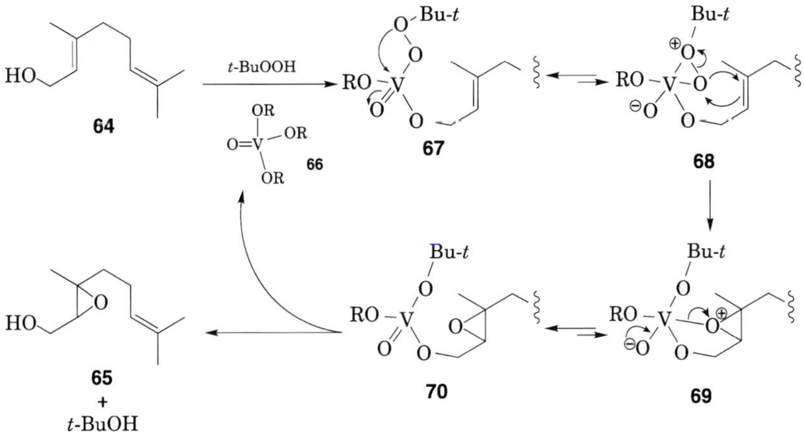

R. Breslow らはこの反応をうまく利用して，ステロイドの位置選択的なエポキシ化を可能にした．

4 位と 17 位に二重結合をもつステロイド **71** は，通常の Sharpless 酸化を行うと 4, 5α-エポキシド **72** を生じ，17 位のみを選択的にエポキシ化することはできない．そこで，彼らは長い触手をつけることを考えた．すなわち，3α 位にアキシアル配位の $-OCO(CH_2)_n-$ $-C(CH_3)_2OH$ 基をつけて **73** とし，$Mo(CO)_6$ 触媒を用いて TBHP 酸化を行うと，基質の $-C(CH_3)_2OH$ 基に Mo が結合し，さらにヒドロペルオキシド酸化剤が Mo に結合して酸化反応が起こるため，17,20-エポキシド **74** のみを選択的に得ることが可能となる．みごとな反応制御である．

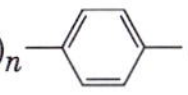

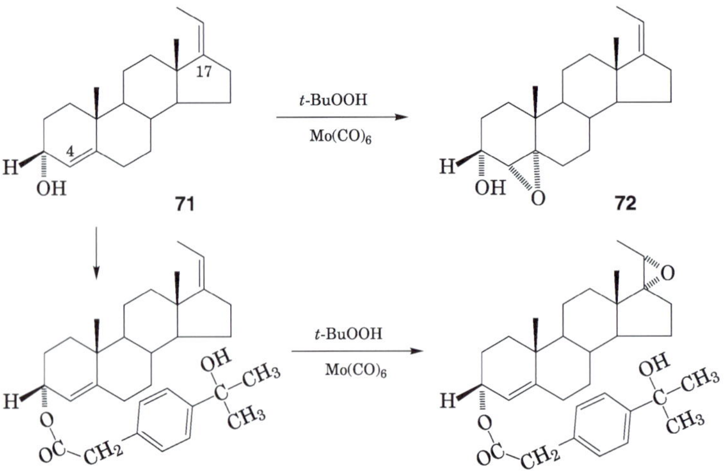

この反応は，遷移金属原子がもつ特有の性質を利用して基質と試薬の両者を固定して反応させるものであり，メチレン鎖の長さを調節することによってステロイド骨格上特定の位置でのエポキシ化が自由かつ選択的に行えるので，**テンプレート** template **効果**と呼ばれている．

2）官能基選択的合成

分子中に同種の官能基が複数個ある場合に，そのうちの特定のものだけを選択的に他の官能基に変換する反応を**官能基選択的合成** chemoselective synthesis という．変換する基だけがとくに活性な場合には問題はないが，そうでない場合には何らかの方法で活性化して他と区別してやるか，もしくは，変換する基を残して他をすべて保護してから反応を行うなどの方法がとられる．複雑な天然物などの合成でとくに重要となる．次にその例を述べる．

官能基選択的合成のいい例として，ジノプロスト(PG $F_{2\alpha}$, **75**)から PG E_2(**76**)への変換を取り上げてみよう．

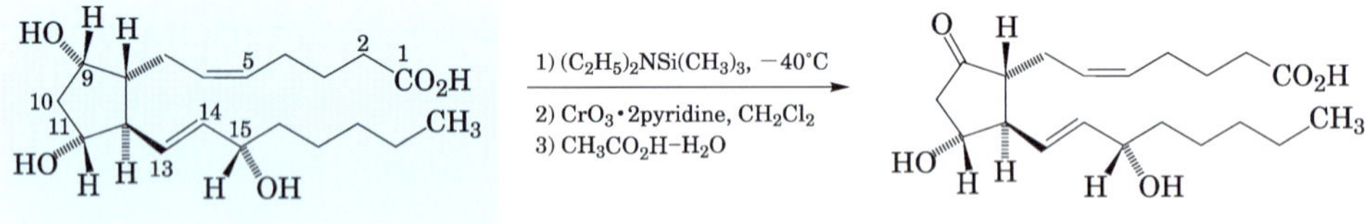

75
ジノプロスト®（プロスタグランジン$F_{2\alpha}$）
（子宮収縮薬，消化管機能促進薬，全身用止血薬）

76
プロスタグランジンE_2

ジノプロストにはヒドロキシ基が3個(9, 11 および 15 位)あり，それぞれの環境が異なる．9 位の HO だけを選択的に酸化して PG E_2 にしたいのだが，3つの HO 基のうち，アリル位にある 15 位の HO が最も反応性が高い．さらに，シクロペンタン上の2つの HO についても反応性に差がある．すなわち，9 位の HO は隣接した 8 位の置換基が同じ側（シス位）にあるので，それによる

立体障害のために試薬の接近が妨げられて反応性が低くなる．これに対し，11 位の HO は 12 位の置換基が反対側（トランス位）にあるためにそのような障害をまったく受けないので，反応性が相対的に高くなる．

つまりヒドロキシ基の反応性は，15 位＞11 位＞9 位の順に低下する．そこで反応性の高い 15 位と 11 位をトリメチルシリルエーテル化して保護し，9 位の HO を酸化した後，加水分解して保護基を取り去り（11 位，15 位の再生），PG E_2 を得る方法がとられている．

このように，同じ官能基でも分子内での環境の相違によって反応性に差異がでてくるのをうまく利用するのが官能基選択的合成である．

3）立体選択的合成

数種の立体異性体の生成が予測される場合に，目的とする 1 つの異性体のみをつくりだすことを**立体選択的合成** stereoselective synthesis という．

ここでは，平凡ながらケトンの還元の立体化学を例としてあげてみよう．

シクロヘキサノン誘導体 **77** の水素化アルミニウムリチウム（$LiAlH_4$）による還元は，43：57 の比率でエクアトリアル（**78**）およびアキシアル（**79**）アルコールの混合物を与える．したがって，この還元反応には立体選択性があるとはいえない．ところが，同じ水素化アルミニウム還元剤でも $LiAlH_4$ よりも還元力が弱く立体的にかさ高な試薬，水素化トリメトキシアルミニウムリチウム（$LiAlH(OCH_3)_3$）を用いると，反応は立体選択的に進行し，ほとんどアキシアルアルコール（**79**）のみを生成する．この生成比の違いは，両試薬の立体的なかさ高さの差による．すなわち，立体障害の少ない $LiAlH_4$ はカルボニル基の a, b の両面からほぼ均等に接近できるのに対し，かさ高な $LiAlH(OCH_3)_3$ は a 面からの接近が 3 位のアキシアルメチル基との間の大きな立体反発によって妨げられるので，結局，立体的に混雑していない b 面から接近してカルボニル基との間にヒドリド移動を起こすからである．

	77	**78**	**79**
$LiAlH_4$, ether		43%	57%
$LiAlH(OCH_3)_3$, THF		2〜8%	92〜98%

この例からもわかるように，反応に立体選択性をもたせるためには，基質の一方の面をかさ高な置換基で覆ったり，試薬の大きさをいろいろ変化させるなどの比較的単純な試みがしばしば好結果をもたらすものである．

4) 不斉合成

アミノ酸の一種であるロイシンには L(＋)-体(**80**)と D(－)-体(**81**)の 2 個の光学活性体があり，L-体はわずかに苦いが，D-体は非常に甘いので味によって区別がつく．また，鎮咳薬であるデキストロメトルファン臭化水素酸塩(**82**)は右旋性のモルヒナン誘導体である．左旋性の光学異性体が鎮痛作用をもつのに対し，この右旋性の **82** は鎮痛作用がほとんどなく，鎮咳作用のみをもつ．

80
L-ロイシン⊕
(アミノ酸)

81
D-ロイシン

82
デキストロメトルファン臭化水素酸塩⊕
(非麻薬性鎮咳薬)

これらのわずかな例にも示されるように，医薬品，食品添加物あるいは香料などの分野では，一方の光学異性体のみが有効で，他方はまったく無効ということがしばしばある．したがって最近まで，合成が完結したのちにラセミ体を光学分割し，必要な光学活性体をとって要らない方は棄てるということが実際に行われていた．収率はこの一行程で 50％以下になることは必至である．行程が長ければ長いほど，半分を棄てるのは大変な無駄をすることになる．

この一方の有用な光学異性体のみを効率よく合成する方法が**不斉合成** asymmetric synthesis で，今日の有機合成における選択性追究の最大のテーマであり，緊急に解決すべき課題の 1 つである．

不斉合成には**エナンチオ区別反応**を用いる方法と，**ジアステレオ区別反応**を用いる方法とがある．それぞれについて，典型的な例をあげて解説しよう．

a）エナンチオ区別反応による光学活性 α-アミノ酸の合成

α-アシルアミノケイ皮酸誘導体(**83**)を光学活性ホスフィンロジウム錯体触媒を用いて接触還元すると**不斉還元**が起こり，90％以上の光学収率で L-フェニルアラニンのアシル誘導体(**84**)が得られる．

83 → H₂/Rh-L* → **84** (91% ee †)
N-アセチル-L-フェニルアラニン

L*: **85**

† enantiomeric excess（鏡像体過剰率）：(＋)-体が過剰に生成したと仮定する．その(＋)-体が a％存在すると(－)-体は $100-a$％となり，(＋)-体としての ％ee は $a-(100-a)=2a-100$％となる．

この反応は，**Wilkinson触媒** $RhCl(PPh_3)_3$ の PPh_3 の代わりに光学活性ジホスフィンを配位子として使用するもので，次の図に示されるように，キラルジホスフィンとオレフィンとがともにロジウムに配位して反応が進行し，緩和な条件下で高い光学収率を与える．オレフィンとしては，β 位にロジウムに配位しうるカルボニル基をもつものが高い光学収率を与える．

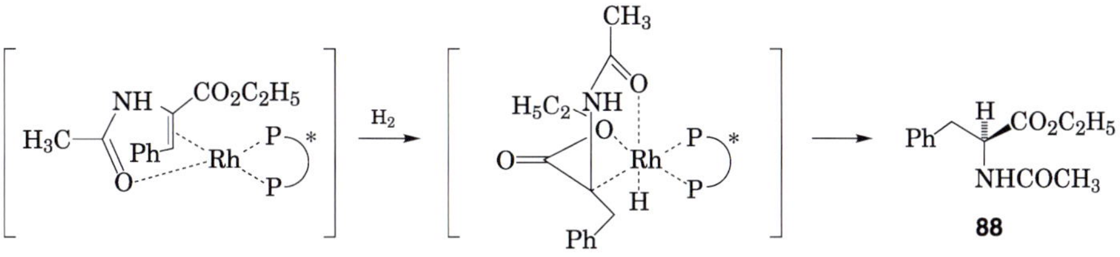

このように，触媒または試薬に組み込まれた右または左の基準構造によって，基質構造の右，左を識別して進行する反応を**エナンチオ区別反応** enantioselective reaction と呼ぶ．

遷移金属錯体触媒を用いる合成反応の進歩に伴い，種々の**不斉配位子**が開発され，天然酵素が行うような高い光学収率をあげる例が最近多く報告されるようになってきた．とくに，アミノ酸の不斉合成に関しては高い光学収率で進行する**均一系不斉触媒反応**が数多く報告され，工業化が進められている．

b) ジアステレオ区別反応による光学活性アントラサイクリノンの合成

アントラサイクリン系抗生物質のドキソルビシン(アドリアマイシン，**89a**)は優れた制がん薬として注目されている抗生物質である．糖部を除いた **89b** をアントラサイクリノンと称し，4つの環が結合した骨格を有するが，外側の1個(A環)に2つのキラル中心が存在する．7位のヒドロキシ基は9位の不斉炭素を利用して立体選択的に導入されることが確立しているので，その9位のキラル中心の導入が大変重要となる．そこで，光学活性アントラサイクリノン合成の鍵中間体として，(−)-ヒドロキシカルボン酸(**90**)の合成が種々検討された．ここではこの不斉合成について述べよう．

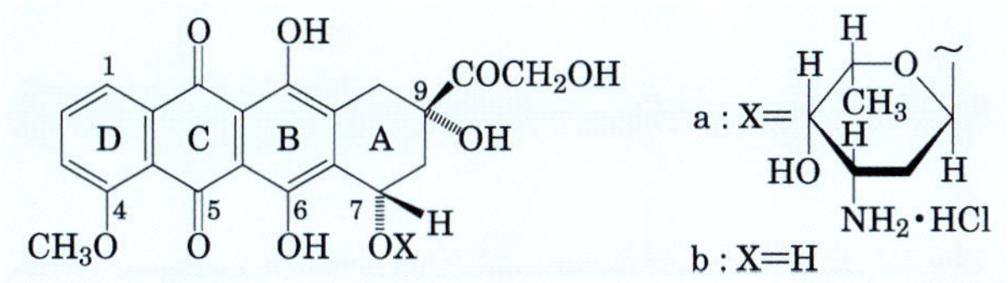

89 a,b
a: ドキソルビシン塩酸塩㊝(抗悪性腫瘍薬〔抗生物質〕)
b: アントラサイクリノン

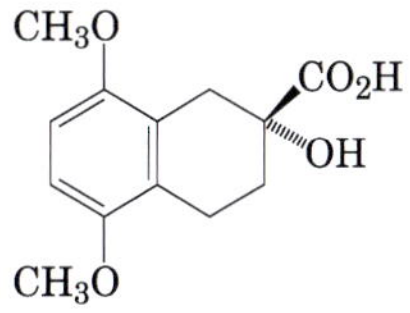

(−)-**90**

寺島らは，α,β-不飽和酸(**91**)を (S)-N-アシルプロリン(**92**)とし，これに不斉ブロモラクトン化を行って 97% という高い光学収率で **93** を得た．脱ブロムののち再結晶で分離し，メチルエステルを経て加水分解すると光学純度 100% ee の (−)-**90** を得ることができる．

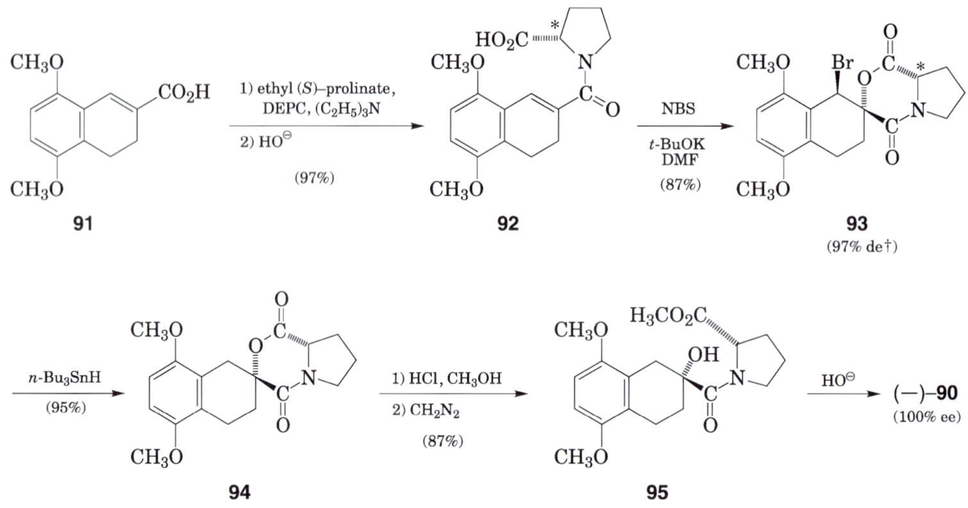

このように，一組のジアステレオマーが生成する場合に，分子中に存在するキラルな部分の立体化学的影響下にどちらか一方のジアステレオマーが優先することがある．これを**ジアステレオ区別反応** diastereoselective reaction と呼ぶ．

またこの不斉合成反応では，1つの不斉炭素（9位）を形成するために1個の(S)-プロリンを不斉源として必要とする．しかし，不斉源は反応の後に活性を失うことなく回収されるので繰り返し使用することができるという利点がある．

以上述べてきたように，基質や試薬，さらには触媒に種々の工夫を凝らすことによって，必要なものだけをつくる選択的合成が可能となる．とくにこの方面の技術は最近急速に発展してきており，2001年のノーベル化学賞は，「キラル触媒による不斉合成法」の技術の開拓と工業化に大きく貢献した名古屋大学の野依良治教授，米国モンサント社元研究員の William S. Knowles 博士および米国スクリプス研究所の K. Barry Sharpless 教授の三氏に贈られた．

各氏の業績の一端については，生理活性物質プロスタグランジンの合成（9章4**A**），抗パーキンソン病薬レボドパの合成（1章2**A**2b，9章5**A**1b(iv)）および Sharpless 酸化（総論2**B**1，1章1**A**1b）の項でそれぞれ解説されている．

有機合成は，今後ますます緻密で無駄のない反応設計を行い，限られた資源を有効に利用する有機合成へと生まれ変わっていくであろう．

---

† diastereoisomeric excess（ジアステレオ異性体過剰率）：算出法は％ ee に準ずる．

3. ドラッグデザインと有機合成的アプローチ

薬学は生命科学の中では最も化学に近い領域の1つである.

医薬品 medicine, drug は生体との相互作用を通じて病の苦痛から人類を救う価値ある化学物質であり，我が国では薬事法で法的にその範囲を限定している.

これらの医薬品の生産や，新しい医薬品の創製にあたって，主として合成化学的な面を担う学問が薬品製造学である.

医薬品の開発は，まず最初に特定の生物活性をもつ**リード化合物** lead compound を探すことから始まる．通常，リード化合物は天然生理活性物質をはじめとする既知化合物である．次にここで取り上げられた化合物について構造と薬理作用の相関が追究され，見出された法則性に基づいて，薬物としてより評価の高い目標に向かって，目的にあった化学構造が提示（分子設計）され，その合成が計画されることになる．この一連の過程を**ドラッグデザイン** drug design と呼ぶ.

薬は人体に用いられるため優れた薬効とともに安全性が厳しく問われる．そのために開発には膨大な年月を要することが多いが，現在では病因の分子レベルでの解明などに著しい進歩がみられ，確度の高いドラッグデザインが可能となりつつある.

ここでは，構造活性相関を追求してより優れた医薬品を創製する有機化学的・物理化学的アプローチと，薬物分子と生体のもつ受容体の相互作用の解明により新薬を追求する生化学的・薬理学的アプローチの2つの主要な医薬品開発の方法を，実例に即して解説してみよう.

A 天然薬物から合成医薬品の開発—麻薬性の除去と合成鎮痛薬ペンタゾシンの合成

まず，医薬品開発の代表的な例として，モルヒネをリード化合物として非麻薬性の鎮痛薬が開発されていく様子をみよう.

アヘン opium の有効成分であるアルカロイド，モルヒネ morphine は，強力な鎮痛薬であると同時に麻薬としての副作用がある．ひとたび乱用されると麻薬中毒を引き起こし，悲惨な結果を招くことになる.

そこで，モルヒネの有用な鎮痛薬としての性質を残してその麻薬性を除去した，いわゆる"非麻薬性"鎮痛薬の開発が医薬研究の重要なテーマとなり，そのための努力が多年にわたり続けられている.

天然のモルヒネ(**96**)の母核は，A環がフェノール，B/C環がシス配置，C/D環がトランス配置であり，次の図に示す立体構造をもつ(−)光学活性体である.

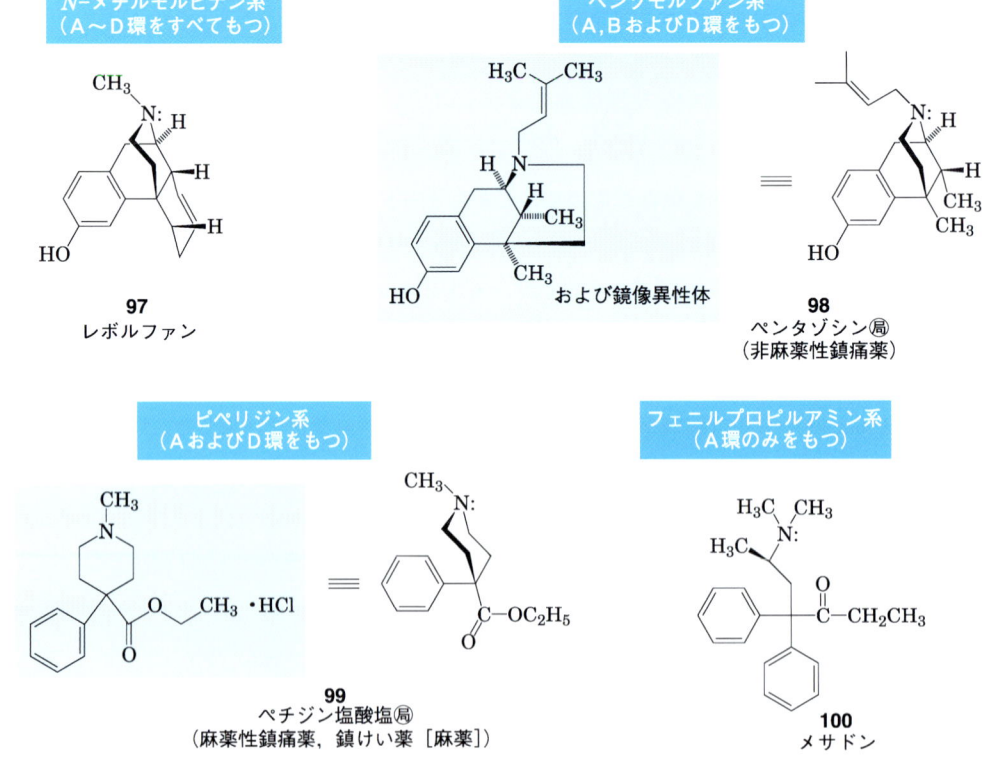

モルヒネ系化合物の構造と鎮痛作用の相関性をまとめると，次の4点に集約される．
① 4つの置換基をもつ中心炭素（第四級炭素，14位）が存在する．
② この炭素にベンゼン環が直接結合している．
③ 比較的小さな置換基をもった第三級窒素が存在する．
④ 第四級炭素と第三級窒素との間に炭素2個分の隔たりがある．

これらの4つの条件を満たす部分構造が一定の空間配座を占めるときに強い鎮痛作用を発現することになる．すなわち，図の濃い青で囲んだ部分に作用構造因子があるわけである．

そこで，この条件をもとに，天然のモルヒネよりも簡単な構造をもち化学合成の容易な化合物が種々設計され，鎮痛作用やその他の作用をもつ新しい医薬品が開発されてきている．

これらの多くのモルヒネ関連化合物の研究のうちで最も成果のあったものはベンゾモルファン骨格を有する化合物の研究で，この中から非麻薬性鎮痛薬ペンタゾシン(**98**)が開発されるにいたった．

B 生化学・薬理学的発想による新しい薬の概念—薬物受容体の構造からのアプローチ

薬物分子が活性を発現するのは，その分子と特定の受容体 receptor との結合に起因すると考えてよい．分子設計においてはこの受容体と薬物との特異的結合をできるだけ正確に理解することが重要である．すなわち，小さな分子である薬物側の化学構造に加えて，主としてタンパク質である受容体側の三次元構造が理解されなければならない．

次に示す血圧降下薬カプトプリルの開発の経緯は，理論的でたいへん興味深い例である．

ポリペプチドのC末端からジペプチド単位でペプチド結合を切断する酵素にアンジオテンシン変換酵素(**ACE**)がある．ACEはアンジオテンシンⅠ(**101**)をアンジオテンシンⅡ(**102**)に変換する作用があり，血圧調節機構に重要な役割を果たしていることが明らかとなってきた．したがって，ACEの阻害剤を開発することは結果的に優れた血圧降下薬の開発へつながることになる．

Asp-Arg-Val-Tyr-Ile-His-Pro-Phe-His-Leu $\xrightarrow{\text{ACE}}$ Asp-Arg-Val-Tyr-Ile-His-Pro-Phe + His-Leu
101　　　　　　　　　　　　　　　　　　　**102**　　　　　　　　　　　**103**
アンジオテンシンⅠ(Ang I)　　　　　　　　アンジオテンシンⅡ(Ang II)

このACEは亜鉛を含む金属タンパクであることやさらにペプチドのC末端から特異的に2個のアミノ酸を切り離すことなどから，ACEの活性部位として次に示すようなモデルが提案された．

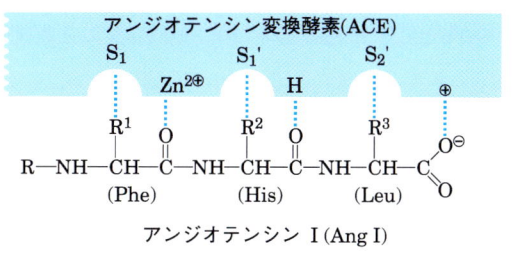

アンジオテンシンⅠ(Ang I)

アンジオテンシン変換酵素(ACE)の活性部位のモデル

このような考え方に基づいてACEの活性部位に結合して酵素活性を下げる化合物(競合的拮抗物質)の探索が行われた．とくにACE阻害作用を有する蛇毒から単離されたペプチド系化合物をはじめ多くの化合物，例えば化合物**104**，**105**や**106**などが合成されたが，その中でも，とりわけ亜鉛に対する結合力が強いSH基をもつものに強い阻害作用がみられることがわかり，結果として経口投与可能な最初のACE阻害降圧薬カプトプリル(**106**)が開発された．

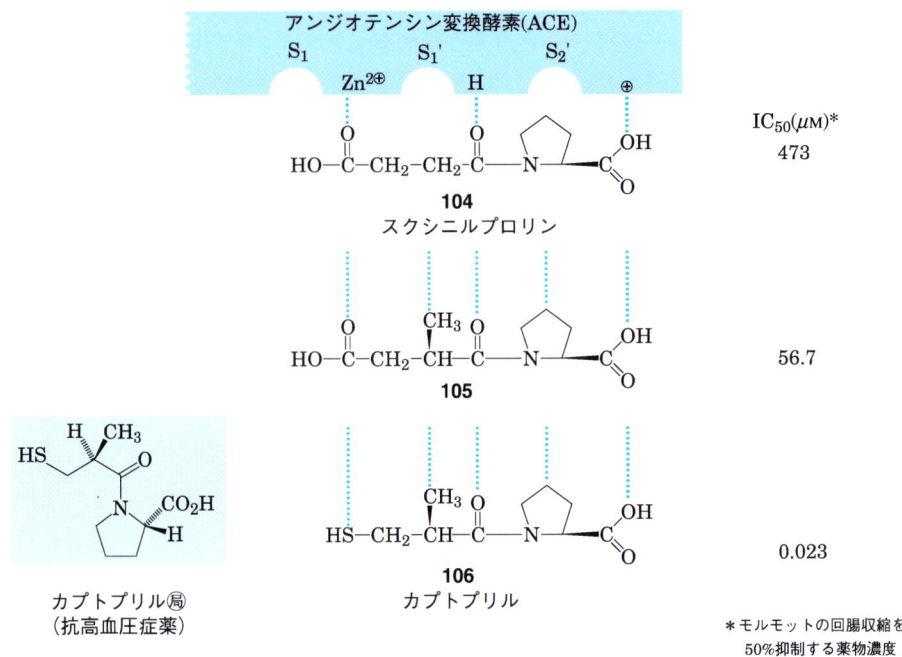

このように，生化学・薬理学的研究によって生体反応の仕組みを解明することによって，種々の難病の治療薬を開発する方法が活発に行われているのである．

4. これからの医薬品開発の道—機能性分子設計

これからの医薬品開発の方向としては種々のアプローチが考えられているが，そのうちの1つに，高度にシステム化されている生体の機能を化学的に模倣しようとする試みがある．

本節では，生体機能性を有する分子，**機能性分子**の1つとされている修飾シクロデキストリンをモデルとして用いた例を紹介しよう．

A 分子を捕える分子—シクロデキストリン

6, 7または8個のグルコースがα-1,4結合で環状に連なったオリゴ糖をそれぞれα, βおよびγ-シクロデキストリンという．

この分子の形状は円筒状の空孔をもった円錐台形をしており，広口側にはグルコースの2位と3位の第二級ヒドロキシ基があり，また狭い側には6位の第一級ヒドロキシ基が配列している．

107
n=1：α-シクロデキストリン
n=2：β-シクロデキストリン
n=3：γ-シクロデキストリン

第一級ヒドロキシ基 $(CH_2OH)_x$
$(OH)_{2x}$ 第二級ヒドロキシ基
シクロデキストリンの形状

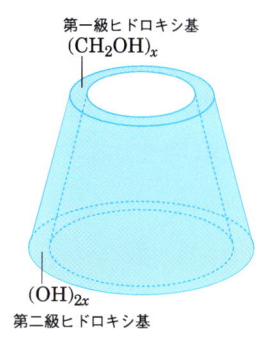

　シクロデキストリンは多くのヒドロキシ基をもつので，分子全体として強い親水性を示す．これに対して円筒の内側は，3位および5位の水素，さらにエーテル結合の一種であるグリコシド結合の酸素が位置しているので疎水性が著しく高い．このため，シクロデキストリンは疎水性相互作用によって種々の化合物を円筒内に取り込み，複合体(**包接化合物**)を形成することができる．

　生体反応における酵素の触媒機能の発現には，酵素の活性部位の疎水性効果が重要な駆動力となるとされている．つまり，シクロデキストリンはそれ自体が酵素類似の触媒作用を発現できる条件を備えた分子といえるわけである．このように基質としての好条件を備えたシクロデキストリン分子に他分子を識別する能力をもった種々の触手をつけて酵素類似機能をもたせようとするいろいろな分子設計がなされている．次の項で，選択的合成に応用されたまことに興味深い1つの例を紹介しよう．

B 酵素機能モデル修飾シクロデキストリンを用いた選択的加水分解

　次の環状リン酸エステル **108** は，通常の化学的な加水分解では2種類の生成物 **109** と **110** の混合物を与える．

108 → (HO⁻) → **109** + **110**

　ところが，この反応にβ-シクロデキストリンのビスイミダゾール誘導体 **111** または **112** を共存させると，環状リン酸エステルは特異的に加水分解され，それぞれ **109** あるいは **110** のみを選択

的に与える.

　この特異的な加水分解の反応機構は次のように解釈される．図に示すように，**111** も **112** もともにシクロデキストリンの円筒内に基質 **108** をうまく包接し，さらに触手の先端の1つのイミダゾール基が塩基としてはたらき，もう1つのイミダゾール基が酸としてはたらいてエステル基を捕えて加水分解する．しかし，両者の触手の長さの相違によって，P–O結合の切断部位が異なるために生成物に違いを生じるのである．

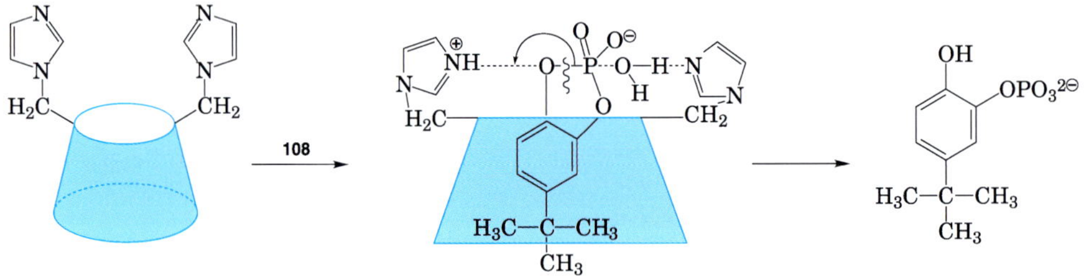

　これらの修飾シクロデキストリンは，実は核酸分解酵素リボヌクレアーゼAの機能を模倣した**人工酵素** artificial enzyme として合成されたもので，同じ基質との反応に対して異なった生成物を与える点など，酵素類似機能を発現したまったく画期的なモデル化合物の例として末長く記憶されるであろう．

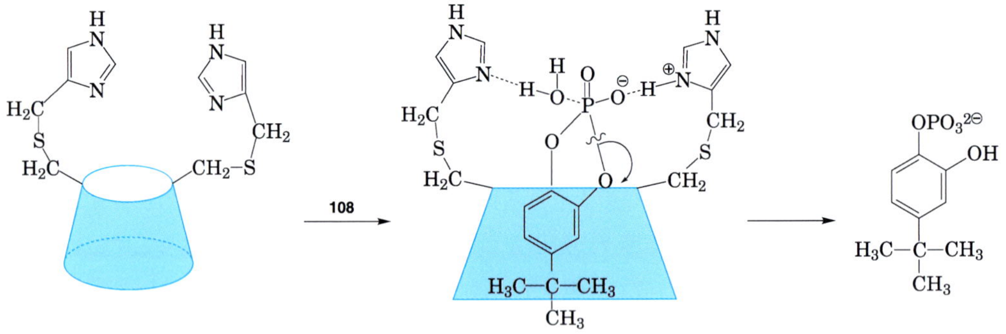

　このような**生体反応の仕組みから学ぼうとする化学**(biomimetic chemistry)の努力は，生理活性物質の作用機序を分子レベルで解明するのみならず，一つひとつの分子を捕えて目的の反応だけを行う理想の選択的有機合成の新しい道を次々と開拓していくに違いない．

おわりに

　「立体化学」が叫ばれた1950年代，学生は豆細工のような粗末な分子模型を組んでは眺め，夢を追った．

　今は各自の机の上にはコンピューターが置かれ，画面にはカラフルで複雑な分子模型が三次元の美しい姿でぐるぐる回っている．

人類が戦ってきた病気の原因も，原虫，病原菌，ウイルスから生体内の高分子異常タンパクが対象となってきた．複雑な構造の一部だけが変形しただけで，それは恐ろしい病原体に変質する．

時代は刻々に変わっていく．学生諸君は，自らの夢を育み，ユニークな発想とアイデアの創出に努力・精進しつづけていただきたい．

セルフチェック問題

問１　次の日本薬局方医薬品の製造過程の各ステップに適当な試薬，触媒，条件などを入れて反応を完結せよ．

アミノ安息香酸エチル 局
（局所麻酔薬）

ブロモバレリル尿素 局
（催眠鎮静薬）

ニトラゼパム 局
（抗不安薬）

アンチピリン 局
（解熱鎮痛薬）

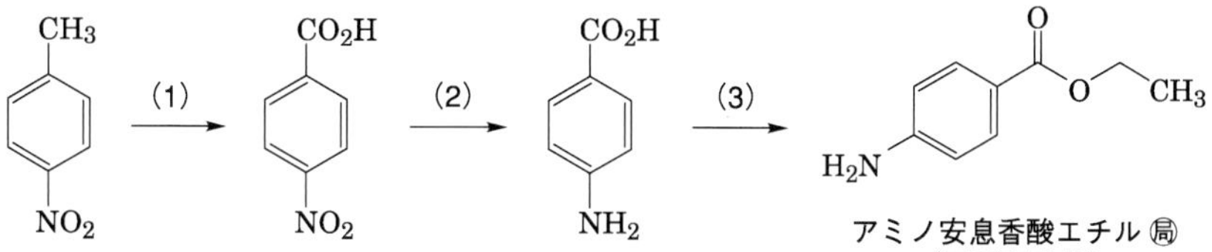

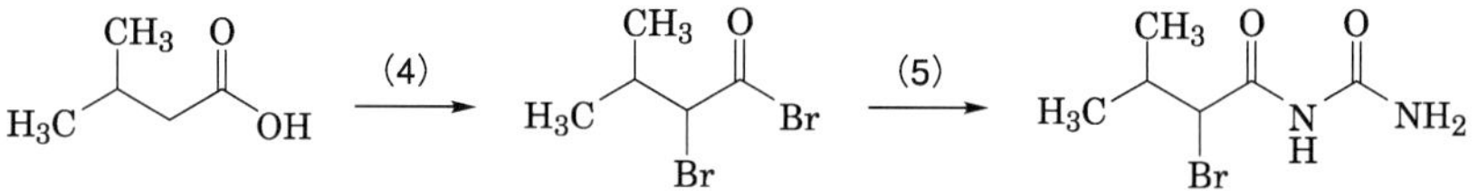

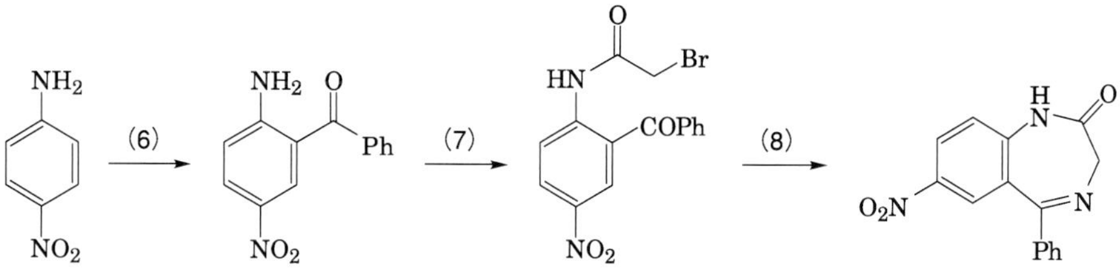

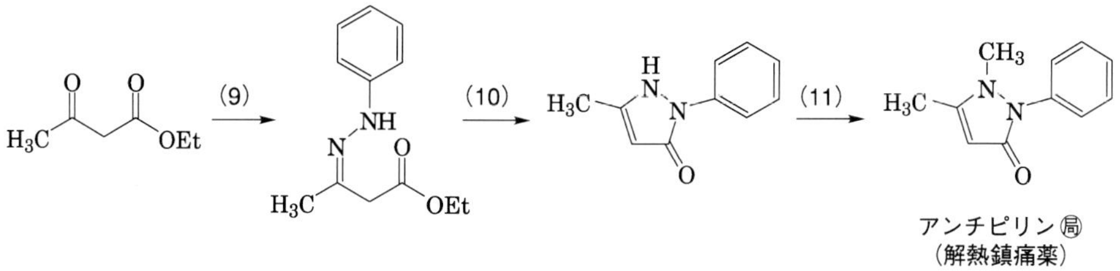

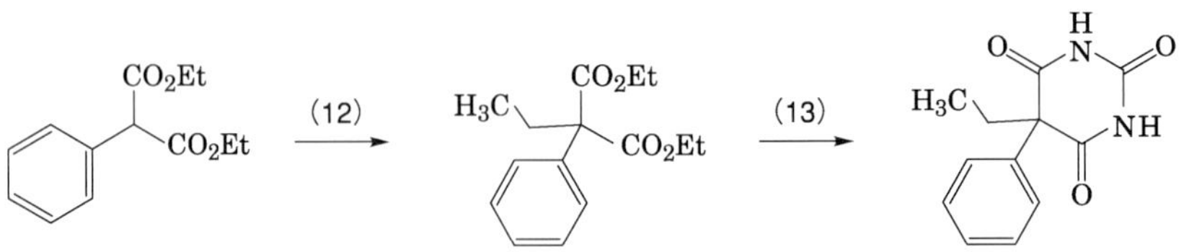

フェノバルビタール 局
（催眠鎮静薬，抗てんかん薬）

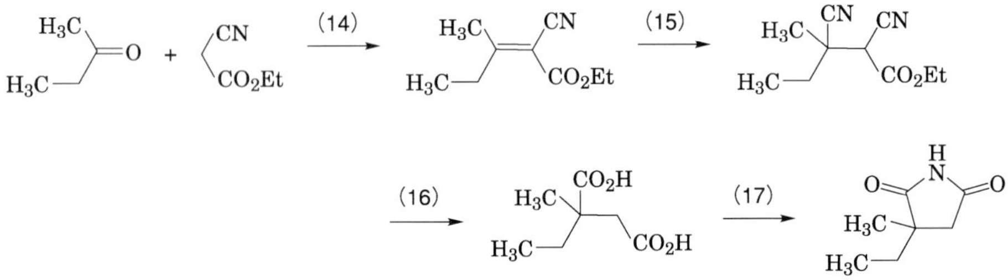

エトスクシミド 局
（抗てんかん薬）

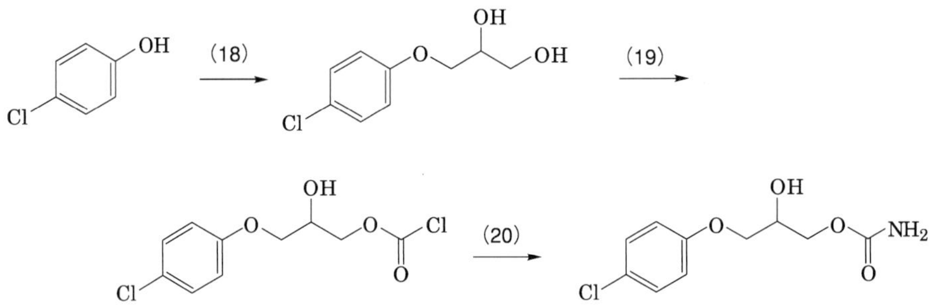

クロルフェネシンカルバミン酸エステル 局
（中枢性骨格筋弛緩薬）

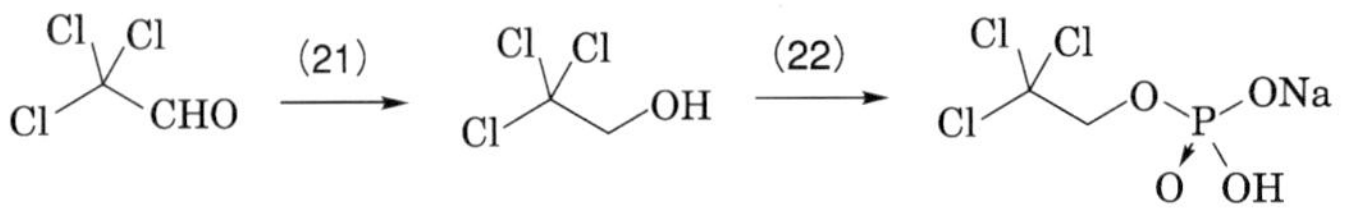

トリクロホスナトリウム 局
（催眠鎮静薬）

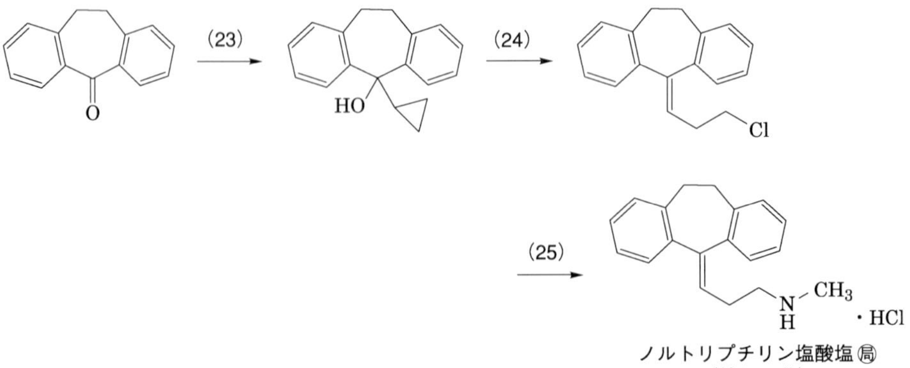

ノルトリプチリン塩酸塩 局
（抗うつ薬）

第 1 章
酸化と還元

●酸化 ●還元

　酸化 oxidation と**還元** reduction は有機合成化学反応の中でもきわめて重要な官能基の形成および変換方法であるばかりでなく，生体内での生命現象を担う最も重要な物質変換であり，またエネルギー生成反応でもある．

　有機化学では炭素の酸化状態は，水素に結合すれば−1，炭素で0，ヘテロ原子では+1と定義されている．この定義に従って炭素の酸化状態から有機化学反応をみると，ほとんどの反応が酸化・還元の範疇に入ることになり，それらのすべてを本章だけでカバーすることは不可能である．

　本書は冒頭でも述べたように，C−C, C−O, C−N, C−X（ハロゲン）などの結合形成法に主眼を置いてまとめられているので，その基本に従って本章ではとくに炭素にかかわる反応に限定し，酸化の場合は基質に酸素官能基が導入される反応および基質から水素原子が脱離する反応，還元の場合は基質に水素原子が付加する反応および基質の酸素官能基が水素原子で置換される反応について述べる．

　水和反応，オキシ水銀化−脱水銀法，ヒドロホウ素化−酸化法などを用いるオレフィンへのヒドロキシ基の導入によるアルコール結合の生成，エーテルやエステル結合の生成，アセチレンからの変換によるカルボニル結合の生成など，これら一連の C−O 結合形成反応については第4章でまとめて解説する．

1. 酸　化

A 炭素−炭素二重結合の酸化

　炭素−炭素二重結合（オレフィン）の酸化は，大別して**エポキシ化** epoxidation, **グリコール化** glycolation, **酸素添加** oxygenation, **水和** hydration などのように炭素−炭素の切断を起こさず酸素官能基を添加する方法と，**オゾン分解** ozonolysis, **過ヨウ素酸塩によるグリコール開裂**などのような炭素−炭素の切断を伴う方法に分類される．

1) エポキシ化

a) 孤立オレフィンのエポキシ化

孤立オレフィンは有機過酸の求電子攻撃を受けて**エポキシド** epoxide を与える．したがって二重結合の電子密度を増加させるようなアルキル基があれば反応は促進される．

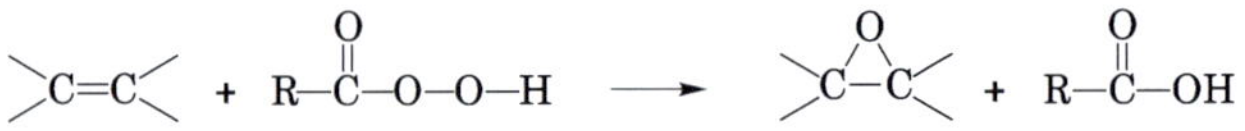

使用される代表的な**過酸** peroxy acid としては，市販されているもので過酢酸，m-クロロ過安息香酸(MCPBA)などがある．また有機酸あるいは有機酸無水物と過酸化水素(H_2O_2)から用時調製できる過酸としては過ギ酸，トリフルオロ過酢酸，過安息香酸などがある．これらの中では電子求引性基である CF_3 基をもつトリフルオロ過酢酸が最も強力なエポキシ化剤である．

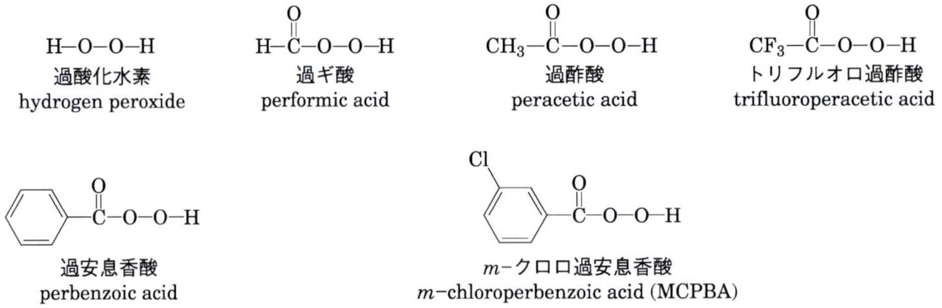

過酸化水素 hydrogen peroxide
過ギ酸 performic acid
過酢酸 peracetic acid
トリフルオロ過酢酸 trifluoroperacetic acid
過安息香酸 perbenzoic acid
m-クロロ過安息香酸 m-chloroperbenzoic acid (MCPBA)

反応機構は次に示すとおりである．過酸によるエポキシ化は高い立体選択性を示す．過酸は立体障害の少ない側から二重結合を攻撃して**シン付加**する．

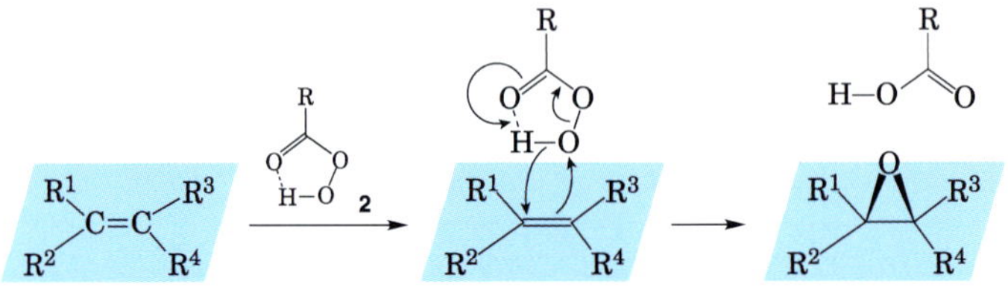

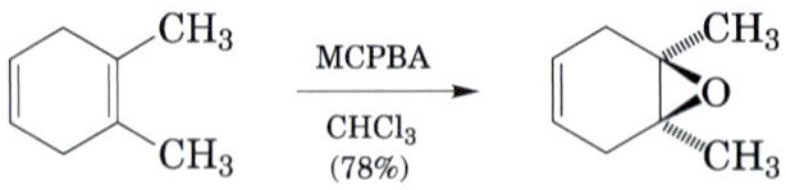

b) アリルアルコール類のエポキシ化

オレフィンの近くにヒドロキシ基が存在する**アリルアルコール** allyl alcohol 系の有機過酸酸化では，HO 基と過酸の間に生じる水素結合によって過酸は立体障害があっても HO 基側からオレフィンを攻撃し，ヒドロキシ基に対して cis のエポキシドを与える．

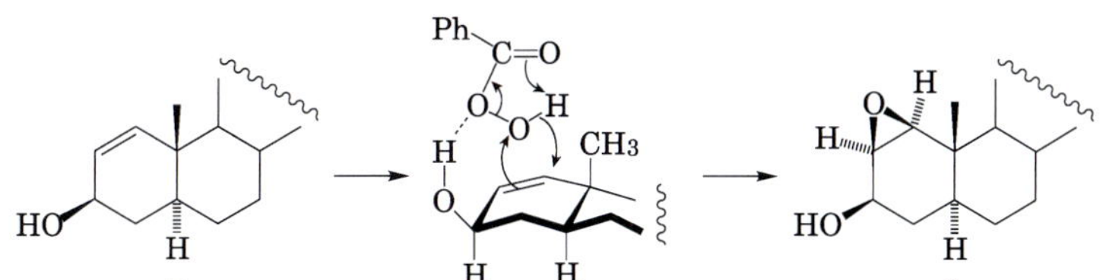

1970年代半ばSharplessらはvanadiumoxide acetylacetonate〔VO(acac)$_2$〕*を触媒としてt-ブチルヒドロペルオキシド(t-BuOOH)により，他の孤立オレフィンの存在下にアリルアルコールが選択的にエポキシ化されることを見出した．このエポキシ化を**Sharpless 酸化**という．この反応はMCPBAを使用する場合よりも位置および立体選択性が高く，とくに鎖状系ではMCPBAより高い選択性で*erythro*-体が得られる．反応機構については総論2 **B** 1)(p. 10)を参照していただきたい．

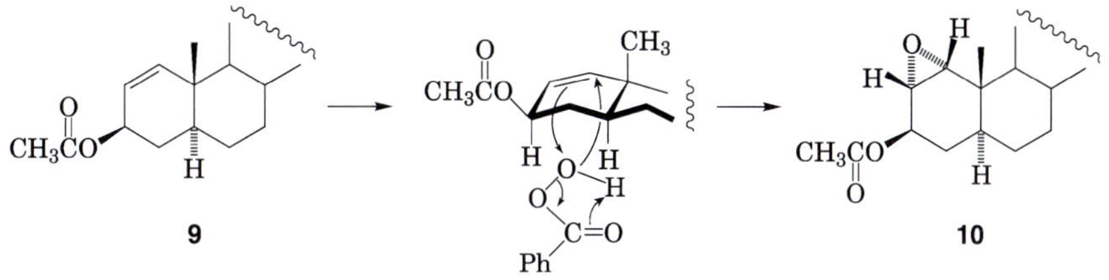

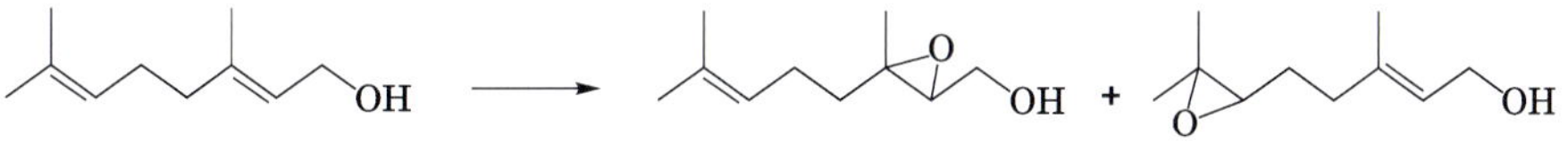

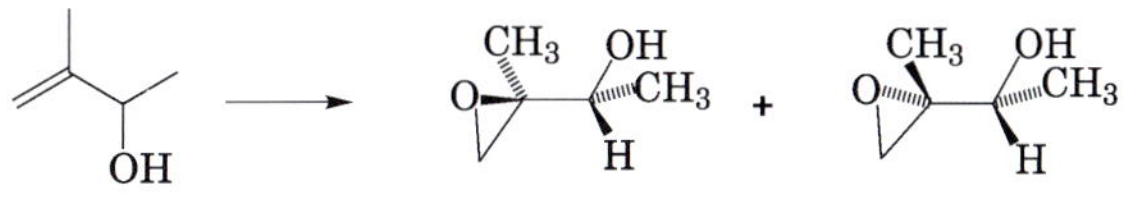

後にバナジウム触媒に代えてチタン触媒Ti(O-*i*-Pr)$_4$を用い，さらに光学活性アルコール配位子として酒石酸エステルを用いることによりきわめて高い不斉収率でエポキシ化を行う方法が開発された．この**不斉エポキシ化法**(不斉酸化反応)は現在，不斉源を触媒量用いるだけでも同程度の不斉収率が得られることが明らかとなり，種々の光学活性エポキシアルコールの合成に利用されている．

---

* VO(CH$_3$-C=CH-C-CH$_3$)$_2$
        | |
       O$^{\ominus}$ O

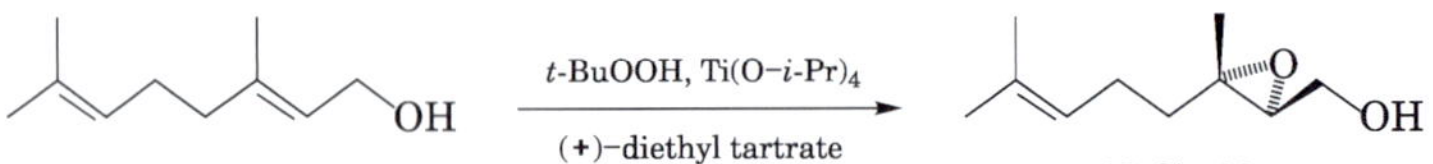

11　(*S*,*S*)-**12**
77%　(95% ee*)

c）α,β-不飽和ケトンのエポキシ化

カルボニル基やシアノ基などの電子求引性基が直結したオレフィンは求電子攻撃を受けにくいので，通常有機過酸ではエポキシ化は進行しない．しかしアルカリ性条件下 H_2O_2 または *t*-BuOOH を用いると求核的に反応が進行し，α,β-エポキシケトンが得られる．

$$NaOH + H_2O_2 \rightleftharpoons Na^{\oplus} + {}^{\ominus}O{-}O{-}H + H_2O$$

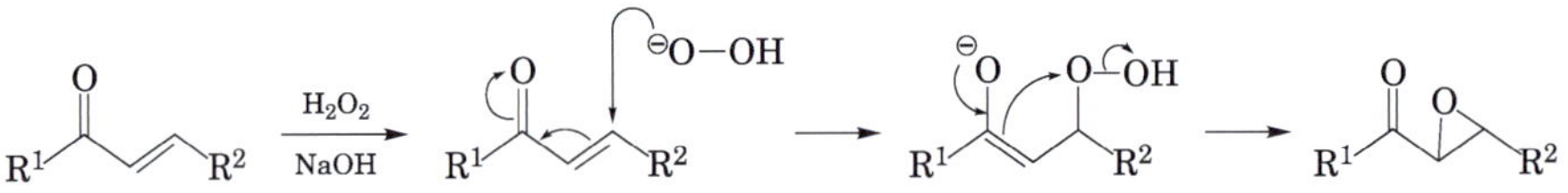

17　**18**　**19**

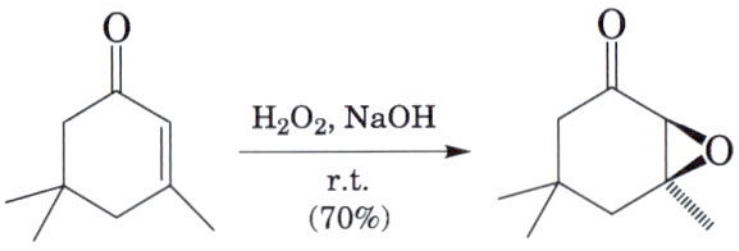

20　**21**

2）グリコール化

オレフィンの**グリコール化** glycolation には立体化学的にヒドロキシ基がシン付加で導入される場合とアンチ付加で導入される場合の2通りが知られている．本項では主として前者について述べる．

最も汎用される方法は**四酸化オスミウム**（OsO_4）による酸化である．本酸化反応は，四酸化オスミウムが二重結合に対して立体障害の少ない側からシン付加し中間に五員環の環状オスミウム酸エステル（**23**）を形成するので，結果として *cis*-α-グリコールを与える．通常中間体オスミウム酸エステルの配位子としてピリジンのような第三級アミンを共存させて行う．近年，不斉な第三級アミンの存在下の不斉グリコール化も報告されている．また，OsO_4 は高価で有毒なために触媒量の OsO_4 と補助酸化剤として H_2O_2, *t*-BuOOH, $NaClO_3$ または *N*-メチルモルホリン-*N*-オキシド（NMO）を用いる方法が有用である．

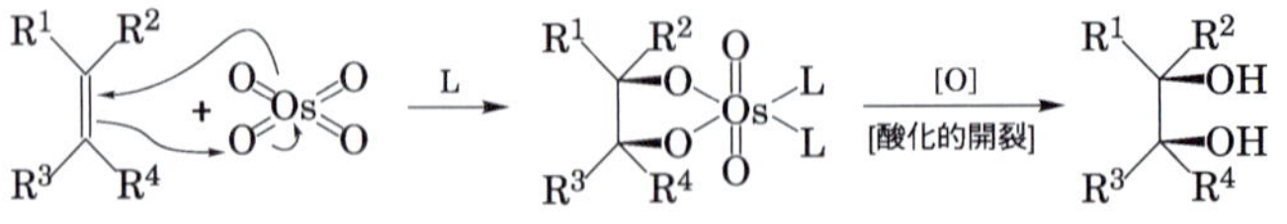

22　**23** osmate　**24**
L: pyridine

* 14ページ脚注を参照．

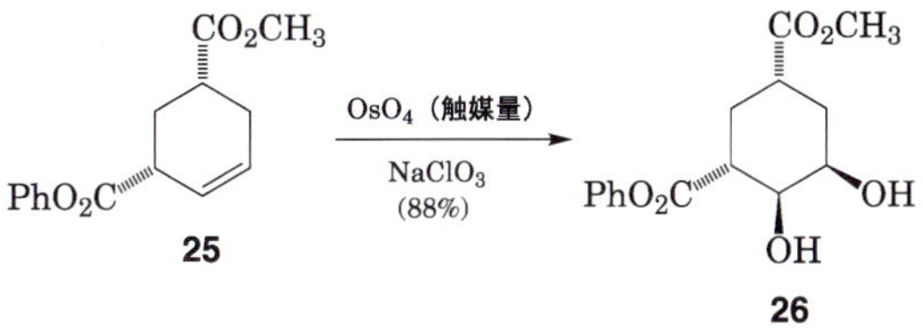

その他，**過マンガン酸カリウム**(KMnO₄)を塩基性または相間移動触媒の存在下に作用させる方法などがある．この場合も中間に五員環の環状マンガン酸エステル(**28**)を形成する．

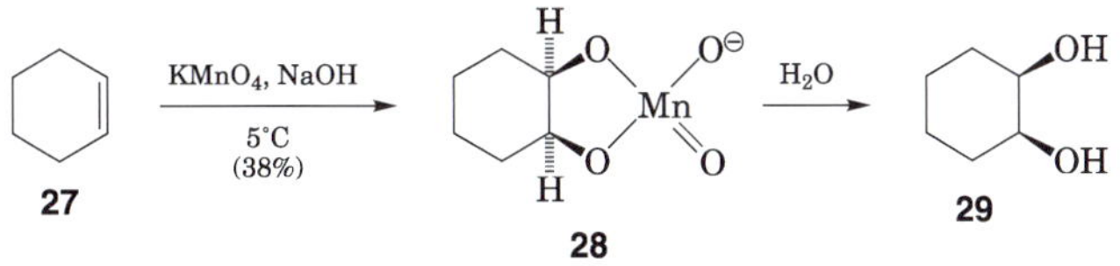

$anti$-グリコール化法には含水系で有機過酸を用いる方法，触媒量の V_2O_5, WO_3, SeO_2 などの存在下 H_2O_2 水と加温する方法などが知られている．

3) 酸素添加反応

a) 孤立オレフィンおよび 1,3-共役ジエンの酸素化(酸素分子の光付加反応)

CCl_4, $CHCl_3$ などの溶媒中に酸素を通じながら触媒量の**光増感剤** photosensitizer メチレンブルー，ローズベンガルなどの存在下，紫外線を照射すると増感剤がエネルギーを獲得し，励起一重項状態を経て励起三重項状態となり，基底三重項酸素にエネルギーが伝達され**一重項酸素**($^1O_2$)が発生する．この反応系にオレフィンや 1,3-共役ジエンが存在すると，それぞれ次に示すように協奏的**エン反応** ene reaction および**[4+2]付加環化反応** cycloaddition* が進行し，二重結合の移動したアリルヒドロペルオキシド(**32**)および環状 1,2-ジオキセン(**36**)が生成する．本反応は立体障害の少ない側から $^1O_2$ が接近する**シン付加**である．それぞれのペルオキシドは還元的処理によりアリルアルコール，2,3-cis-エン-1,4-syn-ジオール類を与える(オレフィンへのヒドロキシ基導入 4 章 1 **C** 6 (p. 134) も参照)．

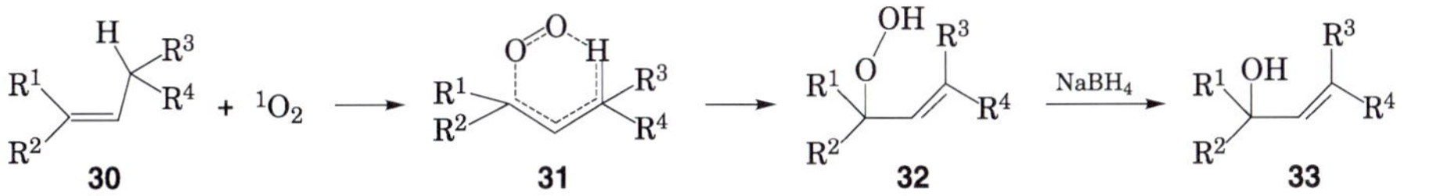

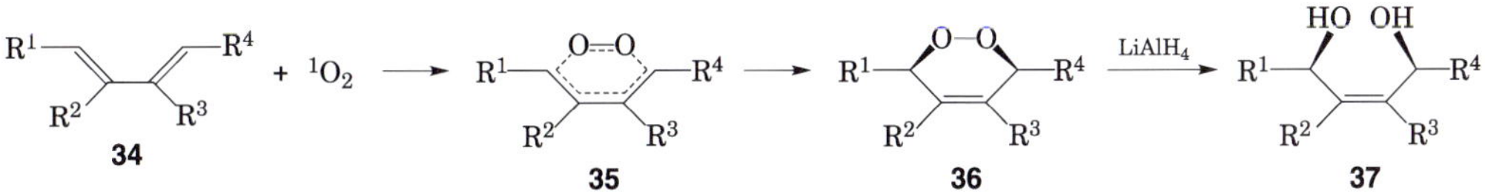

---

* [4+2]付加環化反応については，6 章 5 **A** 1 に詳しく解説してある．

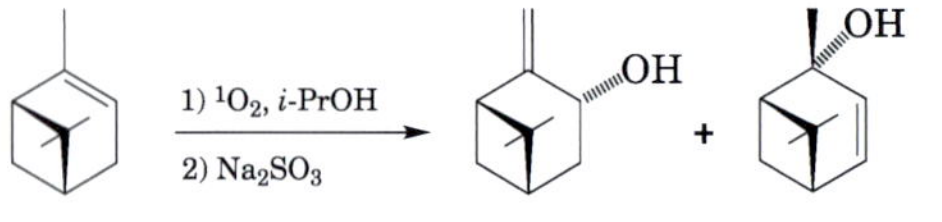

[反応スキーム: 化合物 38 → 1) $^1O_2$, i-PrOH; 2) Na_2SO_3 → 39 (>99%) + 40 (<1%)]

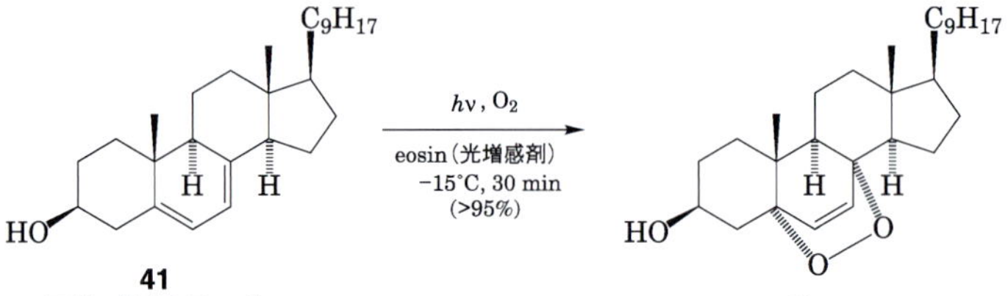

[反応スキーム: 41 エルゴステロール → $h\nu$, O_2, eosin(光増感剤), −15°C, 30 min (>95%) → 42]

b) 末端オレフィンの酸化

エチレン,プロピレンよりアセトアルデヒド,アセトンを工業的に合成する方法として **Wacker 法**が有名である.本法は $PdCl_2$ と $CuCl_2$ を触媒的に用い水系でオレフィンを酸化しケトンを生成するものであり,末端オレフィンのメチルケトンへの酸化に応用されている.反応機構については4章4 C (p. 152)を参照されたい.

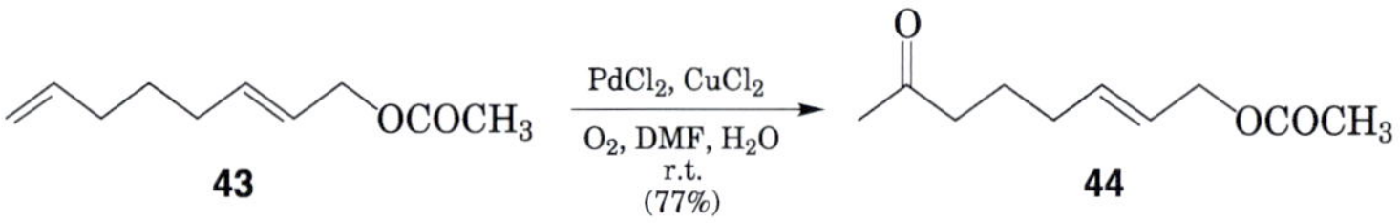

[反応スキーム: 43 → $PdCl_2$, $CuCl_2$, O_2, DMF, H_2O, r.t. (77%) → 44]

4) 水和反応

オレフィンに水を直接付加することは困難であるが,いくつかの間接的な方法が知られている.酢酸水銀を含水条件で用いる**オキシ水銀化−脱水銀法**,アルキルボランを経由する**ヒドロホウ素化−酸化法**,エポキシドを経由して開環する方法などである.これらの方法については第4章「炭素−酸素結合の合成」1 C (p. 130−134)オレフィンへのヒドロキシ基導入の項(1, 3, 4, 5)でまとめて解説してある.

エポキシドを還元的に開環する方法については本章2 B 3(p. 58)を参照されたい.

B 炭素−炭素結合の酸化的切断

近くに何ら官能基をもたない C−C 結合を位置選択的に切断することは一般には困難であるが,C=C 結合やグリコール,β-アミノアルコールなどの炭素−炭素結合は比較的容易に酸化的に切断される.以下にいくつかの有用な方法について紹介する.

1) オゾンによる二重結合の酸化的開裂（オゾン分解）

オレフィンにオゾンを作用させると中間に**オゾニド** ozonide（**46**）が生成する．**46** を酸化または還元すると，アルデヒド，ケトンまたはカルボン酸が生成する．この反応を**オゾン分解** ozonolysis という．

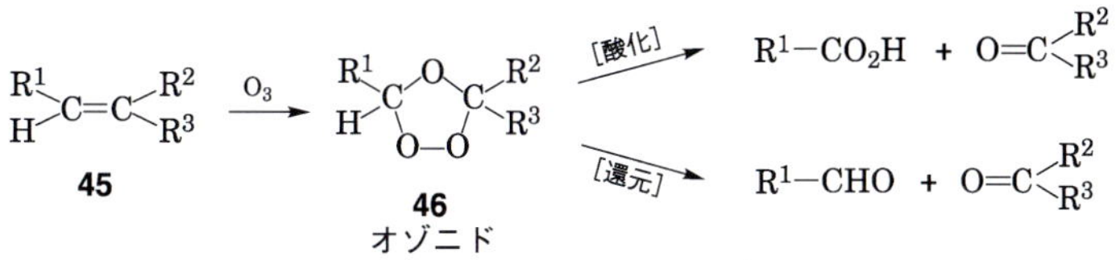

この反応は次に示すように，オゾンがオレフィンとの 1,3-双極子付加によってまず不安定なモルオゾニド molozonide（**47**）を与え，次にこれが開裂と再配列を起こして単離可能なオゾニドとなる．

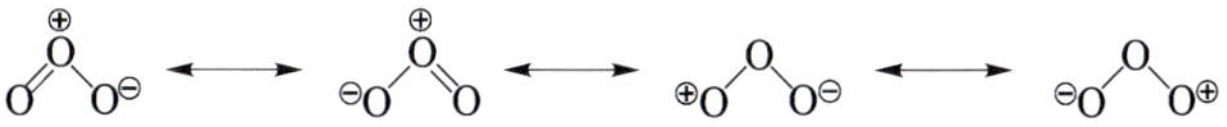

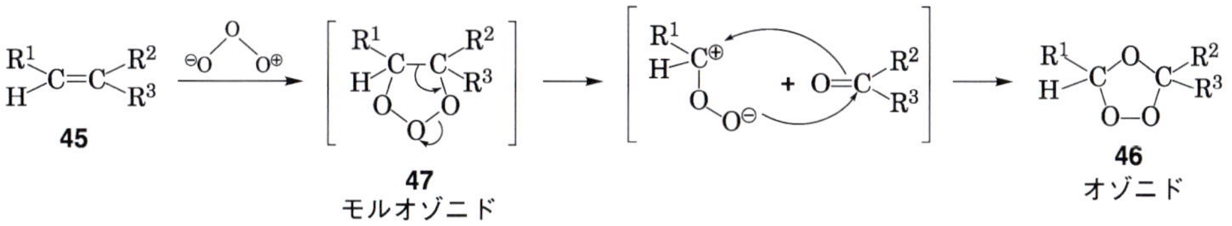

実際にはオゾニドは単離せず，そのまま分解される．一般に過酸や過酸化水素などを用いる酸化的分解を行うとケトンまたはカルボン酸を生じるか，亜鉛と水または酢酸，ヨウ化ナトリウム，ホスフィン類，ジメチルスルフィドなどを用いる還元的分解によってアルデヒドで止めることもできる．

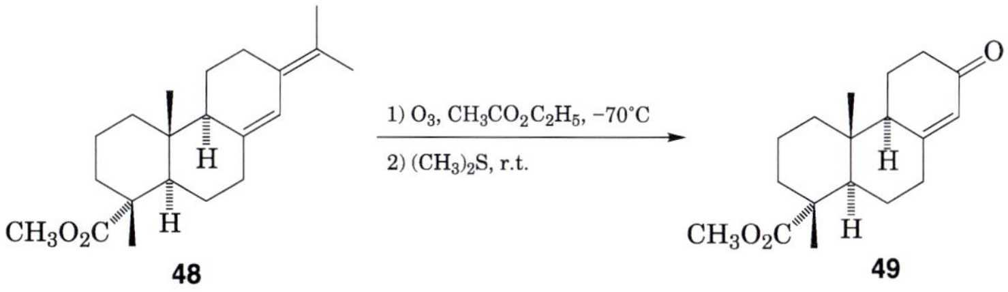

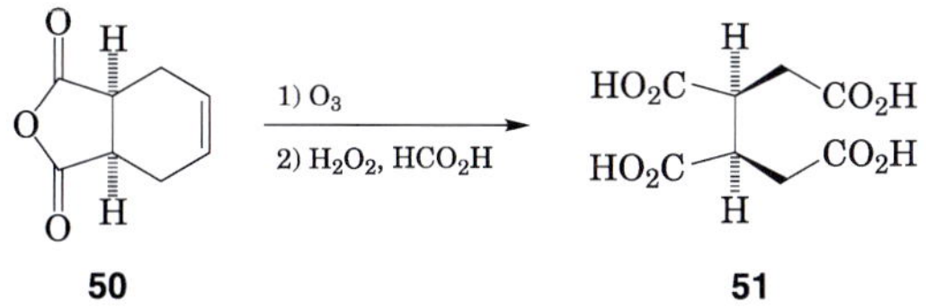

2) 過マンガン酸カリウムによる二重結合の酸化的開裂

過マンガン酸カリウムは前述のようにオレフィンに対し注意深く反応条件を制御すれば α-グリコールを与えるが，通常，中性または酸性条件下ではさらに酸化が進行し，最終的に酸化的開裂を起こしてカルボン酸を与える．しかし一般に反応は水溶液中で行うので水に不溶性の有機化合物の酸化には不適当な場合もある．そこで近年，触媒量の第四級アンモニウム塩やクラウンエーテル crown ether などの相間移動触媒の存在下，ベンゼンなどの有機溶媒中で過マンガン酸カリウムによる酸化が可能になった．

$$CH_3(CH_2)_5-CH=CH_2 \xrightarrow[C_6H_6, H_2O, r.t.]{KMnO_4, (C_8H_{17})_3\overset{\oplus}{N}CH_3\overset{\ominus}{Cl}} CH_3(CH_2)_5-CO_2H$$

52 → **53**

54 18-crown-6

3) 過ヨウ素酸塩によるグリコールの開裂

グリコール類は**過ヨウ素酸塩**($IO_4^{\ominus}$)により下記の反応機構に従って定量的に開裂し，アルデヒドまたはケトンを与える．この反応はヨウ素を含む五員環遷移状態(**56**)を経由して進行するので，とくに環状グリコール類では *cis*-グリコールの方が *trans*-体より開裂しやすい．

β-アミノアルコール構造をもつアミノ酸 L-トレオニン(**58**)も同様の開裂を起こす．

55 → **56** → カルボニル生成物 + $IO_3^{\ominus}$ + H_2O

$$HC≡C-CH-CH-CH_2OH \xrightarrow{NaIO_4} HC≡C-CHO + HCO_2H + HCHO$$
$$\;\;OH\;\;OH$$

57

$$H_3C-\underset{H}{\overset{OH}{C}}-\underset{NH_2}{\overset{H}{C}}-CO_2H \xrightarrow[\Delta]{KIO_4} CH_3-CHO + NH_3 + CO_2 + HCO_2H$$

58
L-トレオニン ⑥
（アミノ酸）

4） 四酸化オスミウム-過ヨウ素酸塩複合系による二重結合の酸化的開裂

前述のように OsO_4 は二重結合を容易に α-グリコールに変換する．また，α-グリコールは過ヨウ素酸塩によりきわめて容易にアルデヒドを与える．したがってこの2つの酸化系を含んだ複合系で二重結合を酸化すると，直接アルデヒドまたはケトンが得られる．この方法を **Lemieux 酸化** という．同様の複合酸化系としては $KMnO_4$–$NaIO_4$ および RuO_4–$NaIO_4$ などがある．

$$\underset{\textbf{59}}{\text{(ベンジリデン環状アミン)}} \xrightarrow[\text{NaIO}_4 \,(98\%)]{\text{OsO}_4\,(触媒量)} \underset{\textbf{60}}{\text{(環状ケトン)}} + \text{Ph—CHO}$$

$$\underset{\substack{\textbf{61}\\\text{オレイン酸}}}{\text{CH}_3(\text{CH}_2)_7-\text{CH}=\text{CH}-(\text{CH}_2)_7-\text{CO}_2\text{H}} \xrightarrow[\text{K}_2\text{CO}_3,\,20°\text{C}]{\text{KMnO}_4,\,\text{NaIO}_4} \underset{\substack{\text{ペラルゴンアルデヒド}\\(89\%)}}{\text{CH}_3(\text{CH}_2)_7-\text{CHO}} + \underset{\substack{\text{アゼライン酸}\\(76\%)}}{\text{OHC}-(\text{CH}_2)_7-\text{CO}_2\text{H}}$$

5） Baeyer–Villiger 酸化

ケトン（**62**）は過酸（**63**）を用いる酸化反応によりエステルに変換される．この反応を **Baeyer–Villiger 反応** という．反応は酸触媒の存在下に過酢酸，過安息香酸のような有機過酸により緩和な条件で収率よく進行するが，*m*-クロロ過安息香酸は安定で市販されているのでよく用いられる．この反応は環状の遷移状態（**64**）を経て，R′基の酸素原子への移動 migration を含む分子内協奏反応で進行する．アルキル基の転位は電子供与性の大きい基（多置換アルキル基）が優先し，転位するアルキル基の **立体配置は保持** される．

$$\underset{\textbf{62}}{\overset{R}{\underset{R'}{>}}\!\!C=O} \xrightarrow[\underset{\textbf{63}}{\text{HOOOCR''}}]{H^{\oplus}} \left[\underset{\textbf{64}}{\overset{R}{\underset{R'}{>}}\!\!C\!\!\overset{O-H}{\underset{O-\overset{\|}{C}-R''}{<}}}\right] \longrightarrow \underset{\textbf{65}}{\text{R}-\overset{O}{\overset{\|}{C}}-O-R'} + R''-\text{CO}_2\text{H}$$

一般には相対的な転位のしやすさは次の順序である．

　　　第三級アルキル＞第二級アルキル，シクロヘキシル，ベンジル，フェニル＞
　　　第一級アルキル＞メチル

$$\underset{\textbf{66}}{\text{CH}_3-\overset{O}{\overset{\|}{C}}-\text{C}_2\text{H}_5} \xrightarrow[\text{Na}_2\text{HPO}_4,\,\text{CH}_2\text{Cl}_2\,(72\%)]{\text{CF}_3\text{CO}_3\text{H},\,\text{CF}_3\text{CO}_2\text{H}} \underset{\textbf{67}}{\text{CH}_3-\overset{O}{\overset{\|}{C}}-\text{OC}_2\text{H}_5}$$

環状ケトンを過酸酸化すると **ラクトン** lactone になるので，ラクトン合成の重要な反応になる．

$$\underset{\textbf{68}}{\text{(2-メチルシクロペンタノン)}} \xrightarrow[\text{CF}_3\text{CO}_2\text{H}\,(88\%)]{\text{CF}_3\text{CO}_3\text{H}} \underset{\textbf{69}}{\text{(6-メチル-δ-バレロラクトン)}}$$

なお本反応については，第4章エステルおよびラクトンの合成の項(3 **C**, **D** 3) (p. 146, 147)も参照されたい．

6) 環状ケトンの光分解

環状ケトン(**70**)を光分解すると開環してアルキルアシルジラジカル(**71**)を生じ，これが**ケテン** ketene* (**72**)となり，水が付加して鎖状カルボン酸(**73**)となる．二重結合と共役した環状ケトン(**74**)でも同様な反応が進行する．

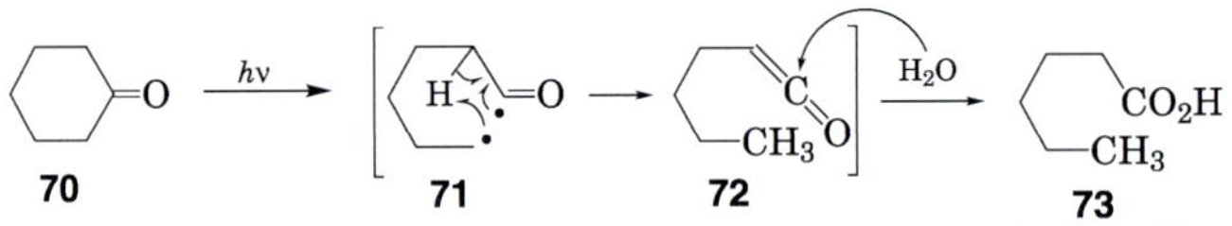

70　**71**　**72**　**73** カプロン酸

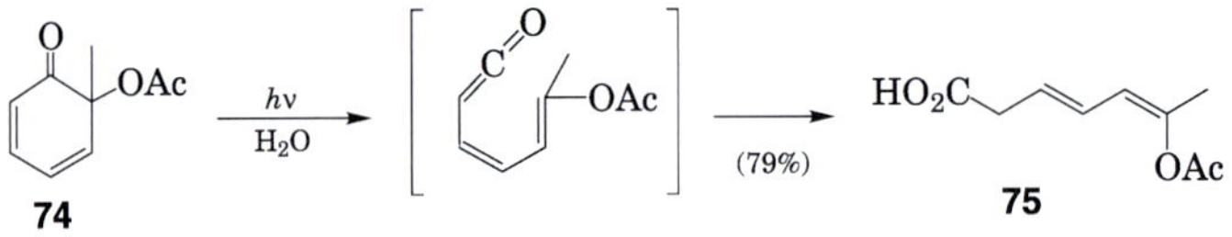

74　**75**

C アルコールの酸化

アルコール性ヒドロキシ基の酸化は第一級アルコールからアルデヒド，さらにはカルボン酸への変換，第二級アルコールのケトンへの酸化などにみられるように，有機合成化学においては最も頻繁に行われる官能基変換であり，数多くの方法が知られている．本項では酸化剤によって分類して紹介する．

1) 遷移金属酸化物による酸化

a) クロム酸酸化

クロム酸(無水物 CrO_3; 水溶液中 H_2CrO_4)は古くから使われている強力な酸化剤であり，有機合成反応に用いるにはさまざまな工夫をこらして酸化力を制御して使用される．クロム酸によるアルコールの酸化機構は下に示すように，まずアルコールのクロム酸エステル(**78**)が生じ，次いでアルコールの α 位の H が水によって引き抜かれることによりエステルの分解が起こり，カルボニル基になると推定されている．

このとき，クロムは6価(橙赤色)から3価(緑色)に還元されるので，アルコール3モルに対してクロム酸2モルの反応である．

第一級アルコールを酸性条件下(**Jones 試薬**など)で酸化すると，生じたアルデヒドがさらにカル

* ケテン(>C=C=O)については2章3 **D** 参照.

ボン酸にまで酸化される．しかし，無水クロム酸-ピリジン複合体(**Collins 試薬**)のような塩基性で行うとアルデヒドで止めることができる．以下に紹介する方法は二重結合，三重結合には作用しない化学選択性の高いクロム酸酸化法である．

Jones 酸化： 無水クロム酸-水-硫酸を一定処方で混合した溶液(Jones 試薬)をアセトンに溶かした基質の中に氷冷下に加えて酸化する方法である．第二級アルコールはケトンに，第一級アルコールはカルボン酸にまで酸化される．

Collins 酸化： 通常，氷冷下 CH_2Cl_2 中で2当量のピリジンに1当量の無水クロム酸を加えて調製し，その溶液に基質を加えて酸化する方法である．本法ではとくに第一級アルコールからアルデヒドが得られる．

pyridinium chlorochromate (PCC)酸化： PCC($C_5H_5N^{\oplus}HCrO_3Cl^{\ominus}$)は無水クロム酸-塩酸-ピリジンから調製できる空気中で安定な酸化剤で，市販されている．CH_2Cl_2 に溶け，酸化力は Collins 試薬にややまさり，使用量はアルコールに対して化学量論量ですむので便利である．

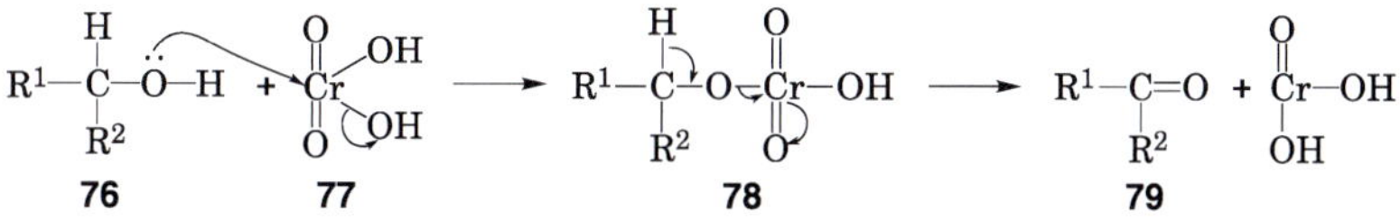

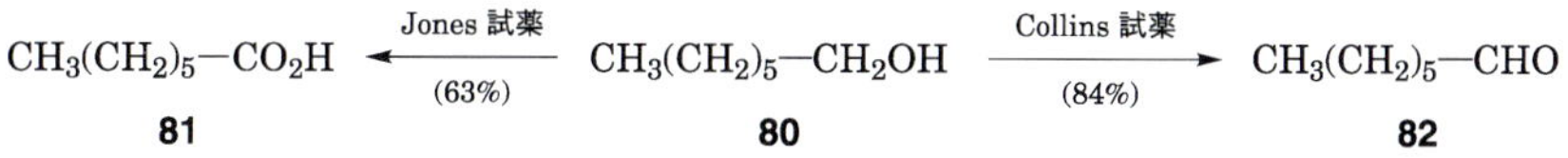

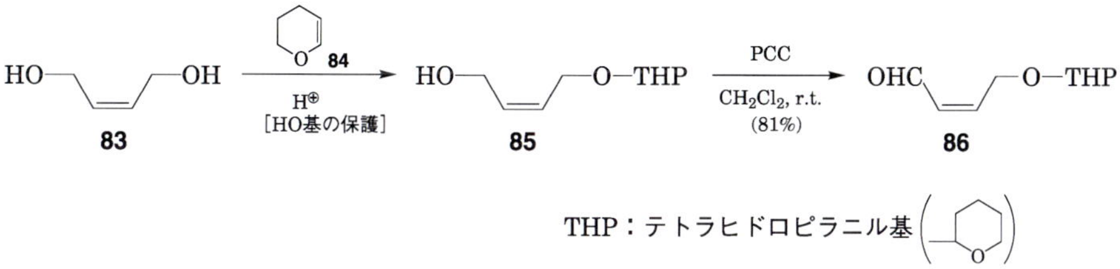

b) 二酸化マンガンによるアリルアルコールの酸化

$KMnO_4$ のような Mn(VII)はアルコールの酸化には選択性に乏しく，過剰酸化が起きやすいので一般には使用されない．これに対して Mn(IV)である二酸化マンガン(MnO_2)は二重結合には作用せず，アリル位およびベンジル位のヒドロキシ基を選択的に酸化して α,β-不飽和カルボニル化合物を与える．通常，MnO_2 は $MnSO_4$, $KMnO_4$, $NaOH$ から調製したものを用い，反応は $CHCl_3$，ヘキサンなどの溶媒中で行う．

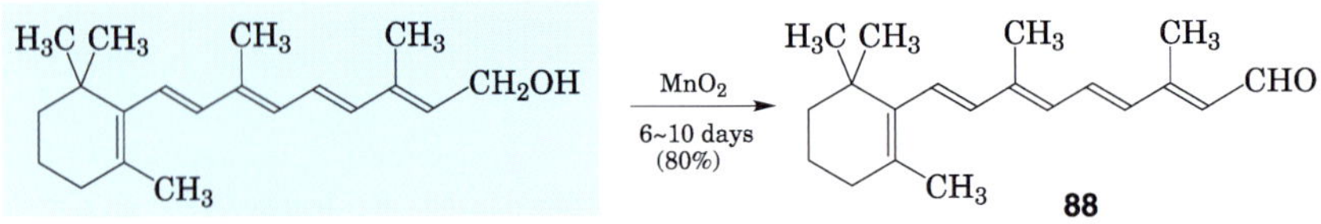

87 レチノール（酢酸エステル⑮）
（ビタミン A）

88 レチナール

2) Oppenauer 酸化

　第一級または第二級アルコールをアルミニウムアルコキシドの存在下アセトン中で加熱すると，アルデヒドまたはケトンに酸化される．この反応を **Oppenauer 酸化**という．反応は環状遷移状態（**89**）を経てアセトンがアルコールの α 位の H を受け取ることによって進行する．したがってエステル，アセタール，二重結合などの他の官能基には作用せず，選択的にアルコールだけを酸化する．本反応は後述する **Meerwein–Ponndorf–Verley** 還元（p. 51）の逆反応である．

　この反応はステロイド化学の分野で，とくにアリル系の第二級アルコールを α,β-不飽和ケトンに酸化する方法として広く用いられている．

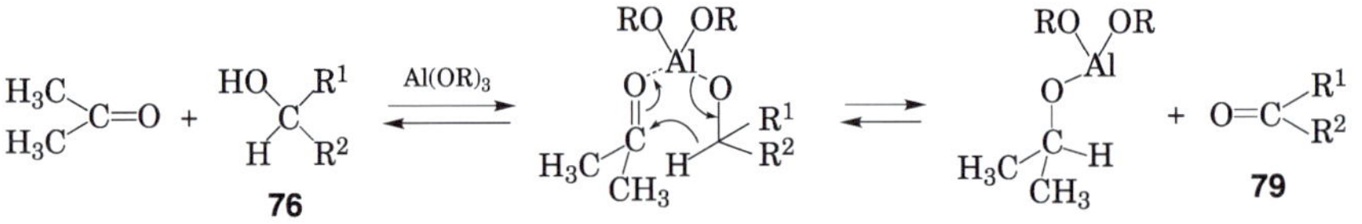

3) ジメチルスルホキシドによる酸化

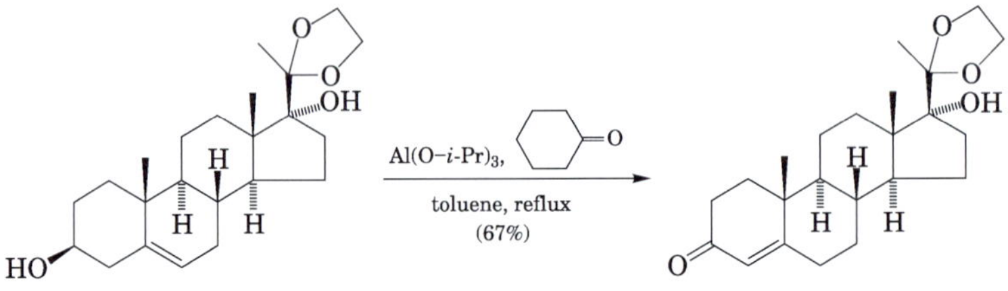

　金属塩を用いないアルコールの優れた酸化法として**ジメチルスルホキシド**（DMSO, **93**）を酸化剤として用いるいくつかの方法が知られている．DMSO はほとんど酸化能力をもたないが，反応系に強い求電子試薬 electrophile を加えると活性なスルホニウム塩 sulfonium salt（**94**）となり，アルコールと反応して容易に**アルコキシスルホニウム塩** alkoxysulfonium salt 中間体（**95**）を経てアルデヒド，ケトンを与える．これを**活性化 DMSO 酸化**と呼び，用いた求電子試薬によって，それぞれ特色ある結果を得ることができる．この酸化法では二重結合や三重結合は酸化されず，アルコールのみが酸化を受ける．

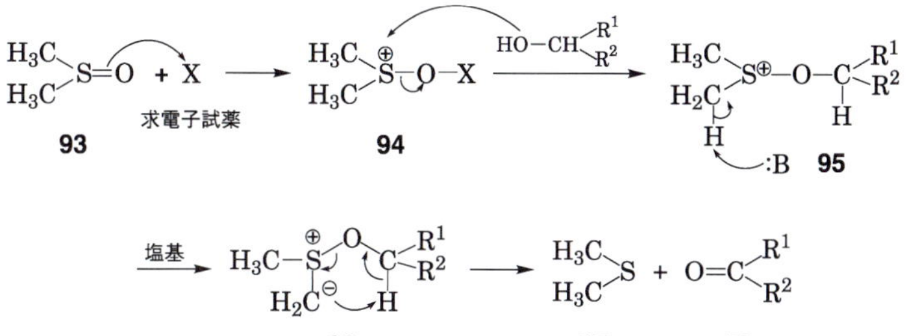

a) DMSO–DCC 法 (Moffatt 酸化)

本法は水素供与体の存在下求電子試薬として *N,N′*-ジシクロヘキシルカルボジイミド (DCC, **98**) を用いる方法である．

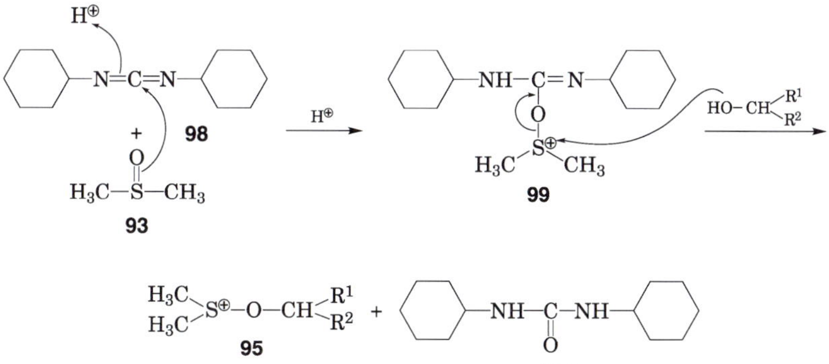

本法は DCC がかさ高なために，立体障害の大きいヒドロキシ基の酸化は困難である．

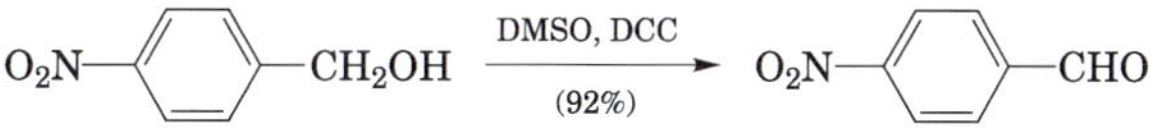

立体障害の小さいエクアトリアル配位の 11α–OH 基は 99% の収率でケトンを与えるが，立体障害の大きいアキシアル配位の 11β–OH 基はわずかに 6.2% の収率で，むしろ脱水反応が起こる．

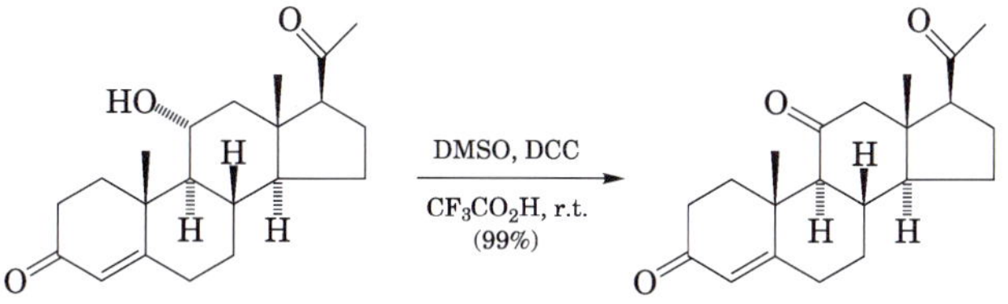

b) DMSO–無水酢酸法

本法は求電子試薬としてかさが小さい無水酢酸を用いるので，立体障害の大きいヒドロキシ基の

酸化に適している．しかし立体障害が小さくアセチル化されやすいヒドロキシ基には不適である．無水酢酸の代わりにメタンスルホン酸無水物を用いる方法もある．

93　**105**　**106**　**95**

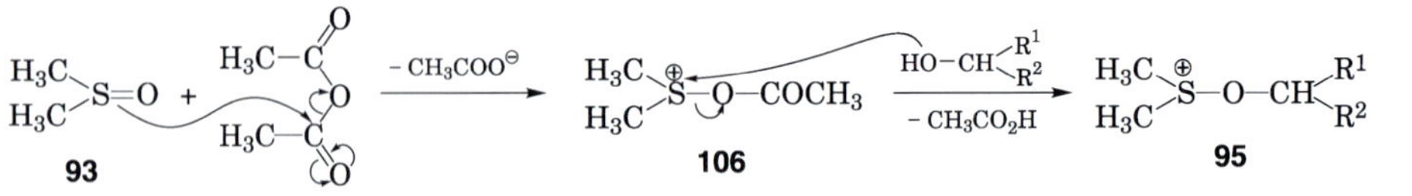

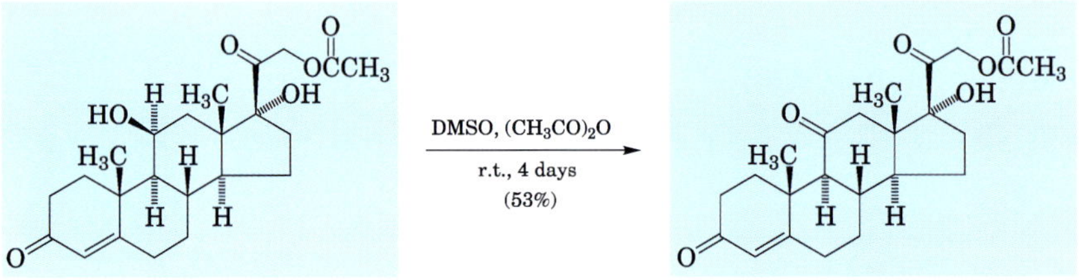

107
ヒドロコルチゾン酢酸エステル㊍
（全身用・局所用副腎皮質ホルモン）

108
コルチゾン酢酸エステル㊍
（全身用副腎皮質ホルモン）

c）DMSO–塩化オキザリル法（Swern 酸化）

本法は求電子試薬として塩化オキザリル（**109**）を用いる方法で，緩和な酸化条件で酸化が進行し収率も良いので有用である．

93　**109**　**110**　**111**　**95**

112　**113**

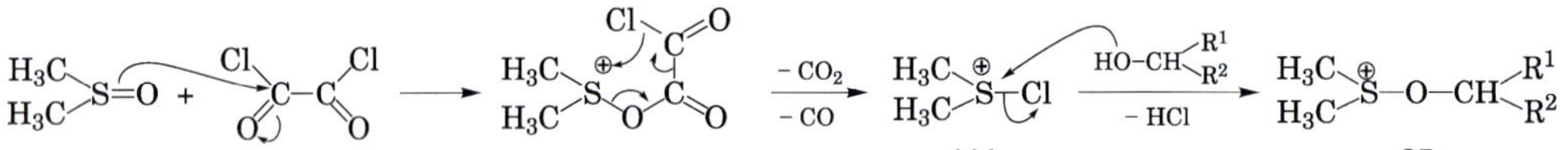

d）Corey–Kim 酸化

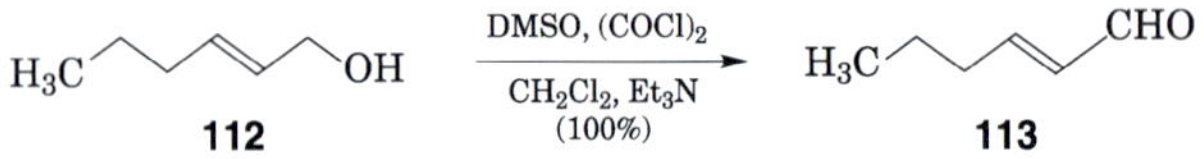

本法は DMSO の代わりにジメチルスルフィドと *N*-クロロスクシンイミドから生成する化合物（**114**）を用いる酸化法である．

114　**115**　**116**

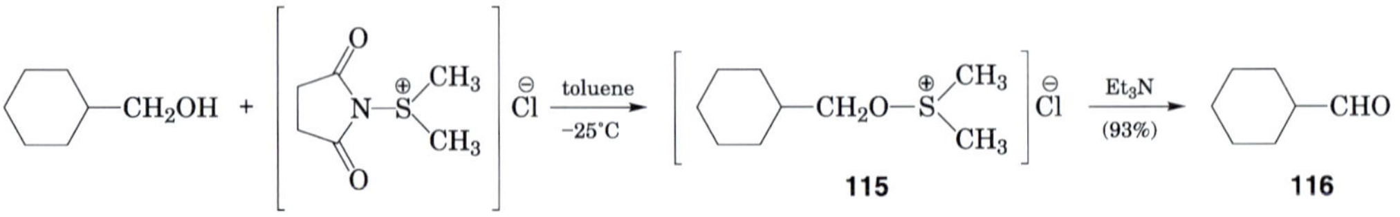

D アルデヒドの酸化

アルデヒドは容易にカルボン酸へ酸化されるので，通常のアルコールを酸化する方法で十分その目的を達成することができる．水性アルカリ溶液中，酸化銀（Ag_2O）を懸濁させて行う方法は，と

くにアルデヒド基のみを選択的に酸化する方法として広く用いられている.

117　**118**

119　**120**

イブプロフェン㊊
(解熱鎮痛薬, 非ステロイド性抗炎症薬)

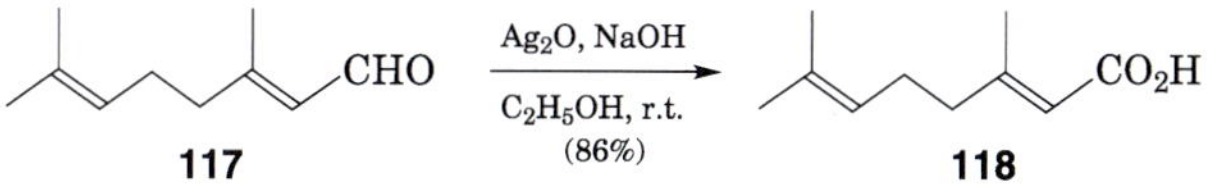

E アリル位およびベンジル位の酸化

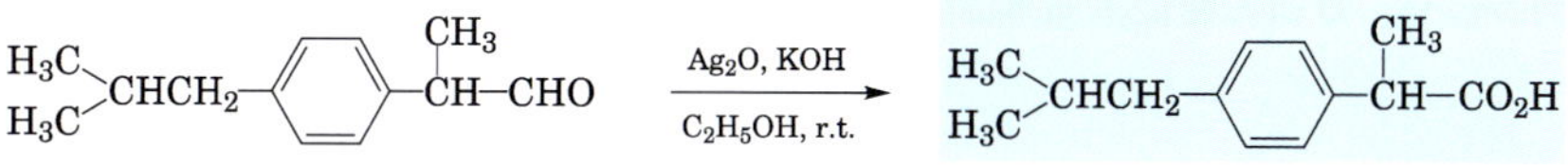

一般の飽和炭化水素鎖の任意の位置を選択的に酸化することはきわめて困難だが, アリル位およびベンジル位は比較的容易に酸化することができる. 本項では直接酸化法のいくつかを紹介する.

1) 二酸化セレンによるアリル位の酸化

アリル位の酸化にはすでに述べた $^1O_2$ による酸化法があるが, 本項では二重結合の移動を伴わない酸化に限定して述べる.

位置および立体選択性の高い酸化法として**二酸化セレン**(SeO_2)による方法がある. 本法はオレフィン類を含水系で SeO_2 と加熱する方法で, 下に示す反応機構で進行する. **エン反応**と**[2,3]シグマトロピー転位** sigmatropic rearrangement* が連続して起こり, アリル位が酸化されてアルコールが生成する. SeO_2 による酸化は, 二重結合の α 位の最多置換炭素上で起こり, 三置換二重結合ではエン反応での立体障害のため *trans*-アリルアルコールが選択的に得られる. 二重結合が環内にあるときは環内に起こる割合が多い. セレン化合物は有毒であるために, この方法も近年改良がほどこされ, 触媒量の SeO_2 に補助酸化剤として *t*-BuOOH を加えて行う方法が開発されている.

121　**122**　**123**　**124**

125　**126**

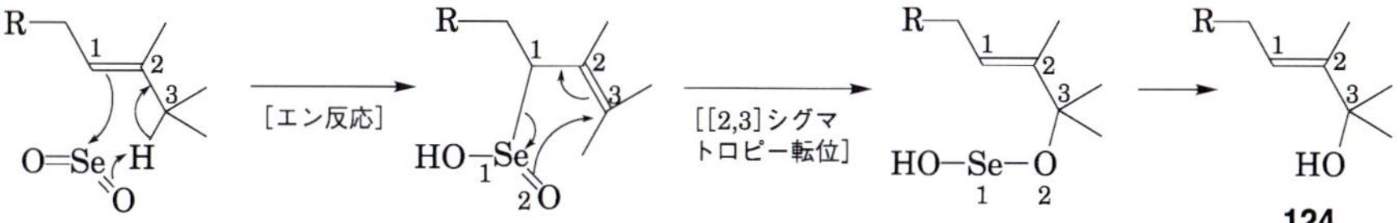

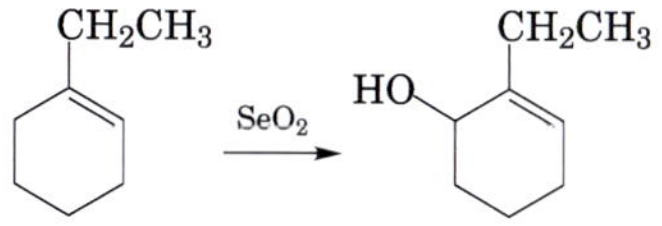

* エン反応については本章1 A 3を参照. シグマトロピー転位については6章5 B に詳しく解説してある.

127　128

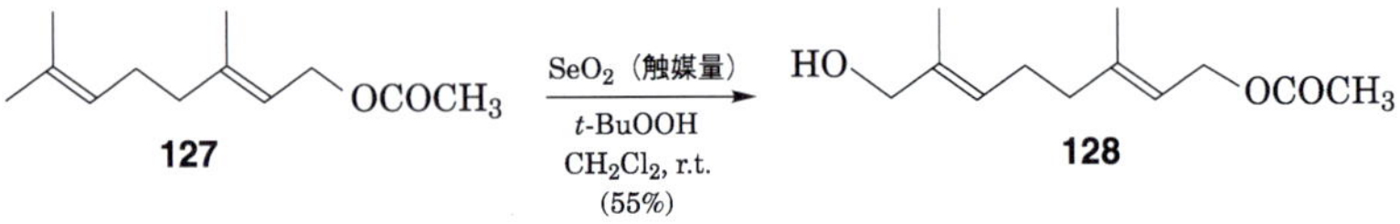

2）過マンガン酸塩，クロム酸によるベンジル位の酸化

通常，アルキルベンゼン類は過マンガン酸塩またはクロム酸で強く酸化するとアルキル側鎖がベンジル位で酸化的に切断され，安息香酸型化合物を生じる．酸化をアルデヒドの段階で止めるには，Thiele の試薬（無水クロム酸，無水酢酸–酢酸，濃硫酸）を用いる方法や CS_2 中塩化クロミル（CrO_2Cl_2）を用いる **Etard 法**などがある．

129　ニコチン

130　ニコチン酸㊐（ニコチン酸類）

131　132　133

134　135　136 (50%)

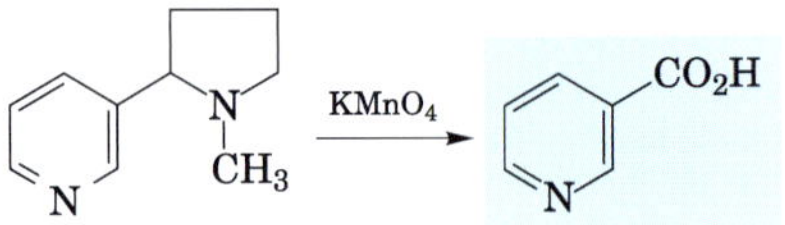

F カルボニル基に隣接する活性メチレンの酸化

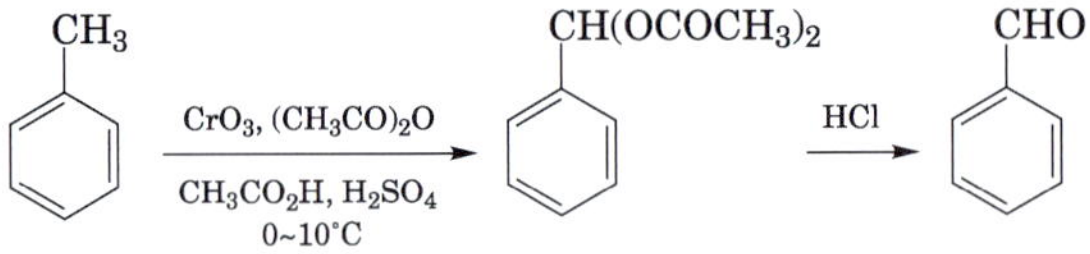

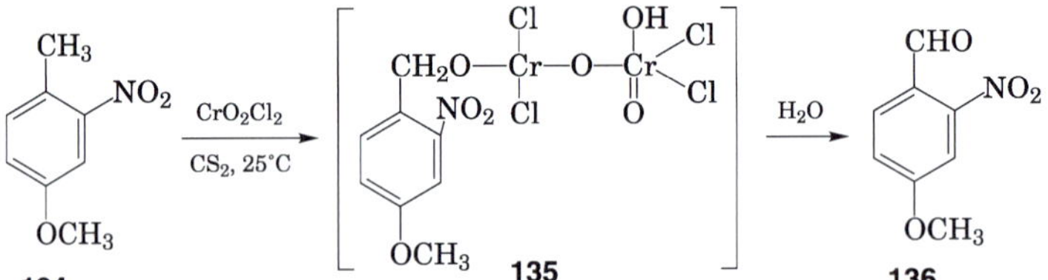

カルボニル基に隣接する活性メチレンを酸化して α–ヒドロキシケトンにする方法には重要な方法がいくつかあるが，本項では四酢酸鉛による α–アセトキシ化について述べる．

1）四酢酸鉛による α–アセトキシケトンの生成

カルボニル化合物を四酢酸鉛で酸化すると，カルボニル基の隣のメチレン（メチルまたはメチン）基にアセトキシ基（CH_3COO–）が導入される．

137　138

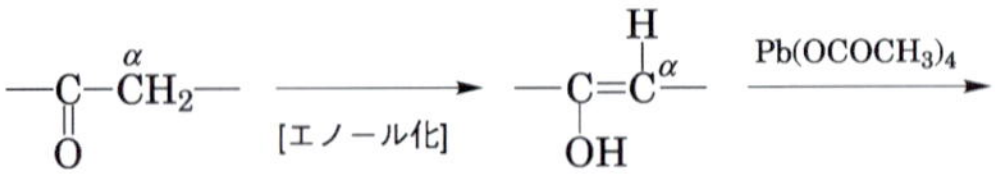

139 140 141

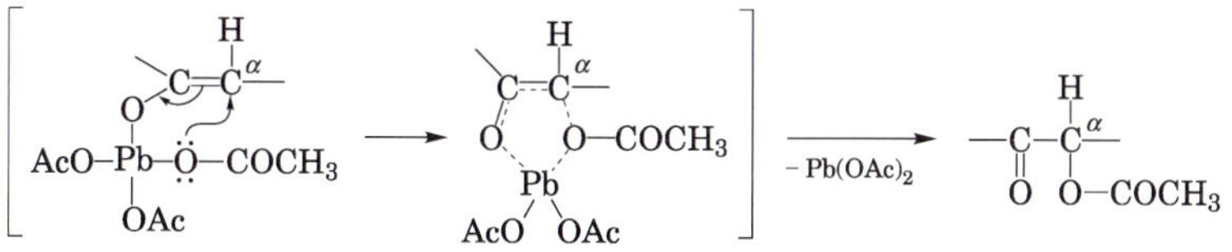

反応の起こりやすさは次に示すとおりである.

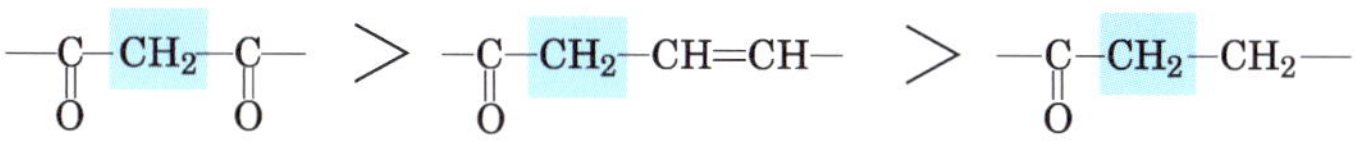

142
β-ジケトン

143
β,γ-不飽和ケトン

144
飽和ケトン

β-ジケトン(**142**)や β,γ-不飽和ケトン(**143**)のように，エノール化しやすいカルボニル化合物ほど容易に反応が起こる．これからわかるように，カルボニル基のエノール化がこの酸化反応の律速段階であるので，通常反応しにくいジアルキルケトンやアルデヒドはエノール化促進の目的で三フッ化ホウ素共存下に反応させる.

145 146

147 148

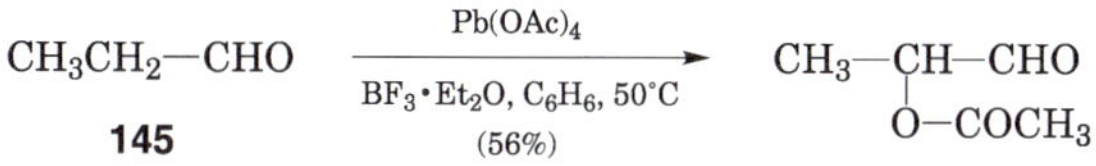

G 芳香環の酸化

フェノールやアニリンのような電子供与性基を有する芳香環は比較的容易に酸化され，ジヒドロキシベンゼン類を経てオルトキノンまたはパラキノン類に変換される．これに対して電子供与性基をもたない芳香環の酸化には一般に強い条件が必要である.

149 150

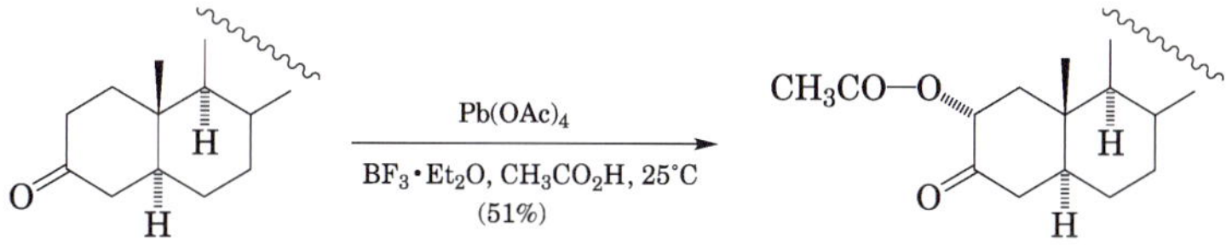

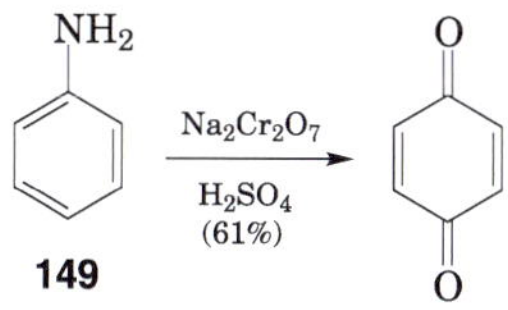

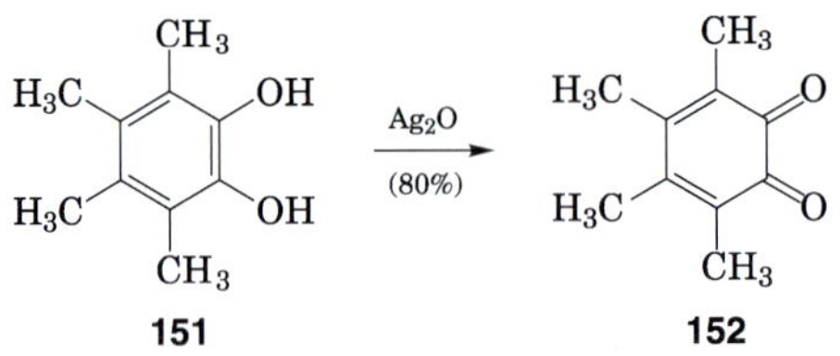

H 脱水素反応

二酸化セレン(SeO$_2$)はカルボニル基，二重結合あるいは芳香環などの間にはさまれたエチレン基から**脱水素** dehydrogenation し，二重結合を与える．

ステロイド系 α,β-不飽和ケトン(**153**)に SeO$_2$ を加えて加熱すると脱水素が起こり，ジエノン体(**154**)になる．

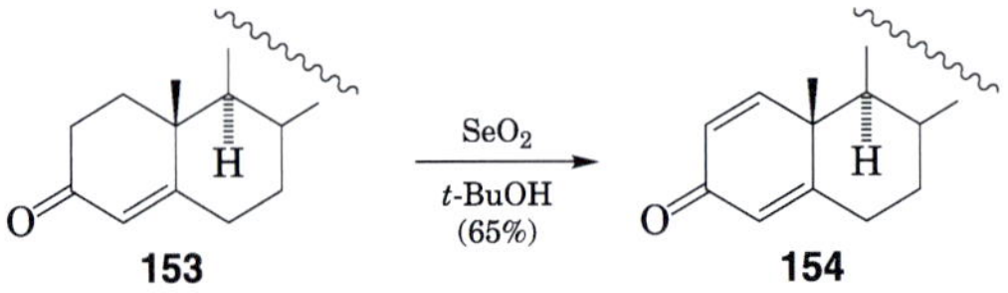

この反応は**無水ベンゼンセレニン酸**[(C$_6$H$_5$SeO)$_2$O]を用いると，さらに高収率で脱水素が進行する．

電子求引性基をもつキノンも脱水素剤として使用される．最も繁用されるのは 2,3-dichloro-5,6-dicyano-1,4-benzoquinone(**DDQ**，**155**)である．

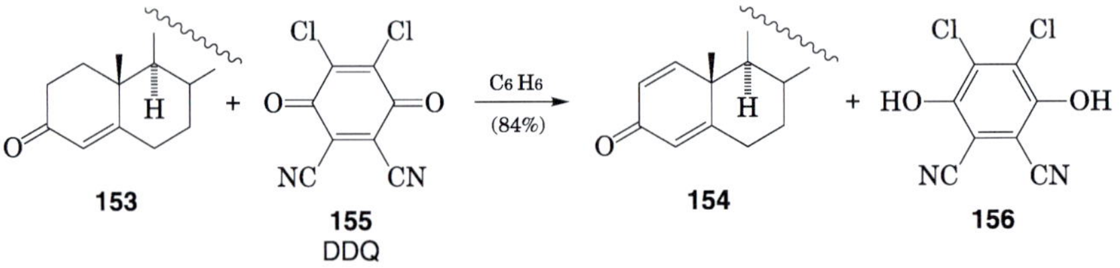

I 微生物による C–H 結合の酸化

微生物によっては化学的に酸化が不可能な位置を選択的に酸化できることもあり医薬品の合成において強力な手段となる．ステロイド合成工業では微生物による C–H 結合の水酸化を利用して糖質コルチコイドの合成が行われている．例えば，合成副腎皮質ホルモンコルチゾン(**159**)の合成において 11α 位の酸化に土壌菌が用いられている．化学的方法では多段階を要する合成も，微生物酸化により選択的に短工程で達成できる．

157 プロゲステロン㊚
（黄体ホルモン）

Rhizopus nigricans
(85~95%)

158

159 コルチゾン酢酸エステル㊚
（全身用副腎皮質ホルモン）

2. 還 元

A 炭素–炭素結合の還元

本項では炭素–炭素単結合，二重結合および三重結合の還元について述べる．単結合の還元は還元的開裂を意味するが，通常の炭素鎖の還元開裂はきわめて困難であり，開裂を受けやすいのは主に強いひずみのある三員環，四員環などの炭素小員環化合物に限られる．これに対して二重結合，三重結合の還元は有機合成においてはきわめて重要な変換手段であり，水素の付加をめぐる立体化学が常に重要な意味をもつ．二重結合の還元においては不斉配位子で修飾した触媒を用いた優れた**不斉還元法**が開発されている．

1）飽和炭素–炭素結合の還元開裂

五員環，六員環のひずみエネルギーはそれぞれ 11.0, 4.0 kcal/mol であるのに対して，三員環，四員環はそれぞれ 27.6, 26.2 kcal/mol の強いひずみをもっている．したがって，このひずみの解消が大きな駆動力となって三員環，四員環は接触還元などで容易に開環が起こる．

$$\text{1} \xrightarrow[\text{r.t.}]{\text{H}_2/\text{Pt}} \text{2}$$

2）炭素–炭素二重結合の還元
a）孤立オレフィンの還元
（i）接触還元

最もよく用いられるオレフィンの還元法は，適当な金属触媒の存在下に水素ガスによって水素を添加する**接触還元** catalytic reduction である．触媒が固体の状態で用いられる**不均一系接触還元**と，金属塩と配位子から調製した，溶媒に可溶な錯体触媒を用いる**均一系接触還元**とに分けられる．

不均一系接触還元： 不均一系接触還元は古くから行われている還元法で，触媒が回収できることから工業的手段としても頻繁に利用されている．よく使用される触媒金属は表 1-1 に示すように Pt, Pd, Rh, Ru, Ni, Cu などの遷移金属が用いられる．一般には PtO_2（**Adams 触媒**），$PdCl_2$ のよ

表 1-1　不均一系触媒による接触還元（上位ほど反応性が高い）

官能基	生成物	触媒	反応条件，その他
$R-\overset{O}{\underset{\|}{C}}-Cl$	$R-\overset{O}{\underset{\|}{C}}-H$	Pd	Rosenmund 還元 r.t., 1 atm, 触媒毒
$R-NO_2$	$R-NH_2$	Pd, Ni, Pt	r.t., 1〜4 atm（速い）
$-C\equiv C-$	$\underset{H}{\overset{H}{>}}C=C\underset{H}{\overset{H}{<}}$	Pd	Lindlar 触媒 r.t., 1 atm, 触媒毒
$>C=C<$	$-\underset{H}{\overset{H}{C}}-\underset{H}{\overset{H}{C}}-$	Pd, Pt, Ni, Ru, Rh	r.t., 1 atm,（速い）
$R-\overset{O}{\underset{\|}{C}}-R$	$R-\overset{OH}{\underset{\|}{C}}H-R$	Pt, Ru	r.t., 1〜4 atm, 酸（遅い）
$Ar-\overset{O}{\underset{\|}{C}}-R$ $Ar-\overset{OR}{\underset{\|}{C}}H-R$	$Ar-CH_2-R$	Pd	r.t., 1〜4 atm, 酸
$Ar-\overset{NR_2}{\underset{\|}{C}}H-R$		Pd, Ni	50〜100℃, 1〜4 atm
$R-\overset{N-R}{\underset{\|\|}{C}}-R$	$R-\overset{HN-R}{\underset{\|}{C}}H-R$	Pd, Pt	r.t., 4〜100 atm
$R-C\equiv N$	$R-NH_2$	Ni, Rh	50〜100℃, 高圧
$R-X$ (X: halogen)	$R-H$	Pd	塩基（反応性：I>Br>Cl）
$>\underset{}{\overset{O}{C-C}}<$	$-\overset{H}{\underset{\|}{C}}-\overset{OH}{\underset{\|}{C}}-$	Pt, Pd	r.t., 1〜4 atm, 酸（遅い）

［Carey, F.A., Sundberg, R.J., "Advanced Organic Chemistry", 2nd ed., Part B: Reactions and Synthesis, Plenum Press, New York, 1983 から引用］

うな金属塩または酸化物を反応系中で還元して調製した活性な金属触媒や，Pd-C のような金属を活性炭または硫酸バリウムなどの担体に吸着されたもの，**Raney Ni** のようにラネー合金（Ni-Al）からアルカリ水溶液によりアルミニウムを溶出し，その際発生する水素ガスを吸着した状態の多孔質の触媒などがよく用いられている．

接触還元の水素添加機構は下図のように，金属表面（触媒面）に吸着された水素原子が同じ触媒面に吸着されたオレフィンに付加する．立体化学的には，オレフィンの触媒面への接近に有利な立体障害の少ない側から水素の**シン付加**が進行する．基質オレフィンの近くにヒドロキシ基，アミノ基のような孤立電子対をもつ官能基，また，π 電子をもつフェニル基などが存在すると立体障害に逆らってそれらの官能基が触媒面に吸着され（錨効果），それらの官能基側から水素が添加されることがしばしばみられる．極性基の中でもとくに二価の硫黄原子を含むチオール，スルフィド類は触媒面に強く吸着し，逆に触媒活性を弱めるので一般には**触媒毒**となる．

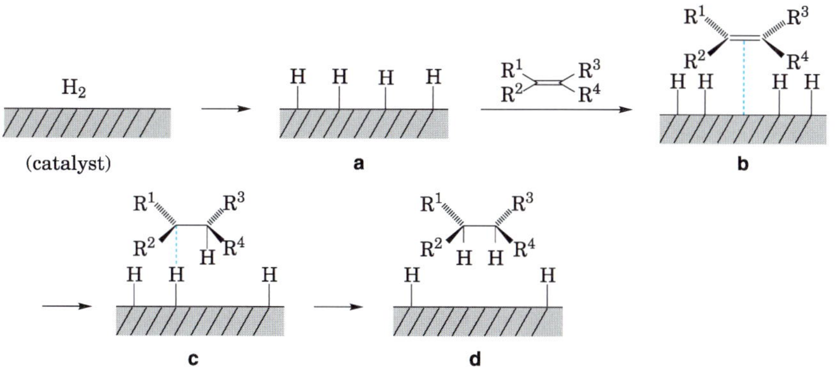

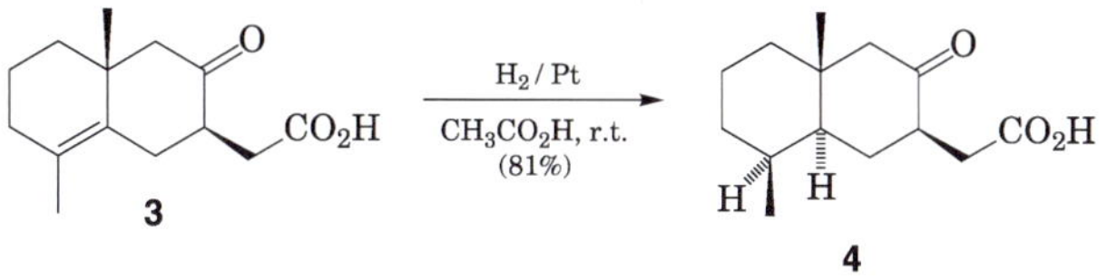

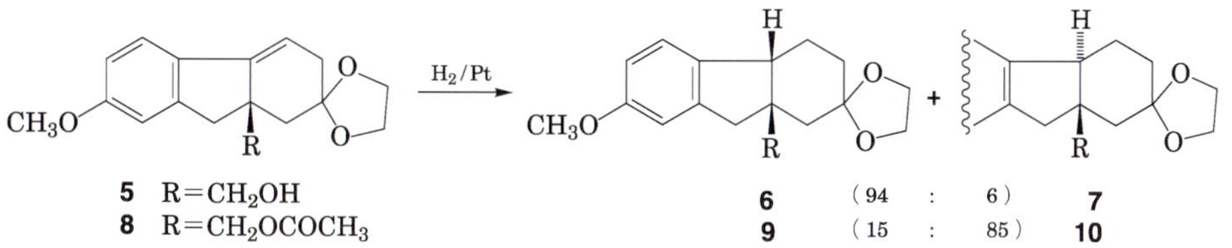

均一系接触還元： 1960年代半ば，一価のRh塩(RhCl)とトリフェニルホスフィンの錯体 [(Ph$_3$P)$_3$RhCl] がベンゼン，クロロホルムなどの有機溶媒に溶け，かつ，水素ガスの存在下，均一系でオレフィンやアセチレンを還元する能力をもつことが見出された．この **Wilkinson錯体** の出現以来，Rh, Ruの塩とさまざまな含リン配位子から錯体触媒を調製し，それを用いる均一系接触還元が接触還元の一般的方法の1つとなった．本法の特徴は，常温・常圧で炭素-炭素多重結合のみを還元し，カルボニル，ニトロ，ニトリル基などは還元されないこと，立体化学的には **シン付加** で進行すること，また，前述の不均一系触媒の触媒毒となる二価の硫黄官能基は触媒毒とならないことなどである．さらに今一つ大きな特徴は，適当な不斉配位子より調製した **不斉触媒** を用いると不斉還元が可能なことである．

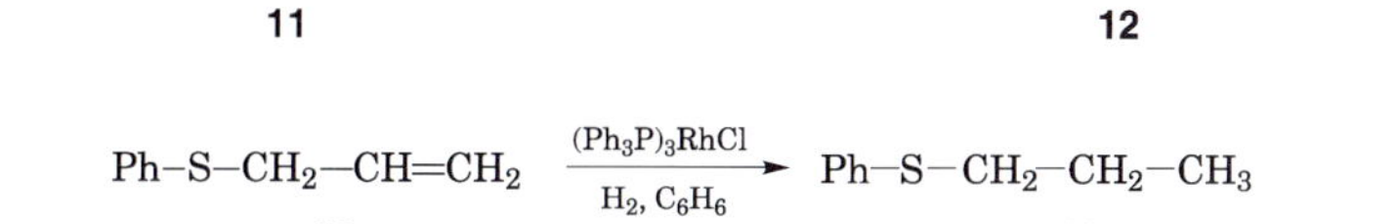

(ii) ジイミドによる還元

ヒドラジン水溶液を過酸化水素で酸化すると不安定な還元剤である**ジイミド** diimide (HN=NH) が生成する．ジイミドはオレフィンが存在すると，ニトロ基やカルボニル基が存在してもオレフィンのみを選択的に還元する．反応は環状遷移状態(**16**)を経由し，**シン付加**で進行する．

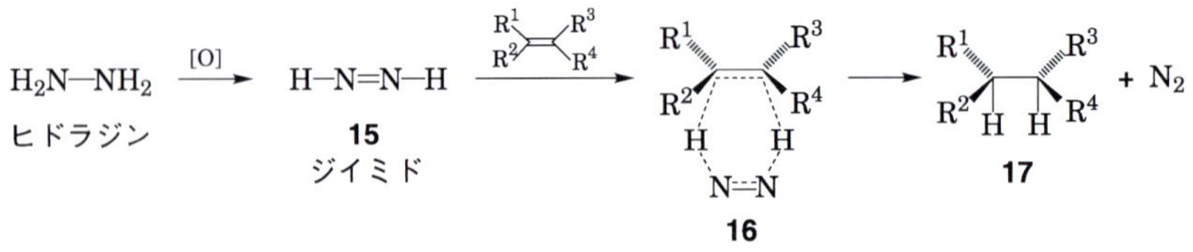

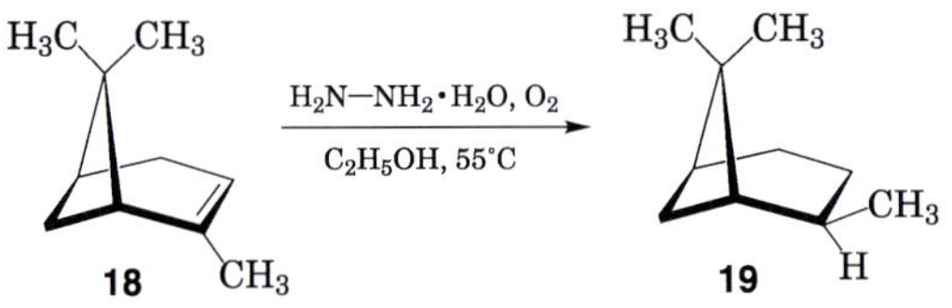

b) α,β-不飽和ケトン類の還元

カルボニル基などの官能基に隣接するオレフィンも接触還元により水素添加される．とくに，このようなオレフィンでは不斉配位子から調製した不斉触媒を用いると高い効率で**不斉還元**が進行する．

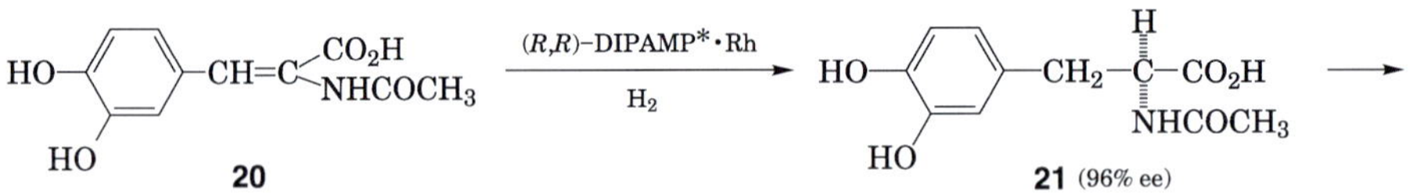

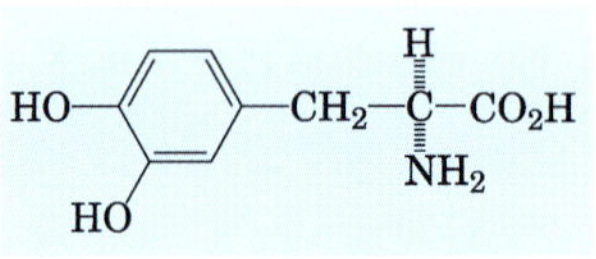

22
レボドパ ㊖
(抗パーキンソン病薬)

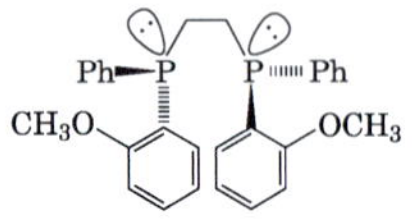

また，α,β-不飽和カルボニル化合物は通常のオレフィンとは異なり，カルボニル基の電子求引性により求核攻撃を受けやすいので，Li, Na, Zn などの金属からの電子移動反応により容易に還元される．このような還元法は**溶解金属** dissolving metal **による還元**と呼ばれる．後述するベンゼン環の **Birch 還元**(1,4-還元)もその 1 つである．

共役エノンの溶解金属による還元機構は下図に示すとおりである．電子密度の低いカルボニル基の β 位に金属から電子が移動してアニオンラジカル(**24**)が生成し，反応系の溶媒(NH_3 など)から $H^{\oplus}$ を捕捉しラジカル(**25**)となる．さらにこのラジカルが電子を受け取りアニオンとなり，再び $H^{\oplus}$ を捕捉して最終還元体となる．通常，プロトン化は熱力学的に支配され安定な立体配置のケトンが生じる．基質に孤立オレフィンが存在しても選択的にエノンが還元される．

23　24　25　26　27　28

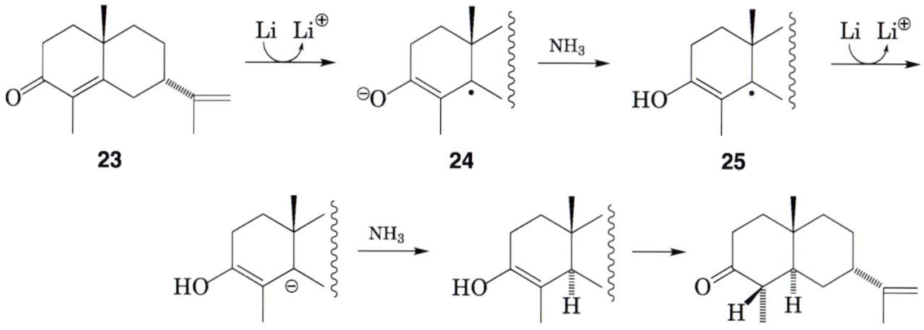

c) ベンゼン環の還元(Birch 還元)

ベンゼン環の徹底的な水素添加はオレフィンに比べて強い条件が必要で，Pt, Raney Ni 触媒などによる常圧または加圧接触還元が用いられる．

今一つ有用な還元法は溶解金属による還元の代表的方法 **Birch 還元**である．この方法は，液体アンモニア中 C_2H_5OH のようなプロトン供与体の存在下 Li や Na による**ベンゼン環の部分還元法**である．この場合，生成物は非共役系 1,4-シクロヘキサジエン誘導体であり，ベンゼン環の置換基が OCH_3 のような電子供与性基の場合と CO_2H のような電子求引性基の場合とでは下の例に示すように還元の位置が異なる．

29a　29b　30　31　32　33

34　35

36　37

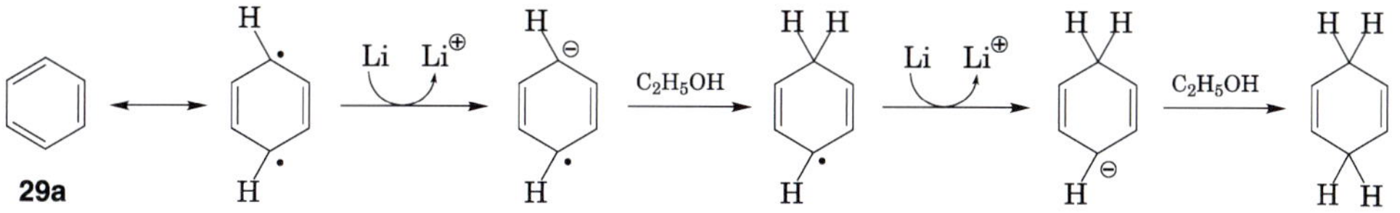

この部分還元法は 19-ノルステロイド norsteroids の合成にみごとに応用されている．

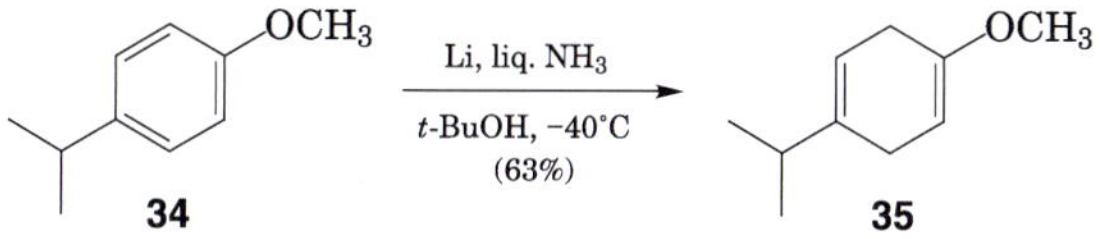

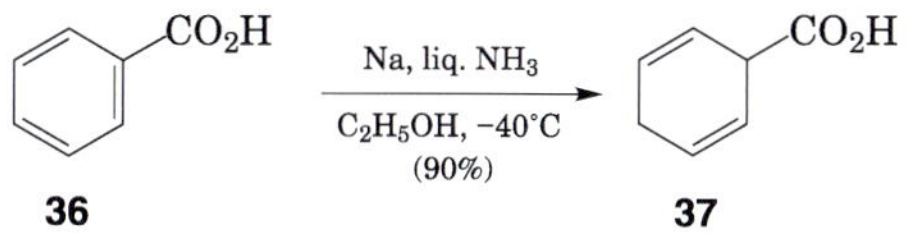

エストラジオール 3-メチルエーテル(**38**)のメトキシベンゼン環は部分還元されてエノールエーテル中間体(**39**)となり，強酸加水分解によって二重結合の移動も起こり *α,β*-不飽和ケトン(**40**)になるので大変有用であり，ノルエチステロン(**41**)の合成に利用されている．

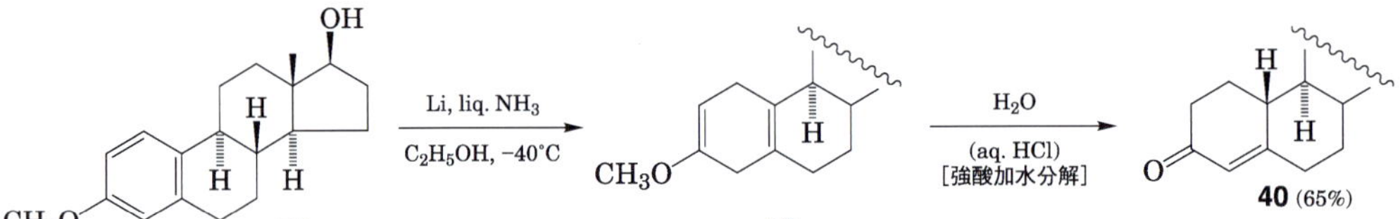

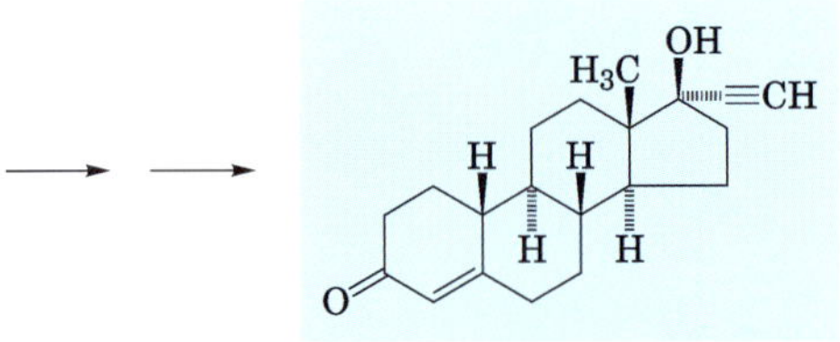

38　**39**　**40** (65%)

41
ノルエチステロン㊫
(合成黄体ホルモン)

3) 炭素–炭素三重結合の還元

三重結合から二重結合への還元においては，還元生成物がシス体であるかトランス体であるかは重要な立体化学的問題である．次に紹介する還元法は立体化学に関しても確立された方法である．

a) Lindlar 触媒を用いる接触還元

接触還元においては三重結合は二重結合より還元されやすいので，選択的に二重結合まで還元することは比較的容易である．通常，硫酸バリウムや炭酸カルシウムを担体としたパラジウム触媒を酢酸鉛などで活性を低下させた **Lindlar 触媒**を用いて接触還元すると，**シン付加**により *cis*-オレフィンが得られる．

42　**43**

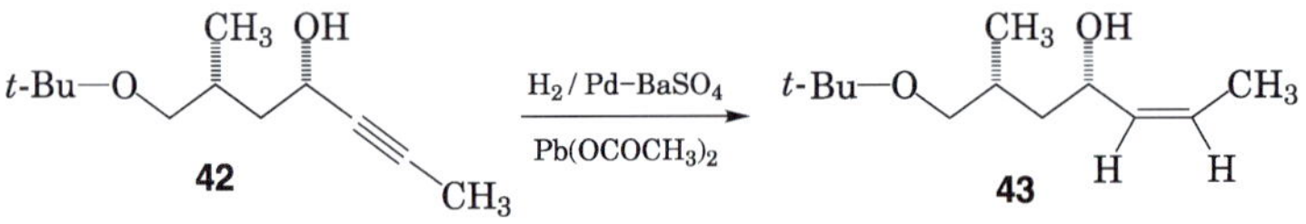

b) Birch 還元

溶解金属による還元法，すなわち **Birch 還元**によって三重結合を還元すると，次に示すような**アンチ付加**により *trans*-オレフィンが得られる．

44　**45**　**46**　**47**　**48**

49　**50**

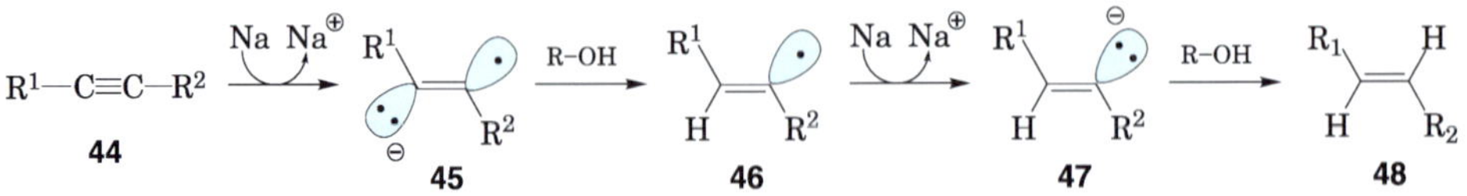

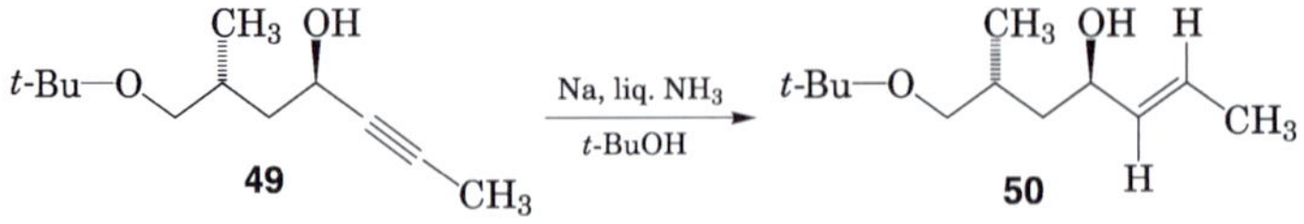

B 炭素–ヘテロ原子結合の還元

本項では炭素原子とヘテロ原子(O, N, Sなど)からなる多重結合の還元について述べる．中でもカルボニル基の還元はさまざまな官能基変換で最も頻繁に行われる化学変換である．近年，不斉配位子を用いることによる優れた不斉還元法も開発されてきている．

1) 炭素–酸素二重結合の還元

a) アルデヒド，ケトンのアルコールへの還元

アルデヒドおよびケトンは，接触還元，金属ヒドリド，溶解金属による還元でいずれも対応するアルコールになる．

(i) 金属ヒドリドを用いる還元

水素化アルミニウムリチウム($LiAlH_4$)や水素化ホウ素ナトリウム($NaBH_4$)は安価に入手でき，最もよく用いられる金属ヒドリド還元剤である．

カルボニル基(C=O)との反応においては，下の$LiAlH_4$とケトンの反応で示すような機構に従ってヒドリド($H^\ominus$)移動が行われ，アルデヒド，ケトンは最終的に加水分解後アルコールに変換される．試薬の4個の水素原子はすべて還元に使われる．

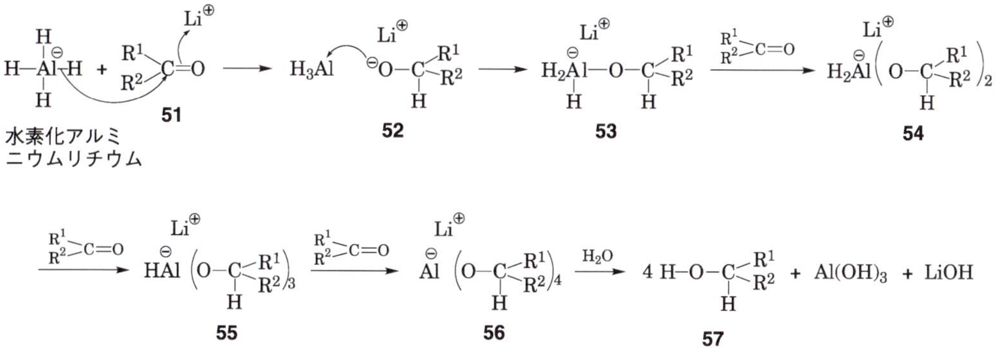

4個のヒドリド移動の速度は段階的に遅くなり，アルコキシド配位子の数が増すほど還元剤の立体障害も増し，還元力が弱くなる．逆にこの性質を利用したものとして水素化トリ-t-ブトキシアルミニウムリチウム〔$LiAlH(O\text{-}t\text{-}Bu)_3$〕などは還元力は弱いが，立体選択性を向上させる目的で開発された還元剤である．$NaBH_4$についても同様の機構で反応が進行する．$LiAlH_4$による代表的な官能基の還元を表1–2に示す．

$LiAlH_4$, $NaBH_4$両還元剤の反応性には大きな違いがある．$LiAlH_4$は水やアルコールと瞬時に反応して分解する．したがって通常無水エーテル，THFなどの中で反応を行う．還元されるカルボニル基関連官能基は表に示すようにアルデヒド，ケトン，酸無水物，酸クロリド，カルボン酸，エステル，アミド，ニトリル，オキシムなどである．

これに対して，$NaBH_4$は水，アルコール溶液中でも還元できる．還元力は$LiAlH_4$より弱く，

表1-2 水素化アルミニウムリチウムによる官能基の還元

官能基	生成物
$-CHO^*$	$-CH_2OH$
$>C=O^*$	$>CH-OH$
$-COCl^*$	$-CH_2OH$
$-CH-C-$ $\quad \backslash O /$	$-CH_2-C-$ $\qquad \quad OH$
$-CO_2R$	$-CH_2OH + ROH$
$-CO_2H$ ($-CO_2^{\ominus}Li^{\oplus}$)	$-CH_2OH$
$-CO-NR_2$	$-CH-NR_2 \rightarrow -CHO + R_2NH, -CH_2-NR_2$ $\quad\ OH$
$-CO-NH-R$	$-CH_2-NH-R$
$-C\equiv N$	$-CH=NH \rightarrow -CHO, -CH_2-NH_2$
$>C=NOH$	$>CH-NH_2$
$-C-NO_2$	$-C-NH_2$
$-CH_2-O-SO_2-C_6H_5$ $-CH_2Br$	$-CH_3$
$>CH-O-SO_2-C_6H_5$ $>CH-Br$	$>CH_2$

* $NaBH_4$ によっても還元可能.
[O.H. House, "Modern Synthetic Reactions", 2nd ed., W.A. Benjamin, USA, 1972 から引用]

アルデヒド,ケトン,酸クロリドなどは還元されるがエステル,アミド,ニトロ基などは一般に還元されない.

これら金属ヒドリド還元剤の反応では,とくにケトン類の還元における立体化学が合成化学上重要である.通常のケトンでは,**Felkin-Anh** が提唱する遷移状態の**安定配座モデル**(**58′**)が示すように還元剤が立体障害の少ない側からカルボニル基を攻撃するので,一般に立体障害の大きい第二級アルコールが生成する.**Cram 則**と呼ばれるものである.

L: large
M: medium
S: small

58　**58′**　**59**
Felkin-Anh モデル

シクロヘキサノン誘導体の還元では,例に示すような結果が得られている.2-メチルシクロヘキサノン(**60**)の場合は,カルボニル基のエクアトリアル方向からの試薬の接近は2および6位の

アキシアル水素による立体障害を受けるので，試薬はむしろカルボニル基のアキシアル方向からの方が接近しやすい．結果として，安定型のエクアトリアル HO 基をもつ **61** が優先的に生成する．これに対し化合物 **63** では，基質との 1,3-ジアキシアル立体障害が生じるので，試薬の接近はむしろカルボニル基のエクアトリアル方向からが優先する．さらに試薬のかさ高さが増すと，その傾向は強まる．

還元剤	生成物の組成*	
	61	**62**
LiAlH$_4$, THF	74~76%	24~26%
LiAlH(OCH$_3$)$_3$, THF	69~72%	28~31%
LiAlH[OC(CH$_3$)$_3$]$_3$, THF	70%	30%
NaBH$_4$, (CH$_3$)$_2$CHOH	69%	31%

還元剤	生成物の組成*	
	64	**65**
NaBH$_4$, (CH$_3$)$_2$CHOH	36~45%	55~64%
LiAlH$_4$, (C$_2$H$_5$)$_2$O	37~48%	52~63%
LiAlH(OCH$_3$)$_3$, THF	2~8%	92~98%
LiAlH[OC(CH$_3$)$_3$]$_3$, THF	4~12%	88~96%

近年，次に示すような不斉ジオールを配位子としたヒドリド型還元剤によるケトンの高効率不斉還元も開発されている．

(ii) **Meerwein–Ponndorf–Verley 還元**

酸化の項で述べた **Oppenauer 酸化** (p. 36) の逆反応であり，水素供与体として i-PrOH を用い，Al(O–i-Pr)$_3$ の存在下アルデヒド，ケトンを加熱して還元する．反応機構は，環状遷移状態 (**69**) を経由して水素が立体障害の少ない側から導入され，シクロヘキサン類では一般にアキシアル HO 基が主生成物となる．

---

* H. O. House, "Modern Synthetic Reactions", 2nd ed., W. A. Benjamin, USA, 1972 から引用．

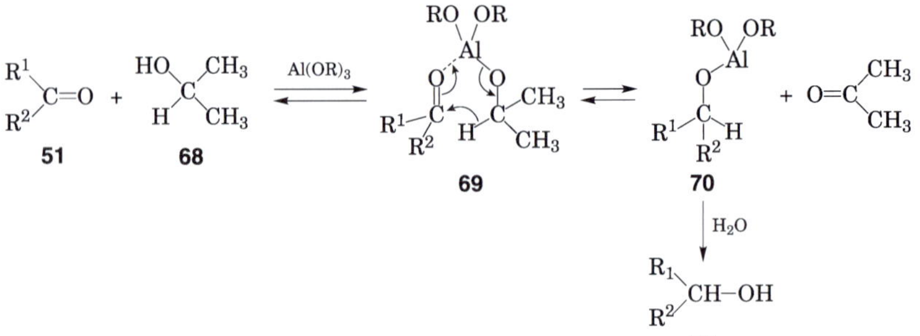

[Reaction scheme: 51 + 68 → 69 ⇌ 70 + acetone; 70 → 71 via H₂O]

[Reaction: 60 → 61 + 62 (1 : 1.3) using Al(O-i-Pr)$_3$, i-PrOH, Δ, 15 min (96.8%)]

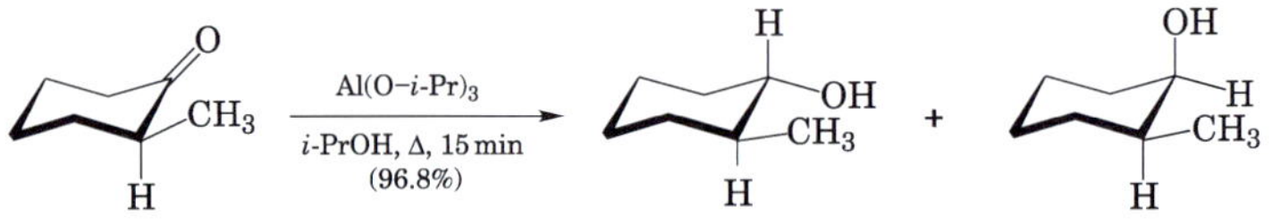

[Reaction: CH$_3$CH=CH–CHO (72) → CH$_3$CH=CH–CH$_2$OH (73) using Al(O-i-Pr)$_3$, i-PrOH (60%)]

(iii) 交差 Cannizzaro 反応

アルデヒドに隣接する炭素に水素原子がない化合物，例えば芳香族アルデヒドやホルムアルデヒドを強アルカリで処理すると，2分子間で酸化・還元が起こり対応する第一級アルコールとカルボン酸とが生成する．この反応を **Cannizzaro 反応** という．

$$2\text{Ar–CHO} \xrightarrow{\text{NaOH}} \text{Ar–CH}_2\text{OH} + \text{Ar–CO}_2\text{H}$$

74　　　　　　　　　　75　　　　　　76
　　　　　　　　　（還元生成物）　（酸化生成物）

反応機構は次に示すとおりである．

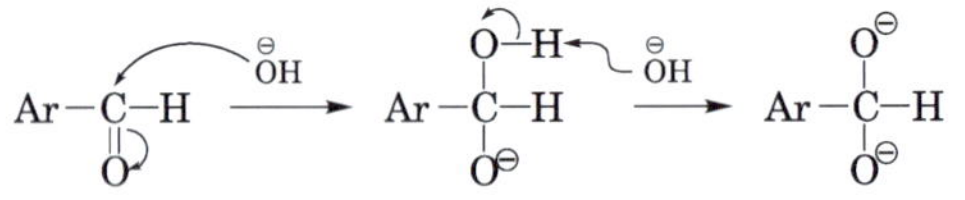

[Mechanism: 74 + OH⁻ → 77 → 78]

[Mechanism: 78 + 74 → 79 (Ar–CO$_2$⁻) + Ar–CH$_2$–OH (75) + OH⁻ via H$_2$O]

[Reaction: furfural (80) → furfuryl alcohol (81, 31%) + furoic acid (82, 47%) using NaOH, 20°C]

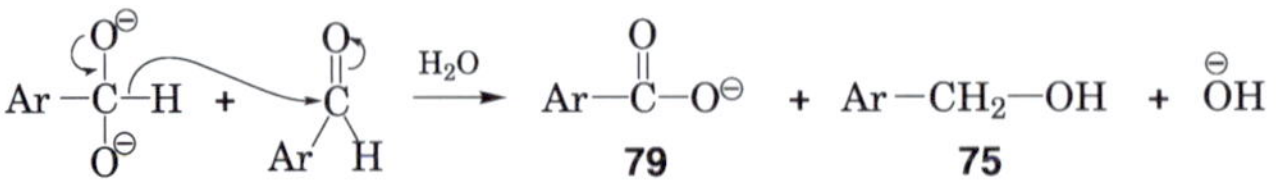

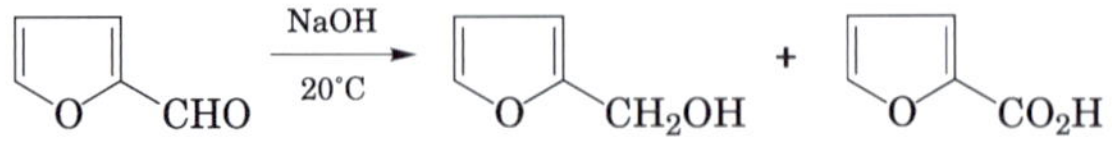

しかしアルコールを得ようとすれば 1 分子をカルボン酸として失うことになる．そこで芳香族アルデヒドに対応モルの HCHO を加えて反応を行うと，HCHO→HCO₂H になりカルボン酸となる分子の損失を防ぐことができる．この反応を**交差 Cannizzaro 反応** crossed Cannizzaro reaction といい，芳香族アルデヒドをアルコールに導く方法として優れている．

$$\text{Ar-CHO} + \text{HCHO} \xrightarrow{\text{NaOH}} \text{Ar-CH}_2\text{OH} + \text{HCO}_2\text{H}$$
$$\quad \mathbf{74} \qquad \mathbf{83} \qquad\qquad\qquad \mathbf{75} \qquad\quad \mathbf{84}$$

(フルフラール) + HCHO $\xrightarrow[\text{(70〜80\%)}]{\text{KOH}}$ (フルフリルアルコール) + HCO₂H
$\quad \mathbf{80} \qquad\qquad\qquad\qquad\qquad\qquad \mathbf{81} \qquad\qquad \mathbf{84}$

b) カルボニル基のメチレン基への還元

カルボニル基を徹底的に還元しメチレン基に変換する方法には **Clemmensen 還元**，**Wolff–Kishner 還元**のような直接法とトシルヒドラゾンの**ヒドリド還元**，**チオケタールの還元的脱硫**などの間接法がある．

(i) Clemmensen 還元

アルデヒド，ケトンを強酸水溶液中**亜鉛アマルガム**(Zn–Hg)で還元しメチル，メチレン基に変換する方法を **Clemmensen 還元**という．この反応は，トルエン，塩酸，Zn–Hg の三相で行うので大部分のケトンはトルエン層にとどまっているが，プロトン化されたケトンは水層に移り金属表面で還元が起こる．

$$\underset{\mathbf{51}}{R^1-\overset{\overset{\displaystyle O}{\|}}{C}-R^2} \xrightarrow[\substack{\text{aq. HCl} \\ \text{toluene}}]{\text{Zn–Hg}} \underset{\mathbf{85}}{R^1-CH_2-R^2}$$

還元の機構は次に示すように電子移動型還元法の 1 つで，金属表面から電子がケトンの共役酸に移り，金属表面でヒドロキシ基が脱離したのち有機亜鉛化合物 (**89**) の還元が起こると考えられている．

ケトンの共役酸

$$\underset{\mathbf{86}}{\underset{\overline{\text{Zn Zn Zn}}}{R-\overset{\overset{\displaystyle \overset{\oplus}{O}-H}{|}}{C}-R}} \longrightarrow \underset{\mathbf{87}}{\underset{\overline{\text{Zn Zn Zn}^\oplus}}{R-\overset{\overset{\displaystyle OH}{|}}{C}-R}} \underset{-H^\oplus}{\overset{H^\oplus}{\rightleftarrows}} \underset{\mathbf{88}}{\underset{\overline{\text{Zn Zn Zn}^\oplus}}{R-\overset{\overset{\displaystyle \overset{\oplus}{O}H_2}{|}}{C}-R}} \xrightarrow{-H_2O} \underset{\mathbf{89}}{\underset{\overline{\text{Zn Zn Zn}}}{R-\overset{\|}{C}-R}} \xrightarrow[-2Zn^{2\oplus}]{+2H^\oplus} \begin{array}{c} R-CH_2-R \quad \mathbf{85} \\ + \\ \overline{Zn} \end{array}$$

次に反応例を示す．

$$\underset{\mathbf{90}}{\text{Ph–CO–CH}_2\text{CH}_2\text{–CO}_2\text{H}} \xrightarrow[\substack{\text{aq. HCl, toluene} \\ (89\%)}]{\text{Zn–Hg}} \underset{\mathbf{91}}{\text{Ph–CH}_2\text{CH}_2\text{CH}_2\text{CO}_2\text{H}}$$

92　**93**

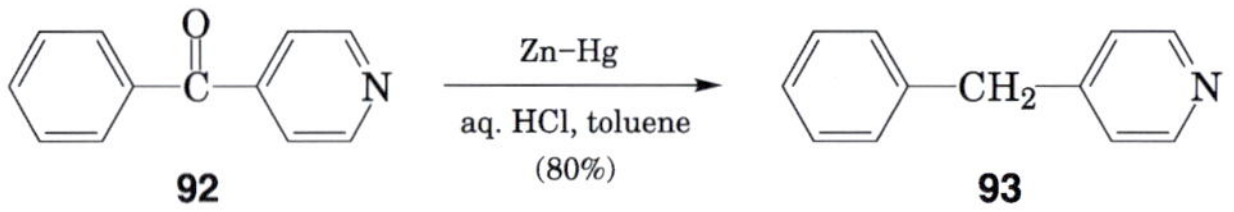

Clemmensen還元は濃塩酸を用いるので酸に不安定な基質には適用できない．

(ii)　**Wolff–Kishner還元**

アルデヒド，ケトンの**ヒドラゾン**(**94**)を強塩基(NaOH, KOH, $NaOC_2H_5$など)存在下に加熱すると，N_2を放出して分解しメチル，メチレン基に還元される．この方法を**Wolff–Kishner還元**という．

51　**94**　**85**

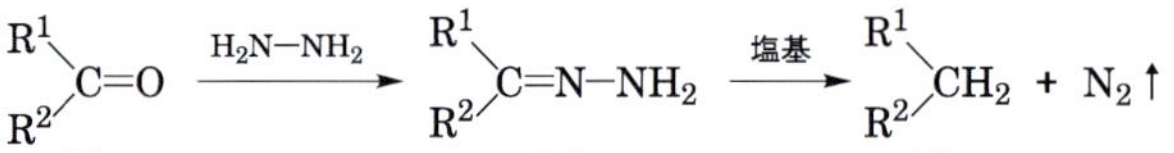

反応は，次に示すようにヒドラゾンの水素原子が強塩基によって段階的に引き抜かれることによって進行する．

94　**95**　**96**

96　**97**　**85**

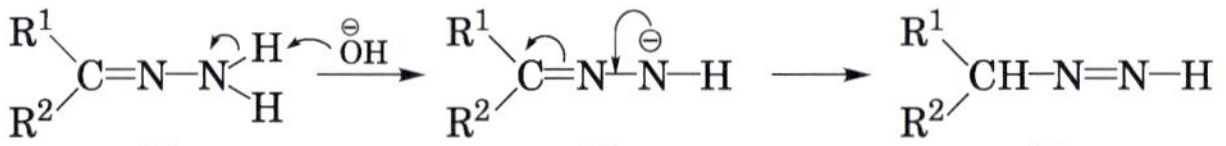

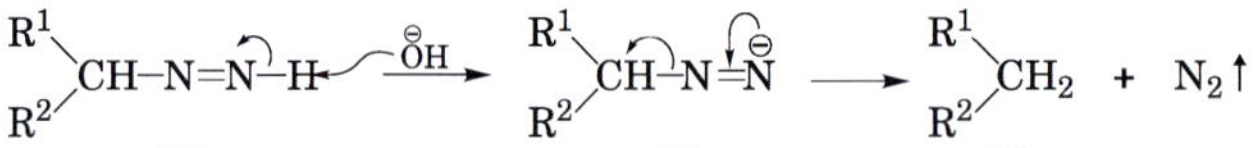

古い方法ではヒドラゾンを単離したのち封管中で加熱分解させるが，現在ではジエチレングリコールなど沸点の高い溶媒中KOHなどの強アルカリを用いる操作の簡便な**Huang–Minlon改良法**が一般的に利用されている．次に反応例を示す．

98　**99**　**100**

d-カンフル(局)
(局所刺激薬，局所消炎鎮痒薬)

101　**102**

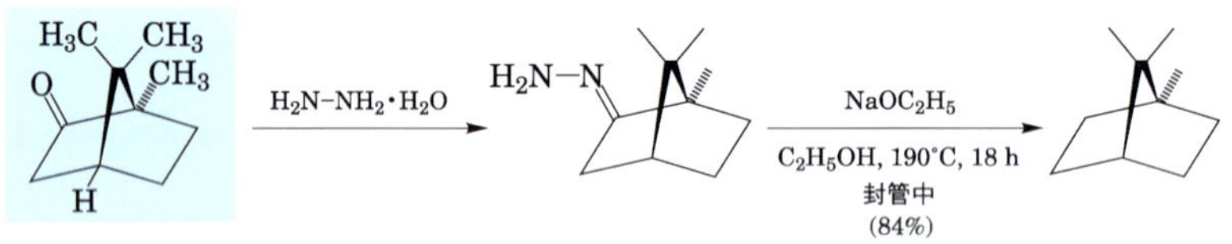

Wolff–Kishner還元はさきに述べた酸性条件下でのClemmensen還元と並んでカルボニル基を

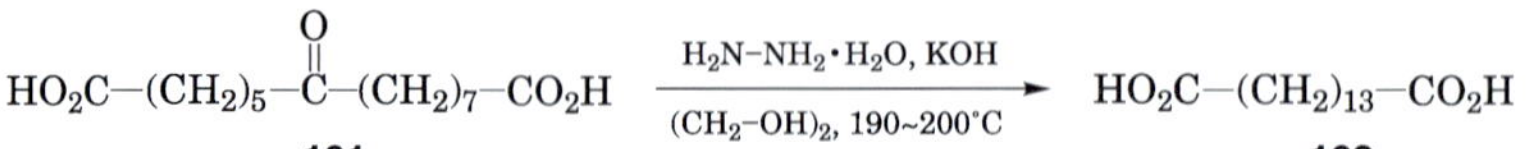

メチレン基に還元する代表的な方法であるが，本法はアルカリに不安定な基質には適用できない．

(iii) トシルヒドラゾンのヒドリド還元

アルデヒド，ケトンから容易に誘導される**トシルヒドラゾン** tosylhydrazone は過剰の $NaBH_4$ または $NaBH_3CN$ によりメチル，メチレン基に還元される．共存する他の官能基(エステル，アミド，ニトリル，ニトロ基)は還元されない．

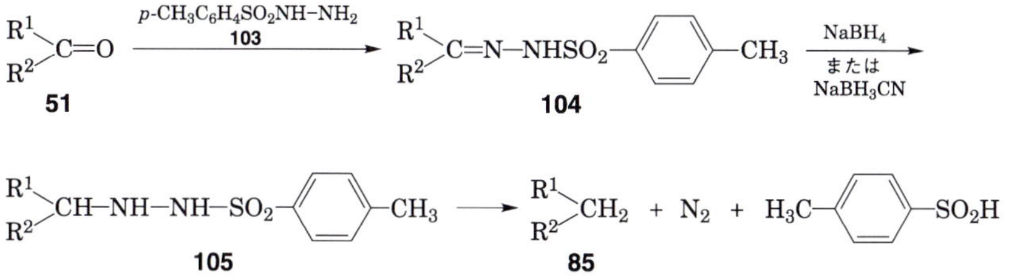

次に反応例を示す．α,β-不飽和カルボニル化合物では二重結合の移動を伴う．

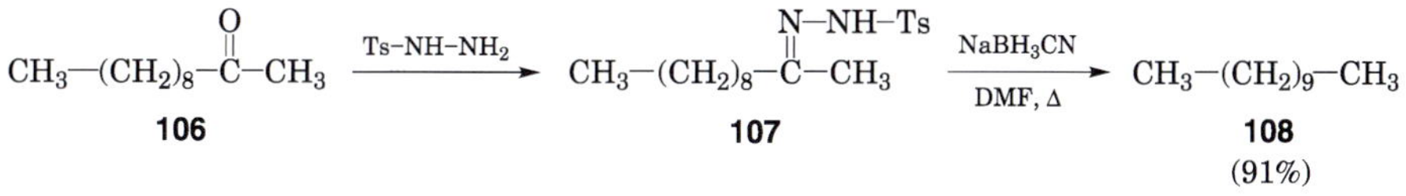

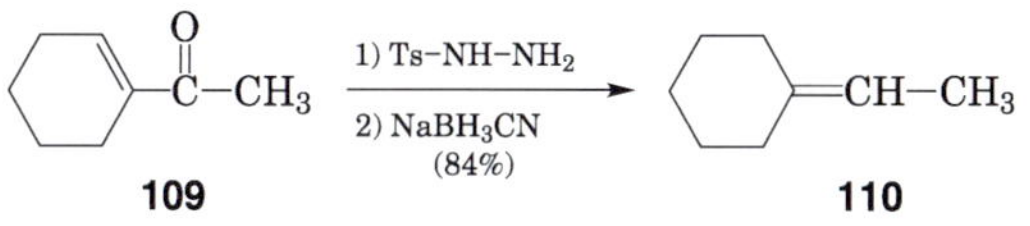

(iv) チオケタールの還元的脱硫

ケトンをメチレン基に還元する方法の１つに，対応する**チオケタール** thioketal を経由する方法がある．この方法はケトンをルイス酸存在下にエタンジチオール($HS-CH_2CH_2-SH$)によりエチレンチオケタール(**111**)に変換し，次いで Raney Ni により接触還元して**脱硫** desulfurization する．

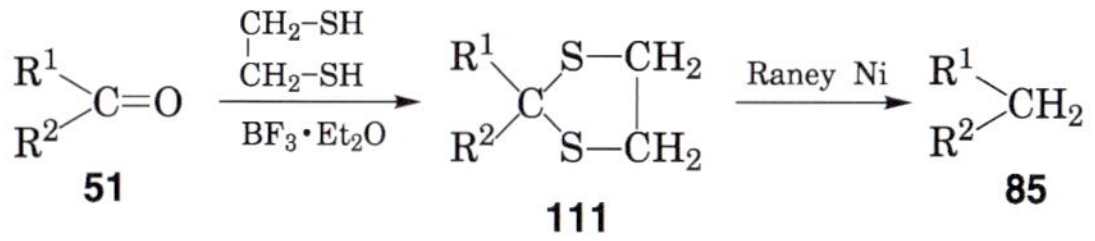

この方法は，強酸性で行う Clemmensen 還元や強アルカリ性で行う Wolff-Kishner 還元に比べてほとんど中性条件で行える利点がある．次に反応例を示す．

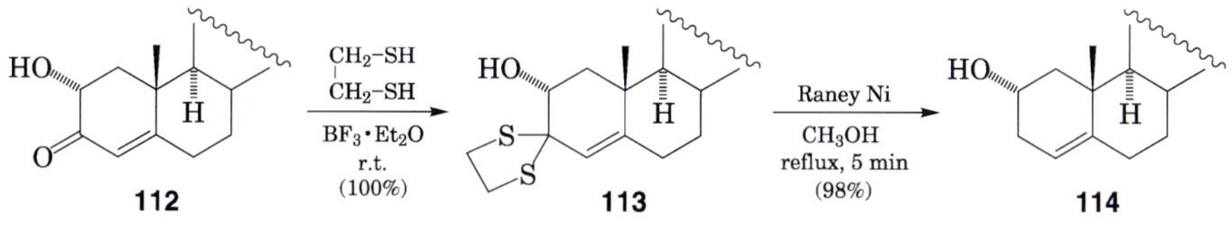

c) カルボン酸およびその誘導体の還元

カルボン酸，エステル，酸無水物および酸クロリドなどの還元では，第一級アルコールへの還元と中間段階であるアルデヒドへの還元に分類される．

(i) アルコールへの還元

アルコールへの還元は $LiAlH_4$, $NaBH_4$ などのヒドリド型還元剤やボラン(BH_3)などにより容易に行うことができる．また，古典的方法であるが，大量合成にはエステル類の Na とエタノールによる **Bouveault–Blanc 還元**が有用である．

$$CH_3CH=CH-CH=CH-CO_2H \xrightarrow[\text{ether}]{LiAlH_4} CH_3CH=CH-CH=CH-CH_2OH$$
115　(92%)　**116**

117 → (Na, C_2H_5OH, liq. NH_3) → **118** → ($H^⊕$) → **119**

(ii) アルデヒドへの還元

カルボン酸誘導体からアルデヒドへの還元は，アルデヒド基が反応活性基であるため還元方法に工夫が必要である．エステルからの誘導法として，近年，ヒドリド型還元剤である**水素化ジイソブチルアルミニウム**〔$AlH(CH_2CH(CH_3)_2)_2$, DIBAH〕をトルエン中低温で作用させる方法がよく用いられる．本法はラクトン，ニトリルなどからも直接アルデヒドを与える．酸クロリドを触媒毒の共存下 $Pd-BaSO_4$ 触媒で接触還元する **Rosenmund 法**も有用である．

120 → (DIBAH, toluene, −60°C) → **121**

$$CH_3O_2C-CH_2CH_2-COCl \xrightarrow[\substack{S, \text{quinoline} \\ \text{toluene, reflux} \\ (65\%)}]{H_2/Pd-BaSO_4} CH_3O_2C-CH_2CH_2-CHO$$
122　　　　　　　　　　　　　　　　　**123**

(iii) アミン類への還元

アミド，イミド，ウレタンなどの窒素を含んだカルボン酸誘導体の還元ではそれぞれ対応するアミン類が得られる．

124 → ($LiAlH_4$, ether, r.t., 15 h, (88%)) → **125**

126　　127

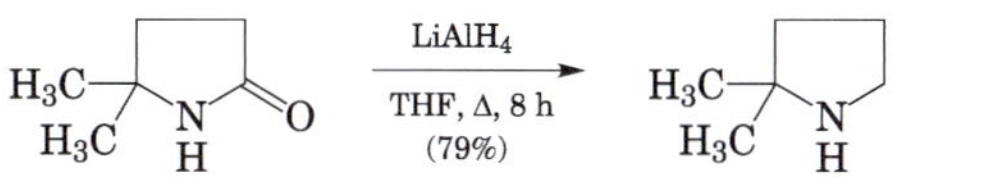

2）炭素–窒素多重結合の還元

炭素–窒素二重結合にはイミン，オキシムなどがあり，それらを還元するとアミン類が得られる．$LiAlH_4$, $NaBH_4$ などのヒドリド還元剤，Pt, Pd 触媒による接触還元が用いられる．とくにイミンはプロトン化または四級化すると $NaBH_4$ や $NaBH_3CN$ により効率よく還元される．

炭素–窒素三重結合であるニトリルは強い条件下の接触還元および $LiAlH_4$ などにより第一級アミンに変換できる．また，ニトリルは DIBAH によりアルデヒドを与える．

128　　129

130　　131　　132

133　　134

135　　136

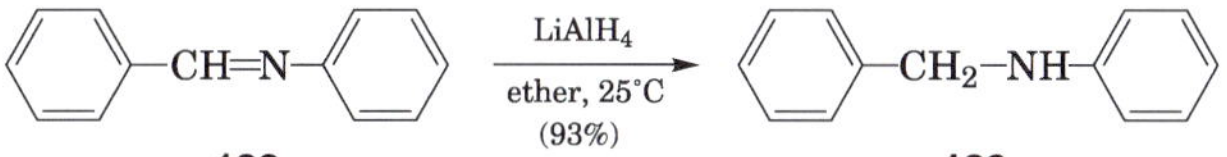

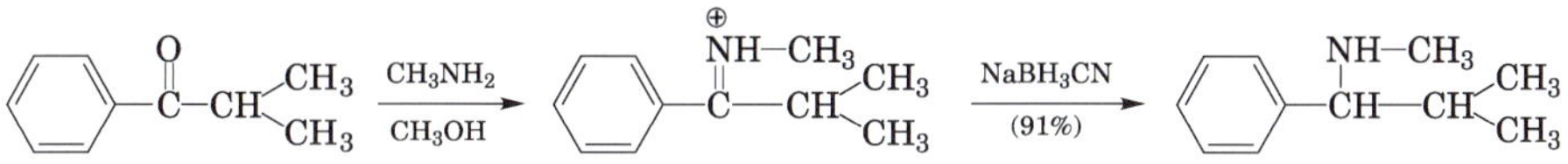

3）炭素–ヘテロ原子単結合の還元的開裂

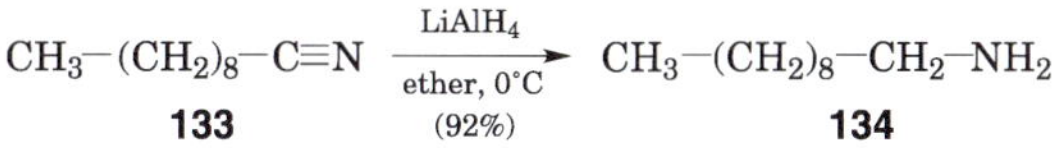

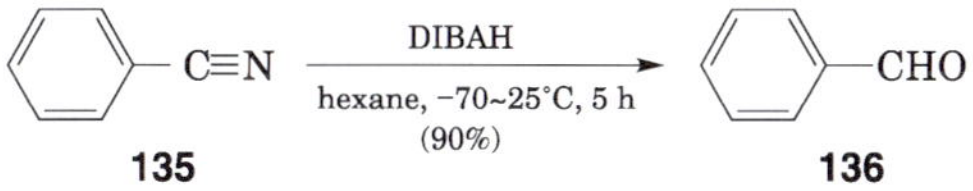

炭素–ヘテロ原子単結合にはさまざまな結合様式があるが，本項ではベンジルエーテル，芳香族ハロゲン化物，α–ハロケトンおよびエポキシドなどの還元法について述べる．

a）ベンジルエーテルの還元的開裂

ベンジルエーテル benzyl ether の還元的開裂法は主として Pd 触媒を用いる接触還元と液体アンモニア中で Li を作用させる Birch 還元が一般的である．これらの方法により**還元的脱ベンジル**が容易に起こるので，ベンジル基はヒドロキシ基，アミノ基の保護基として用いられる．

137　　138

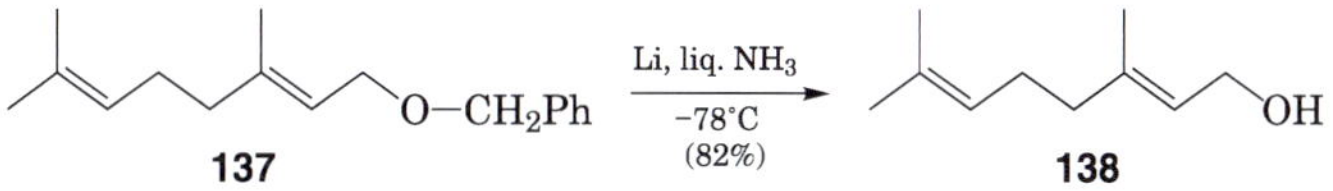

139 140

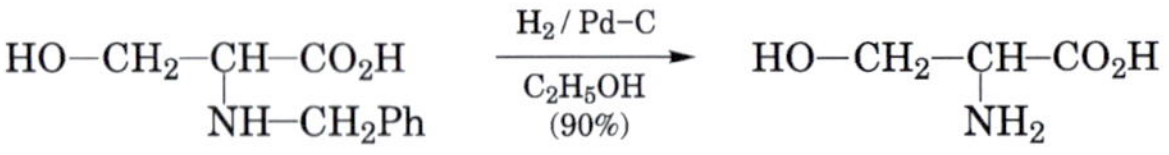

b）芳香族ハロゲン化物の還元的脱ハロゲン

ベンゼン環や複素芳香環上のハロゲンは通常アルカリ存在下に接触還元することによって除去できる．次に抗結核薬エチオナミド，プロチオナミドの合成過程を示す．複素環を形成する際に残った酸素官能基を除去するために，いったんハロゲン化し，次いで接触還元によってハロゲンを除去するという間接的方法が用いられている．

141 142 143

144 **145 a,b**

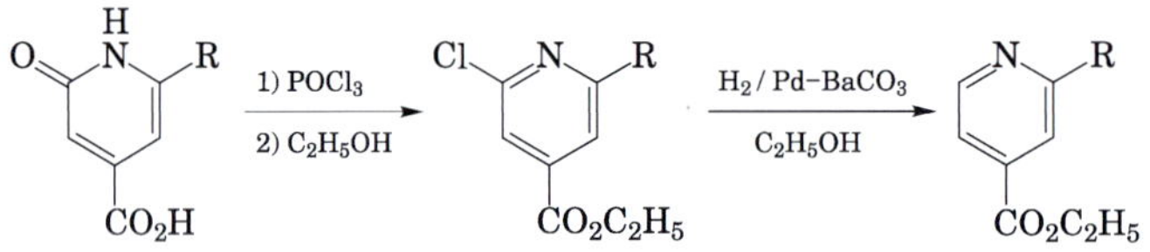

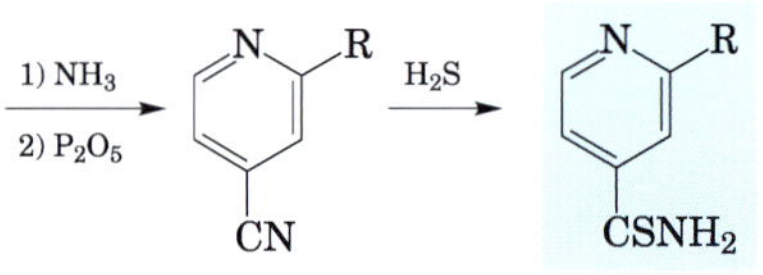

a: エチオナミド㊝ $(R = CH_2CH_3)$
b: プロチオナミド㊝ $(R = CH_2CH_2CH_3)$
（抗結核薬）

c）カルボニル基の α 位における還元的開裂

α-ハロケトンなどカルボニル基の α 位の炭素-ヘテロ原子結合は，前述の α,β-不飽和ケトンの還元と同様に，亜鉛と酢酸などの溶解金属還元法により還元的に開裂される．本法は-CO-CHX-の X が OH, OCOR, OR，ハロゲン，SR などの場合に適用できる．

146 147 148 149 150 151

152 153

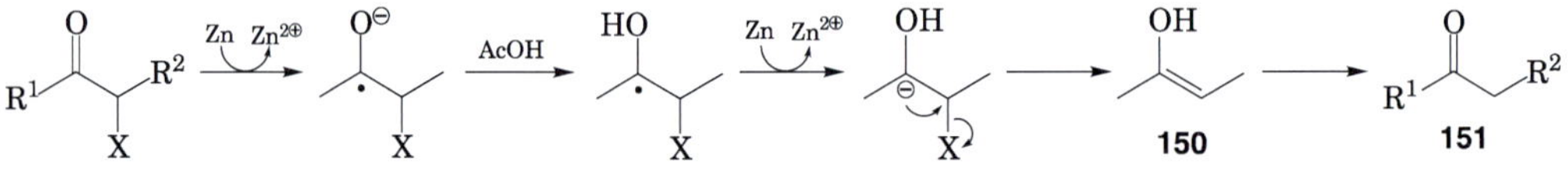

d）エポキシドの還元的開環

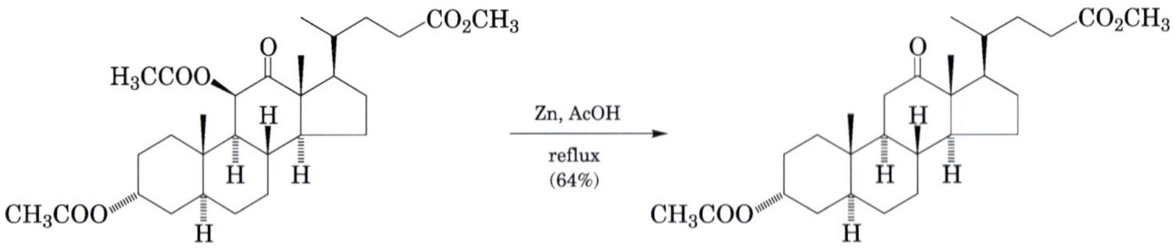

エポキシドの C–O 結合は三員環のひずみのため容易に置換反応や還元反応によって開環する．

還元には通常ヒドリド型還元剤 $LiAlH_4$ などが用いられ，還元は置換基(立体障害)の少ない方向から起こる．シクロヘキセンエポキシド類ではアキシアル HO 基が生じるように進行する．

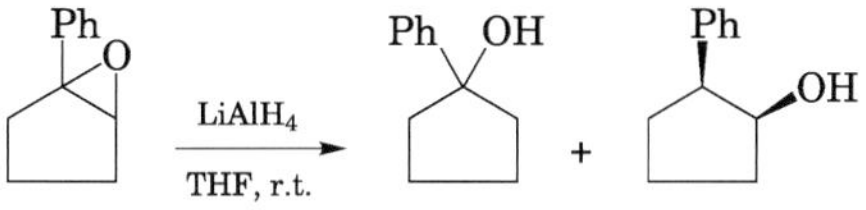
Ph
O
LiAlH4
THF, r.t.
Ph OH
+
Ph
OH

154 **155** (87 : 13) **156**
(ラセミ体)

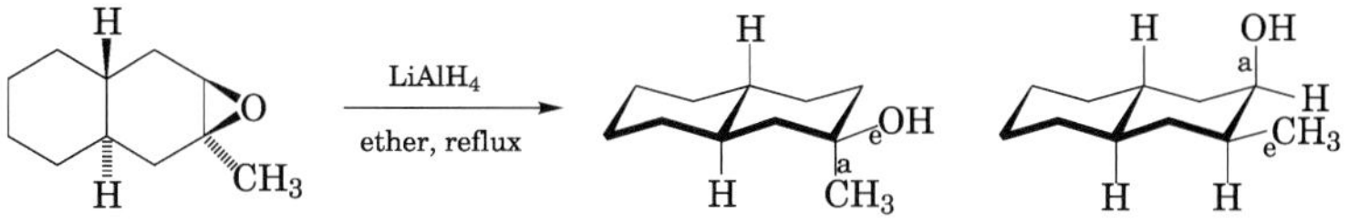
H
O
H
CH3
LiAlH4
ether, reflux
H
OH
H
CH3
H OH
H
CH3
H H

157 **158** (27 : 73) **159**

セルフチェック問題

問 1　次の反応の生成物ならびに反応名を記せ．

(1)
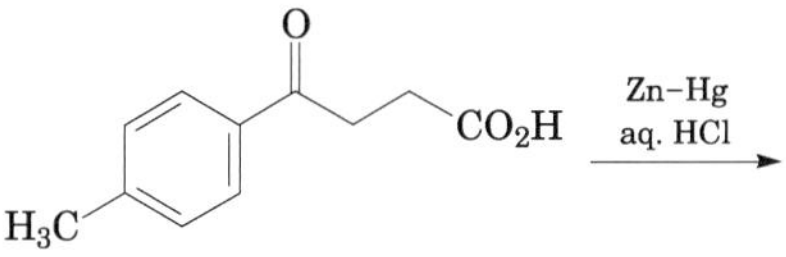
O
CO2H
H3C
Zn-Hg
aq. HCl

(2)
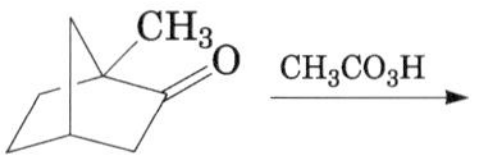
CH3
O
CH3CO3H

(3)
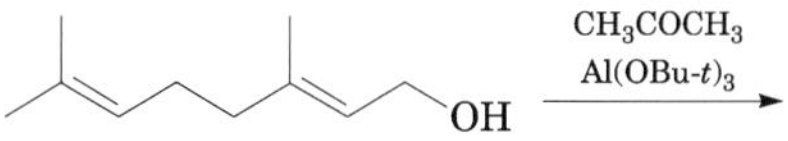
OH
CH3COCH3
Al(OBu-t)3

(4)
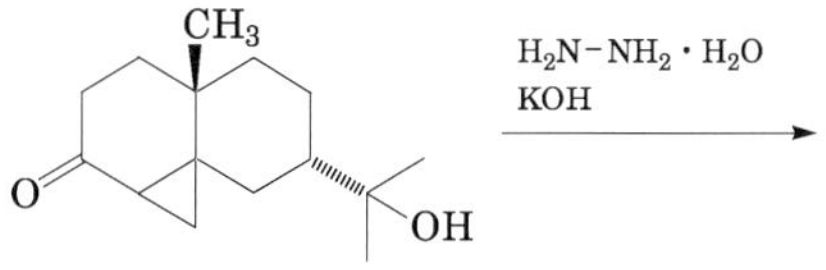
CH3
O
OH
H2N−NH2・H2O
KOH

(5)
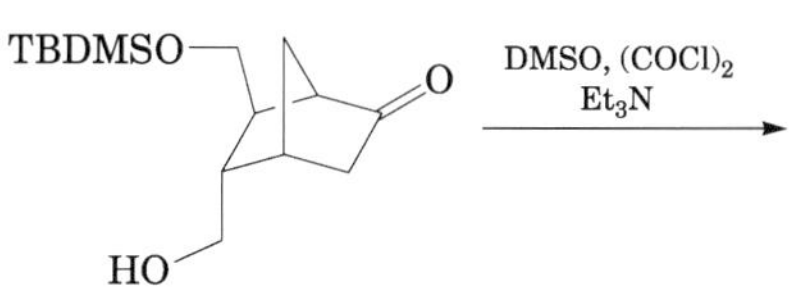
TBDMSO
O
HO
DMSO, (COCl)2
Et3N

(6)
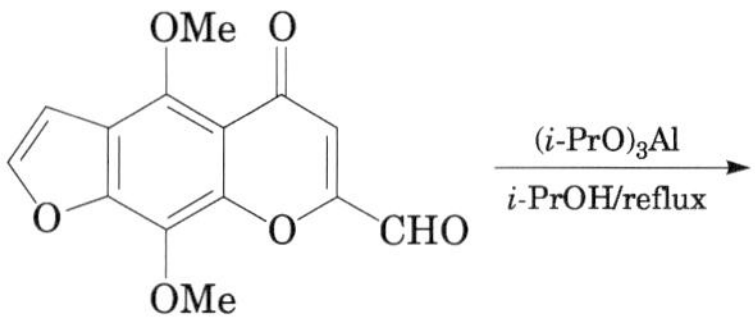
OMe O
O
O
CHO
OMe
(i-PrO)3Al
i-PrOH/reflux

問 2　次に示す原料から各生成物を得るための反応条件を示せ．

(1)
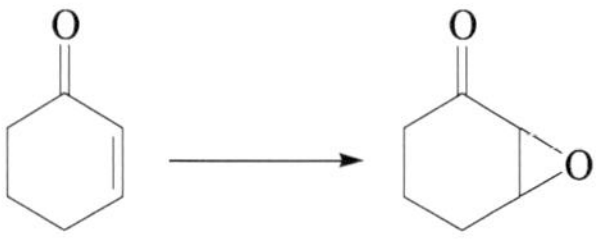
O
O
O

(2) [構造式: ラクトンおよびOTHP基を持つ二環式化合物 → ラクトールおよびOTHP基を持つ二環式化合物]

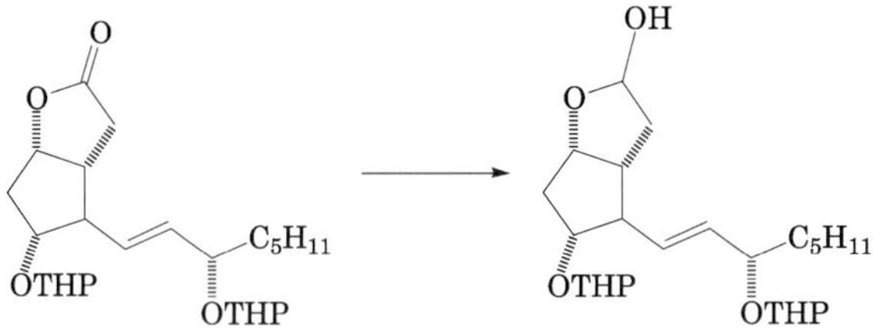

(3) CH₃(CH₂)₅CHO ← CH₃(CH₂)₅CH₂OH → CH₃(CH₂)₅CO₂H

(4) [trans-1,2-シクロヘキサンジオール] ← [シクロヘキセン] → [cis-1,2-シクロヘキサンジオール]

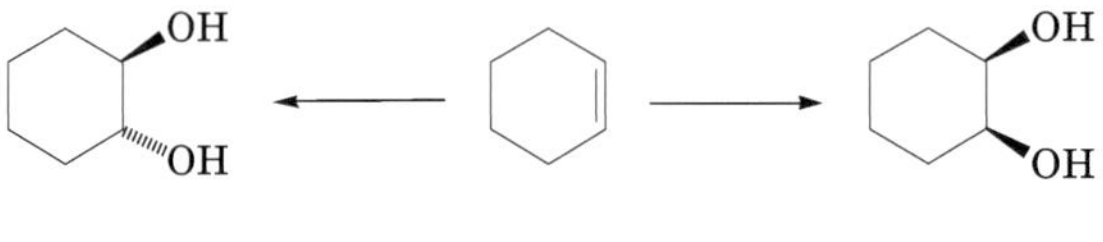

(5) t-Bu–O–CH₂–CH(CH₃)–CH(OH)–C≡C–CH₃
   → t-Bu–O–CH₂–CH(CH₃)–CH(OH)–CH=CH–CH₃ (trans)
   → t-Bu–O–CH₂–CH(CH₃)–CH(OH)–CH=CH–CH₃ (cis)

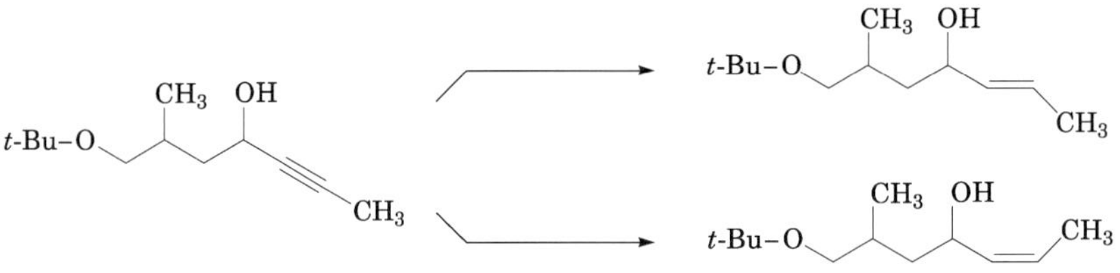

(6) OHC–(CH₂)₄–CHO ← [シクロヘキセン] → HO₂C–(CH₂)₄–CO₂H

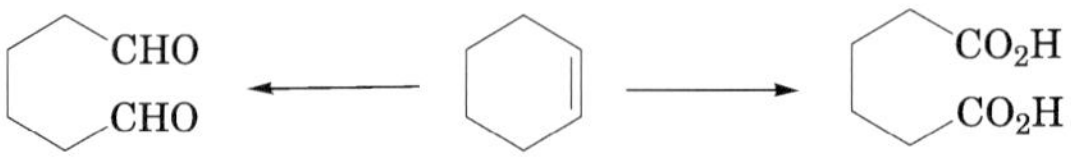

(7) [cis-デカロン] ← [オクタロン] → [trans-デカロン]

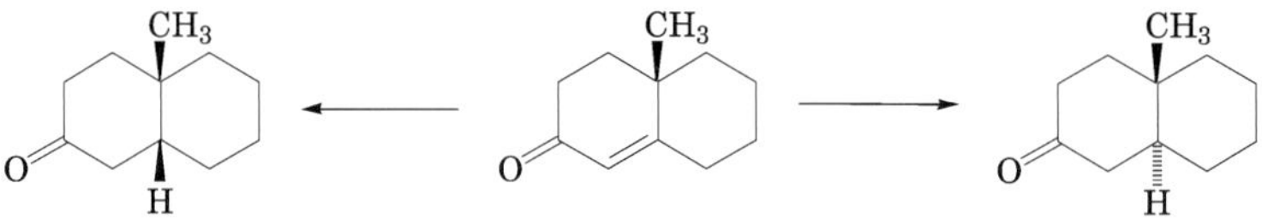

問3 次の還元反応について立体選択性の違いを説明せよ．

(1) [2-メチルシクロヘキサノン] —LiAlH(OCH₃)₃→ [cis-2-メチルシクロヘキサノール] + [trans-2-メチルシクロヘキサノール]
    72% : 28%

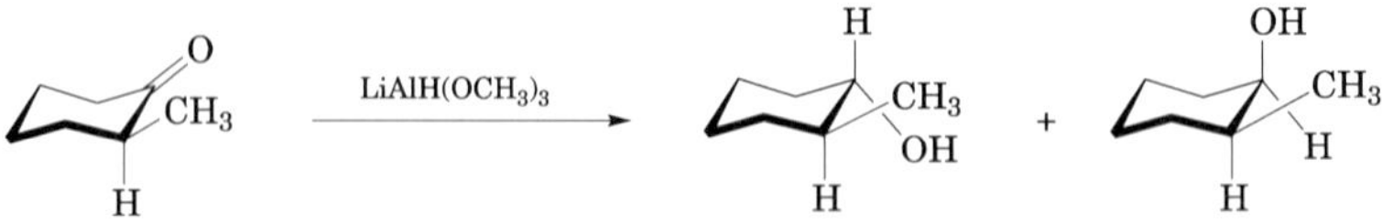

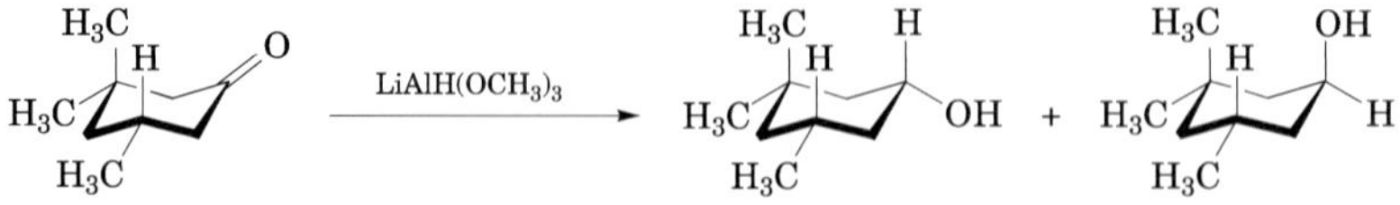

[3,3,5-トリメチルシクロヘキサノン] —LiAlH(OCH₃)₃→ 生成物1 + 生成物2
    8% : 92%

(2)

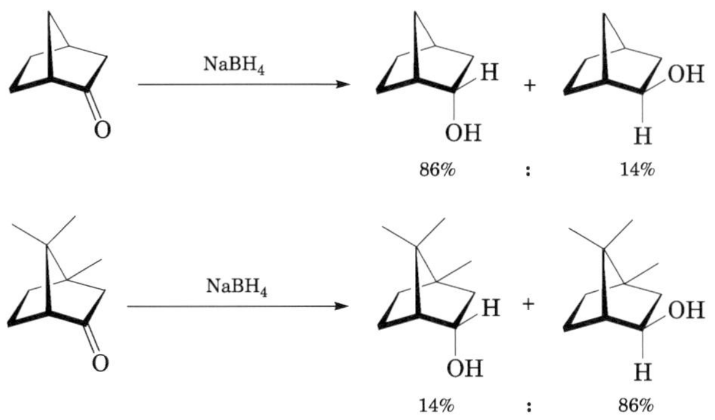

[構造式: ノルボルナノン + NaBH₄ → endo-OH体 (86%) : exo-OH体 (14%)]

[構造式: カンファー類似体 + NaBH₄ → (14%) : (86%)]

問4 次の反応における主生成物の構造式を記せ．

(1) [デカリン系エポキシド(CH₃付き)] → LiAlH₄, ether, reflux

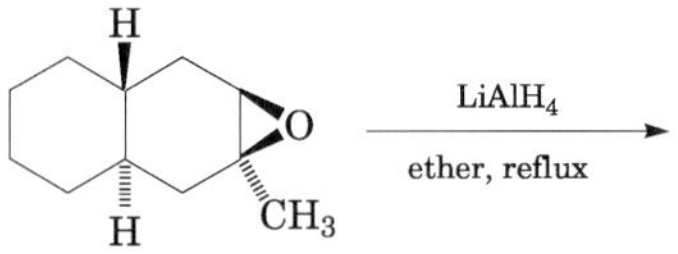

(2) [エノン-CO₂H構造] → H₂/Pt, CH₃CO₂H, r.t.

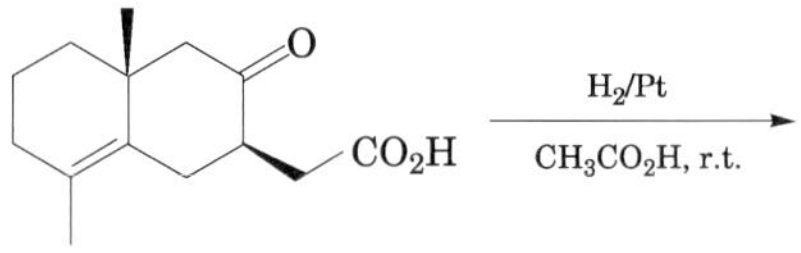

(3) [ビシクロエノン] → H₂/Ni

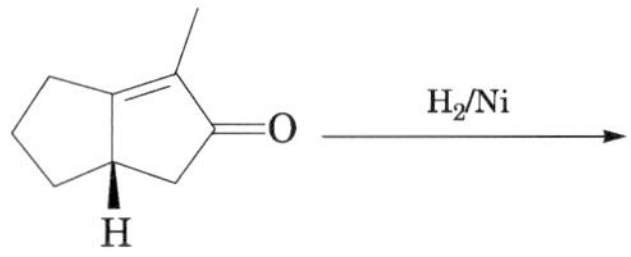

(4) H₃CO‥‥ [シクロペンタン環、H₃CS, CO₂C₄H₉, OR側鎖] → (i-Bu)₂AlH, toluene, −110°C

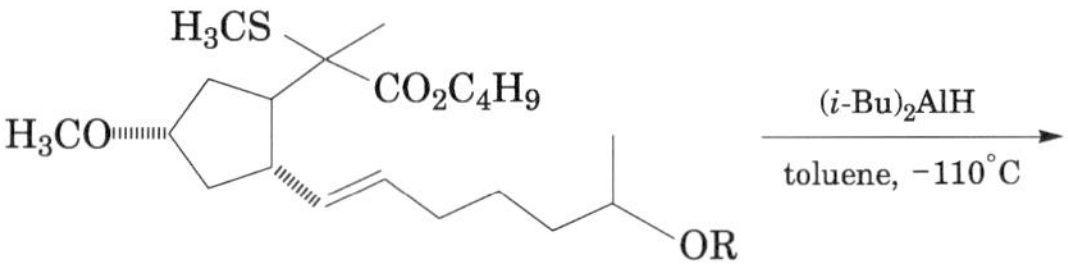

第2章 付加と脱離

●付加　●置換によるハロゲン化物の合成　●脱離

本章では，主として付加反応による有機ハロゲン化合物の合成と脱離反応によるオレフィンおよびアセチレン化合物の合成について概説する．なお，試薬として重要な有機ハロゲン化合物の合成には置換反応による方法の中にも重要なものが含まれているので，本章でこれらについても触れる．

炭素–炭素多重結合への付加環化反応による C–C 結合形成，酸素または窒素官能基の付加による C–O または C–N 結合形成反応については，それぞれ第 6 章，第 4 章および第 5 章で解説する．

1. 付　加

A ハロゲンの付加

臭素や塩素は炭素–炭素二重結合へ容易に**付加** addition して 1,2–ジハロゲン化物を生成する．ハロゲンの付加の反応性は $Cl_2 > Br_2 > I_2$ の順に減少する．I_2 の直接付加は困難であり，生成物である 1,2–ジヨウ化物が熱的に不安定なため，あまり使用されない．また，F_2 はきわめて大きな反応性を持つため，実験室での使用では反応の制御が困難である．Cl_2 は安価で，塩化ビニルの製造など工業的規模では大量に用いられているが，実験室では，Br_2 を使用することが多い．

付加反応の機構は，通常ハロゲンが二重結合へ求電子攻撃して**環状のハロニウムイオン**(**1**)を形成し，これに対してハロゲン化物イオンが反対方向から結合する 2 段階反応から成り立ち，立体特異的に**トランス付加生成物**(**アンチ付加** *anti*–addition)を与える．したがって，*cis*–2–ブテンと臭素の反応では，*dl*–2,3–ジブロモブタン(**2**)が，*trans*–2–ブテンでは，*meso*–2,3–ジブロモブタン(**3**)が生成する．

1
ハロニウムイオン

cis–2–ブテン

2
threo 系
(ラセミ体)

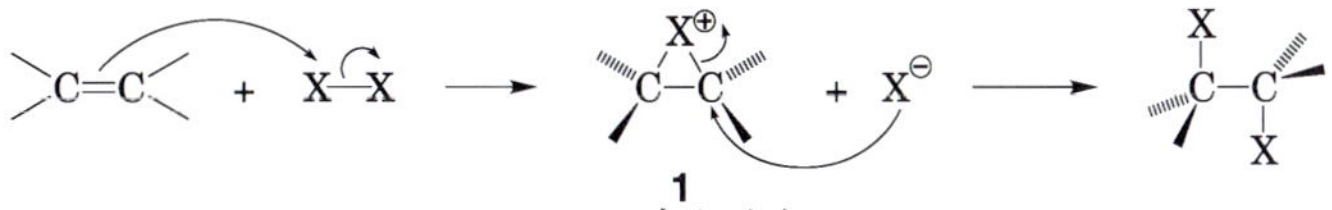

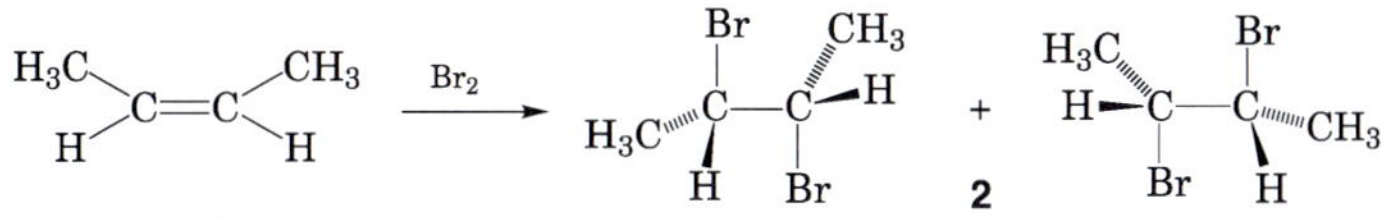

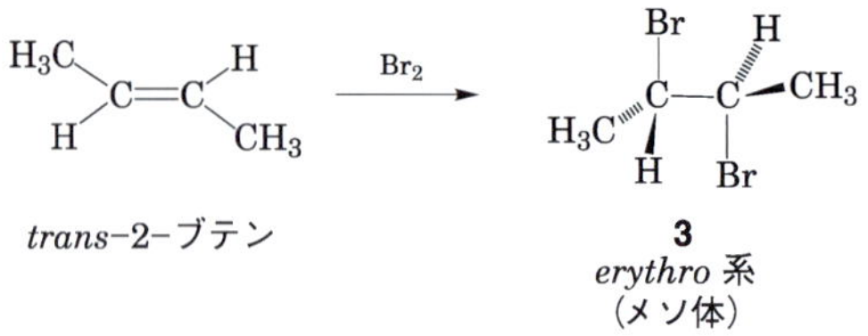

[反応式: trans-2-ブテン + Br₂ → 3 erythro系(メソ体)]

シクロヘキセンの臭素化では，*trans*-1,2-ジブロモシクロヘキサン(**5**)のみが生成し，シス体は生成しない．この場合は，環状ブロモニウムイオン中間体を経てアンチ付加し立体特異的に 1,2-*trans*-ジアキシアル付加体(**5a**)が最初に生成する．

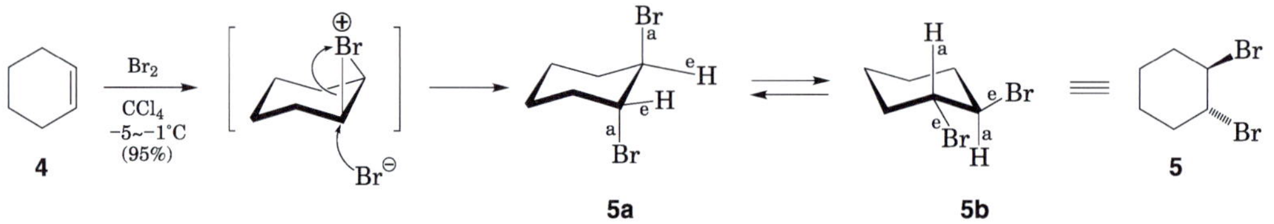

[反応式: シクロヘキセン 4 + Br₂/CCl₄, −5〜−1°C (95%) → ブロモニウムイオン中間体 → 5a ⇌ 5b ≡ 5]

二重結合への臭素の付加反応は，分子内にアルデヒド，ケトン，エステル，カルボン酸などの官能基が存在していても，選択的に進行する．また，立体障害の少ない二重結合への付加は通常非常に速く，二重結合に電子求引性基が隣接して電子密度が低くなると付加の速度は減少する．

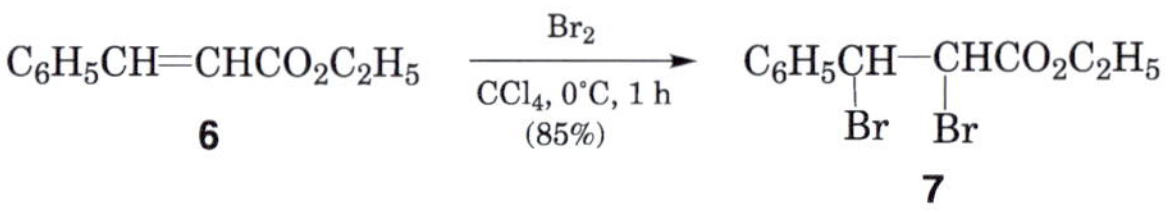

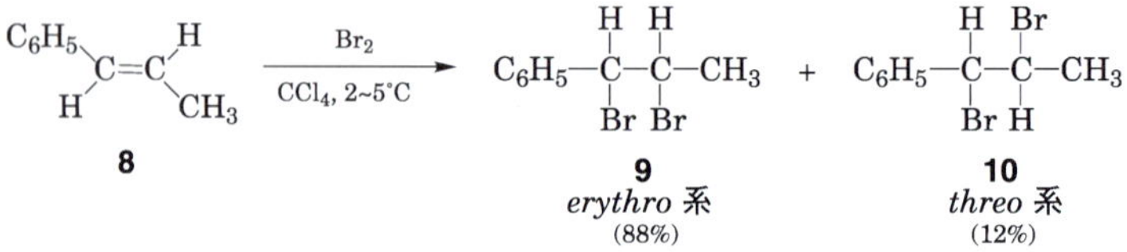

[反応式: $C_6H_5CH=CHCO_2C_2H_5$ (**6**) + Br₂/CCl₄, 0°C, 1 h → $C_6H_5CHBr-CHBrCO_2C_2H_5$ (**7**) (85%)]

[反応式: **8** ($C_6H_5CH=CHCH_3$ cis) + Br₂/CCl₄, 2〜5°C → **9** erythro系 (88%) + **10** threo系 (12%)]

臭素や塩素の付加反応で得られる1,2-ジハロゲン化物は脱ハロゲン化水素によるビニルハライドやアセチレン化合物の合成に用いられる(3 **D** 参照)．

B ハロゲン化水素の付加

ハロゲン化水素(HX)の二重結合への付加は，一般的には$H^\oplus$が二重結合に対して求電子攻撃してカルボカチオンを生成し，次いで$X^\ominus$が結合する機構で進行する．反応性は，HI＞HBr＞HCl＞HF の順に低下する．

非対称オレフィンに対する付加の配向性は，「水素の数の少ない炭素原子にハロゲンが結合した付加体が優先して生成する」という Markovnikov 則が適用される．これは，中間に生成するカルボカチオンの安定性から説明される．例えば，プロペンに$H^\oplus$が付加すると**11**および**12**が生成

する可能性があるが，カルボカチオンはアルキル置換基が多いほどI効果および超共役による安定化を受けるので **11** の方が速やかに生成する．したがって **13** が主成物となる．

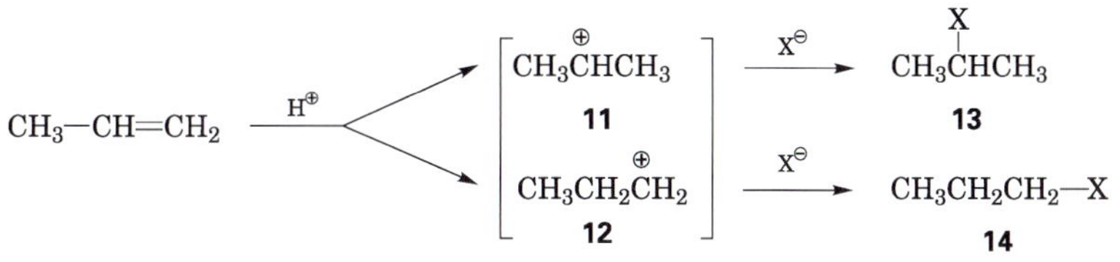

次に向精神薬ハロペリドール（**18**）の合成を示す．

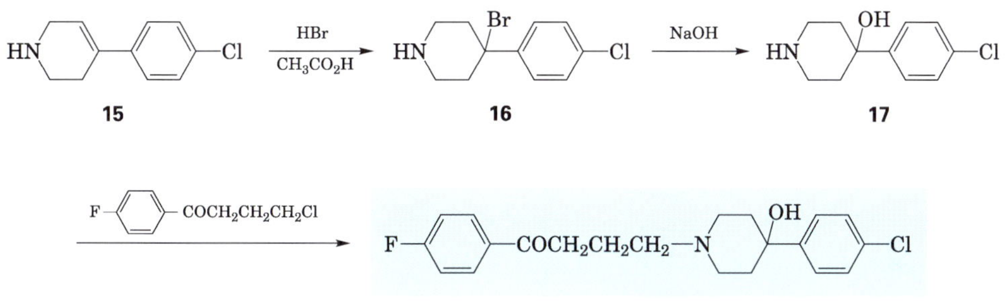

臭化水素（HBr）の二重結合への付加では，反応系内に過酸化物が存在すると**逆 Markovnikov 付加**が起こる．これを**過酸化物効果** peroxide effect という．この反応は次に示すように過酸化物がラジカル開始剤としてはたらき，生じた臭素ラジカル（Br•）の付加によるラジカル連鎖反応で進行する．付加の配向性は，中間に生成する炭素ラジカル（**20** あるいは **21**）の安定性で説明され，多置換の **20** の方が **21** より相対的に安定であるため **22** を主生成物として与える．

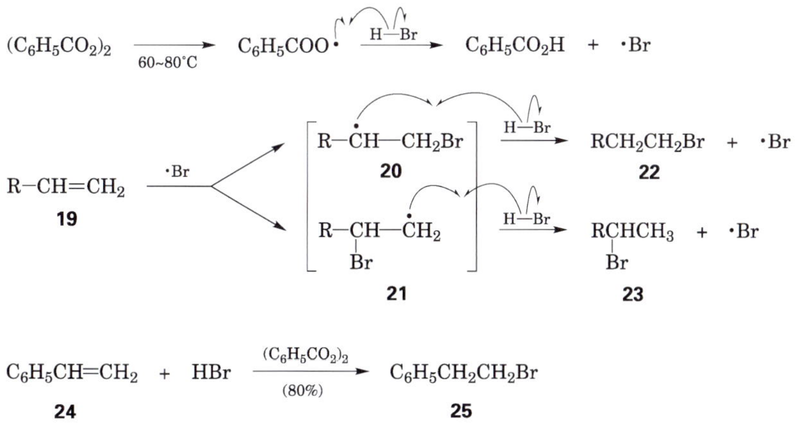

C ハロニウムイオンを中間体とするその他の付加反応

ハロゲン（X_2）の二重結合への付加は，環状ハロニウムイオン中間体の形成後，これに求核試薬

(Nu:)としてハロゲン化物イオン($X^{\ominus}$)が攻撃する経路で起こる（1 **A** 参照）．同様の反応形式で，種々の求核試薬がハロニウムイオンを攻撃すると，種々の β-置換ハロゲン化アルキルが生成する．

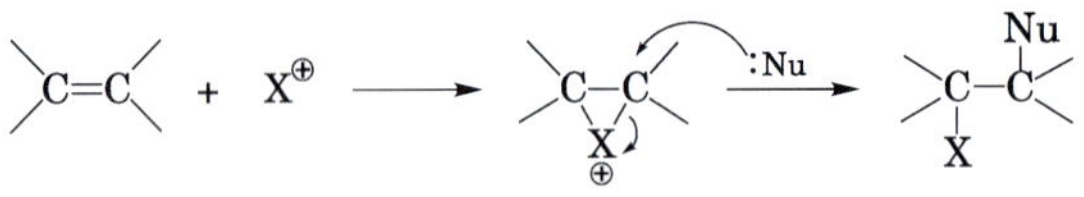

1) 次亜ハロゲン酸の付加

次亜ハロゲン酸 hypohalogenous acid (HOX) が二重結合に付加すると，**ハロヒドリン** halohydrin (X–C–C–OH) を生成する．この反応は，ハロゲンの付加と同様，まずハロニウムイオンが生成し，次に $HO^{\ominus}$ が置換基の多い方の炭素にアンチ付加してハロヒドリンを生成する．ハロヒドリンを塩基で処理すると**エポキシド** epoxide を与える．この反応はエポキシド合成の有用な方法である．

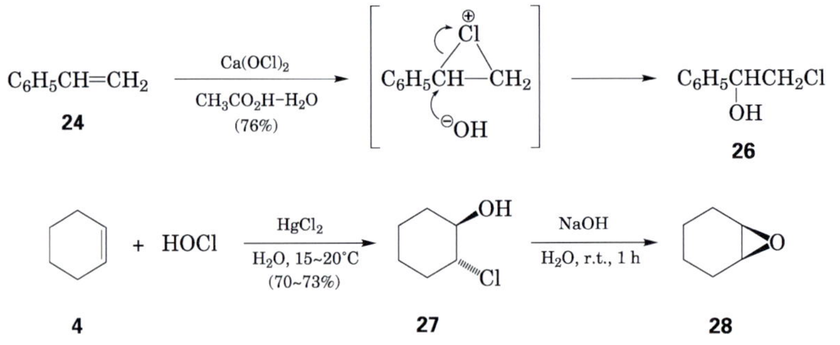

次亜ハロゲン酸には $HOX + HX \rightleftarrows X_2 + H_2O$ の平衡があり，反応の際に 1,2-ジハロゲン体を副生することがある．これに対してハロゲンカチオン供与体として **N-ブロモスクシンイミド** N-bromosuccinimide（NBS，**29**）や X_2–AgOCOR（次項 Prevost 反応参照）を用いると反応系内のハロゲン化物イオンの濃度が低く保たれるため，ハロヒドリンが収率よく合成できる．

例えば，オレフィンに NBS を水や酢酸などの溶媒中で作用させると，NBS は $Br^{\oplus}$ の供給源となってハロニウムイオンを形成する．次に，イミドアニオン（**30**）は求核性が小さいので用いた溶媒が求核試薬となりハロニウムイオンを攻撃し，アンチ付加したハロヒドリンやエステルが生成する．

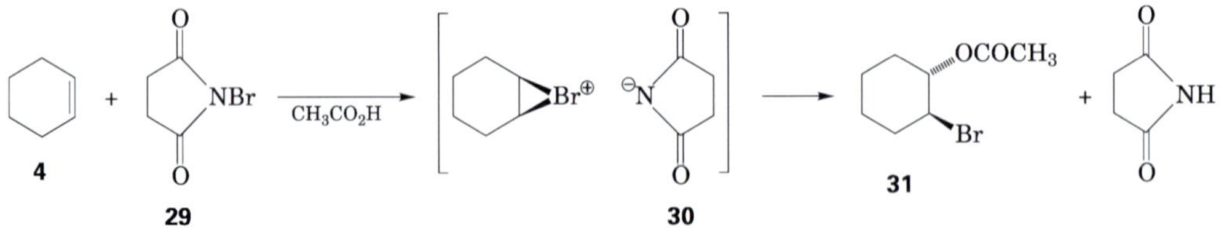

2) 次亜ハロゲン酸アシルの付加（Prevost 反応）

1 当量のカルボン酸の銀塩と 1 当量のヨウ素をエーテルやクロロホルムなどの溶媒中でオレフィンに作用させると，ハロヒドリンのエステルが生成する．この反応は **Prevost 反応**といわれ，銀

塩とハロゲンから**次亜ハロゲン酸アシル** acylhypohalite (RCO_2X) が生成して反応が進行すると考えられている.

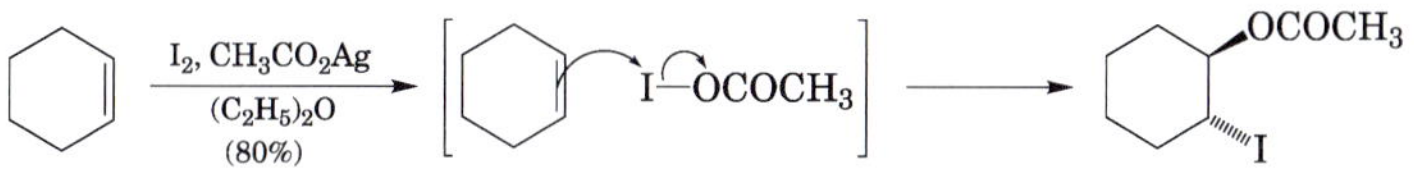

通常, 酢酸銀や安息香酸銀が用いられ, またヨウ素の代わりに臭素が用いられることがある.

次亜ハロゲン酸アシル

4　32

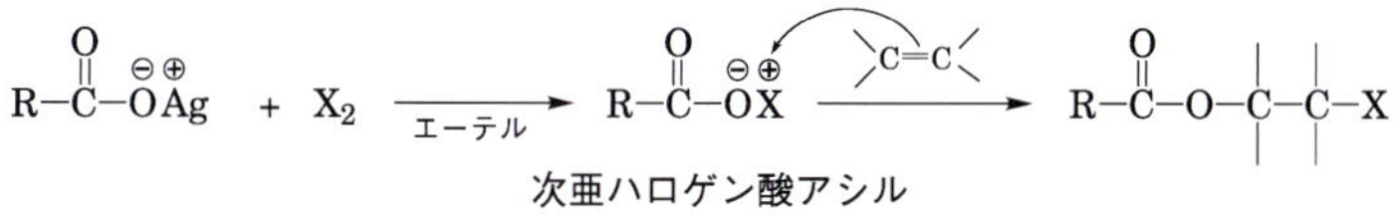

2 当量の銀塩と 1 当量のヨウ素との反応で得られる複合体 ($C_6H_5CO_2Ag \cdot C_6H_5CO_2I$) をオレフィンに反応させると, まず次亜ヨウ素酸アシルがオレフィンに付加し, さらに加熱すると, 式に示したように反応して *trans*-ジオールジエステル (**35**) が生成する.

4　33　34

35a　35b

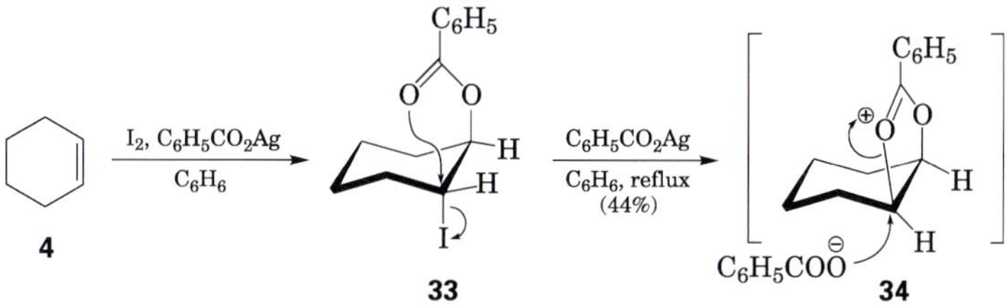

3) ハロラクトン化反応

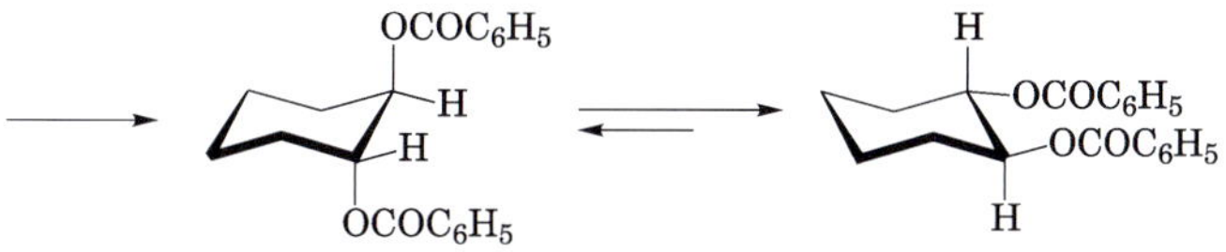

次の反応例のように二重結合を有するカルボン酸 (**36**) にヨウ素や NBS を作用させると, 中間にハロニウムイオン中間体 (**37**) が生成し, カルボキシレートが分子内攻撃して, ハロラクトン (**38**) を生成する. この反応は**ハロラクトン化反応** halolactonization といい, とくに五員環あるいは六員環ラクトンの合成法として用いられる (4 章 3 D 参照). **39** のヨードラクトン化は Corey らのプロスタグランジン合成のうちで重要なステップの 1 つである.

36　37　38

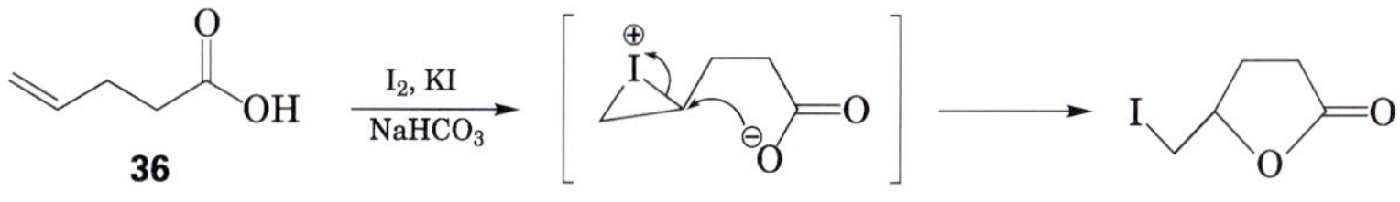

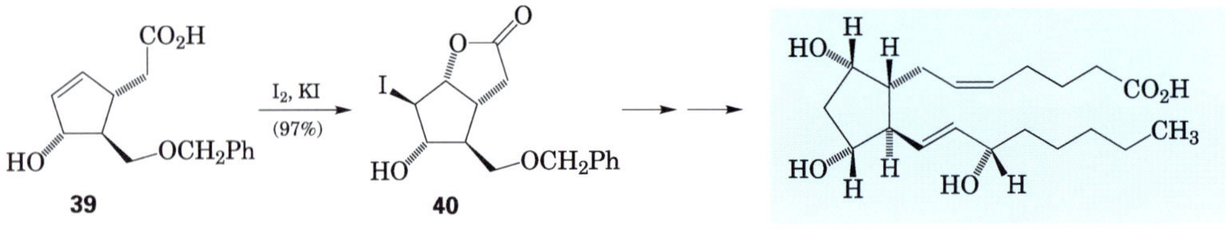

41
ジノプロスト®
(プロスタグランジン$F_{2\alpha}$)
(子宮収縮薬, 消化管機能促進薬, 全身用止血薬)

2. 置換によるハロゲン化物の合成

A アルコール類のハロゲン化

アルコール類のハロゲン化はハロゲン化アルキルの一般的合成法として広く用いられている.

1) ハロゲン化水素によるハロゲン化

アルコールにハロゲン化水素を反応させるとハロゲン化アルキルを生成する. この反応は次に示すように, 中間にカルボカチオン(**44**)が生成する. この段階が反応の律速段階であり, S_N1 機構で進行する. **44** にハロゲン化物イオン($X^{\ominus}$)が結合するとハロゲン化アルキル(**45**)となる. **44** から β 位のプロトンが脱離するとアルケン(**46**)が生成する. また, ヒドリドの移動によるより安定なカルボカチオン(**47**)への転位を経由してハロゲン化が進行する場合もある. どの経路が優先するかはアルコールの構造, 用いるハロゲン化水素の種類および反応条件によって決まる.

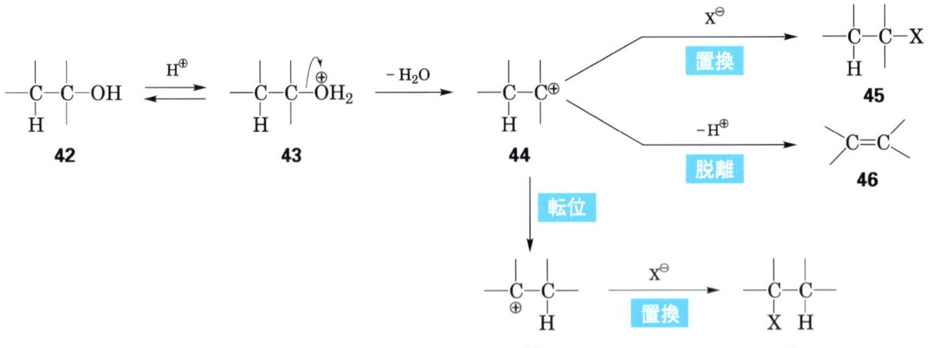

通常, アルコールについては第三級≫第二級>第一級の順に, ハロゲン化水素については HI>HBr>HCl≫HF の順に反応性が低下する. **52** の例のように, 対応するカルボカチオンがフェニル基により共鳴安定化するものは容易にハロゲン化される.

$$\underset{\mathbf{49}}{CH_3CH_2CH_2CH_2OH} \xrightarrow[\text{reflux (95\%)}]{\text{48\% HBr, } H_2SO_4} \underset{\mathbf{50}}{CH_3CH_2CH_2CH_2Br}$$

$$\underset{\mathbf{49}}{CH_3CH_2CH_2CH_2OH} \xrightarrow[\text{150\~155°C (75\%)}]{\text{HCl, } ZnCl_2} \underset{\mathbf{51}}{CH_3CH_2CH_2CH_2Cl}$$

52　**53**

2）塩化チオニルによるハロゲン化

塩化チオニル thionyl chloride（$SOCl_2$，沸点 76℃）は第一級あるいは第二級アルコールを塩化アルキルに変換する．この試薬は反応溶媒の役目も兼ねるうえ，反応した後はガス状の SO_2 と HCl が副生成物であるため，後処理が非常に容易でよく用いられる．この反応は亜硫酸エステル（**55**）を経由する **S_Ni 機構**で進行し，置換を受ける炭素原子の**立体配置は保持**される．反応系にピリジンを共存させると反応は S_N2 機構で進行し，立体配置は反転する．

54　**55**　イオン対　**56**

54　**55**　**57**　**58**

59　**60**

反応例として，プロクロルペラジン（**64**）の合成を示す．

61　**62**

64
プロクロルペラジンマレイン酸塩㊞
（統合失調症治療薬，鎮吐薬）

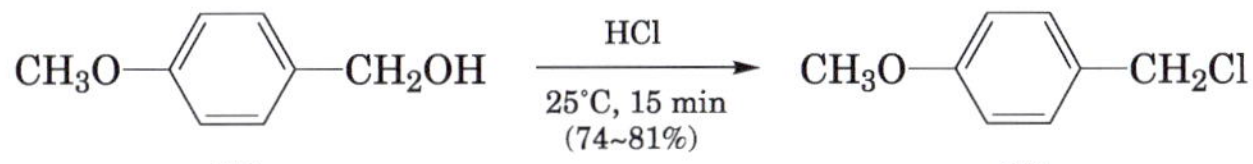

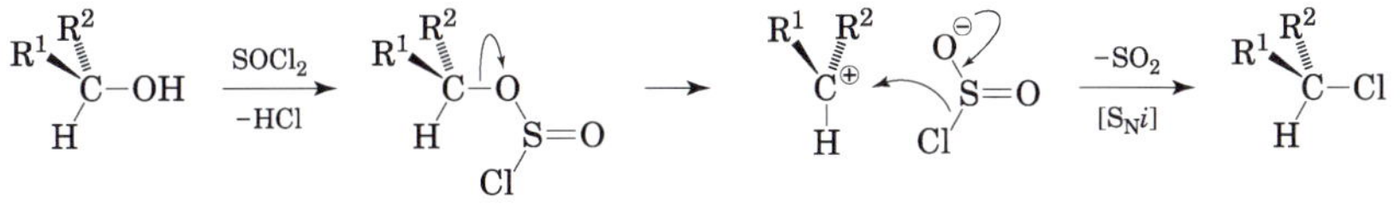

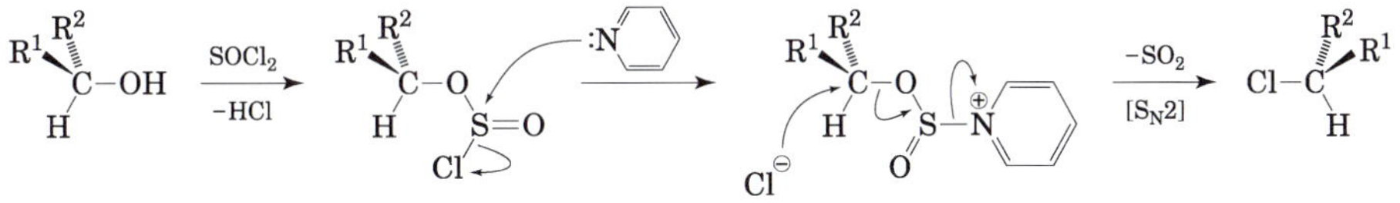

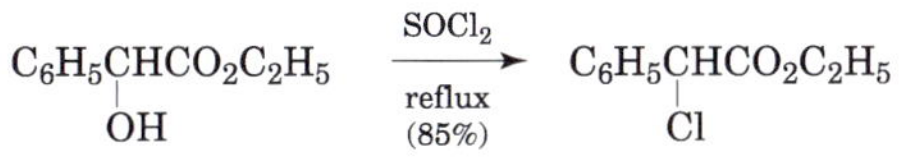

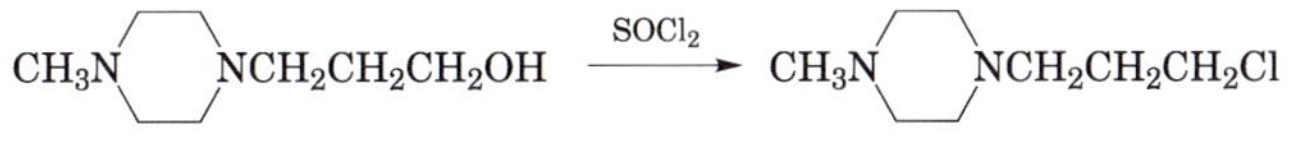

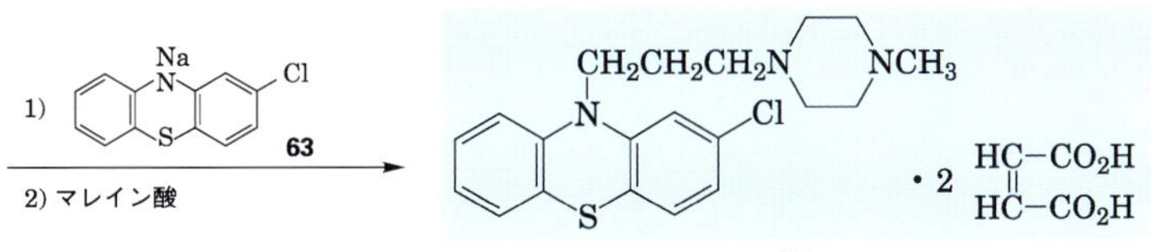

3）ハロゲン化リンによるハロゲン化

ハロゲン化リンは反応性が大きく，アルコール類との反応は比較的低い温度で進行する．塩素置換には PCl_3, PCl_5, $POCl_3$ が，臭素置換には PBr_3，ヨウ素置換には PI_3（赤リンとヨウ素）が古くから用いられている．

ハロゲン化リンによるハロゲン化は中間に不安定なリン酸エステルあるいは亜リン酸エステルを生じ，次いでハロゲン化物イオンによる **S_N2 型機構**で進行し，**立体配置の反転**を伴う．

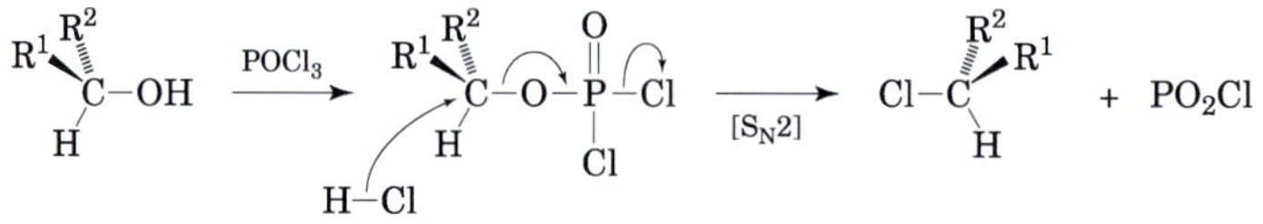

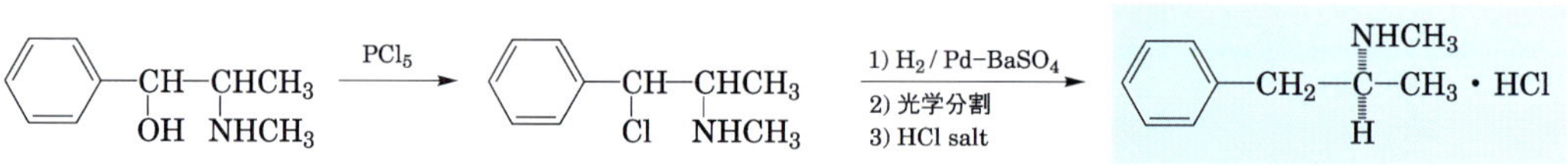

54　　**58**

反応例を次に示す．

65　　**66**

67　　**68**　　**69**

メタンフェタミン塩酸塩㊎
（中枢興奮薬［覚せい剤］）

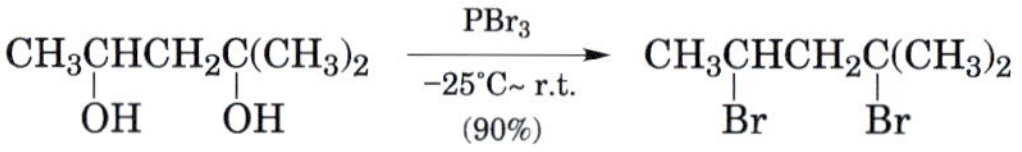

4）有機リン化合物によるハロゲン化

ハロゲン化試薬として優れた特徴をもつ有機リン化合物の例を次に述べる．

トリフェニルホスフィンジブロミド（**70**）は第一級～第三級アルコールの臭素化に適用でき，さらにフェノール性ヒドロキシ基の臭素化も収率よく進行する．**70** はトリフェニルホスフィン（Ph_3P）に臭素を作用させると容易に生成する．反応は中間に**ホスホニウム塩**（**72**）を生成し，次いでホスフィンオキシド（**74**）の脱離を伴って臭化アルキル（**73**）を生成する．

70　　**71**　　**72**　　**73**　　**74**

75　　**76**

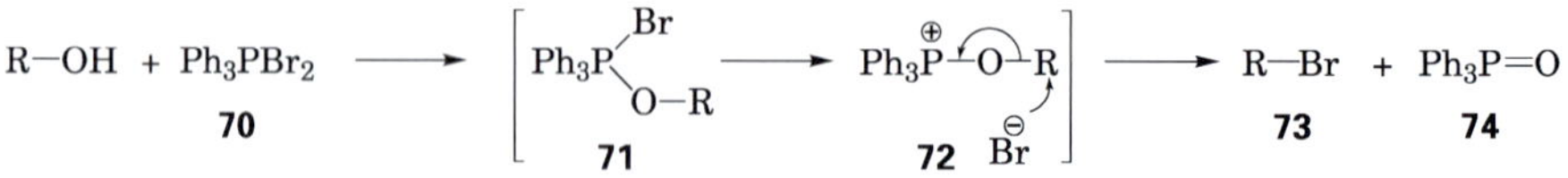

亜リン酸トリフェニルとヨウ化メチルとの反応で得られるホスホニウム塩（**77**）はアルコールのヨウ素化に有効な試薬である．

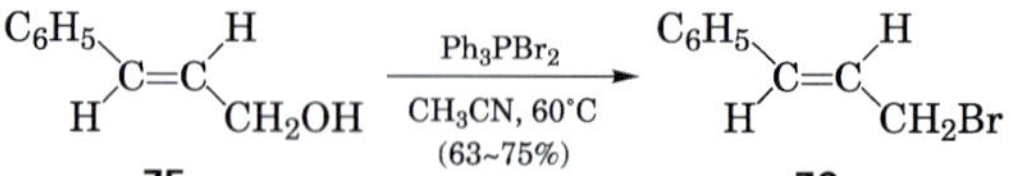

$$\text{R-OH} + (\text{PhO})_3\overset{\oplus}{\text{P}}\text{CH}_3 \overset{\ominus}{\text{I}} \xrightarrow{-\text{PhOH}} \left[(\text{PhO})_2\overset{\oplus}{\underset{\text{O-R}}{\text{P}}}\overset{\text{CH}_3}{\curvearrowleft} \overset{\ominus}{\text{I}} \right] \longrightarrow \text{R-I} + (\text{PhO})_2\overset{\text{O}}{\underset{}{\text{P}}}\text{CH}_3$$

77　　　　　　　　　　　　　　　　　**78**　　　　　　　　　　　　**79**　　　**80**

5) スルホン酸エステルを経由するハロゲン化

アルコールを**スルホン酸エステル** sulfonate (**81**) に変換し，これをハロゲン化物イオンで置換する方法がしばしば用いられる．アルコールはスルホン酸エステルになると脱離しやすくなり，ハロゲン化物イオンによって容易に置換されるからである．この方法は第一級，第二級アルコールに対して用いられ，反応は中性条件で行うことができる．スルホン酸エステルとしては p-トルエンスルホン酸 (p-$\text{CH}_3\text{C}_6\text{H}_4\text{SO}_3\text{H}$, TsOH) やメタンスルホン酸 ($\text{CH}_3\text{SO}_3\text{H}$, MsOH) のエステルが一般的であり，溶媒として DMF, DMSO あるいはアセトンを用い，NaI, LiBr, NaBr, LiCl を試薬としてそれぞれに対応するハロゲン化アルキルが合成される．また，スルホン酸エステルが不安定なアリルアルコールの場合にはそれを単離しないで行われる．

$$\text{R-OH} + \text{R'SO}_2\text{Cl} \xrightarrow{(\text{C}_2\text{H}_5)_3\text{N}} \text{R'}\overset{\text{O}}{\underset{\text{O}}{\overset{\|}{\underset{\|}{\text{S}}}}}\text{O-R} \xrightarrow{^\ominus \text{X}} \text{R-X} + \text{R'}\overset{\text{O}}{\underset{\text{O}}{\overset{\|}{\underset{\|}{\text{S}}}}}\text{O}^\ominus$$

81

$$\underset{\underset{\text{OSO}_2\text{C}_6\text{H}_4\text{CH}_3\,(p)}{|}}{\text{CH}_3\text{CH}_2\text{CHCH}_2\text{CH}_3} + \text{NaBr} \xrightarrow[\text{(85\%)}]{\text{DMSO}} \underset{\underset{\text{Br}}{|}}{\text{CH}_3\text{CH}_2\text{CHCH}_2\text{CH}_3}$$

82　　　　　　　　　　　　　　　　　　　　　　**83**

$$\underset{\textbf{84}}{\text{(geraniol)-OH}} \xrightarrow[\text{collidine, 0°C, 1.5 h}]{\text{CH}_3\text{SO}_2\text{Cl, LiCl}} \underset{\textbf{85}}{\text{(geranyl chloride)-Cl}}$$

(87%)

B カルボン酸の OH のハロゲン化

酸塩化物 acid chloride (RCOCl) は非常に反応性に富む合成中間体でアシル化剤として重要である．酸臭化物や酸ヨウ化物も知られているが，それらは安定性が低いので，合成化学上は酸塩化物が広く用いられている．

通常，カルボン酸またはその塩にハロゲン化剤を作用させて合成する．酸塩化物は湿気でただちに分解してもとのカルボン酸になるので，反応の際は湿気を断つ必要がある．ハロゲン化剤としては SOCl_2, PCl_3, POCl_3, PCl_5 などが用いられ，それぞれカルボン酸との**混合酸無水物**(**86** または **87**) を経由して反応が進行する．塩化チオニルの場合は副生物が SO_2 と HCl であるので後処理が容易であり，よく用いられる．塩化チオニルに触媒量のピリジンまたは DMF を添加すると低温で反応が進行する．

$$\text{R-C(=O)-OH} + \text{SOCl}_2 \longrightarrow \left[\text{R-C(OH)=O}^+\text{-S(=O)-Cl} \; \text{Cl}^- \right] \longrightarrow \left[\text{R-C(O:H)(Cl)-O-S(=O)-Cl} \right] \longrightarrow \left[\text{R-C(=O}^+\text{H)-Cl} \right]$$

86

$$\longrightarrow \text{R-C(=O)-Cl} + \text{SO}_2 + \text{HCl}$$

$$\text{R-C(=O)-OH} + \text{PCl}_5 \longrightarrow \left[\text{R-C(=O)-O-PCl}_4 \right] \longrightarrow \text{R-C(=O)-Cl} + \text{POCl}_3$$

87

　酸塩化物に他のカルボン酸を作用させ**交換反応**によって別の酸塩化物を合成することができる．塩化ベンゾイル(**89**)や塩化フタロイルは沸点の低い酸塩化物の合成に用いられ，塩化オキザリル(**91**)の場合には副生物が CO, CO$_2$, HCl であるので生成した酸塩化物の精製は容易である．

$$\text{CH}_3\text{CH}_2\text{CO}_2\text{H} + \text{C}_6\text{H}_5\text{COCl} \xrightarrow[(89\%)]{\text{蒸留}} \text{CH}_3\text{CH}_2\text{COCl} + \text{C}_6\text{H}_5\text{CO}_2\text{H}$$
88　　　　　　　**89**　　　　　　　　　　**90**

$$\text{C}_6\text{H}_5\text{CO}_2\text{H} + \text{ClCOCOCl} \xrightarrow{(98\%)} \text{C}_6\text{H}_5\text{COCl} + \text{CO} + \text{CO}_2 + \text{HCl}$$
91

酸塩化物はアシル化剤として種々の化合物合成に広く利用される．

RCOCl を中心とした反応:
- C$_6$H$_6$ / AlCl$_3$ → RCO-C$_6$H$_5$
- C=C / AlCl$_3$ → RCO-C-C-Cl
- R'—M → RCOR'
- H$_2$, Pd–BaSO$_4$, quinoline → RCHO
- R'SH → RCOSR'
- R'NH$_2$ → RCONHR'
- R'OH → RCO$_2$R'

プロカイン(**95**)をはじめとして多くの日本薬局方医薬品の合成に本法が利用されている．

$$\underset{\textbf{92}}{\underset{\text{NO}_2}{\text{C}_6\text{H}_4}\text{-CO}_2\text{H}} \xrightarrow{\text{SOCl}_2} \underset{\textbf{93}}{\underset{\text{NO}_2}{\text{C}_6\text{H}_4}\text{-COCl}} \xrightarrow[\text{C}_6\text{H}_6]{\text{HOCH}_2\text{CH}_2\text{N}(\text{C}_2\text{H}_5)_2} \underset{\textbf{94}}{\underset{\text{NO}_2}{\text{C}_6\text{H}_4}\text{-CO}_2\text{CH}_2\text{CH}_2\text{N}(\text{C}_2\text{H}_5)_2} \xrightarrow{\text{Sn, aq. HCl}} \underset{\substack{\textbf{95}\\ \text{プロカイン塩酸塩}\text{\textcircled{局}}\\ \text{(局所麻酔薬)}}}{\underset{\text{NH}_2}{\text{C}_6\text{H}_4}\text{-COCH}_2\text{CH}_2\text{N}(\text{C}_2\text{H}_5)_2 \cdot \text{HCl}}$$

C カルボニル基の α-ハロゲン化

1) 酸性条件下におけるケトンの α-ハロゲン化

ケトンは臭素や塩素と容易に反応してα-ハロケトンを生成する．反応機構は次式に示すように，まず酸触媒によるケトンのプロトン化によってエノール化が起こり，次に臭素がエノール(**97**)へ求電子攻撃し，α-ブロモケトン(**98**)を生成する．多くのケトンはケト形をとっているためエノール化がこの反応の律速段階となる．

$$R-\underset{O}{\overset{\|}{C}}-CH_3 \;\underset{}{\overset{[H^\oplus]}{\rightleftharpoons}}\; R-\underset{HO}{\overset{}{C}}=CH_2 \;\xrightarrow{Br-Br}\; R-\underset{O}{\overset{\|}{C}}-CH_2Br + HBr$$

96 ケト形　　**97** エノール形　　**98**

反応の進行に伴って生じるHClやHBrによりケトンが縮合反応を起こす場合があり，これを抑制するために脱酸剤としてCaCO₃やKClO₃が用いられる．非対称ケトンでは通常α-およびα′-ハロケトンの混合物を生成する．

99 →(Cl₂, H₂O, 0°C, (61~66%))→ **100** (2-クロロシクロヘキサノン)

101 CH₃-CO-CH₂CH₂CH₃ →(Br₂, KClO₃, H₂O, 40~45°C)→ CH₃-CO-CHBrCH₂CH₃ (**102**, 53%) + BrCH₂-CO-CH₂CH₂CH₃ (**103**, 32%)

α-**ハロケトン**は反応性に富むハロゲンとカルボニル基を有し合成中間体として重要である．エフェドリン塩酸塩(**108**)の合成法の1つとしてプロピオフェノン(**104**)の臭素化を経由するルートを示す(5章1 **A** 参照)．

104 Ph-CO-CH₂CH₃ →(Br₂)→ **105** Ph-CO-CHBr-CH₃ →(CH₃NH₂)→ **106** Ph-CO-CH(NHCH₃)CH₃

→(H₂/Pt)→ **107** Ph-CH(OH)-CH(NHCH₃)CH₃ →(1) 光学分割, 2) HCl salt)→ **108** エフェドリン塩酸塩 ⓑ (昇圧薬，気管支拡張薬，局所性血管収縮薬)

塩化銅(Ⅱ)や臭化銅(Ⅱ)はケトンやアルデヒドのα-ハロゲン化に有効な試薬であり，非対称ケトンの場合，置換基の多い方のα炭素原子がハロゲン化される特徴がある．

$$CH_3-\overset{O}{\underset{}{C}}-CH_2CH_3 + CuCl_2 \xrightarrow[\text{DMF, 80~90°C}]{\text{LiCl}} CH_3-\overset{O}{\underset{}{C}}-\underset{Cl}{\overset{}{C}HCH_3}$$
$$\text{109} \qquad\qquad\qquad\qquad (55\text{~}70\%) \qquad\qquad \text{110}$$

$$HO-\text{C}_6H_4-\overset{O}{\underset{}{C}}-CH_3 + CuBr_2 \xrightarrow[(100\%)]{CH_3CO_2Et} HO-\text{C}_6H_4-\overset{O}{\underset{}{C}}-CH_2Br$$
$$\text{111} \qquad\qquad\qquad\qquad\qquad\qquad \text{112}$$

2) 塩基性条件下におけるケトンの α-ハロゲン化（ハロホルム反応）

ケトンの塩基性条件下におけるハロゲン化は，ケトンの α 水素の塩基による引き抜きで生じるエノラートアニオンの反応である．電子求引性のハロゲンが α 位に導入されると残りの α 水素の引き抜きがいっそう容易となりエノラート化が促進されるので，第 2, 第 3 のハロゲン置換が起こる．このため，α-モノハロケトンの合成には適しない．

アルカリ条件下でメチルケトンにハロゲン分子あるいは次亜ハロゲン酸塩を作用させるとトリハロメチルケトン（**116**）を生成する．トリハロメチルケトンはアルカリ溶液中で加水分解してカルボン酸（**117**）とトリハロメタン（ハロホルム，**118**）を生成する．この反応を**ハロホルム反応** haloform reaction という．

$$R-\overset{O}{\underset{}{C}}-CH_3 \xrightleftharpoons[]{\ominus OH} R-\overset{\ominus O}{\underset{}{C}}=CH_2 \xrightarrow{X-X} R-\overset{O}{\underset{}{C}}-CH_2X$$
$$\text{96} \qquad\qquad \text{113} \qquad\qquad \text{114}$$

$$R-\overset{O}{\underset{}{C}}-CX_3 \xleftarrow[X_2]{\ominus OH} R-\overset{O}{\underset{}{C}}-CHX_2 \xleftarrow{X_2} R-\overset{\ominus O}{\underset{}{C}}=CHX$$
$$\text{116} \qquad\qquad \text{115}$$

$$R-\underset{OH}{\overset{\ominus O}{\underset{}{C}}}-CX_3 \xrightarrow{H^\oplus} R-\overset{O}{\underset{}{C}}-OH + CHX_3$$
$$\qquad\qquad\qquad \text{117} \qquad \text{118}$$

$$(CH_3)_3C-\overset{O}{\underset{}{C}}-CH_3 \xrightarrow[(NaBrO), 0°C]{Br_2, NaOH} (CH_3)_3C-\overset{O}{\underset{}{C}}-OH + CHBr_3$$
$$\text{119} \qquad\qquad (71\text{~}74\%) \qquad \text{120}$$

ヨウ素を用いる反応を**ヨードホルム反応** iodoform reaction といい，ヨードホルムの特異な臭気と淡黄色の沈殿の生成からこの反応の進行が観察できるので，日本薬局方の確認試験に採用されている．

$$\underset{\substack{\text{イソプロパノール局}\\(\text{殺菌薬・消毒薬,}\\ \text{油性・有機溶剤})}}{CH_3-\underset{\underset{OH}{|}}{CH}-CH_3} \xrightarrow[\substack{(\text{NaIO})\\ [\text{酸化}]}]{I_2,\ NaOH} CH_3-\underset{\underset{O}{\|}}{C}-CH_3 \xrightarrow[(\text{NaIO})]{I_2,\ NaOH} CH_3-\underset{\underset{O}{\|}}{C}-CI_3 \xrightarrow{NaOH} CH_3CO_2Na + \underset{\substack{\text{ヨードホルム局}\\(\text{殺菌薬・消毒薬})\\ \text{淡黄色}}}{CHI_3}$$

▶D カルボン酸のα-ハロゲン化(Hell–Volhard–Zelinsky 反応)

カルボン酸では，カルボニル基の電子求引性がHO基によって弱められているので，ケトンやアルデヒドにみられたようなC=O基のエノール化を経由するα炭素上での置換反応は困難である．しかし，カルボキシ基のHOをハロゲンで置換した酸ハロゲン化物(R–COX)または酸無水物(R–CO–O–CO–R)に変えるとカルボニル基の電子求引性が増し，容易にα位で置換が起こるようになる．これを利用するα-ハロカルボン酸の合成法としてHell–Volhard–Zelinsky 反応がある．この反応は，通常，触媒量のPCl$_3$あるいは赤リンの存在下カルボン酸に臭素を作用させて行う．

反応機構を次式に示す．まずPCl$_3$によってカルボン酸は酸塩化物(**121**)に変換され，そのエノール体(**122**)が臭素を攻撃してα-ブロモ体(**123**)を生成する．次に**123**が未反応の原料と交換反応を起こしてα-ブロモカルボン酸(**124**)になる．赤リンとBr$_2$を用いる場合には，反応液中でPBr$_3$が生じるのでこれによって臭素化が進行する．

$$RCH_2CO_2H \xrightarrow{PCl_3} \left[\underset{121}{RCH_2-\underset{\underset{O}{\|}}{C}-Cl} \rightleftarrows \underset{122}{R-CH=\underset{\underset{OH}{|}}{C}-Cl} \right]$$

この反応で生成するα-ブロモカルボン酸や中間に生成する酸ハロゲン化物は合成中間体としても重要である．

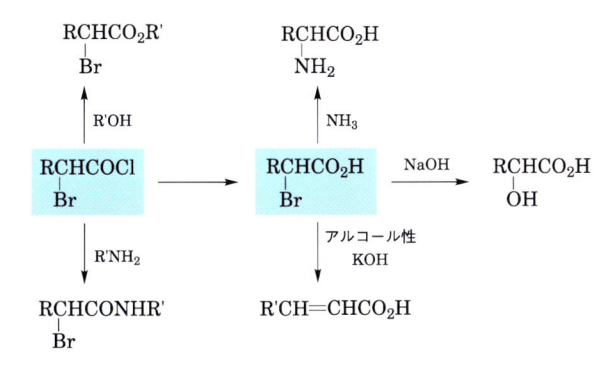

反応例を次に示す．とくに催眠鎮静薬ブロモバレリル尿素(**129**)の合成には Hell–Volhard–Zelinsky 反応が利用されている．イソ吉草酸(**127**)からジブロミド(**128**)を合成し，これに尿素を反応させるとブロモバレリル尿素が得られる．

$$\text{C}_6\text{H}_5\text{CH}_2\text{CO}_2\text{H} \xrightarrow[\text{(62\%)}]{\text{Br}_2,\ \text{PCl}_3} \text{C}_6\text{H}_5\text{CHBrCO}_2\text{H}$$
125 → **126**

$$(\text{CH}_3)_2\text{CHCH}_2\text{CO}_2\text{H} \xrightarrow{\text{Br}_2,\ \text{P}} (\text{CH}_3)_2\text{CHCHBrCOBr} \xrightarrow{(\text{NH}_2)_2\text{CO}} (\text{CH}_3)_2\text{CHCHBrCONHCONH}_2$$
127 → **128** → **129** ブロモバレリル尿素㊙（催眠鎮静薬）

カルボン酸と同様にエステルやアミドを直接 α-ハロゲン化することは困難であるが，マロン酸エステル(**130**)のような活性水素を有する化合物は容易にハロゲン化される．ハロゲン化の後，エステル部分の加水分解，脱炭酸を行うことにより，α-ハロカルボン酸(**124**)に変換できる．

$$\text{RCH}(\text{CO}_2\text{C}_2\text{H}_5)_2 \xrightarrow{\text{Br}_2} \text{RCBr}(\text{CO}_2\text{C}_2\text{H}_5)_2 \xrightarrow[\Delta\ [\text{加水分解}][\text{脱炭酸}]]{\text{H}_3\text{O}^{\oplus}} \text{R–CHBr–CO}_2\text{H}$$
130 → **131** → **124**

反応例を次に示す．駆虫薬カイニン酸(**137**)の合成では，ジエステル(**134**)を臭素化して **135** とし，これを過剰量の KOH で処理するとピペリドン環が開くと同時に，臭素原子のアミノ基による置換と脱炭酸が起こりピロリジン化合物(**136**)を与える．その後，数工程の反応でカイニン酸へ導かれる．

$$\text{CH}_2(\text{CO}_2\text{C}_2\text{H}_5)_2 \xrightarrow[\text{reflux, 1h}\ (73\sim75\%)]{\text{Br}_2,\ \text{CCl}_4} \text{BrCH}(\text{CO}_2\text{C}_2\text{H}_5)_2$$
132 → **133**

134 → (Br$_2$) → **135** → (KOH) → **136** → → **137** カイニン酸(水和物)㊙（駆虫薬）

E アリル位およびベンジル位のハロゲン化(Wohl–Ziegler 反応)

N–ハロアミド，とくに ***N*–ブロモスクシンイミド**(NBS, **29**)を用いてアリル位またはベンジル位を臭素化する反応で，二重結合や芳香核は変化することなくそれに隣接する炭素原子上に臭素が導入される．この反応は **Wohl–Ziegler 反応**といわれ，合成化学上広く利用されている．

138　**29**　**139**

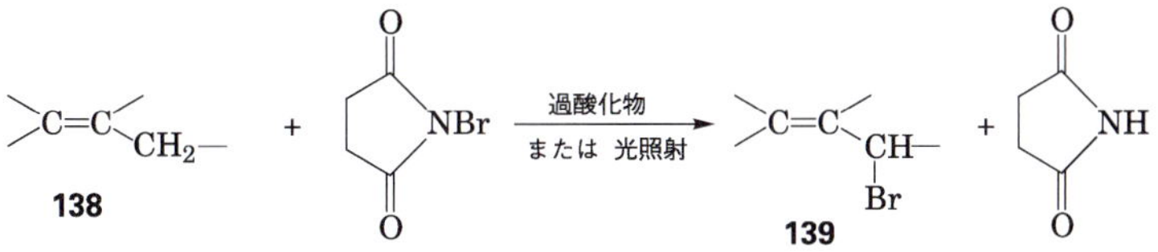

この反応はラジカル反応で，通常，反応開始剤として**過酸化ベンゾイル**($C_6H_5–\overset{O}{\overset{\|}{C}}–O–O–\overset{O}{\overset{\|}{C}}–C_6H_5$)などの過酸化物や光照射が用いられる．反応の開始に微量の HBr が必要で，NBS が HBr と反応して生成した低濃度の Br_2 がラジカル**連鎖反応** chain reaction に関与する反応機構が考えられている．

$$R–\overset{O}{\overset{\|}{C}}–O–O–\overset{O}{\overset{\|}{C}}–R \longrightarrow 2R\cdot + 2CO_2$$

$$Br_2 + R\cdot \longrightarrow Br\cdot + RBr$$

$$Br\cdot + –CH{=}CH–CH_2– \longrightarrow –CH{=}CH–\dot{C}H– + HBr$$

$$–CH{=}CH–\dot{C}H– + Br_2 \longrightarrow –CH{=}CH–\underset{Br}{\underset{|}{C}H}– + Br\cdot$$

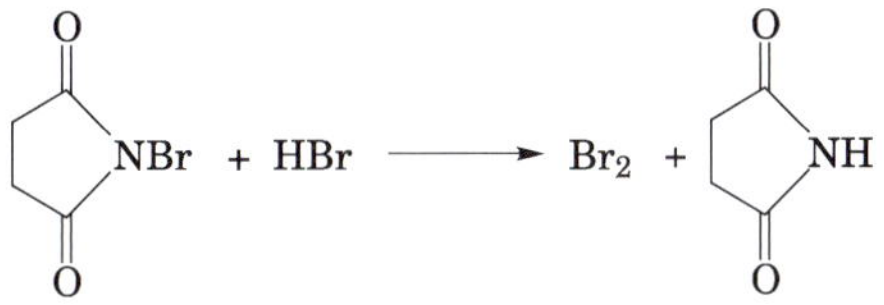

次の反応例(**140, 142**)が示すように，この方法は Br_2 と反応しうる官能基(二重結合やケトン)がある場合にも選択的にアリル位またはベンジル位を臭素化することができる．カルバマゼピン(**148**)は，**144** を臭素化して **145** とし，次に KOH で処理して二重結合の導入とアミドの加水分解を同時に行って **146** とし，さらに **147** を経由して合成される．

$$\underset{\mathbf{140}}{CH_3CH_2CH_2CH_2CH{=}CHCH_3} \xrightarrow[\text{CCl}_4\text{, reflux (58~64\%)}]{\text{NBS, }(C_6H_5CO_2)_2} \underset{\mathbf{141}}{CH_3CH_2CH_2\underset{Br}{\underset{|}{C}H}CH{=}CHCH_3}$$

142　**143**

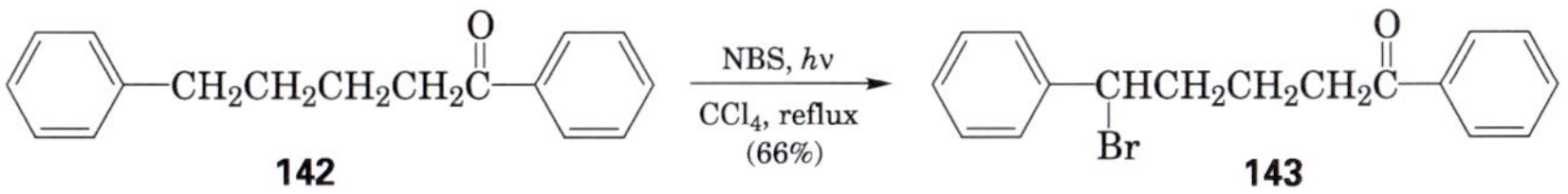

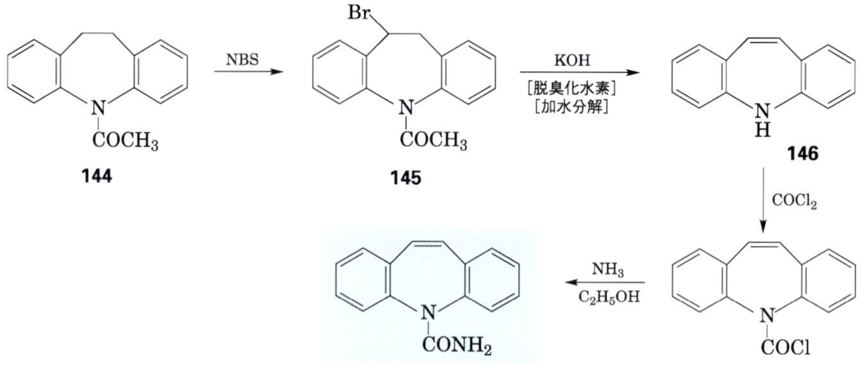

144　145　146　147

148
カルバマゼピン㊐
（抗てんかん薬，抗躁薬，非麻薬性鎮痛薬）

F カルボン酸銀塩の脱炭酸によるハロゲン化(Hunsdiecker 反応)

カルボン酸の銀塩と Br_2 を無水の溶媒中で加熱すると脱炭酸を起こして炭素数が 1 つ減少した臭化アルキルを生成する．この反応を **Hunsdiecker 反応**という．反応は，まず**次亜臭素酸アシル** acylhypobromite (**149**) が生成し，次に熱分解で生じたラジカル中間体を経由して進行すると考えられている．

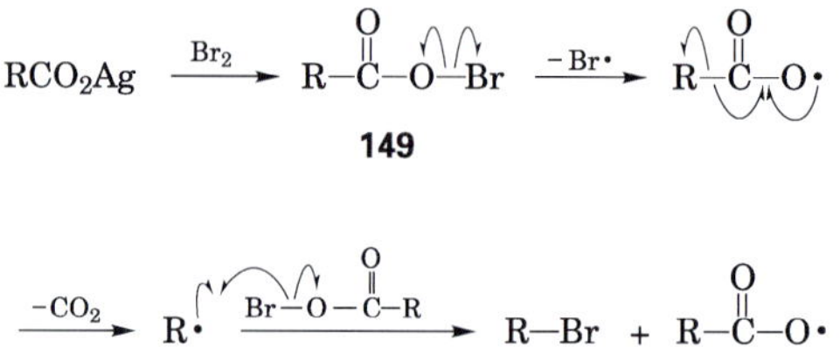

［アシルオキシラジカル連鎖反応］

この方法により第一級臭化アルキルが収率よく得られる．

$$n\text{-}C_{11}H_{23}CO_2Ag \xrightarrow[\text{reflux, 1 h (67\%)}]{Br_2,\ CCl_4} n\text{-}C_{11}H_{23}Br$$

150　　**151**

3. 脱　離

脱離反応 elimination reaction は形式的には付加反応の逆反応であり，1 個の分子から 2 個の原子または原子団が置換されることなく除去されて多重結合を生成する反応である．最も一般的な脱離反応は隣接する炭素原子に結合する 2 個の置換基が脱離する **1,2−脱離**（**β 脱離**）である．

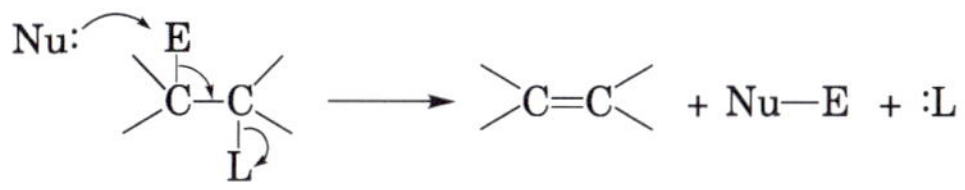

1,2-脱離のほかに，同一炭素原子に結合する2個の置換基が脱離して電子不足の反応性の高い**カルベン** carbene が生成する **1,1-脱離**（α **脱離**）がある（6章4 **A** 参照）．

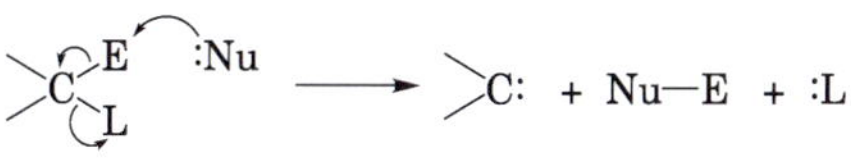

ここでは合成反応として繁用されている 1,2-脱離による二重結合および三重結合の生成について概説する．

A 1,2-脱離の機構的分類

1,2-脱離の反応機構は次の4つに分類される．

1）E2 反応（2分子脱離）

反応速度が基質と塩基との濃度の積に比例する2次式になる反応で，ハロゲン化アルキルを水酸化物イオンやアルコキシドのような強塩基で処理したときの脱離反応がこれに属する．反応は遷移状態が1つだけの協奏反応であり，S_N2 反応と競争的に進行する場合がある．E2 反応が起こるための最適な立体配座は C_α-L と C_β-H とが同一平面上で反対方向（**アンチペリプラナー** anti-periplanar）に位置することであり，このような脱離反応の様式を**アンチ脱離** anti-elimination という．

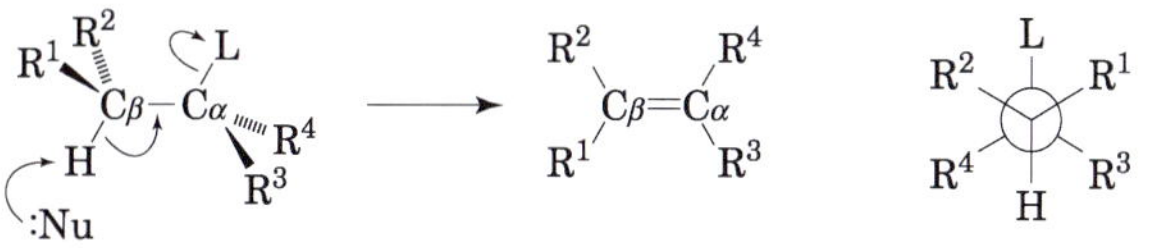

反応速度 ∝ [基質] × [塩基]

2）E1 反応（1分子脱離）

反応速度が基質の濃度のみに比例する1次式になる反応で，カルボカチオンの生成が反応の律速段階となり，次いで β 位のプロトンが脱離して二重結合が生成する．したがって，カルボカチオンの生成までは S_N1 反応と同じであり，E1 反応は S_N1 反応との競争反応として進行する．アルコールの酸触媒による脱水反応やハロゲン化アルキルの中性または弱酸性条件下での脱ハロゲン化水素がこれに属する．E1 反応では中間に生じるカルボカチオンが平面構造（sp^2 混成軌道）をとるため，2個の脱離基間の相対配置は，生成するオレフィンの立体化学にとってあまり重要ではない．

$$\text{−C(L)−C(H)−} \underset{-L^\ominus}{\rightleftarrows} \text{−C−C(+)−} \underset{-H^\oplus}{\rightleftarrows} \text{C=C}$$

反応速度 ∝ [基質]

3) E1cB 反応（共役塩基の 1 分子脱離）

反応は塩基による C^1 位のプロトンの引き抜きでカルボアニオンを生成し，次いで C^2 炭素上の脱離基 L が脱離してオレフィンを生成する二段階反応で，第二段目が律速段階となるため 1 分子脱離反応と考えられ，E1cB (unimolecular elimination of conjugated base) 反応と呼ばれている．この反応は，β-ヒドロキシカルボニル化合物などのようにカルボアニオンが電子求引性基で安定化され，L の脱離能が小さく，さらに生成するオレフィンが原料に比べて不安定な場合にみられる．例としてリンゴ酸 (**152**) の塩基性条件下での脱水反応があげられる．

$$\underset{\text{Nu:}}{\overset{O}{-\overset{|}{C}-\overset{L}{\underset{H}{C}}-\overset{|}{C}-}} \underset{速い}{\rightleftarrows} \overset{O^\ominus}{-C=\overset{L}{\underset{|}{C}}-\overset{|}{C}-} \leftrightarrow \overset{O}{-\overset{|}{C}-\overset{L}{\underset{\ominus}{C}}-\overset{|}{C}-} \underset{遅い}{\rightarrow} \overset{O}{-\overset{|}{C}} \text{C=C} + \text{:L}$$

$$\text{HO}_2\text{C}-\text{CH}_2-\underset{}{\overset{OH}{\underset{|}{CH}}}-\text{CO}_2\text{H} \xrightarrow{\overset{\ominus}{OH}} \left[{}^\ominus\text{OOC}-\overset{\ominus}{\underset{|}{CH}}-\overset{OH}{\underset{|}{CH}}-\text{COO}^\ominus \right] \longrightarrow \underset{H}{\overset{\text{HO}_2\text{C}}{}}\text{C=C}\underset{\text{CO}_2\text{H}}{\overset{H}{}}$$

152
リンゴ酸

153

4) Ei 反応（分子内シン脱離）

同一分子内で環状の遷移状態を経て協奏的に**シン脱離** *syn*-elimination をする 1 分子反応を **Ei 反応** internal elimination という．Ei 反応の遷移状態で環状構造を構成するすべての原子は同一平面上に位置する．したがって脱離する 2 つの置換基が**シンペリプラナー** *syn*-periplanar に配列して反応が進行すると考えられ，立体特異性の高い反応が多い．

$$\text{R}^1-\underset{H}{\overset{R^2}{\underset{|}{C}}}-\underset{\underset{\text{:Nu}}{L}}{\overset{R^4}{\underset{|}{C}}}-\text{R}^3 \longrightarrow \underset{R_2}{\overset{R_1}{}}\text{C=C}\underset{R_4}{\overset{R_3}{}} + \text{H−Nu−L:}$$

B 1,2-脱離の配向性

脱離基が第二級または第三級炭素に結合している場合，脱離の方向により 2 種類の生成物が可能となる．どちらを優先的に生成するかは，脱離基の種類や用いる塩基の立体的因子，生成するオレフィンの相対的安定性などによって決まる．

$$RCH_2-\underset{L}{\underset{|}{CH}}-CH_3 \xrightarrow{\text{Hofmann 型脱離}} RCH_2-CH=CH_2$$
$$\xrightarrow{\text{Zaitsev 型脱離}} RCH=CH-CH_3$$

Hofmann 則：置換基の最も少ないオレフィンを優先的に生成するという経験則で，荷電した基質(第四級アンモニウム塩など)の脱離がこの例である．

Zaitsev* 則：置換基の最も多いオレフィンを優先的に生成するという経験則で，中性の基質(アルコールやハロゲン化アルキル)の E2 あるいは E1 反応による脱離は通常これに従う．

C アルコールの脱水反応

アルコールを酸触媒の存在下，加熱すると脱水 dehydration が起こりオレフィンを生成する．この反応の律速段階は，水の脱離により，カルボカチオンを生成する段階であるため(E1 反応)，第三級＞第二級＞第一級アルコールの順に反応性は低下する．つまり，第三級カルボカチオンを与える第三級アルコールの反応が最も速い．また，脱離の方向は通常 Zaitsev 則に従う．

$$\underset{154}{R^1CH_2-\underset{OH}{\underset{|}{CHR^2}}} \underset{}{\overset{H^\oplus}{\rightleftharpoons}} \underset{155}{R^1CH_2-\underset{\overset{\oplus}{OH_2}}{\underset{|}{CHR^2}}} \overset{-H_2O}{\rightleftharpoons} \underset{156}{R^1CH-\overset{\oplus}{\underset{H}{\underset{|}{CHR^2}}}} \overset{-H^\oplus}{\rightleftharpoons} \underset{157}{R^1CH=CHR^2}$$

$$\underset{158}{CH_3CH_2CH_2\underset{OH}{\underset{|}{CH}}CH_3} \xrightarrow[\substack{100°C, 2\sim3\,h \\ (65\sim80\%)}]{50\%\ H_2SO_4} \underset{159}{CH_3CH_2CH=CHCH_3}$$

$$\underset{160}{\text{cyclohexanol}} \xrightarrow[\substack{130\sim140°C \\ (79\sim87\%)}]{H_2SO_4} \underset{4}{\text{cyclohexene}}$$

酸触媒によるアルコールの脱水反応では転位や生成する二重結合の異性化が問題になる場合がある．次の例は，第二級カルボカチオン(**162**)がメチル基の転位によって，より安定な第三級カルボカチオン(**163**)となった後にプロトンが脱離しアルケン(**164**)を与える．

$$\underset{161}{\underset{CH_3}{\overset{CH_3}{\overset{|}{\underset{|}{H_3C-C-CH-CH_3}}}}\ \overset{OH}{\underset{|}{}}} \xrightarrow[-H_2O]{H_2SO_4} \left[\underset{162}{\underset{CH_3}{\overset{CH_3}{\overset{|}{\underset{|}{H_3C-C-CH-CH_3}}}}^{\oplus}} \longrightarrow \underset{163}{\underset{H_3C}{\overset{H_3C}{\overset{}{\underset{}{}}}}\overset{\oplus}{C}-\underset{H}{\underset{|}{C}}(CH_3)_2} \right] \longrightarrow \underset{164}{\underset{H_3C}{\overset{H_3C}{\underset{}{}}}C=C\underset{CH_3}{\overset{CH_3}{}}}$$

---

* Alexander M. Zaitsev(1841～1910)：ロシアのカザン出身．名前はドイツ語の発音によれば Saytzeff とも綴られる．

硫酸などのプロトン酸が触媒として用いられるほか，$SOCl_2$–ピリジン，$POCl_3$–ピリジンなどのハロゲン化剤を用いる方法やアルコールをスルホン酸エステルとして塩基を作用させる方法もある．黄体ホルモンプロゲステロン(**168**)はシアノヒドリン(**165**)の $POCl_3$–ピリジンによる脱水反応を含むルートで合成される．

168
プロゲステロン㊐
（黄体ホルモン）

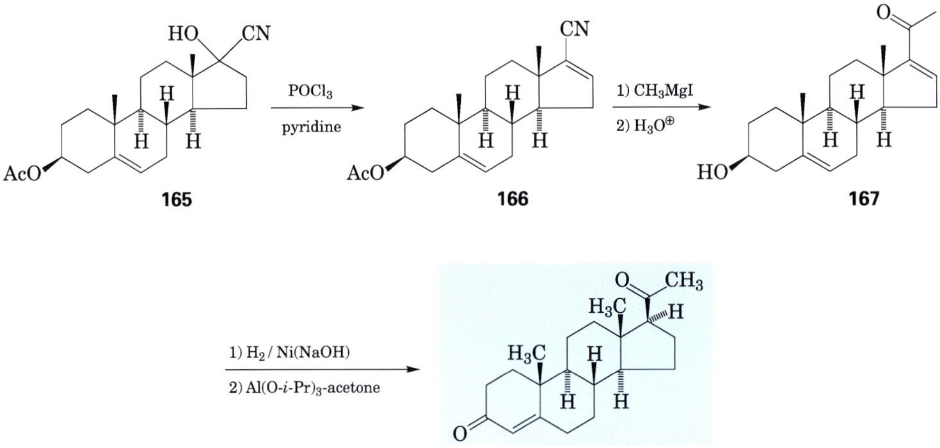

アルコールのスルホン酸エステルに塩基を作用させると脱スルホン酸反応が容易に進行して C=C 結合を生成する．例えば，メタンスルホン酸エステル(**170**)をピリジン中で加熱すると α–メチレンラクトン(**171**)が得られる．

169 **170** **171**

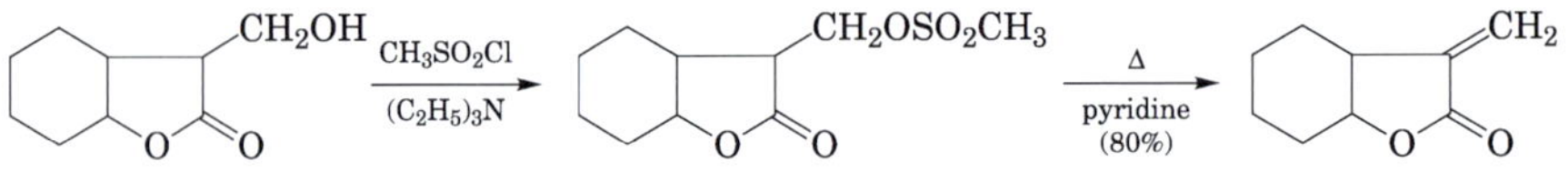

合成副腎皮質ホルモンデキサメタゾン(**174**)の合成では，**172** の 11 位の第二級ヒドロキシ基を選択的にスルホン酸エステルにして脱離反応により **173** へ変換する経路を含んでいる．

172 **173**

174
デキサメタゾン㊐
（ステロイド性抗炎症薬，
合成副腎皮質ホルモン）

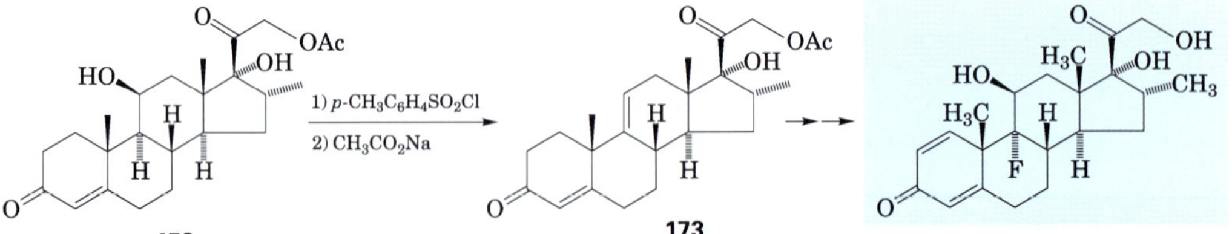

D 脱ハロゲン化水素

ハロゲン化アルキルの塩基による1,2-脱ハロゲン化水素は最も一般的なオレフィン生成反応の1つである．通常，反応速度は基質と塩基の濃度の積に比例する2分子脱離(E2反応)で，Zaitsev型生成物を優先的に与える．

E2反応ではS_N2反応が競争的に起こる場合があり，第一級＜第二級＜第三級ハロゲン化物の順にE2反応が容易になる．例えば，第一級塩化物(**175**)をエタノール中，KOHで処理すると，脱離生成物(**176**)よりも置換生成物(**177**)が優先して得られる．

塩基としてはNaOH, KOH, NaOR, KOR, $LiNR_2$のような塩基性の強いアルカリ金属化合物が用いられる．また，DBNやDBUといったアミジン塩基も立体的にかさ高い強塩基としてよく用いられる．

$$(CH_3)_2CHCH_2CH_2Cl \xrightarrow[C_2H_5OH, reflux]{KOH} (CH_3)_2CHCH=CH_2 + (CH_3)_2CHCH_2CH_2OC_2H_5$$
175　　　　　　　　　　　　　　　　**176** (11%)　　　　**177** (89%)

$$CH_3CH_2CH_2\underset{Br}{CH}CH_3 \xrightarrow[25℃]{t\text{-BuOK}} CH_3CH_2CH=CHCH_3 + CH_3CH_2CH_2CH=CH_2$$
178　　　　　　　　　　　　**179**　　(3:1)　　**180**

$$CH_3CH_2CH_2\underset{Br}{CH}CH_2CH_2CH_3 \xrightarrow[\substack{80\sim90℃\\(60\%)}]{DBN} CH_3CH_2CH=CHCH_2CH_2CH_3$$
181　　　　　　　　　　　　**182**

1,5-diazabicyclo[4.3.0]nonene-5 (DBN)

1,5-diazabicyclo[5.4.0]undecene-5 (DBU)

ハロゲン化アルキルのE2反応は脱離基と水素がアンチペリプラナーに位置した遷移状態が最も有利であるため，立体特異的なアンチ脱離になる．例えば(1R,2R)-1-bromo-1,2-diphenylpropane(**183**)からは(Z)-methylstilbene(**184**)が，(1S,2R)体(**185**)からはE形(**186**)が立体特異的に生成する．

183 → **184** Z形

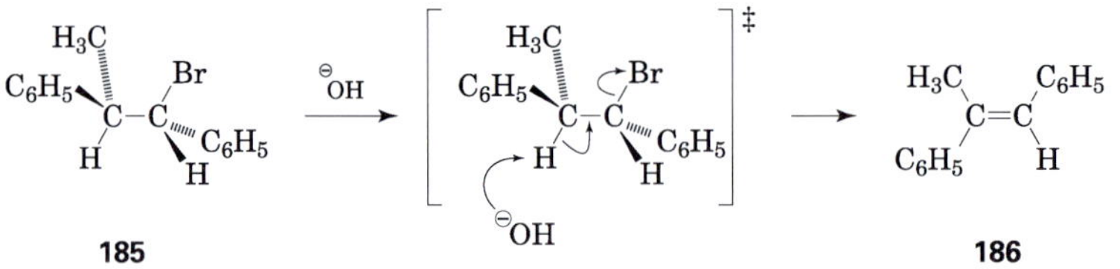

[185] → [遷移状態] → [186] E形

ハロゲン化されたシクロヘキサン誘導体の E2 反応では，隣りあった水素と脱離基がアンチペリプラナーとなるためには **1,2-ジアキシアルの関係**にならなければならない．例えば，塩化メンチル (**187**) をエタノール中 C_2H_5ONa で処理すると 2-メンテン (**188**) のみが得られる．一方，塩化ネオメンチル (**189**) を同様の条件で処理すると 2-メンテン (**188**) と 3-メンテン (**190**) の両方が生成し，しかも Zaitsev 則に従った 3-メンテンの方が優先的に得られる．また脱離反応の速度も後者の方が著しく速い．

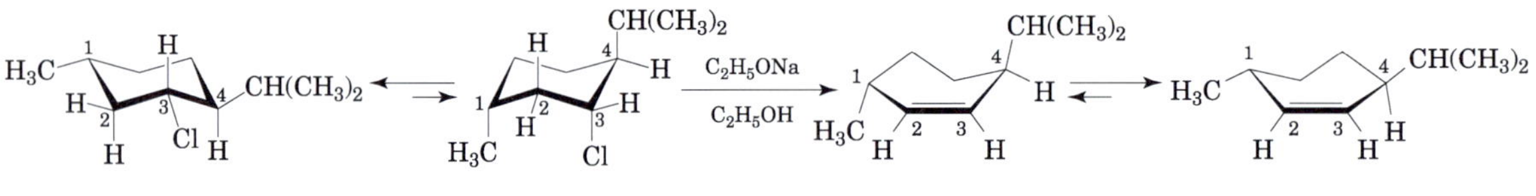

187a 塩化メンチル ⇌ **187b** → (C₂H₅ONa / C₂H₅OH) → **188a** 2-メンテン (100%) ⇌ **188b**

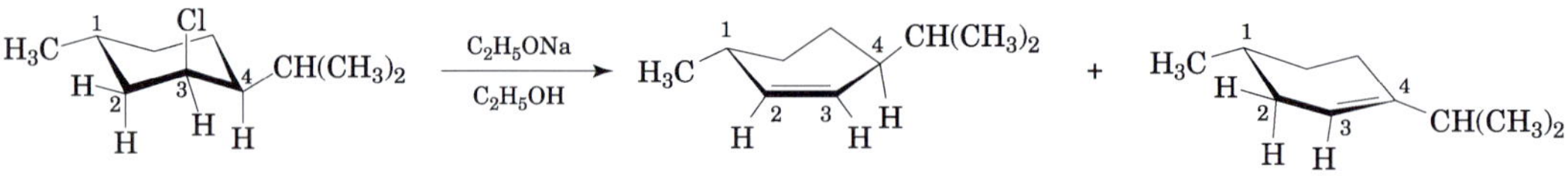

189 塩化ネオメンチル → (C₂H₅ONa / C₂H₅OH) → **188** 2-メンテン (25%) + **189** 3-メンテン (75%)

ケトンのハロゲン化で得られる α-ハロケトンを脱ハロゲン化水素することで有用な α,β-不飽和ケトンが合成できる．この脱離反応には LiCl のような塩の使用も有効である．

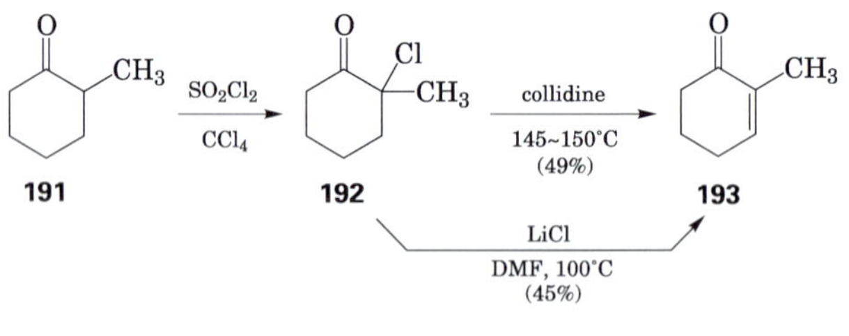

191 → (SO₂Cl₂ / CCl₄) → **192** → (collidine, 145〜150°C, (49%)) → **193**
192 → (LiCl, DMF, 100°C, (45%)) → **193**

α 位に水素原子をもつ酸塩化物にアミンを作用させると脱塩化水素が起こり，反応性に富む**ケテン** ketene ($>C=C=O$) が生成する．通常，ケテンは単離することなくオレフィンやイミン ($>C=N-$) との [2+2] 付加還元反応を用いる．この反応は**シクロブタノンや β-ラクタムの合成**に有用である．

$$\text{Cl}_2\text{CHCOCl} \xrightarrow[\text{CH}_2\text{Cl}_2, 0°\text{C}]{(\text{C}_2\text{H}_5)_3\text{N}} [\text{Cl}_2\text{C}=\text{C}=\text{O}] \xrightarrow{\text{cyclopentadiene}} \mathbf{195}$$
194   dichloroketene

$$\text{N}_3\text{CH}_2\text{COCl} \xrightarrow[\text{CH}_2\text{Cl}_2, 0°\text{C}]{(\text{C}_2\text{H}_5)_3\text{N}} [\text{N}_3\text{CH}=\text{C}=\text{O}] \xrightarrow{\text{C}_6\text{H}_5\text{CH}=\text{NC}_6\text{H}_5} \mathbf{197}$$
196   azidoketene

    vic-あるいは *gem*-ジハロゲン化物に塩基を作用させると，ハロゲン化水素が1分子脱離して不飽和モノハロゲン化物が生成する．さらに，もう1分子のハロゲン化水素が脱離するとアセチレン誘導体が生成する．

vic-dihalide / *gem*-dihalide → $\text{R}^1-\text{C}(\text{X})=\text{CH}-\text{R}^2$ → $\text{R}^1-\text{C}\equiv\text{C}-\text{R}^2$

    通常，このアセチレン合成には塩基として NaNH$_2$, *t*-BuOK, KOH などが使用される．非末端アセチレン (**198**) は強塩基によりアレン (**199**) を経由して末端アセチレン (**200**) に異性化する．したがって塩基による脱離反応を利用する内部アセチレン合成は，末端アセチレンに異性化できない構造をもつ **210** などの合成に限られる．

$$\text{R}-\text{C}\equiv\text{C}-\text{CH}_3 \xrightarrow{\text{塩基}} \text{R}-\text{CH}=\text{C}=\text{CH}_2 \longrightarrow \text{R}-\text{CH}_2-\text{C}\equiv\text{CH}$$
     198   **199**   **200**

$$(\text{CH}_3)_3\text{C}-\text{CH}(\text{Br})-\text{CH}_2\text{Br} \xrightarrow[\text{DMSO} \ (91\%)]{t\text{-BuOK}} (\text{CH}_3)_3\text{C}-\text{C}\equiv\text{CH}$$
     201   **202**

$$\text{CH}_3(\text{CH}_2)_4\text{C}(\text{Br})=\text{CHCH}_3 \xrightarrow{\text{NaNH}_2} \text{CH}_3(\text{CH}_2)_4\text{CH}_2\text{C}\equiv\text{CH}$$
     203   **204**

$$\text{CH}_3\text{CH}_2\text{CH}_2-\text{CCl}_2-\text{CH}_3 \xrightarrow{\text{NaNH}_2} \text{CH}_3\text{CH}_2\text{CH}_2\text{C}\equiv\text{CH}$$
     205   **206**

$$\text{C}_6\text{H}_5\text{CH}(\text{Br})-\text{CH}(\text{Br})\text{COCH}_3 \xrightarrow[(66\sim73\%)]{\text{CH}_3\text{CO}_2\text{Na}} \text{C}_6\text{H}_5\text{CH}=\text{C}(\text{Br})-\text{COCH}_3$$
     207   **208**

$$C_6H_5CH-CHCO_2C_2H_5 \xrightarrow[C_2H_5OH, \text{reflux, 5 h}]{KOH} C_6H_5-C\equiv C-CO_2H$$
$$\underset{Br\ \ Br}{} \quad (71\sim81\%) \quad \mathbf{210}$$
$$\mathbf{209}$$

アルデヒドに Ph₃P と CBr₄ を作用させ得られる 1,1-ジブロモ-1-アルケン(**211**)に 3 当量の BuLi を作用させて，アセチレンを合成する方法もある(Corey–Fuchs 反応)．この反応ではアセチリドが生成するため，続く水処理では末端アセチレン(**212**)が，求電子剤との反応では **213** などの内部アセチレンが得られる．

$$R-CHO \xrightarrow[Ph_3P]{CBr_4} R-CH=CBr_2 \xrightarrow[THF, -78°C]{BuLi} [R-C\equiv C-Li] \xrightarrow{H_2O} R-C\equiv CH$$
$$\mathbf{211} \qquad\qquad \downarrow \begin{array}{l}1)\ CO_2\\2)\ H_3O^{\oplus}\end{array} \qquad \mathbf{212}$$
$$R-C\equiv C-CO_2H$$
$$\mathbf{213}$$

E 脱ハロゲンおよび脱ハロヒドリン(還元的脱離)

1,2-ジハロゲン化物をはじめとする次のような 1,2-置換体は，還元的脱離反応によりオレフィンを生成する．X としては還元が容易な臭素やヨウ素原子が，Y としてはハロゲン，OH，OTs，OR などが用いられる．

$$M: \overset{X}{\underset{}{\diagdown}} C-C \overset{Y}{\underset{}{\diagdown}} \longrightarrow \;\; \rangle C=C\langle$$

1,2-ジハロゲン化物の場合は主として Zn，Mg，CrCl₂ などの低原子価金属が用いられる．この反応もさきの E2 反応と同様にアンチ脱離で立体特異的に進行する．2,3-ジブロモブタンの亜鉛による脱離反応では，*erythro* 系(**214**，メソ体)からは *trans*-2-ブテン(**215**)が，*threo* 系(**216**，ラセミ体)からは *cis*-2-ブテン(**217**)が生成する．

214
erythro 系

215
trans-2-ブテン

216
threo 系

217
cis-2-ブテン

低原子価金属による還元的脱離の反応例を次に示す.

$$BrCH_2CH_2Br \xrightarrow[(C_2H_5)_2O]{Mg} CH_2=CH_2 + MgBr_2$$
218　　　　　　　　　　**219**

$$\underset{\underset{\textbf{220}}{Br\ \ Br}}{CH_3CH-C=CH_2} \xrightarrow[\substack{C_2H_5OH \\ (72\%)}]{Zn} CH_3CH=C=CH_2$$
221

$$\underset{\underset{\textbf{222}}{I\ \ \ OH}}{CH_3CH-\underset{CH_3}{\overset{CH_3}{C}}-C_2H_5} \xrightarrow[\substack{POCl_3-pyridine,\,0°C \\ (83\%)}]{SnI_2} CH_3CH=\underset{C_2H_5}{\overset{CH_3}{C}}$$
223

1,2-ジハロゲン化物の脱離反応には，NaI や KI も有効である．このヨウ化物イオンが関与する脱離反応は低原子価金属を用いた反応同様にアンチ脱離である．例えば 1,2-ジブロモシクロヘキサンをメタノール中 KI で処理すると，*trans*-ジブロモ体(**224**)では E2 反応が進行し，*cis*-ジブロモ体(**225**)では S_N2 反応でトランス体(**226**)となった後に，**224** と同様の E2 反応が進行して，シクロヘキセン(**4**)を与える.

F Hofmann 分解

β 位に水素原子を有する第四級アンモニウム塩を熱分解するとアミンが脱離してオレフィンを生成する．この反応は **Hofmann 分解**といわれ，E2 機構のアンチ脱離で進行する．非対称第四級アンモニウム塩の場合，Zaitsev 型脱離ではなく，置換基のより少ないオレフィンを生成する Hofmann 型脱離が優先する．すなわち脱離基が正電荷をもっているので，その強い電子求引性により β 炭素の電子密度が減少しそれに結合する水素原子はプロトンとして脱離しやすくなる．しかし β 位にアルキル基があればその電子供与性によって結合している水素原子は脱離しにくくなる．したがってアルキル基の少ない方の β 水素原子が脱離することになる．また脱離する原子団が立体的

にかさ高なため，試薬が立体障害を避けて置換基の混み合いの少ない方から接近し，脱離が起こるとも考えられている．

$$\underset{HO^\ominus}{\overset{\overset{\oplus}{NR_3}}{\underset{H}{\text{C}_\beta\text{—C}_\alpha}}} \longrightarrow \text{C=C} + R_3N + H_2O$$

$$\underset{\mathbf{227}}{\underset{\overset{\oplus}{N(CH_3)_3} \ ^\ominus OH}{CH_3CH_2CHCH_3}} \xrightarrow[(97\%)]{150\sim160\text{°C}} \underset{\mathbf{228}}{CH_3CH_2CH=CH_2} + \underset{\mathbf{229}}{CH_3CH=CHCH_3} \quad (95:5)$$

この反応はアルカロイドの構造決定にしばしば用いられ，その方法は窒素原子をヨウ化メチルまたはジメチル硫酸でメチル化して第四級アンモニウム塩とし，Ag_2O, Ag_2SO_4–$Ba(OH)_2$ あるいは陰イオン交換樹脂を用いて，第四級水酸化物とした後，熱分解を行う．

(structures 230 → 231 → 232 → 233)

(structures 234 → 235 → 236)

G 分子内シン脱離（Ei 反応）

1) キサントゲン酸エステルの熱分解（Chugaev 反応）

キサントゲン酸エステル xanthate の熱分解による不飽和結合形成は分子内脱離（Ei）反応のうちでも古くから利用されてきた．この反応は **Chugaev 反応** と呼ばれている．

アルコールにアルカリ性条件下で二硫化炭素を反応させてキサントゲン酸塩（**238**）とし，これをメチル化すると，キサントゲン酸エステル（**239**）が得られる．**239** を 140〜200 °C に加熱すると**シン脱離** syn-elimination でオレフィンを生成する．酸や塩基を用いず，反応温度も他の熱分解法より比較的低いので転位や異性化などを伴わない利点がある．

(structures 237 → 238 → 239)

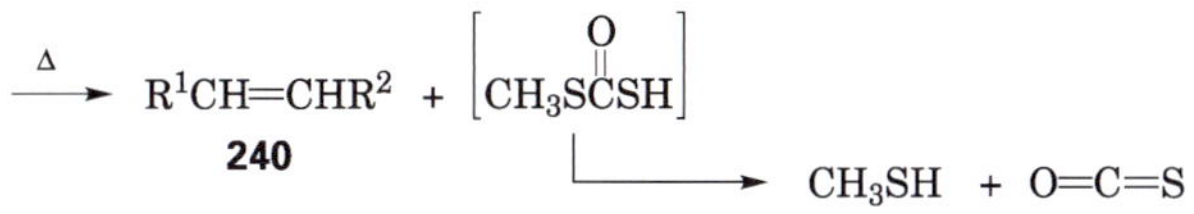

$$\xrightarrow{\Delta} R^1CH=CHR^2 + \left[CH_3\overset{O}{\underset{}{S}}CSH \right] \longrightarrow CH_3SH + O=C=S$$
240

この反応は，**六員環遷移状態**を経由する**シン脱離**であるので，**241** からは *trans*-オレフィン (**242**) が生成する．

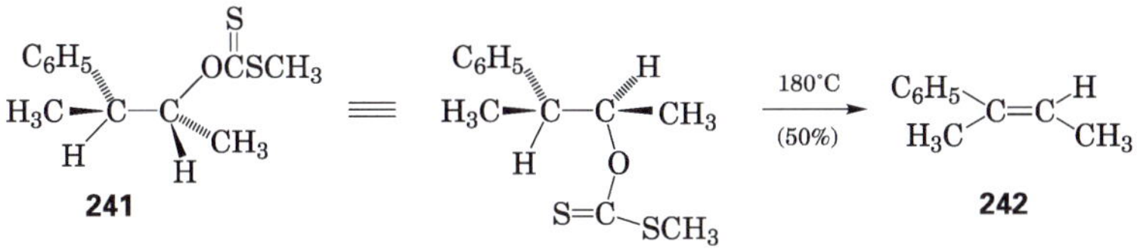

241 → **242** (180°C, 50%)

次に示した環状化合物の反応例からも本反応が Ei 機構で進行していることがわかる．

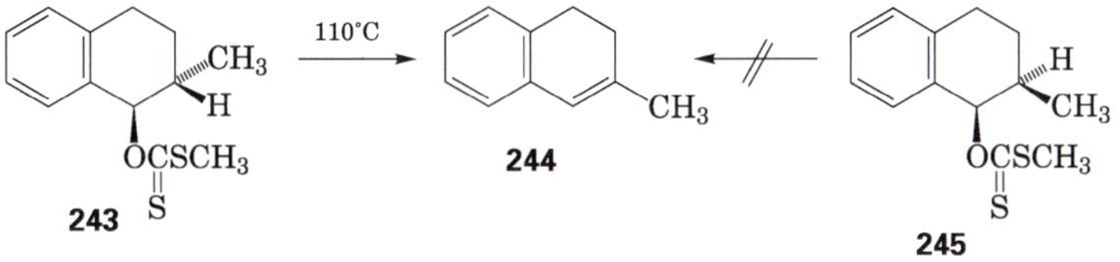

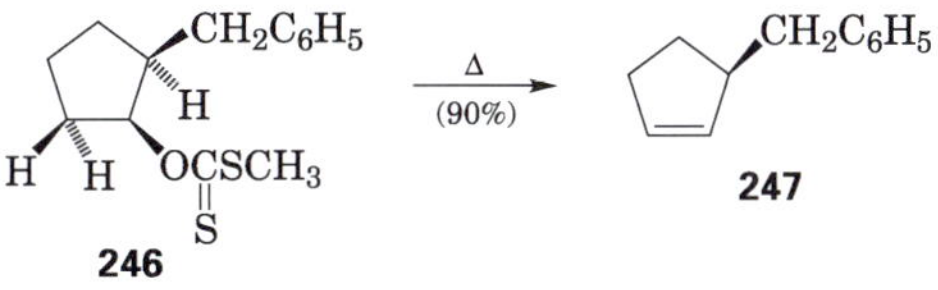

243 →(110°C) **244** ←╳— **245**

246 →(Δ, 90%) **247**

2) カルボン酸エステルの熱分解

カルボン酸エステルも熱分解により Chugaev 反応同様，六員環遷移状態を経由する分子内シン脱離を起こしてオレフィンを生成する．熱分解には，通常 300〜500 ℃ という高温が必要である．

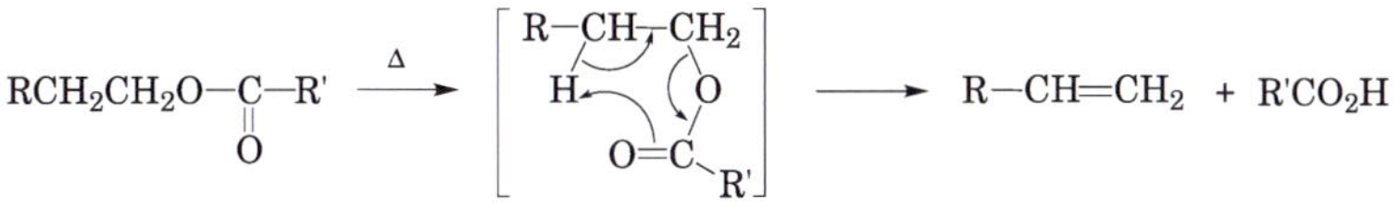

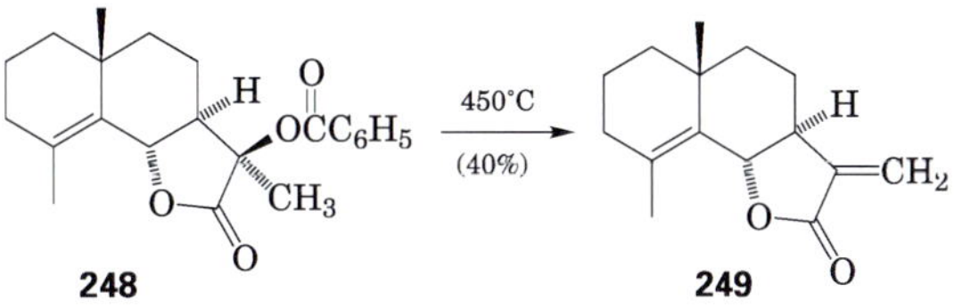

$$RCH_2CH_2O-\underset{O}{\overset{}{C}}-R' \xrightarrow{\Delta} \left[\begin{array}{c} R-CH-CH_2 \\ H \quad\quad O \\ O=C-R' \end{array} \right] \longrightarrow R-CH=CH_2 + R'CO_2H$$

248 →(450°C, 40%) **249**

3) アミンオキシドの熱分解 (Cope 反応)

第三級アミンを酸化して**アミンオキシド** amine oxide とし，これを加熱すると**五員環遷移状態**を

経るシン脱離が起こり，オレフィンが生成する．この反応は**Cope 反応**と呼ばれ，100～150 ℃前後の比較的低温で進行し，通常 Hofmann 型オレフィンを与える．

250 251 252

253 254 255

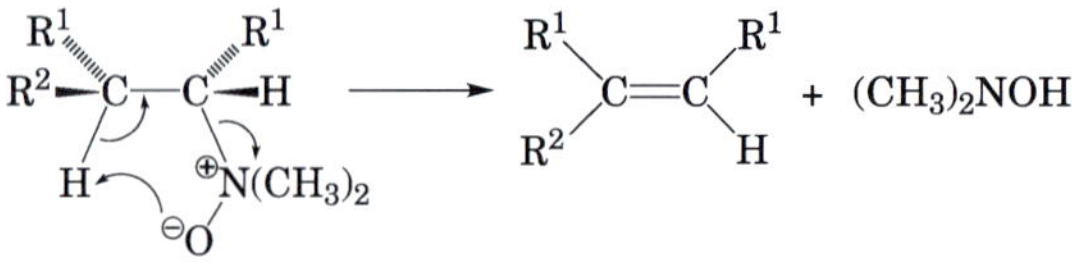

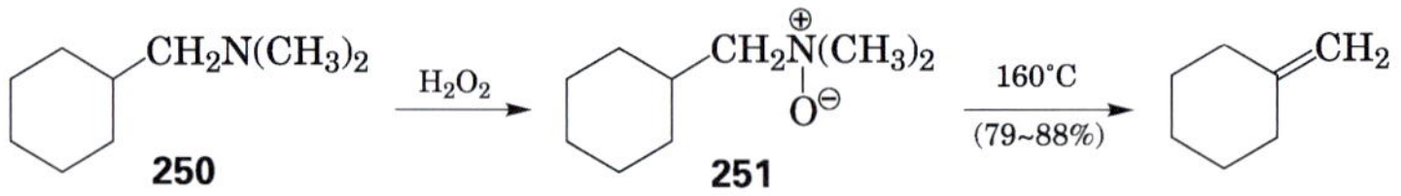

4）スルホキシドの熱分解

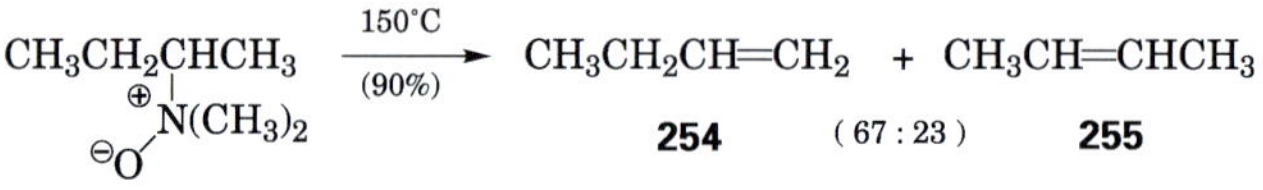

アミンオキシドと類似の構造をもつ**スルホキシド** sulfoxide は，アミンオキシドより低温で熱分解を起こしてオレフィンを生成する．この反応も**五員環遷移状態**を経由する Ei 機構で進行する．

256 257

258 259

260 261

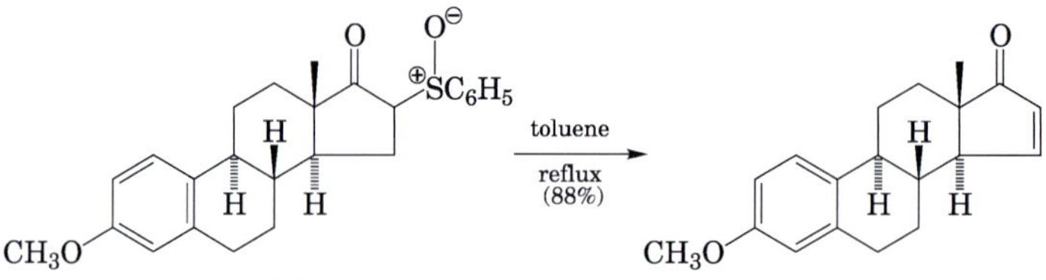

エステルやケトンの α 位への SR 基の導入が容易であるため，この反応は緩和な条件で α,β-不飽和エステルやケトンを合成する方法として利用されている．

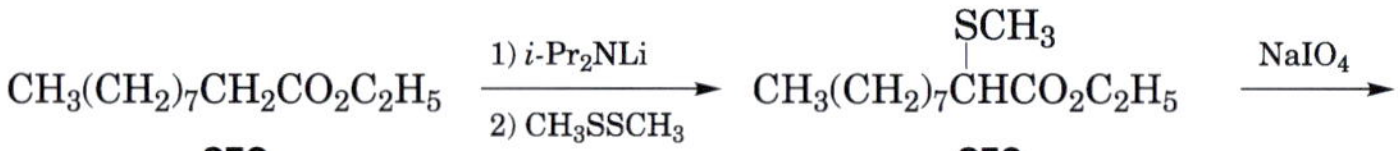

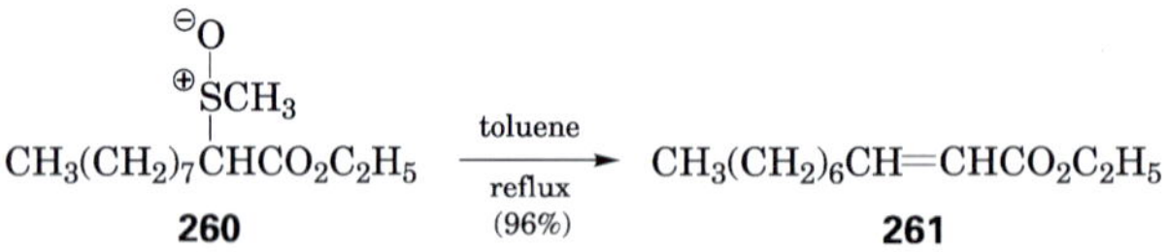

5）セレノキシドの熱分解

カルボニル化合物の α-セレニル化反応により得られる α-セレノケトンを酸化すると，セレノキシドが生成する．このものは室温以下の極めて温和な条件で速やかに Ei 反応を起こす．この反応

もカルボニル化合物を α,β-不飽和カルボニル化合物へと導くよい方法である．ただし，有機セレン化合物は強い毒性を示すので，取り扱いには注意が必要である．

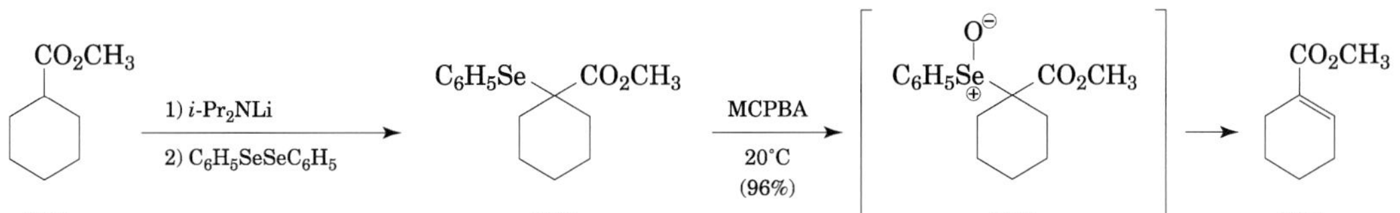

セルフチェック問題

問1　次の反応で得られる主生成物を答えよ．

(1) (E)-but-2-ene $\xrightarrow{\text{NBS}, \text{H}_2\text{O}}$

(2) (1R, 2S)-1-bromo-1,2-diphenylpropane $\xrightarrow{\text{DBU}}$

(3) $\text{(CH}_3)_2\text{C=CH}_2$ $\xrightarrow{\text{ICl}}$

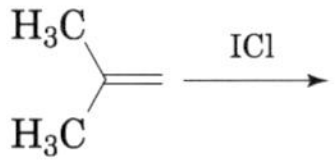

(4) デカリン誘導体 $\xrightarrow{\text{NaOCH}_2\text{CH}_3, \text{CH}_3\text{CH}_2\text{OH}}$

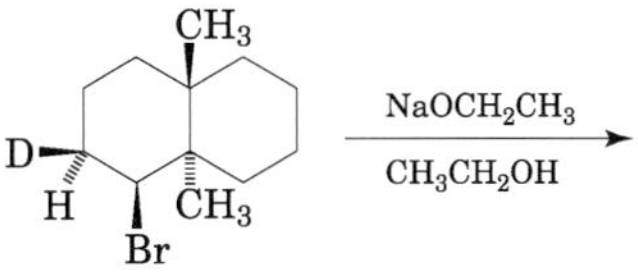

問2　次の反応の反応機構を書け．

(1) ビニルシクロブタン $\xrightarrow{\text{HI}}$ 1-iodo-2-methylcyclopentane

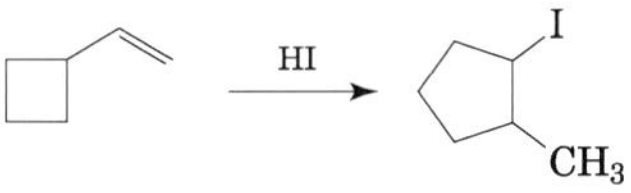

(2) 3-ブロモシクロヘキセン $\xrightarrow{\text{HBr}}$ trans-1,2-ジブロモシクロヘキサン

(3) 2-((ジメチルアミノ)メチル)シクロヘキサノン $\xrightarrow{\text{1) CH}_3\text{I}, \text{2) NaOH}}$ 2-メチレンシクロヘキサノン

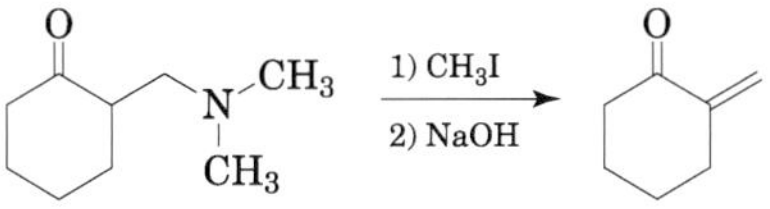

(4) 2-(ヨードメチル)-6-メトキシテトラヒドロピラン $\xrightarrow{\text{Zn}}$ ヘキセナール

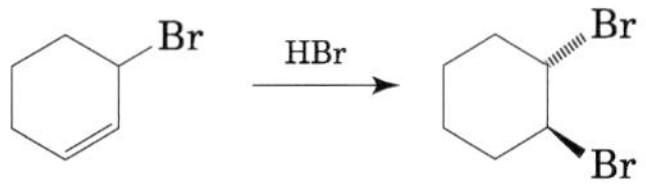

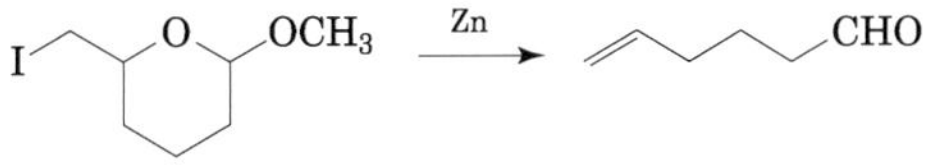

問3　（　）内のヒントを参考にして次の変換に必要な試薬を示せ．

(1) (E)-スチルベン → (Z)-スチルベン　（アセチレン構造のシス還元を用いる．）

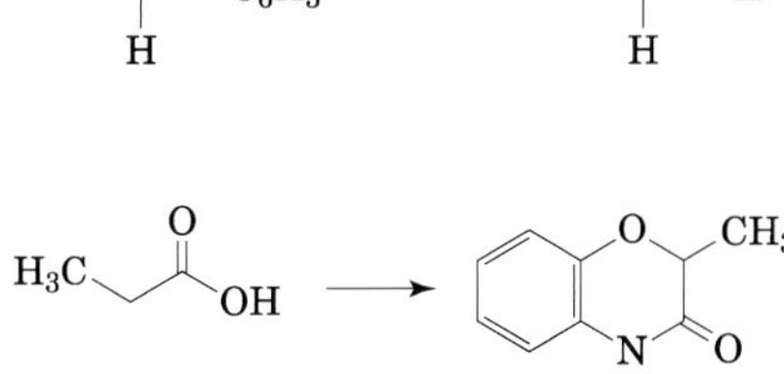

(2) $\text{H}_3\text{C-CH}_2\text{-CO}_2\text{H}$ → 2-メチル-2H-ベンゾ[b][1,4]オキサジン-3(4H)-オン　（試薬の一つに2-アミノフェノールを用いる．）

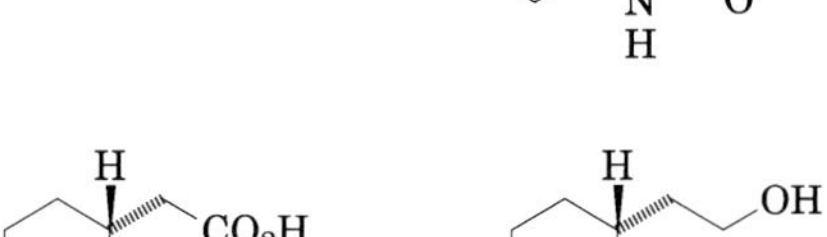

(3) シクロヘキセニル酢酸 → ジオール　（ヨードラクトン化反応を用いる．）

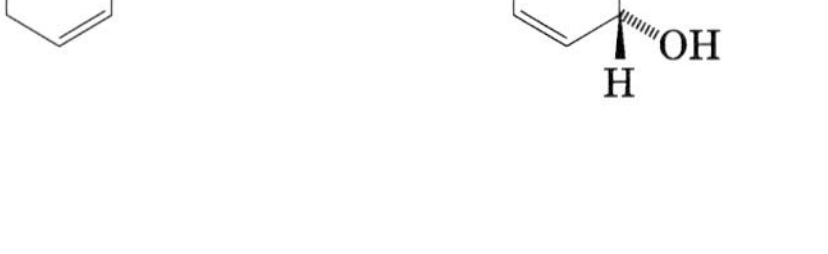

第3章
芳香族置換反応

- ●芳香族置換反応の分類　●ニトロ化　●ニトロソ化　●ハロゲン化　●スルホン化
- ●芳香環への炭素側鎖の導入　●ジアゾ化　●Meisenheimer 錯体を中間体とする反応
- ●ベンザインを中間体とする反応

芳香族化合物はπ電子をもち，求電子試薬と置換反応をする．またある種の芳香族化合物は求核試薬と置換反応を起こす．本章では芳香環上で起こる置換反応について説明する．

1. 芳香族置換反応の分類

芳香族置換反応は表 3-1 のように分類される．
以下に芳香族求電子置換反応および芳香族求核置換反応について述べる．

2. ニトロ化

ベンゼンを濃硝酸と濃硫酸の混合液（混酸）を用いて**ニトロ化** nitration すると，混酸から生じる**ニトロニウムイオン** nitronium ion（$^{\oplus}NO_2$）が求電子置換反応を起こして，ニトロベンゼンとなる．

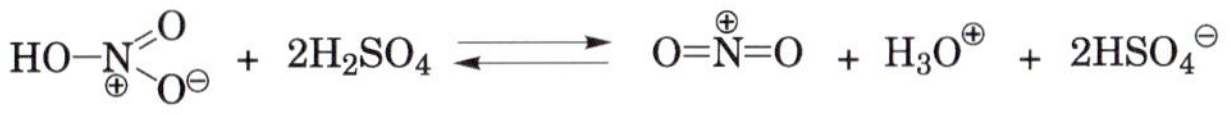

$$HO-\overset{\oplus}{N}\underset{O^{\ominus}}{\overset{O}{\parallel}} + 2H_2SO_4 \rightleftarrows O=\overset{\oplus}{N}=O + H_3O^{\oplus} + 2HSO_4^{\ominus}$$

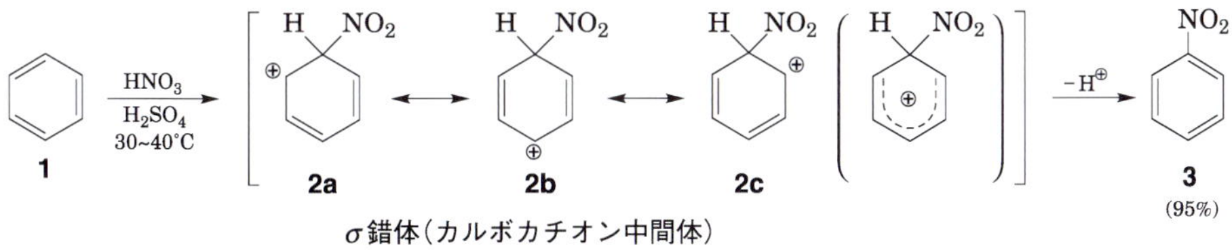

σ錯体（カルボカチオン中間体）

この反応では，まずベンゼン環のπ電子雲が $^{\oplus}NO_2$ に移動して環の1つの炭素原子とσ結合を形成した不安定な中間体である **σ錯体** σ-complex（カルボカチオン）が生成する．この段階が律速段階である．次にこの中間体からプロトンが脱離し，ベンゼン環が再生して反応が完結する．

ニトロ化剤としては，混酸（HNO_3-H_2SO_4）が一般的であるが，置換ベンゼンの反応性によって硝酸-無水酢酸，硝酸-酢酸，発煙硝酸-濃硫酸，硝酸なども用いられる．しかし，いずれの場合もニトロ化剤の本体は $^{\oplus}NO_2$ である．

表 3-1 芳香族化合物の置換反応

芳香族求電子置換反応 (electrophilic aromatic substitution reaction, S_E2 反応)

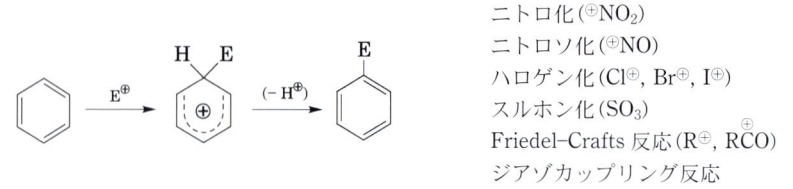

ニトロ化 ($^⊕NO_2$)
ニトロソ化 ($^⊕NO$)
ハロゲン化 ($Cl^⊕$, $Br^⊕$, $I^⊕$)
スルホン化 (SO_3)
Friedel-Crafts 反応 ($R^⊕$, $\overset{⊕}{RCO}$)
ジアゾカップリング反応

芳香族求核置換反応 (nucleophilic aromatic substitution reaction)

1. 芳香族 S_N1 反応

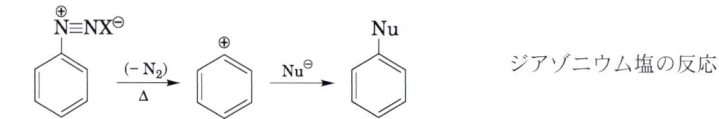

   ジアゾニウム塩の反応

2. Meisenheimer 錯体を中間体とする反応 (付加-脱離機構)

   求核試薬の反応
   ($^⊖OH$, NH_3 など)
   Y：電子求引性基

3. ベンザインを中間体とする反応 (脱離-付加機構)

A 置換基の影響：反応性と配向性

置換ベンゼン類のニトロ化では置換基の影響を強く受ける．ベンゼン環に電子供与性基が導入されれば，ベンゼン環上の電子密度が高まり，反応の速度は加速される．一方，電子求引性基が導入されるとベンゼン環上の電子密度は減少し，減速される．

ニトロ化の配向性 orientation も置換基によって強く影響を受ける．モノ置換ベンゼンのニトロ化では，そのオルトまたはパラ位にニトロ基が入った σ 錯体を電子供与性基は共鳴効果で安定化する．電子求引性基の場合はそのオルト，パラ位に入った σ 錯体が不安定化する．したがって，電子供与性基をもつ置換ベンゼンは芳香族求電子置換反応においてオルト-パラ配向性，電子求引性基をもつ置換ベンゼンはメタ配向性となる．これらの実験事実を表 3-2 に示す．

表 3-2 モノ置換ベンゼンのニトロ化[*1]

置換基(X)	試　　　薬	k_X/k_H[*2] (相対反応性)	異性体分布(%)		
			オルト	メタ	パラ
OH	$HNO_3-H_2O/20℃$	—	55	<1	45
OCH_3	$HNO_3-(CH_3CO)_2O/25℃$	—	51.3	6.8	41.9
$NHCOCH_3$	$HNO_3-98\%H_2SO_4/25℃$	—	5	<2	95
CH_3	$HNO_3-(CH_3CO)_2O/0℃$	27	58.1	3.7	38.2
CH_2Cl	$HNO_3-(CH_3CO)_2O/25℃$	$7.1×10^{-1}$	33.6	13.9	52.5
Cl	$HNO_3-(CH_3CO)_2O/18℃$	$3.3×10^{-2}$	29.6	0.9	69.5
CO_2H	$HNO_3-H_2SO_4/25℃$	$3.92×10^{-5}$	22.3	76.5	1.2
CN	$HNO_3/0℃$	—	16.8	80.8	1.9
$CONH_2$	$HNO_3-H_2SO_4/25℃$	$7.3×10^{-8}$	27.0	69.6	>3
$CO_2C_2H_5$	$HNO_3-(CH_3CO)_2O/18℃$	$3.67×10^{-3}$	24.1	72.0	4.0
$COCH_3$	$HNO_3-H_2SO_4/25℃$	$1.29×10^{-5}$	26.4	71.6	<2
NO_2	$HNO_3-H_2SO_4/25℃$	$5.8×10^{-8}$	6.12	91.8	2.1
$\overset{\oplus}{N}H_3$	$HNO_3-H_2SO_4$	$1.27×10^{-6}$	5	36	59
$\overset{\oplus}{N}(CH_3)_3$	$HNO_3-H_2SO_4$	$5.31×10^{-8}$	—	78	22

[*1] 鈴木仁美,"有機反応Ⅱ,芳香族化合物",丸善(1984)から主に抜粋.
[*2] k_X/k_H:ベンゼンのニトロ化と比較した相対速度

このような芳香族求電子置換反応に及ぼす置換基の影響は**誘起効果** inductive effect と**共鳴効果** resonance effect を考慮することによって説明される.誘起効果は電気陰性度の相異に基づく σ 結合の分極であるが,共鳴効果は非共有電子対や π 結合の移動に基づく電子のかたよりである.芳香族求電子置換反応の置換基効果は次のようにまとめることができる.

オルト-パラ配向性基(活性化基)

$-\overset{..}{\underset{..}{O}}{:}^{\ominus} > -\overset{R}{\underset{|}{N}}-R, -\overset{H}{\underset{|}{N}}-R, -NH_2 > -\overset{..}{\underset{..}{O}}-H > -\overset{..}{\underset{..}{O}}-R > -\overset{H}{\underset{|}{N}}-\overset{\overset{O}{\|}}{C}-R > -R, -C_6H_5$

オルト-パラ配向性基(不活性化基)

$-\ddot{\underset{..}{F}}{:}, -\ddot{\underset{..}{Cl}}{:}, -\ddot{\underset{..}{Br}}{:}, -\ddot{\underset{..}{I}}{:}$

メタ配向性基(不活性化基)

$-\overset{\oplus}{N}(CH_3)_3, -NO_2, -CN, -CO_2R, -CO_2H, -COR, -CHO, -SO_3H, -CF_3, -CCl_3$

活性化基はアルキル基(-R)を除き芳香環に直結する原子上にすべて非共有電子対をもち,その共鳴効果によって芳香環を活性化する.その結果,求電子置換反応の速度はベンゼンより速くな

り，オルト-パラ配向性となる．アルキル基は誘起効果により芳香環上の電子密度をベンゼンより高めるので，反応は加速され，オルト-パラ配向性となる．クロロベンゼン(**6**)などハロゲンが置換したベンゼンはハロゲンの誘起効果により不活性化し，ベンゼンより反応は遅くなる．しかしハロゲンの非共有電子対による共鳴効果によりオルト-パラ配向性となる．

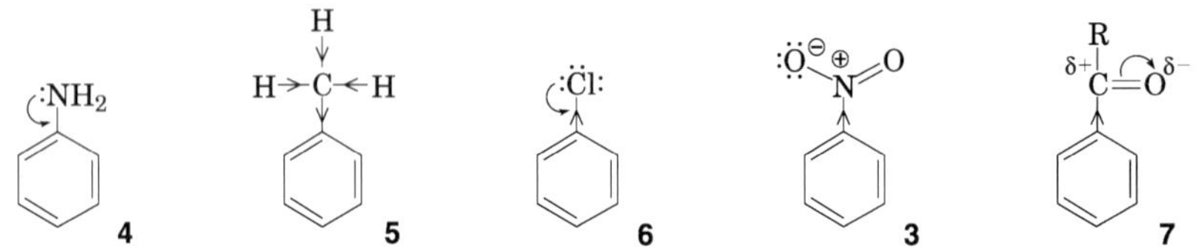

オルト-パラ配向性基　　　　　　　　　　　　　　　　メタ配向性基

それに対しメタ配向性基は芳香環に直結する原子上に部分正電荷をもつ置換基である．その電子求引性により芳香環を不活性化し，求電子置換反応はベンゼンより遅くなる．

次に置換基が求電子置換反応の反応性と配向性に及ぼす影響をいくつかの例で明確にしていこう．

アニソール(**8**)における酸素の非共有電子対は共鳴によってベンゼン環上に非局在化し電子を供与するはたらきをする(共鳴効果)．

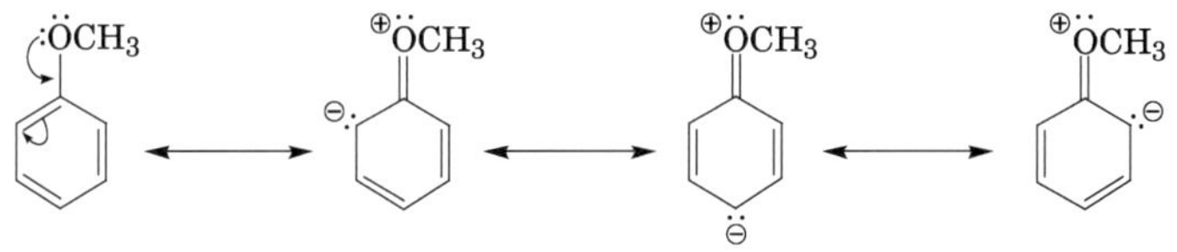

一方，ベンゼン環の炭素とメトキシ基の酸素との C–O 結合は酸素の高い電気陰性度のため強く酸素側に引きよせられている(誘起効果)．しかしアニソールはベンゼンより約10,000倍も速くニトロ化される事実は共鳴効果が誘起効果より大きく寄与していることを示している．結局，置換基が電子を供給できる位置の置換が助長される．アニソールの場合はオルトおよびパラ位である．

反応性と配向性については律速段階の遷移状態を調べることによっても説明される．

アニソールのニトロ化反応中間体(共鳴混成体)の共鳴限界構造式をみると，o- および p-ニトロアニソールを生じる中間体は次式に示されるメトキシ基の共鳴効果によって m-ニトロアニソールを生じる中間体よりも大きい共鳴安定化 resonance stabilization を受けていることがわかる．

すなわち，メトキシ基の酸素原子は誘起効果も有するが，その非共有電子対を使って芳香環の炭素との間に新たな結合をつくり共鳴混成体を安定化することができる．一般に非共有電子対をもつオルト-パラ配向性基は σ 錯体の正電荷を安定化するのに役立つ．

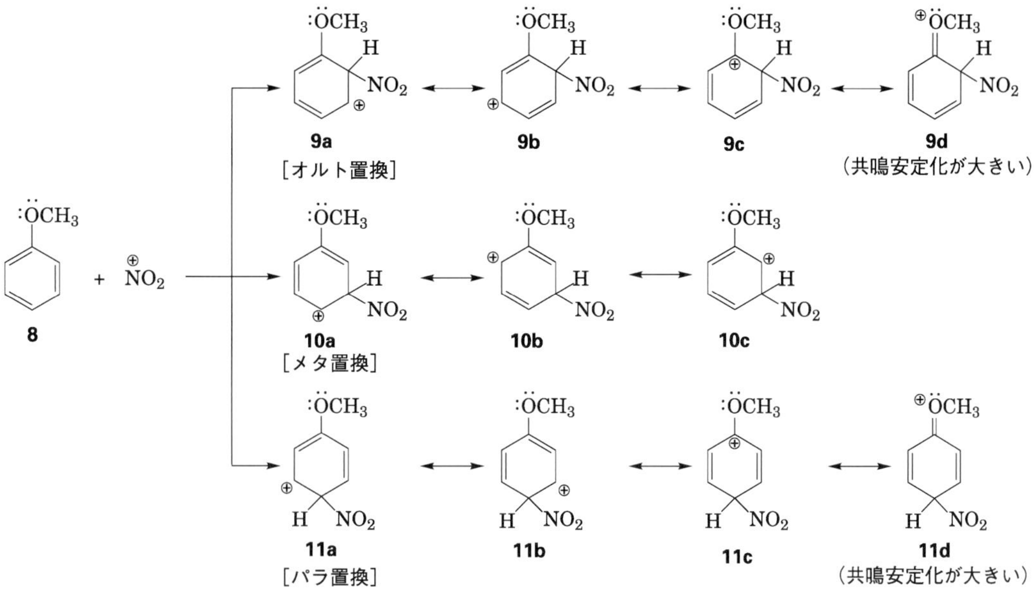
:ÖCH3
8
+ NO2
9a
［オルト置換］
9b
9c
9d
（共鳴安定化が大きい）
10a
［メタ置換］
10b
10c
11a
［パラ置換］
11b
11c
11d
（共鳴安定化が大きい）

クロロベンゼン(**6**)の場合も，塩素原子の電子求引性により芳香環はベンゼンより不活性化している．しかしニトロ化反応では塩素原子の非共有電子対がオルトおよびパラ置換の共鳴混成体を安定化できるので遷移状態の活性化エネルギーを下げ，オルト-パラ配向性となる．

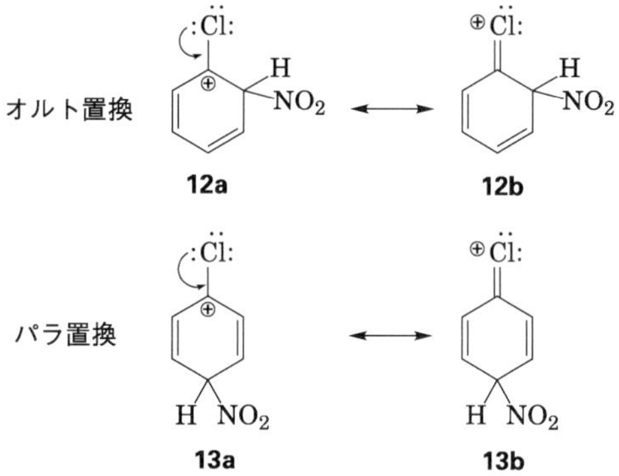
オルト置換
12a
12b
パラ置換
13a
13b

またニトロベンゼンのニトロ化反応では，オルト，パラ位の共鳴混成体の中に正電荷が隣りあった構造(**14**, **15**)があり，その反発による不安定化が予想されるが，メタ位の共鳴混成体(**16**)にはこの種の反発がない．そのためニトロベンゼンはメタ配向性となる．

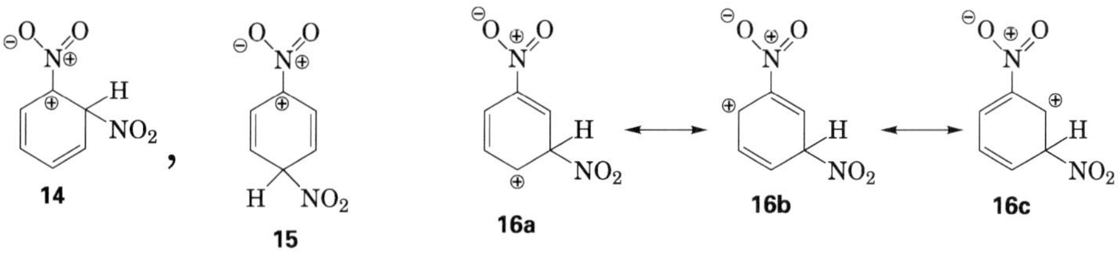
14
15
16a
16b
16c

多置換ベンゼンの場合は，いずれも電子供与性基ならば供与性のより強い基がその配向性を支配

する．また電子供与性基と電子求引性基が共存する場合，電子供与性基が配向性を支配する．

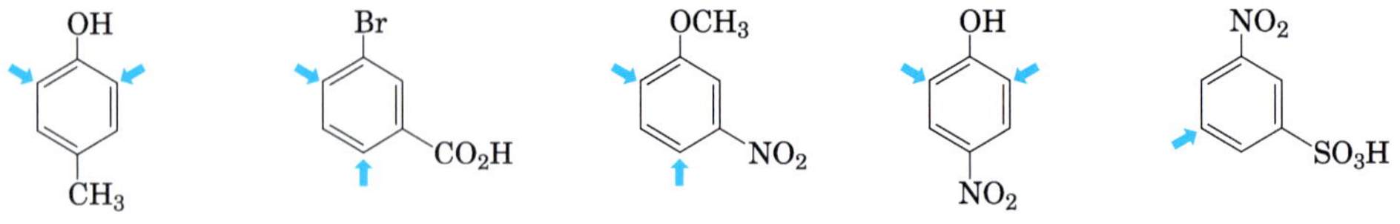

17 4-メチルフェノール (p-クレゾール)
18 3-ブロモ安息香酸
19 2-メトキシ-4-ニトロベンゼン
20 4-ニトロフェノール
21 3-ニトロベンゼンスルホン酸

B ヘテロ環のニトロ化

ヘテロ環の場合の反応部位は次のようになる．

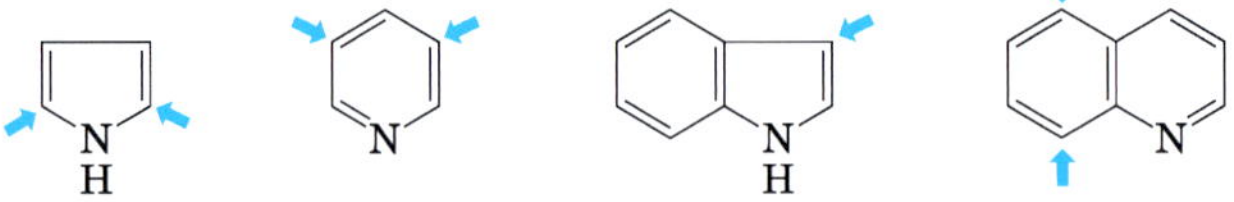

22 ピロール **23** ピリジン **24** インドール **25** キノリン

ピリジンの窒素原子は炭素原子より電気陰性度が大きいので次のような共鳴状態にあり，炭素原子上の電子密度は減少しベンゼンよりニトロ化されにくい．

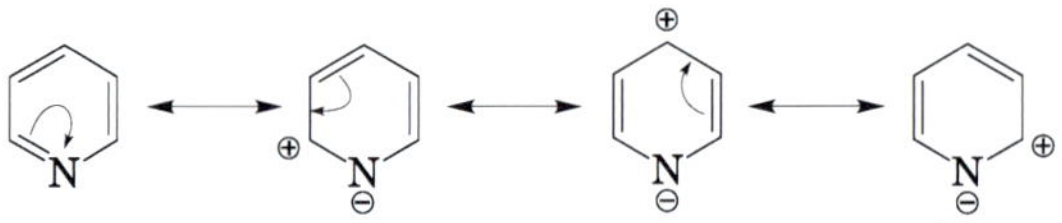

23 ↔ **23a** ↔ **23b** ↔ **23c**

したがって強い条件ではじめて 3-ニトロピリジンを与えるが収率はきわめて低い．

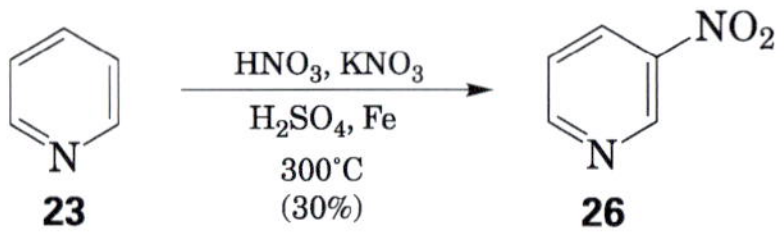

23 →(HNO₃, KNO₃ / H₂SO₄, Fe / 300°C / (30%))→ **26**

ピリジンを過酸化水素で酸化してピリジン N-オキシドにすると次に示すような共鳴状態となり，2 および 4 位に電子密度が高まりニトロ化が容易になる．

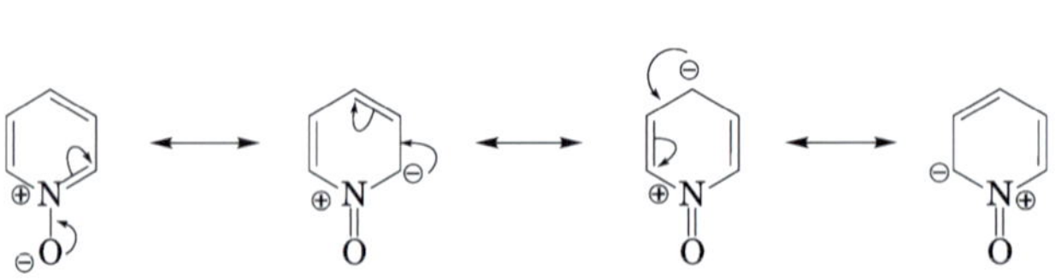

27 ↔ **27a** ↔ **27b** ↔ **27c**

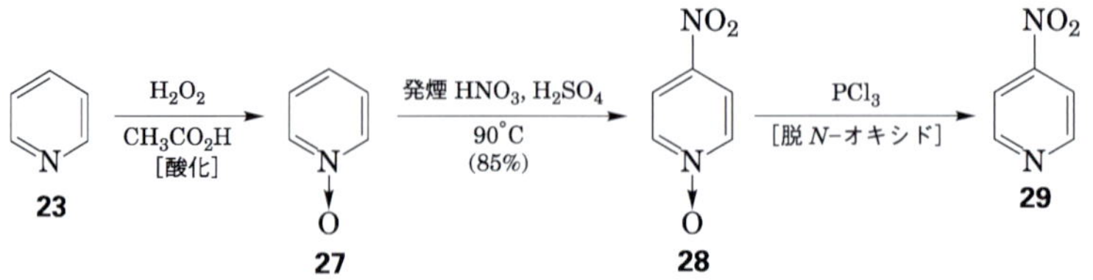

23 →(H₂O₂ / CH₃CO₂H / [酸化])→ **27** →(発煙 HNO₃, H₂SO₄ / 90°C / (85%))→ **28** →(PCl₃ / [脱 N-オキシド])→ **29**

C 医薬品合成への応用

ナフタレンの 1 位は 2 位より求電子置換反応に活性である．

30　31 (10 : 1) 32

31　33　34

36
プロプラノロール塩酸塩㊫
(抗不整脈薬，心疾患治療薬，抗高血圧薬)

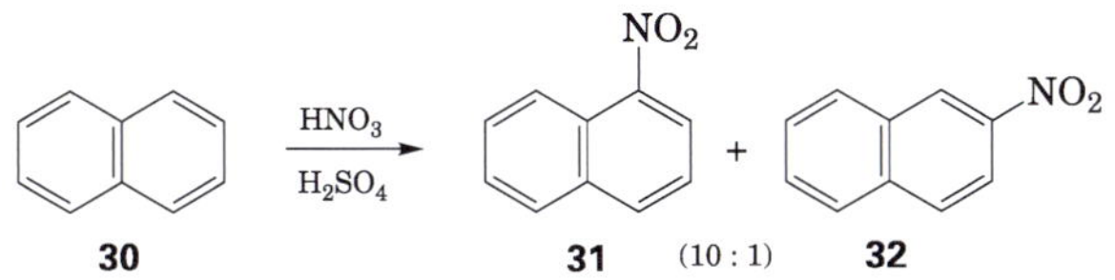

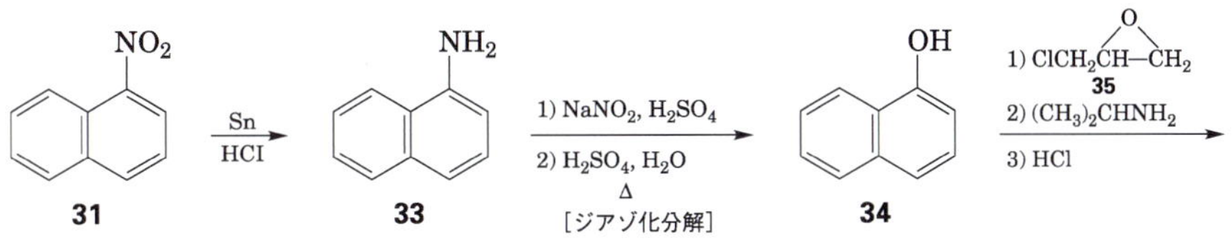

フェノールのニトロ化では *o*-および *p*-ニトロフェノールが得られる．両者は分子内水素結合と分子間水素結合の違いによる蒸気圧の差を利用して水蒸気蒸留により容易に分離できる．すなわち，オルト体のみが留出し，パラ体は蒸留されずに残る．*p*-ニトロフェノールはアセトアミノフェン合成の原料となる．

37　38 (54%)　20 (34%)　38a

20　39

40
アセトアミノフェン㊫
(解熱鎮痛薬)

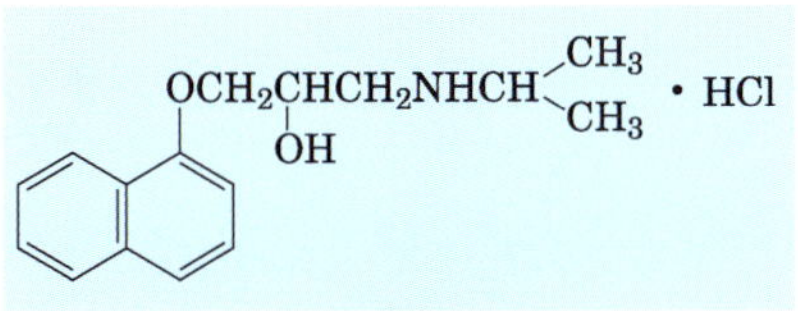

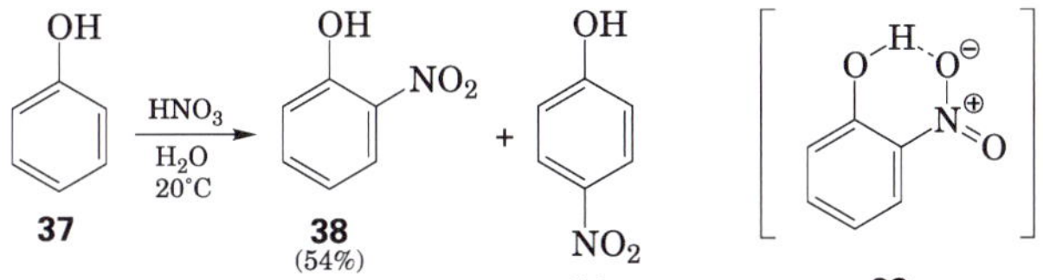

トルエンはメチル基の誘起効果によりベンゼンよりも容易にニトロ化されて主として *o*-および *p*-ニトロトルエンを与える．生成物は減圧蒸留によって分けられる．

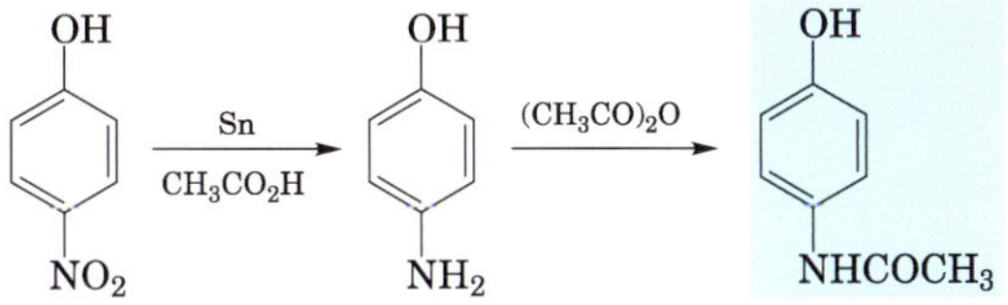

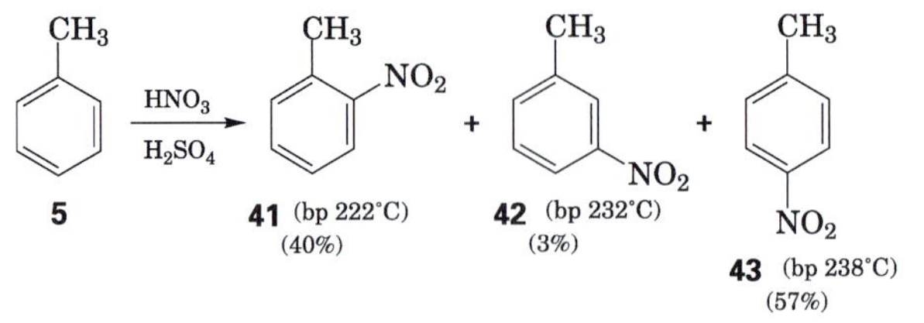

p–ニトロトルエンは局所麻酔薬　プロカイン(**47**)の合成に利用されている.

46
アミノ安息香酸エチル㊊
(局所麻酔薬[表面麻酔])

47
プロカイン塩酸塩㊊
(局所麻酔薬)

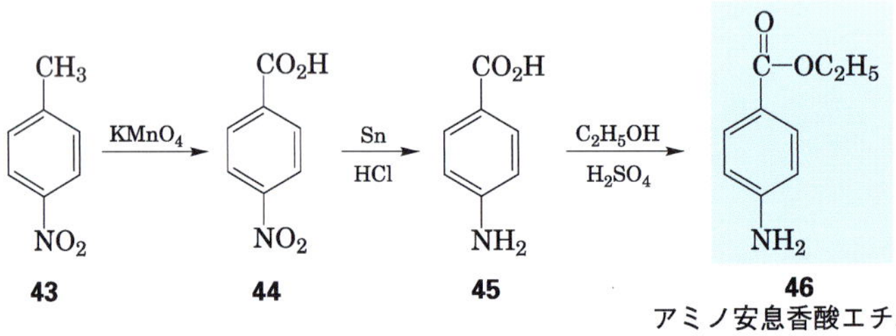

o–ニトロ安息香酸は *o*–ニトロトルエンの酸化で得られる. 一方, *m*–ニトロ安息香酸の合成は, トルエンのニトロ化では原料となる *m*–ニトロトルエンを得ることができないので, 反応の順序を逆にする必要がある.

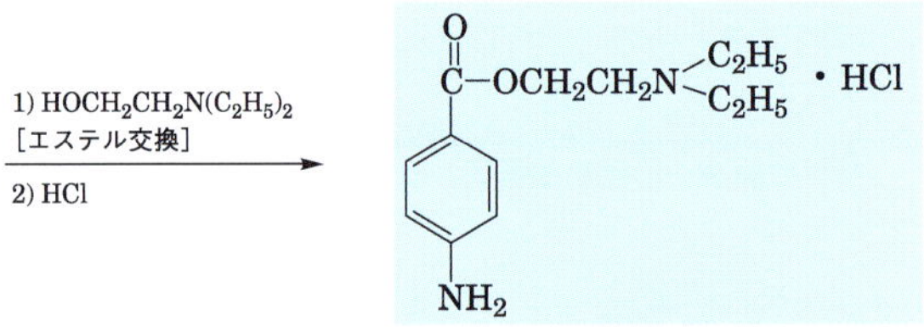

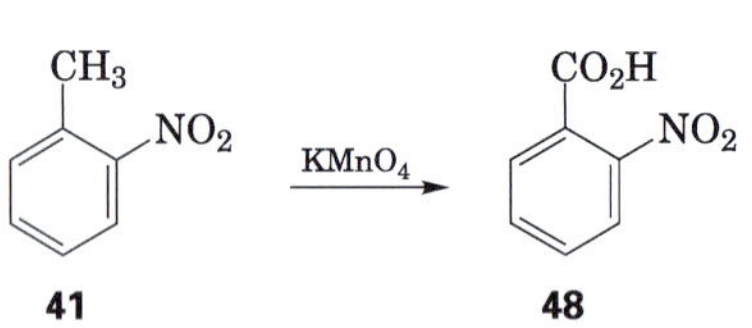

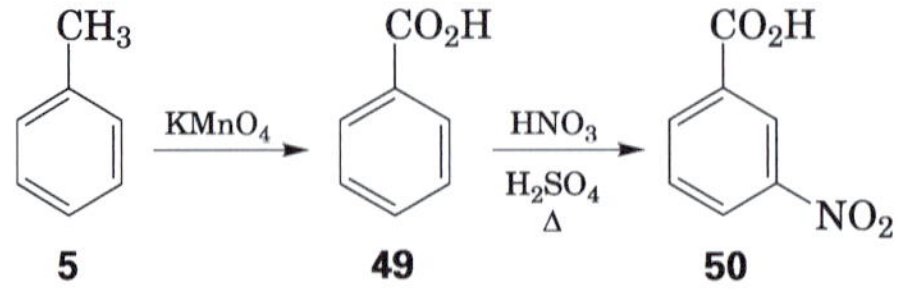

本来オルト–パラ配向性であるアニリンを混酸でニトロ化すると, アミノ基は混酸によりアンモニウムカチオン($-\overset{\oplus}{N}H_3$)となりメタ配向性となるので *m*–ニトロアニリンが生成する. そこで *p*–ニトロアニリンを合成するには次のような工夫をする必要がある.

4　51　52　53

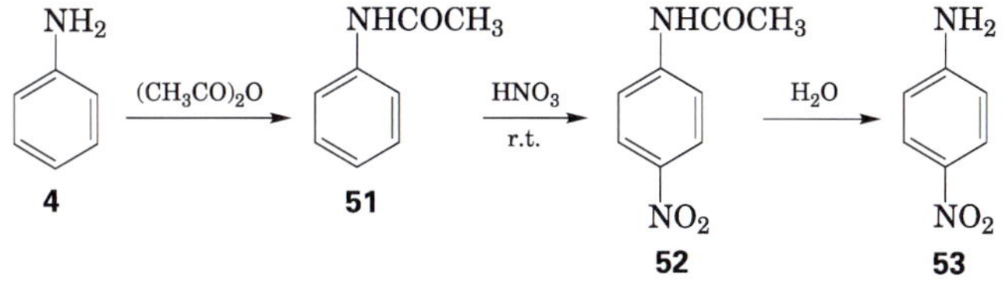

コリンエステラーゼ阻害薬ネオスチグミン(**59**)の合成はそのメタ配向性を利用した例である.

54　55　56　57　58　59

ネオスチグミンメチル硫酸塩㊐
(重症筋無力症治療薬, 消化管機能促進薬, 解毒薬)

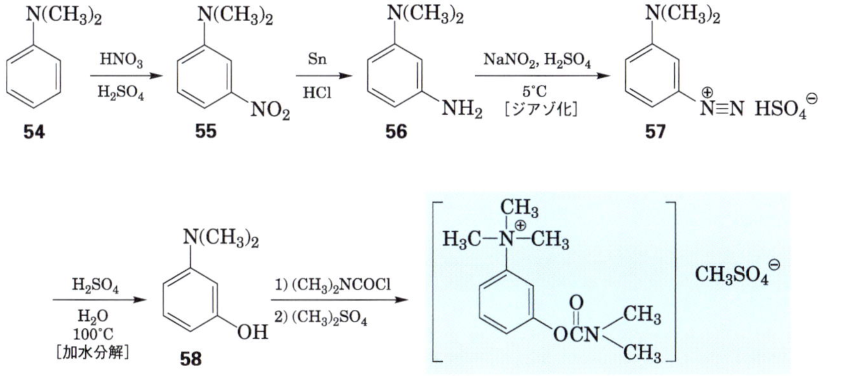

抗結核薬エチオナミド(**66**)の合成には, ピリジン環を*N*-オキシドにして4位に窒素官能基を導入し, 次いで **Sandmeyer 反応**(7 B参照)を利用してニトリルに変換する方法もある.

60　61　62　63　64　65　66

エチオナミド㊐
(抗結核薬)

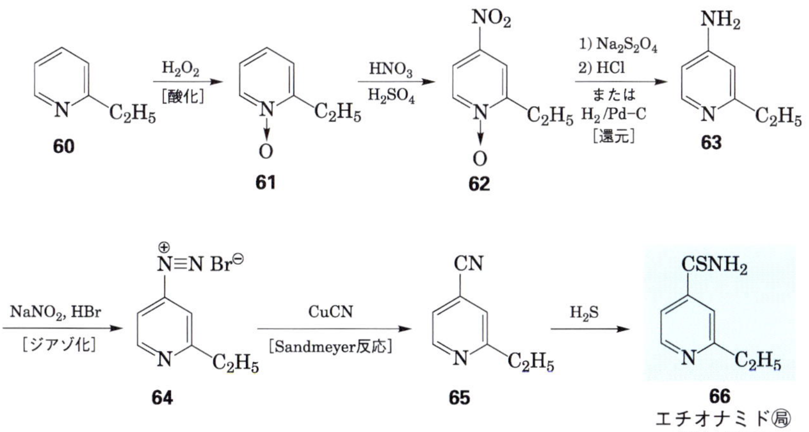

ピリジン *N*-オキシドのニトロ化を利用し胃潰瘍治療薬オメプラゾールが合成されている.

67 68 69

70 71

73

オメプラゾール㊐
（胃潰瘍治療薬）

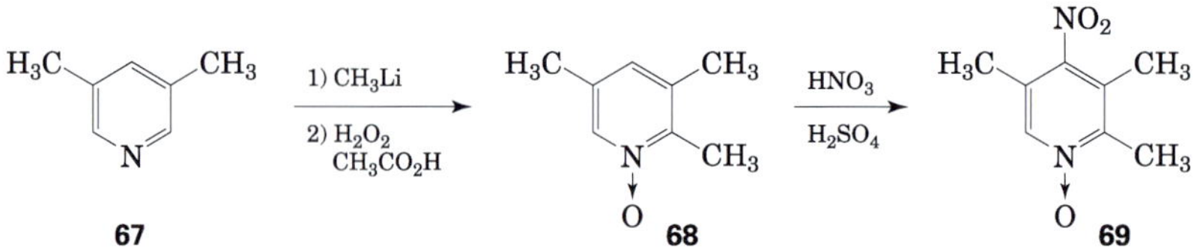

3. ニトロソ化

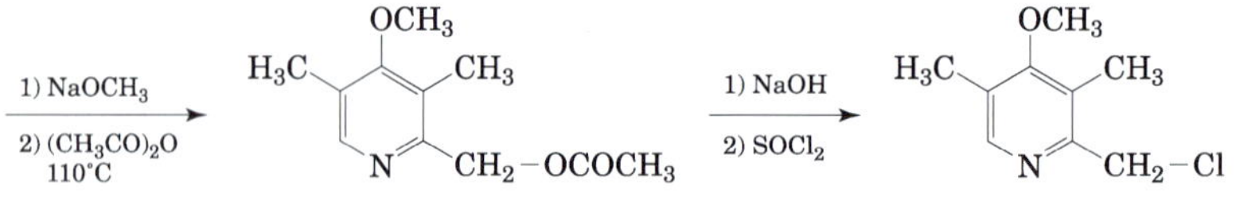

芳香族化合物に亜硝酸ナトリウムと硫酸を反応させると**ニトロソ化** nitrosation が起こる．亜硝酸から生じる**ニトロソニウムイオン** nitrosonium ion ($^{\oplus}NO$) は $^{\oplus}NO_2$ に比べて求電子活性が低いので，芳香環に$-OH$ や$-N(CH_3)_2$ のような電子供与性基がある場合に限ってそのパラ位に位置選択的に置換する．

37 74

54 75

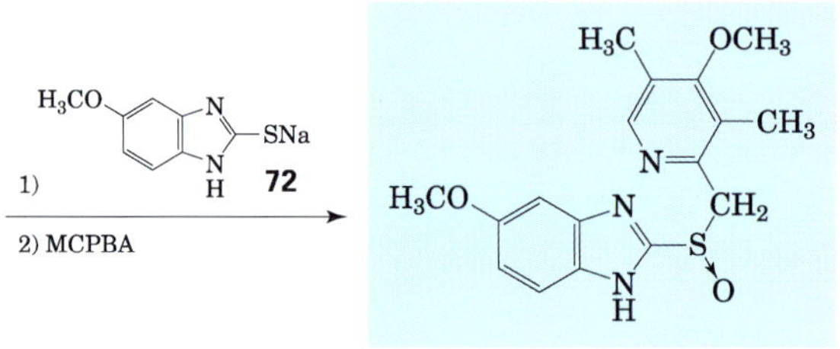

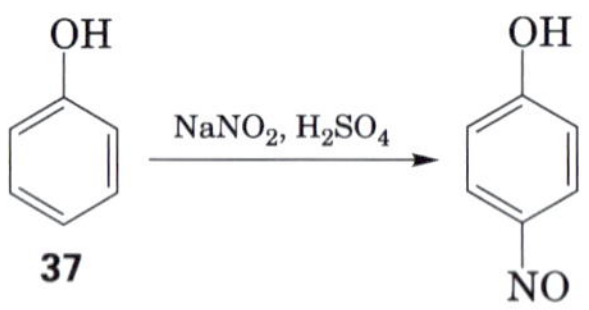

ニトロソ基は酸化剤によって容易にニトロ基に変換できるので *p*–ニトロ体を位置選択的に合成

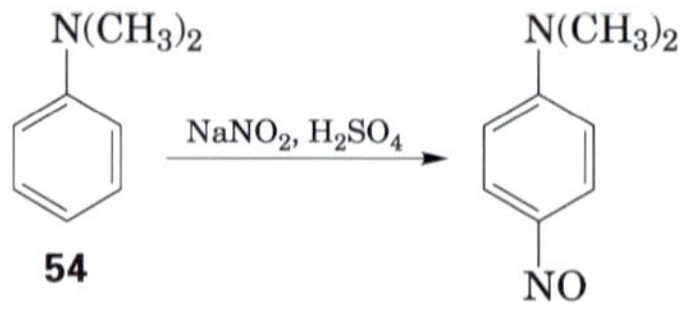

する方法として優れている.

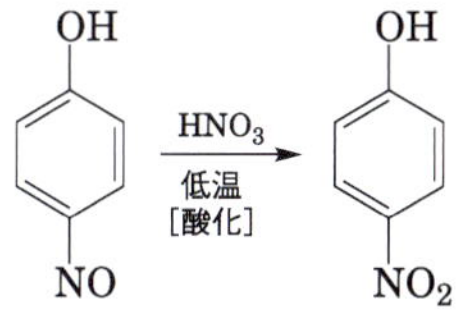

74 (4-ニトロソフェノール) → [HNO₃, 低温, 酸化] → 20 (4-ニトロフェノール)

　解熱鎮痛薬スルピリン(**79**)の合成にアンチピリン(**76**)のニトロソ化が用いられている．このニトロソ化で生成する 4-ニトロソアンチピリン(**77**)が希硫酸中で濃緑色を呈するので，この反応は日本薬局方においてアンチピリンの確認試験としても利用されている．

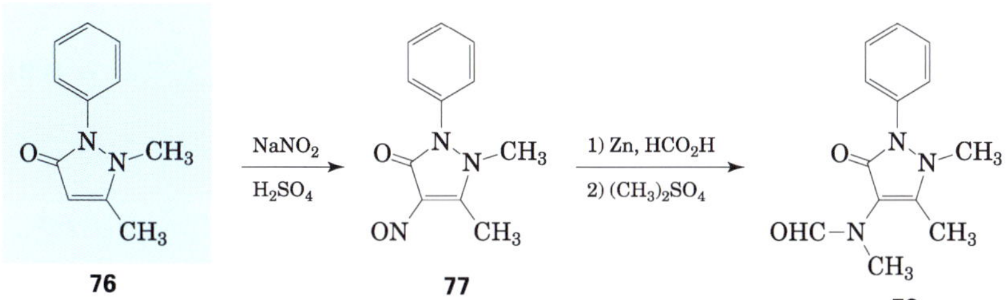

76 アンチピリン 局（解熱鎮痛薬） → [NaNO₂, H₂SO₄] → 77 4-ニトロソアンチピリン（濃緑色） → [1) Zn, HCO₂H 2) (CH₃)₂SO₄] → 78

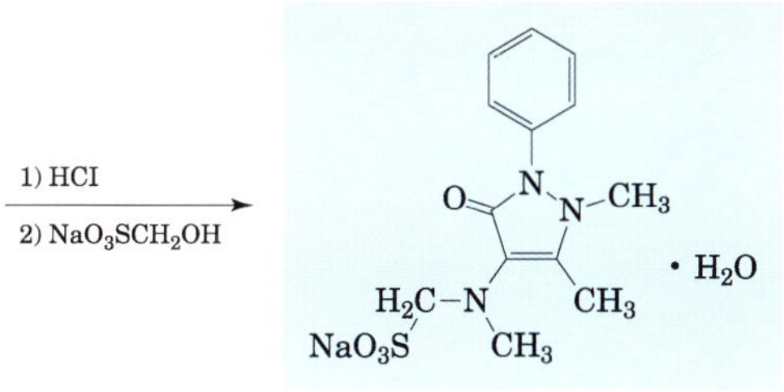

→ [1) HCl 2) NaO₃SCH₂OH] → 79 スルピリン水和物 局（解熱鎮痛薬）・H₂O

4. ハロゲン化

　芳香環の**ハロゲン化** halogenation は求電子置換反応の一種であり，ニトロ化と同一の反応機構で進行する．すなわち電子供与性基があるとオルト，パラ位に，電子求引性基があるとメタ位にハロゲン置換が起こる．

　ベンゼンはルイス酸の存在下，塩素や臭素と反応してクロロベンゼンやブロモベンゼンを与える．

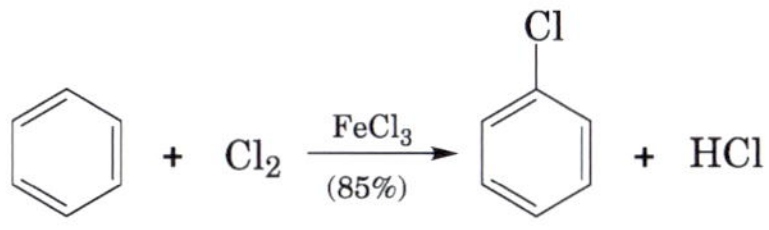

1 (ベンゼン) + Cl₂ → [FeCl₃] → 6 (クロロベンゼン, 85%) + HCl

$$\text{ベンゼン} + Br_2 \xrightarrow[(75\%)]{FeBr_3} \text{ブロモベンゼン} + HBr$$

$$\mathbf{1} \qquad\qquad\qquad\qquad \mathbf{80}$$

ルイス酸はハロゲンと錯体を生成し，これがベンゼンを攻撃する．

$$Cl_2 + FeCl_3 \rightleftarrows :\overset{\oplus}{\underset{..}{Cl}}-Cl-\overset{\ominus}{FeCl_3}$$

$$Br_2 + FeBr_3 \rightleftarrows :\overset{\oplus}{\underset{..}{Br}}-Br-\overset{\ominus}{FeBr_3}$$

ベンゼン $+ Br-\overset{\oplus}{Br}-\overset{\ominus}{FeBr_3} \longrightarrow$ [中間体 **81**] $\xrightarrow{Br-\overset{\ominus}{FeBr_3}}$ ブロモベンゼン **80** $+ HBr + FeBr_3$

アニリンやフェノールなどの電子供与性基をもつベンゼン環は触媒がなくても容易にハロゲン化されオルト，パラ位に置換しトリハロゲン体を与える．

アニリン **4** $\xrightarrow{Br_2, H_2O}$ 2,4,6-トリブロモアニリン **82**

フェノール **37** $\xrightarrow[(定量的)]{Br_2, H_2O}$ 2,4,6-トリブロモフェノール **83**

このような活性が高いベンゼン環のモノハロゲン化には次の例のような工夫が必要である．

アニリン **4** $\xrightarrow{(CH_3CO)_2O}$ アセトアニリド **51** $\xrightarrow{Br_2}$ 4-ブロモアセトアニリド **84** $\xrightarrow{H_2O}$ 4-ブロモアニリン **85**

ニトロベンゼンではメタ位がハロゲン化される．

ニトロベンゼン **3** $\xrightarrow{Br_2, FeBr_3}$ 3-ブロモニトロベンゼン **86**

o-および *p*-ブロモニトロベンゼンを得たいときはベンゼン環のハロゲン化を先に行い，その後ニトロ化を行う．

1 **80** **87** (38%) **88** (62%)

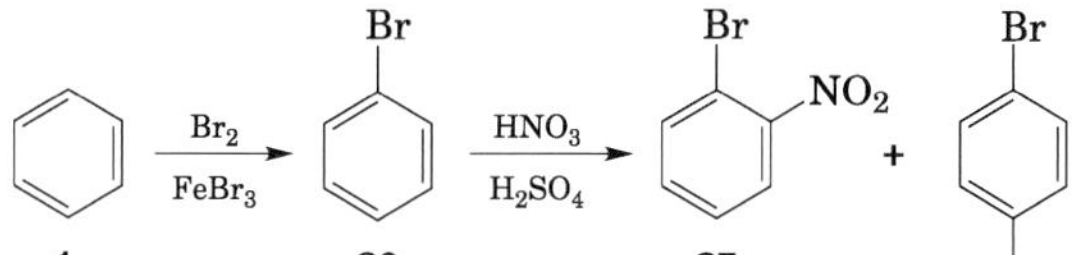

ナフタレンの臭素化では 1-ブロモナフタレンが生成する．

30 **89**

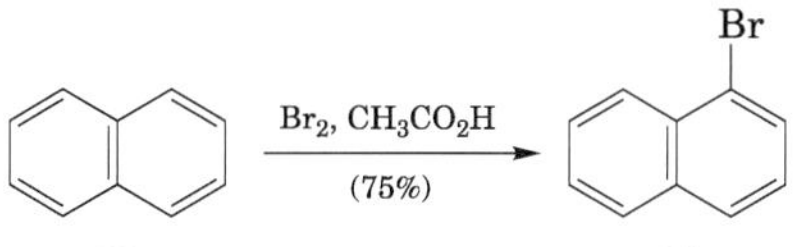

ヨウ素化においては生成する HI が還元性を有するので，生成したヨウ素化物(**90a**)が還元されてもとの原料に戻ってしまう．したがって反応系から HI を除く必要があり，硝酸のような酸化剤を添加するかアルカリなどの中和剤を加える方法が用いられる．

1 **90a** **91**

1 **91**

4 **92**

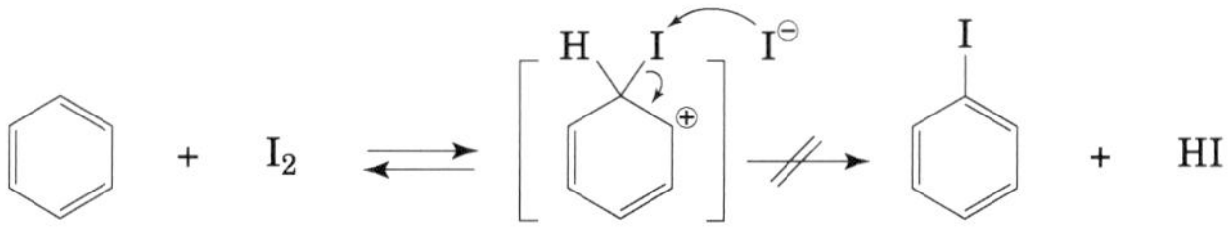

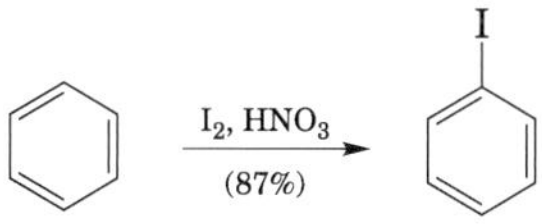

反応でヨウ化物イオンを生じない塩化ヨウ素(ICl)が X 線造影剤ヨーダミド(**94**)の合成に用いられている．

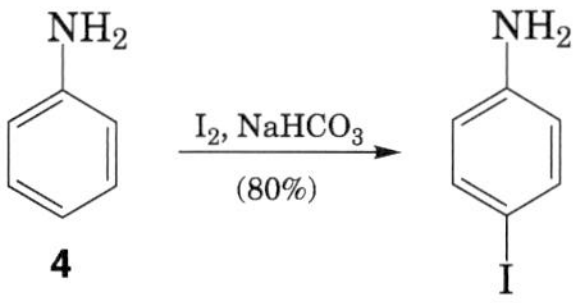

1　90b　91

93　94

ヨーダミド㊊
(X 線造影剤)

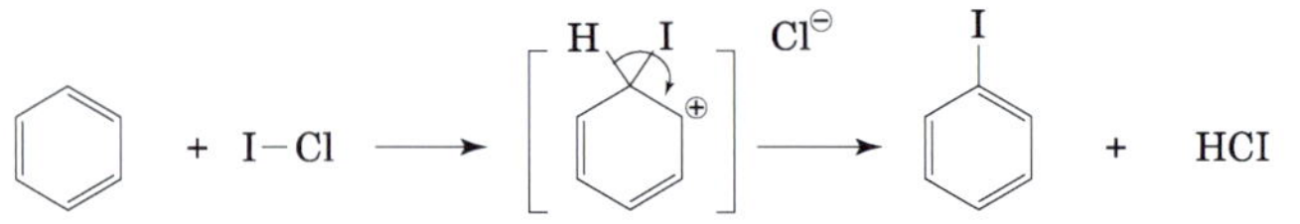

ハロゲン分子の反応性は $F_2 > Cl_2 > Br_2 > I_2$ の順に減少する．フッ素の反応性はあまりにも大きくこの方法では反応を制御することができないので，フッ素化は間接的な方法が用いられる．これについては 7B のジアゾニウム塩を経由する間接的ハロゲン化の項で述べる．

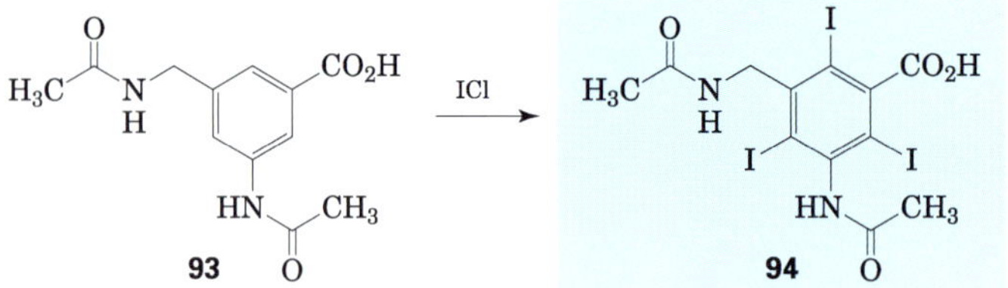

5. スルホン化

ベンゼンは濃硫酸あるいは発煙硫酸(三酸化硫黄を溶かした硫酸)により**スルホン化** sulfonation される．三酸化硫黄の共役酸(**95**)が求電子剤で，反応は次の機構で進行する．

95

1　95　96　97

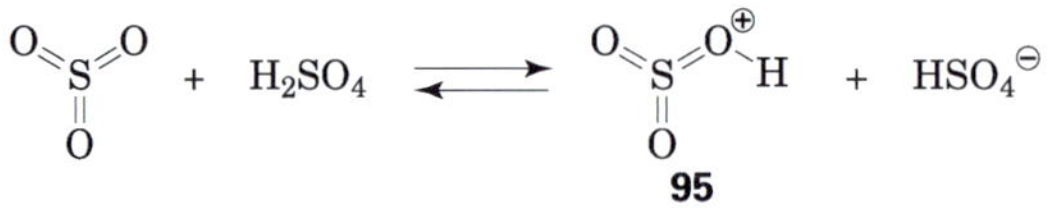

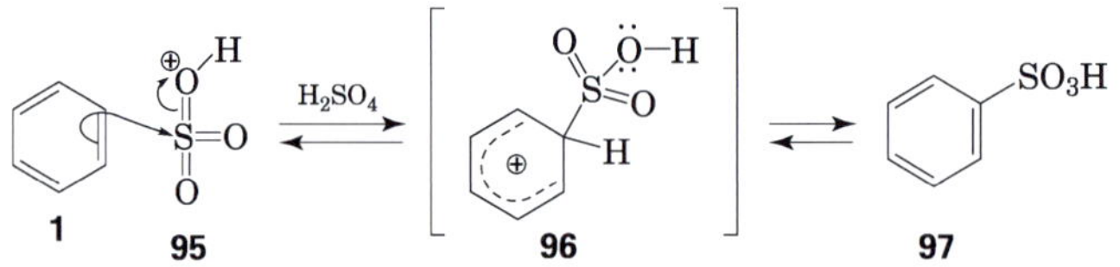

スルホン化はニトロ化などと異なり可逆反応であるので，導入されたスルホ基を容易に取り除くこともできる．次の例はこの可逆性を利用した *o*-ニトロアニリンの合成法である．

51　98　99　100 (56%)

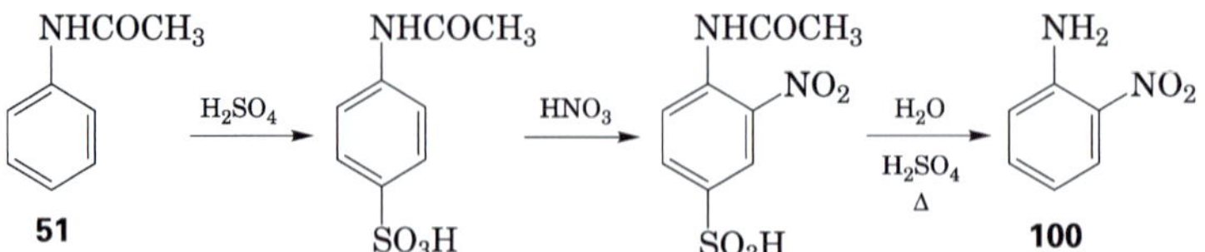

芳香環のスルホン化では温度の影響を受けて–SO₃H基の入る位置が異なることがある．ナフタレンのスルホン化はそのよい例である．ナフタレンを80℃でスルホン化すると1-ナフタレンスルホン酸(**101**)を与えるが，165℃では2-ナフタレンスルホン酸(**102**)が主生成物となる．

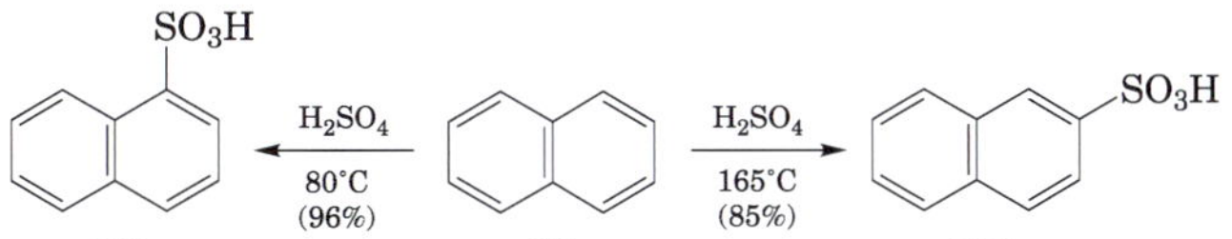

この理由は，ナフタレンの1-置換σ錯体への活性化エネルギーが2-置換のそれよりも低いため，低温では1-置換体が生成する(速度支配)．しかし高温では平衡によって安定な2-置換体が次第に増加し主生成物となるからである(熱力学支配)．

フェノールを濃硫酸でスルホン化すると25℃ではオルト体(**103**)，100℃ではパラ体(**104**)が得られる．この反応も速度支配と熱力学支配によって制御された例である．

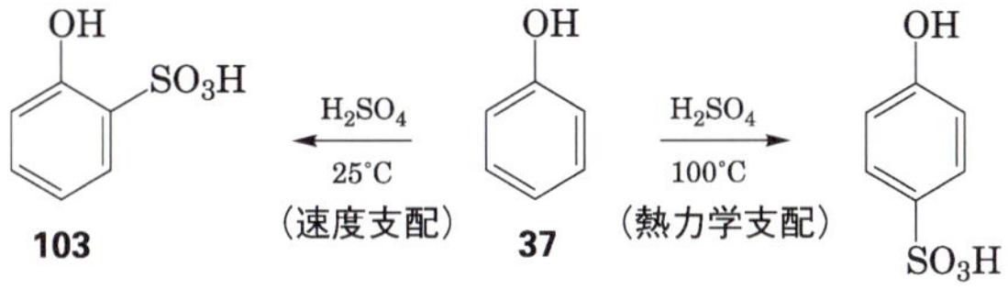

トルエンのスルホン化においても反応温度の影響がみられる．

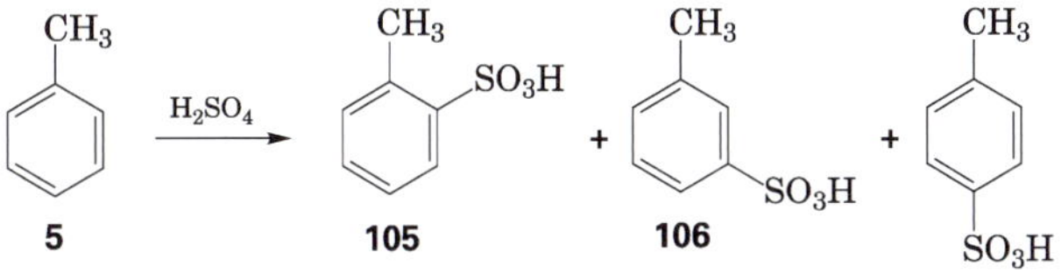

	105	**106**	**107**
0℃	43%	4%	53%
100℃	13%	8%	79%

次にスルホン化を利用した医薬品の合成例を示す．

フェノール(**37**)はスルホン酸を経て次の方法でも製造される．

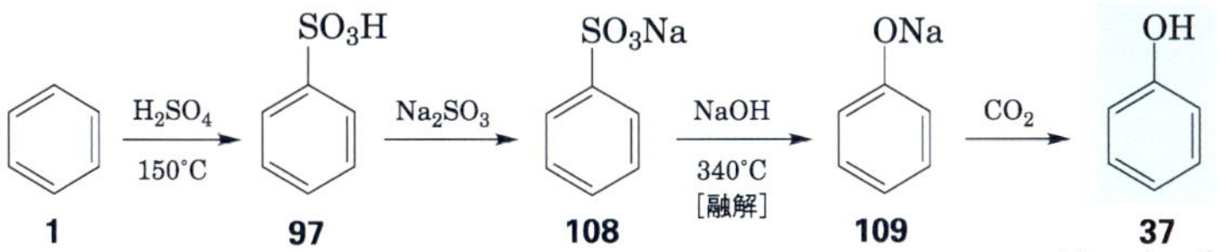

フェノール局
(歯科用薬原料，局所鎮痒薬，殺菌薬・消毒薬，保存剤)

アニリンのスルホン化では，まず硫酸と塩をつくるのでメタ配向性となるが，これを強熱すると収率よくスルファニル酸に転位する．本法は**ベーキング法** baking process といわれ工業化されている．

112
スルファニル酸

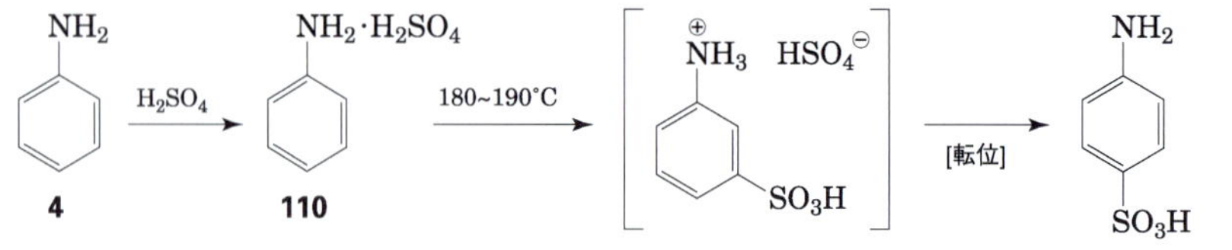

トルエンのスルホン化で得られる *p*-トルエンスルホン酸(**107**)は痛風治療薬プロベネシド(**114**)の合成に利用されている.

114
プロベネシド㊕
(抗痛風薬)

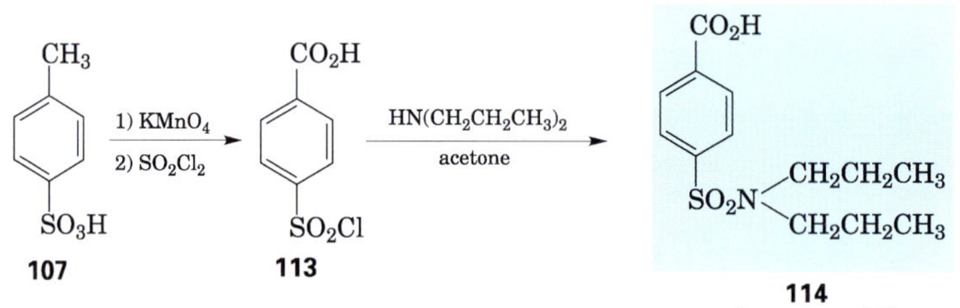

クロロスルホン酸($ClSO_3H$)による**クロロスルホン化** chlorosulfonation もよく用いられる.

119
ヒドロクロロチアジド㊕
(抗高血圧症薬，利尿薬)

122
スルファメトキサゾール㊕
(合成抗菌薬[サルファ剤])

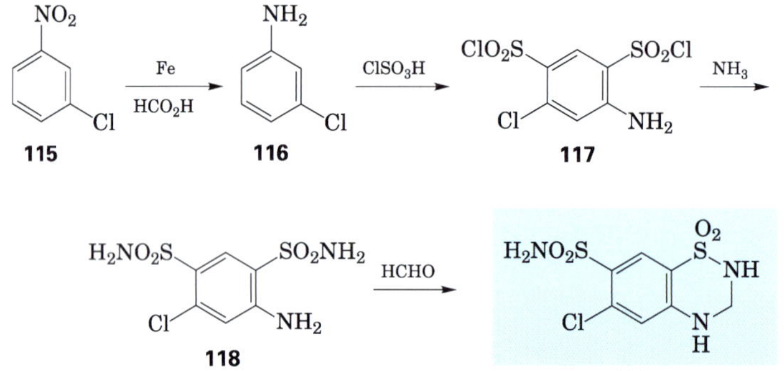

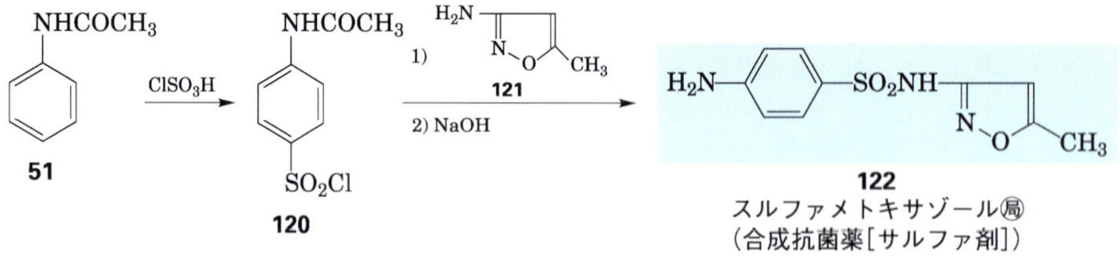

6. 芳香環への炭素側鎖の導入

芳香環へ炭素側鎖を導入する反応としては，Friedel-Crafts 反応，Blanc-Quelet 反応，Gattermann-Koch 反応，Vilsmeier 反応，Reimer-Tiemann 反応，Mannich 反応，Kolbe-Schmitt 反応など，多くの重要な冠名反応が知られている．

A Friedel-Crafts 反応

塩化アルミニウムのようなルイス酸触媒の存在下，芳香環とハロゲン化アルキルやハロゲン化アシルなどを反応させて芳香環にアルキル基やアシル基を導入する反応を **Friedel-Crafts 反応**という．芳香環に特有の反応で，重要な**炭素側鎖導入法**の１つである．

1) アルキル化

芳香族化合物にルイス酸（$AlCl_3$, BF_3, $ZnCl_2$ など）やプロトン酸（H_2SO_4, P_2O_5, H_3PO_4 など）の存在下，ハロゲン化アルキル，オレフィン，アルコールなどを反応させると芳香環が**アルキル化** alkylation される．

ベンゼンを塩化アルミニウムの存在下ハロゲン化アルキルと反応させるとアルキルベンゼンが生成するが一般にジアルキル体も生じる．この反応で過剰のベンゼンを低温で用いたときのみモノアルキル体が得られる．

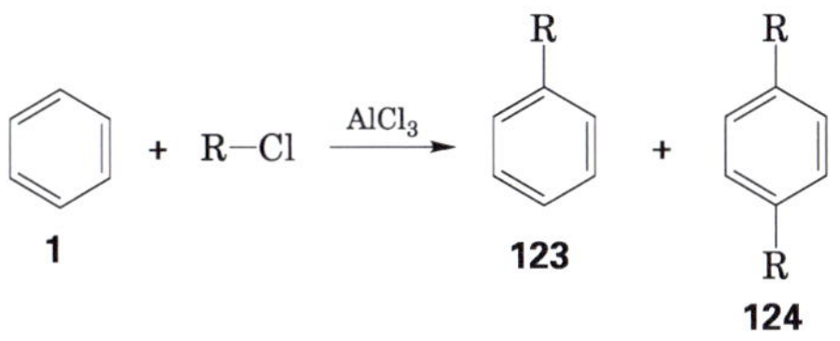

ハロゲン化アルキルは塩化アルミニウムによってカルボカチオンを生成し，これがベンゼンと反応する．

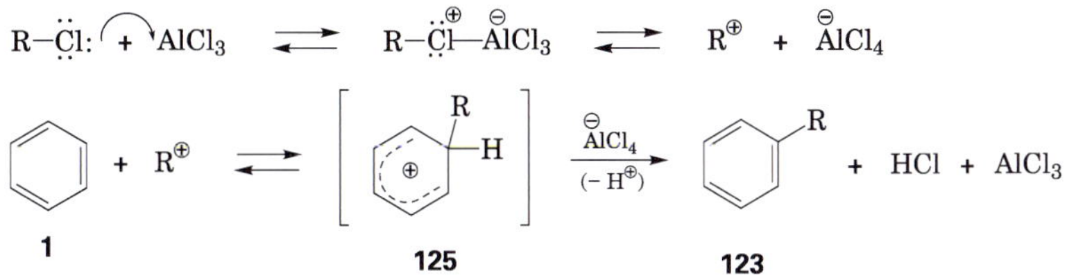

触媒としては各種のルイス酸が使われるが，その反応性の順序は次のとおりである．

$$AlCl_3 > FeCl_3 > SbCl_3 > BF_3 > SnCl_4 > ZnCl_2 > HgCl_2$$

Friedel-Crafts アルキル化は電子供与性基があると促進され，電子求引性基があると反応は抑

制される.

　第一級ハロゲン化アルキルを用いる反応では，生じた第一級アルキルカチオンが安定な第二級アルキルカチオンに転位して反応し異性体の混合物を与える場合が多い.

$$\text{benzene (1)} + CH_3CH_2Br\ (\mathbf{126}) \xrightarrow[80°C\ (83\%)]{AlCl_3} \text{PhCH}_2CH_3\ (\mathbf{127})$$

$$\text{benzene (1)} + CH_3CH_2CH_2Cl\ (\mathbf{128}) \xrightarrow[80°C\ (53\%)]{AlCl_3} \text{PhCH(CH}_3)_2\ (\mathbf{129}) + \text{PhCH}_2CH_2CH_3\ (\mathbf{130})\quad (2:1)$$

$$CH_3CH_2CH_2{-}Cl\ (\mathbf{128}) \xrightarrow{AlCl_3} CH_3\overset{\oplus}{C}H{-}CH_2{-}H\ (\mathbf{131}) \xrightarrow{[転位]} CH_3\overset{\oplus}{C}H{-}CH_2{-}H\ (\mathbf{132})$$

　これらのアルキル化は重要な反応であるが，上述したような炭素鎖の転位や多置換アルキル化を起こすので合成的応用に乏しい．芳香環に炭素側鎖を導入するための方法としては次に述べる **Friedel–Crafts アシル化** の方がはるかに有用である.

　n-プロピルベンゼン(**130**)のような第一級アルキル側鎖をもつ化合物のみを合成したいときは，まず次の Friedel–Crafts アシル化を用いてアシル基を導入し，次にカルボニル基をメチレン基に還元する方法が有利である.

$$\text{benzene (1)} \xrightarrow[\text{[アシル化]}]{CH_3CH_2COCl,\ AlCl_3} \text{PhCOCH}_2CH_3\ (\mathbf{133}) \xrightarrow[\text{[Clemmensen 還元]}]{Zn\text{-}Hg,\ aq.\ HCl} \text{PhCH}_2CH_2CH_3\ (\mathbf{130})$$

　アルキル化の応用例としてフェノール(**37**)の合成法の１つである **クメン cumene 法** をあげる.

$$\text{benzene (1)} \xrightarrow[\substack{H_3PO_4\\(\text{または}\\AlCl_3\cdot HCl)}]{CH_3CH=CH_2} \underset{\substack{\mathbf{129}\\ \text{cumene}\\(\text{isopropylbenzene})}}{\text{PhCH(CH}_3)_2} \xrightarrow[100\sim130°C]{O_2,\ Cu} \underset{\substack{\mathbf{134}\\ \text{cumene}\\ \text{hydroperoxide}}}{\text{PhC(CH}_3)_2\text{OOH}} \xrightarrow[60°C]{\substack{H_2SO_4\\(\text{または}\\50\%\ CH_3CO_2H)}} \underset{\substack{\mathbf{37}\\ \text{フェノール}\\(\text{歯科用薬原料，局所鎮痒薬，}\\ \text{殺菌薬・消毒薬，保存剤})}}{\text{PhOH}} + CH_3COCH_3$$

2) アシル化

　ハロゲン化アシル(酸塩化物)を塩化アルミニウムの存在下，ベンゼンと反応させるとアシルベン

ゼンが生成する.

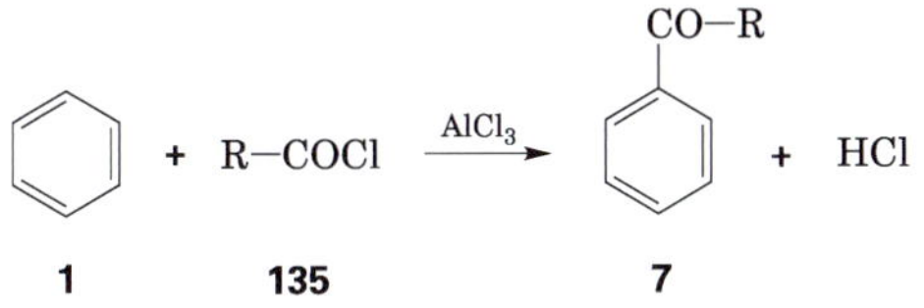

この反応は次の機構で進行する.

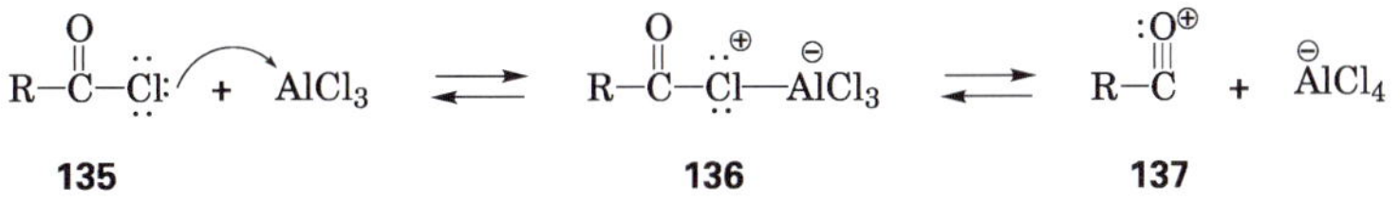

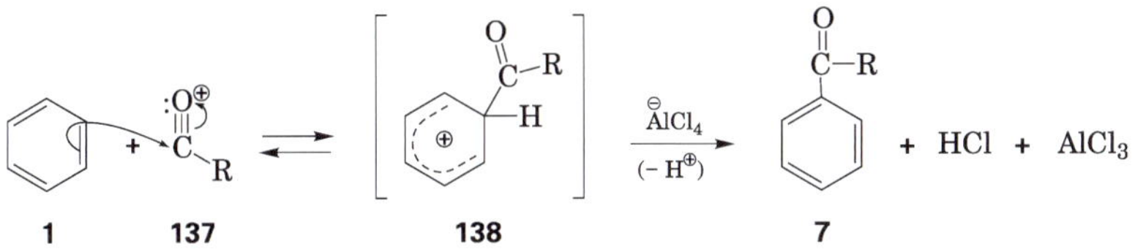

アシル化剤としては酸塩化物が最も一般的であるが，カルボン酸や酸無水物なども用いられる．触媒としてはアルキル化の場合と同様なルイス酸やプロトン酸が用いられる．

溶媒としては二硫化炭素がよく使われるが，高温を要する場合はアシル化に対して安定なニトロベンゼンがしばしば用いられる．

Friedel–Crafts アシル化 acylation では生成物が塩化アルミニウムと錯体を形成するので塩化アルミニウムを過剰に用いなければならないが，炭素鎖の転位を起こさないばかりでなく，多置換アシル化も起こさないので合成的応用が広い．以下にいくつかの例を示す．

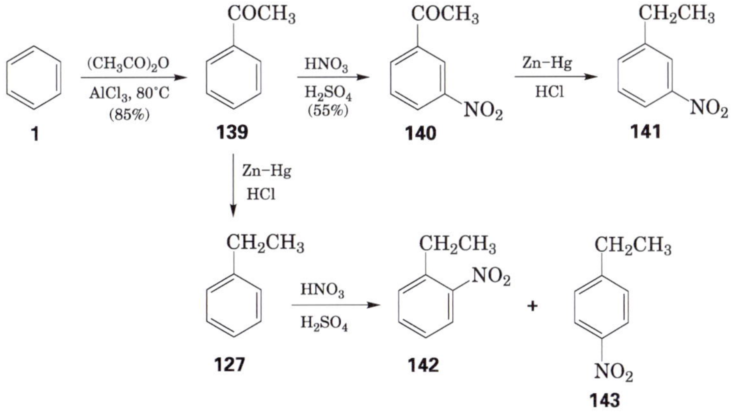

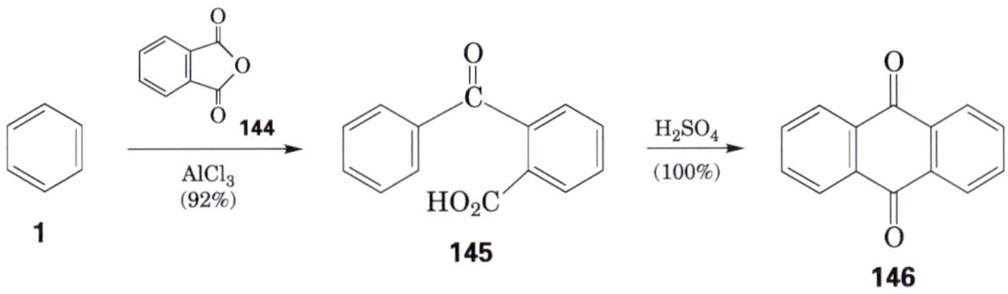

153
アドレナリン㊐
（交感神経興奮薬，昇圧薬，気管支拡張薬，全身用止血薬，緑内障治療薬，局所性血管収縮薬，副腎髄質ホルモン）

158
トリヘキシフェニジル塩酸塩㊐
（抗パーキンソン病薬）

161
メダゼパム㊐
（抗不安薬）

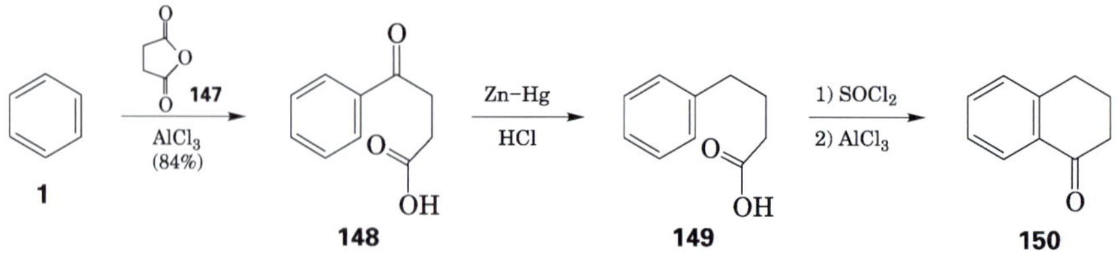

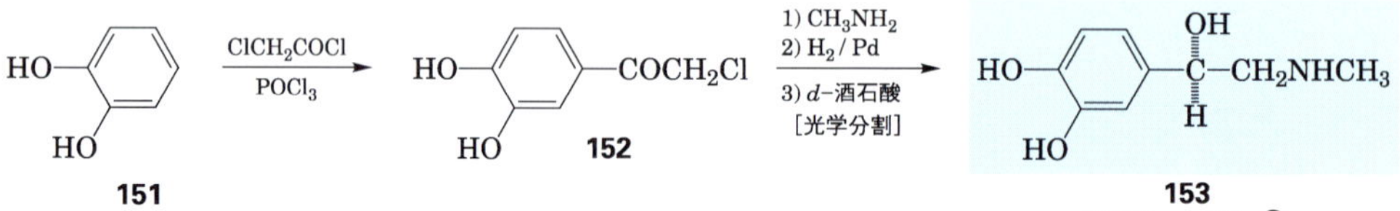

B Friedel–Crafts 類似反応

1) クロロメチル化(Blanc–Quelet 反応)

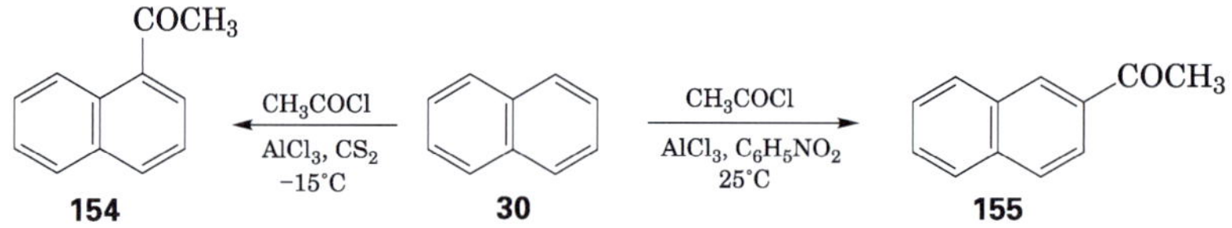

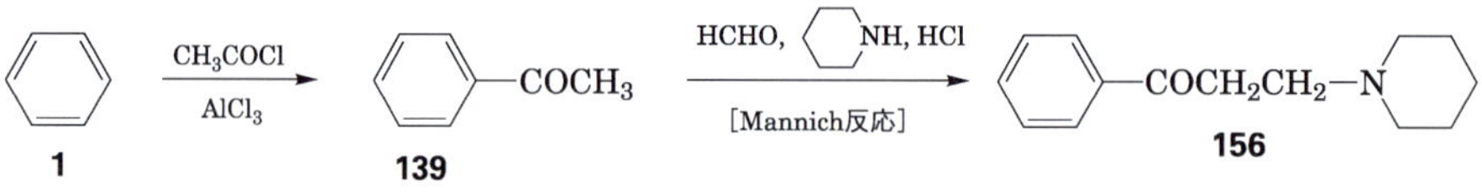

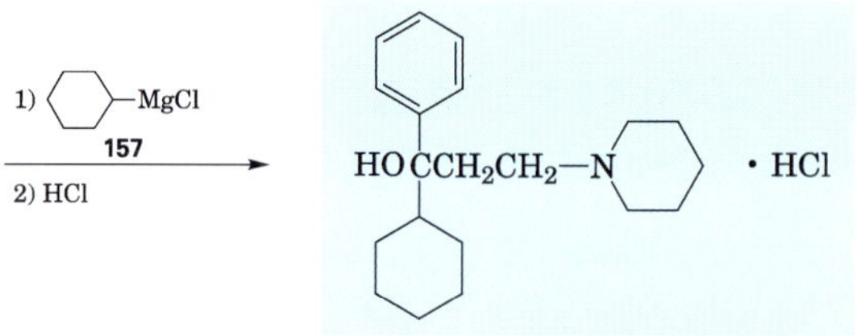

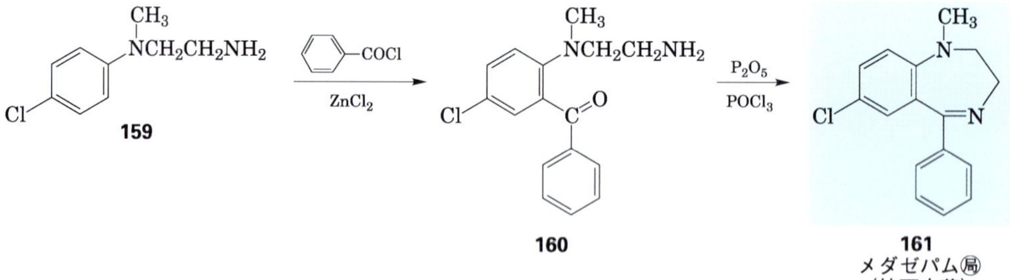

芳香族炭化水素にホルムアルデヒドと塩化水素を塩化亜鉛の存在下に反応させると芳香環にクロ

ロメチル基(–CH₂Cl)が導入される．この反応は**クロロメチル化** chloromethylation または **Blanc-Quelet 反応**と呼ばれる．この反応はカルボカチオンによる一種の Friedel–Crafts 型反応と考えられる．–CH₂Cl 基は –CH₂OH，–CHO，–CH₃ などに変換できるのでこの反応は大変有用である．

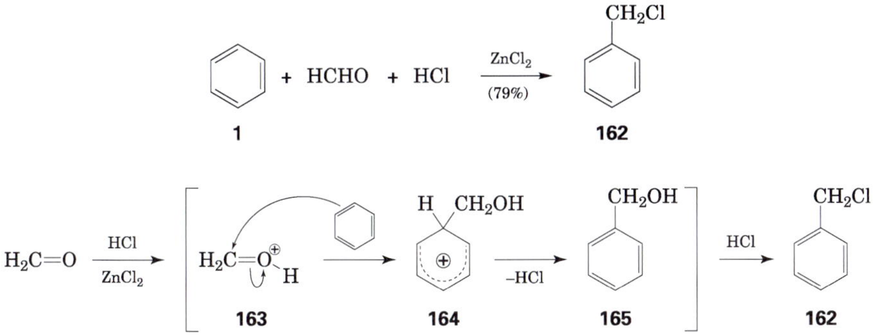

この方法は交感神経興奮薬ナファゾリン(**168**)の合成に利用されている．

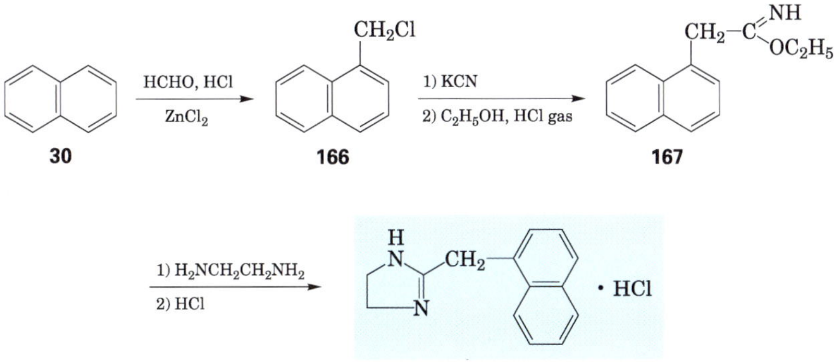

168
ナファゾリン塩酸塩⑮
（表在性充血治療薬，局所性血管収縮薬）

2）Gattermann–Koch 反応

芳香族炭化水素に塩化アルミニウムと塩化銅（Ⅰ）の存在下，一酸化炭素と塩化水素を反応させると**ホルミル化** formylation が起こり，芳香族アルデヒドが生成する．この反応を **Gattermann–Koch 反応**という．

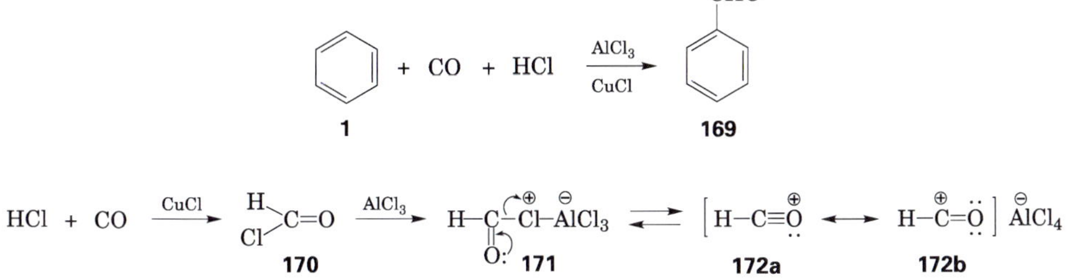

172a　173　169

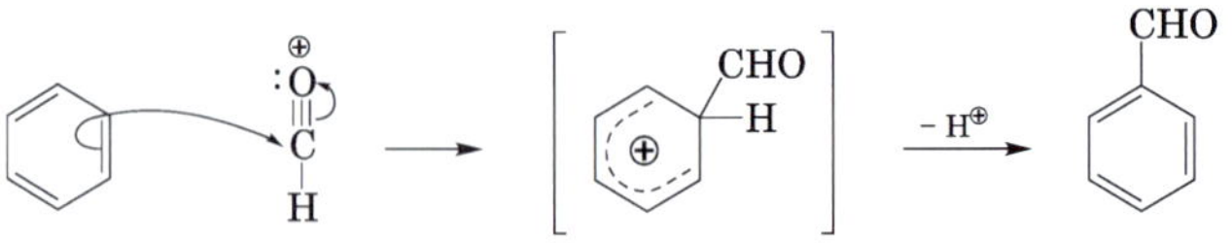

3) Vilsmeier 反応

電子供与性基によって活性化された芳香環にオキシ塩化リンの存在下，*N*–置換ホルムアミドを作用させると芳香族アルデヒドが生成する．この反応を **Vilsmeier 反応**という．

ジメチルホルムアミドと $POCl_3$ の反応で生じるクロロイミニウム塩(**177**)のジクロロリン酸イオンを塩化物イオンに置き換えたものは **Vilsmeier 試薬**と呼ばれホルミル化などに利用されている．

174　175　176　177 クロロイミニウム塩

178　179　180

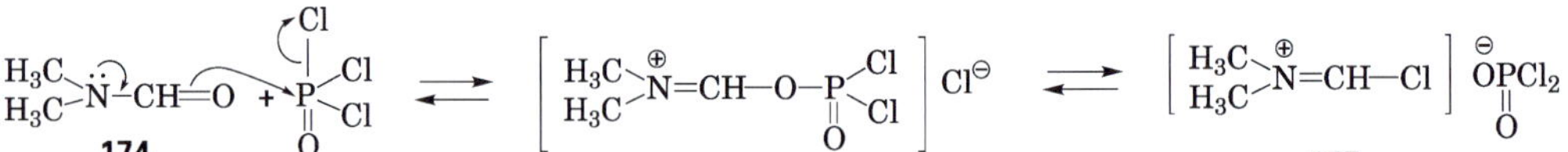

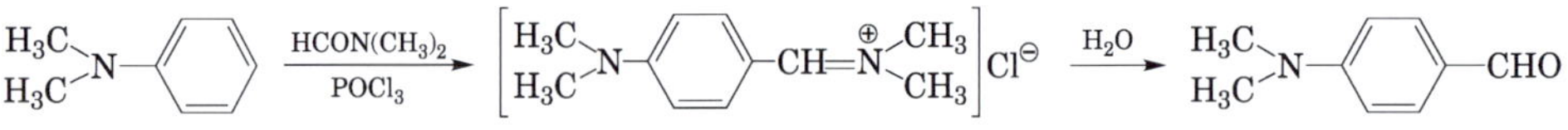

4) Reimer–Tiemann 反応

フェノールのアルカリ溶液にクロロホルムを加えると *o*–ヒドロキシベンズアルデヒド(サリチルアルデヒド)と *p*–ヒドロキシベンズアルデヒドが生成する．この反応を **Reimer–Tiemann 反応**という．

37　181 salicylaldehyde (40%)　182 (10%)

反応は中間に**ジクロロカルベン**(:CCl_2)を生成して次のように進行する．

183　184

185　186　187　188　189

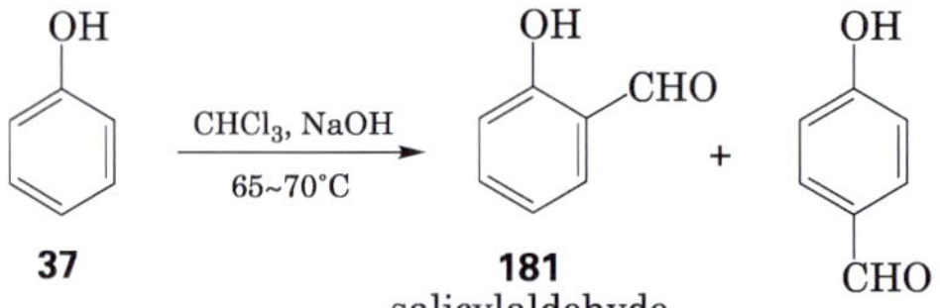

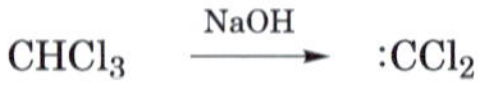

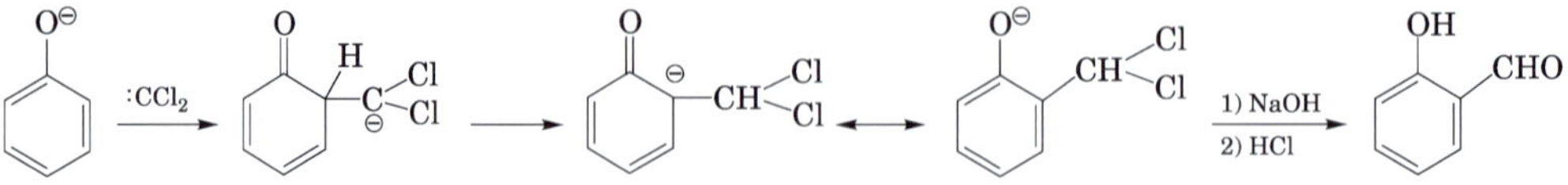

5）Mannich 反応

活性メチレン化合物にホルムアルデヒドとアミンを弱酸性条件下に反応させると**アミノメチル化** aminomethylation が起こる．この反応を **Mannich 反応**という（5 章 3 C および 6 章 2 E 参照）．

190　**191**

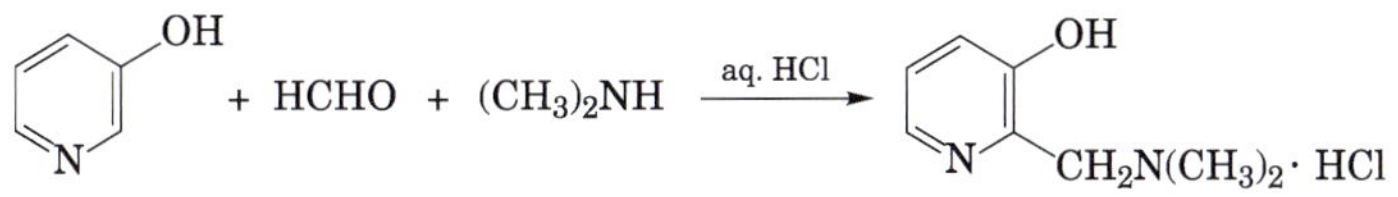

6）Kolbe-Schmitt 反応

フェノールのアルカリ塩に二酸化炭素を加圧下に反応させてフェノール炭酸エステルナトリウムをつくり，これを加熱して定量的にサリチル酸を得る方法を **Kolbe-Schmitt 反応**という．すなわち芳香環の**直接カルボキシル化** direct carboxylation である．

192　**193** フェノール炭酸エステルナトリウム　**194**　**195** サリチル酸㊢（角化性皮膚疾患治療薬）

193 →

→ **194**

196　**197**

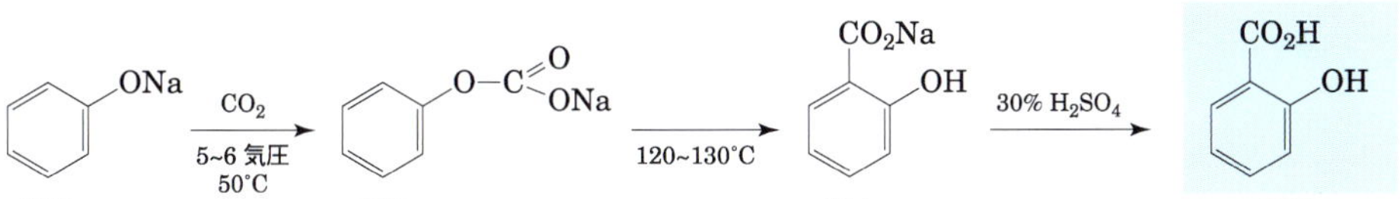

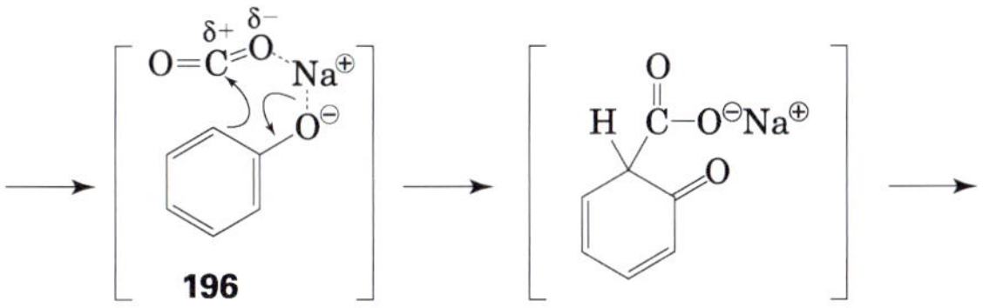

サリチル酸に無水酢酸を作用させると解熱鎮痛薬アスピリン（**198**）が得られる．

195　**198** アスピリン㊢（解熱鎮痛薬，抗リウマチ薬，非ステロイド性抗炎症薬）

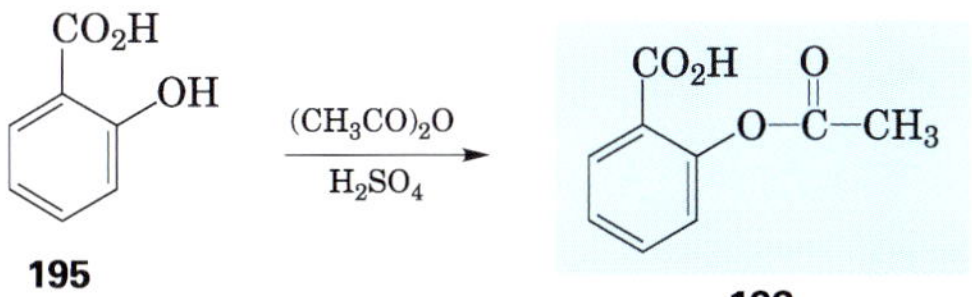

7. ジアゾ化

芳香族第一級アミンを塩酸にとかし，氷冷下亜硝酸ナトリウムの水溶液を加えると**ジアゾニウム塩** diazonium salt を生じる．この反応を**ジアゾ化** diazotization という．アニリンに $NaNO_2$ と塩酸

を 0℃ で反応させると，塩化ベンゼンジアゾニウムの水溶液が得られる．

$$\text{C}_6\text{H}_5\text{NH}_2 \; (\mathbf{4}) + \text{NaNO}_2 + 2\text{HCl} \longrightarrow \text{C}_6\text{H}_5\overset{\oplus}{\text{N}}{\equiv}\text{N}\;\text{Cl}^{\ominus} \; (\mathbf{199}) + \text{NaCl} + \text{H}_2\text{O}$$

ここに得られた芳香族ジアゾニウムイオンは，次式に示すように正電荷が芳香環上に非局在化するため低温では比較的安定である．

199 ⟷ **199a** ⟷ **199b** ⟷ **199c**

一方，脂肪族第一級アミンから生じたジアゾニウム塩はこのような共鳴がないので不安定で，低温でもただちに N_2 を放って分解し，アルキルカチオン alkyl cation を生じ，水が反応してアルコールになる．

$$\text{CH}_3{-}\overset{\oplus}{\text{N}}{\equiv}\text{N} \; (\mathbf{200a}) \longleftrightarrow \text{CH}_3{-}\text{N}{=}\overset{\oplus}{\text{N}} \; (\mathbf{200b}) \xrightarrow{-N_2} \overset{\oplus}{\text{CH}_3} \xrightarrow{H_2O} \text{CH}_3\text{OH}$$

芳香族ジアゾニウム塩の反応には，N_2 を放出して $-\overset{\oplus}{\text{N}}{\equiv}\text{N}$ 基が他の官能基 (OH, X, CN, OR など) と置き換わる反応と，N_2 を放出しないで $-\overset{\oplus}{\text{N}}{\equiv}\text{N}$ 基が他の芳香環と結合する**ジアゾカップリング** diazo coupling とがある．これらは次のようにまとめることができる．

$$\text{Ar{-}H} \; (\mathbf{201}) \longrightarrow \text{Ar{-}NO}_2 \; (\mathbf{202}) \longrightarrow \text{Ar{-}NH}_2 \; (\mathbf{203}) \longrightarrow \text{Ar{-}}\overset{\oplus}{\text{N}}{\equiv}\text{N} \; (\mathbf{204})$$

$\text{Ar}{-}\overset{\oplus}{\text{N}}{\equiv}\text{N}$ (**204**)
- $\xrightarrow{\text{CuX} \; (X = Cl, Br, CN)}$ Ar—X (**205**) Sandmeyer反応
- $\xrightarrow{\text{KI}}$ Ar—I (**206**) Griess反応
- $\xrightarrow{\text{HBF}_4}$ Ar—F (**207**) Schiemann反応
- $\xrightarrow{\text{H}_2\text{O}}$ Ar—OH (**208**) フェノールの合成
- $\xrightarrow{\text{H}_3\text{PO}_2}$ Ar—H (**209**) 還元的脱アミノ
- $\xrightarrow{\text{C}_6\text{H}_5\text{-Y} \;(Y = OH, NR_2)}$ Ar—N=N—C$_6$H$_4$—Y (**210**) ジアゾカップリング

以上からもわかるように，ジアゾニウム塩は種々の化合物への誘導が可能であるだけでなく，合

成原料である第一級アミンは芳香環の直接ニトロ化を経て容易に合成できるので，ジアゾニウム塩の反応は合成化学上非常に価値がある．

A ジアゾニウム塩の生成機構

ジアゾニウム塩を生成する機構は亜硝酸からニトロソニウムイオン $\overset{\oplus}{N}O$ が生じ，これが NH_2 基の非共有電子対と求電子的に結合し，次に示す経路で進行する．

$$HO-N=O + HCl \rightleftarrows H_2\overset{\oplus}{O}-N=O + \overset{\ominus}{Cl}$$

$$H_2\overset{\oplus}{O}-N=O + HCl \rightleftarrows \overset{\oplus}{N}=O + H_3O + \overset{\ominus}{Cl}$$

$$4 \xrightarrow{\overset{\oplus}{N}=O} 211 \xrightarrow{-H^{\oplus}} 212 \xrightarrow{-H^{\oplus}} 213 \xrightarrow{HX} 214$$

B N_2 を放出するジアゾニウム塩の反応

1) −Cl, −Br, −CN の導入（Sandmeyer 反応）

芳香族ジアゾニウム塩を CuCl, CuBr, CuCN などの第一銅塩を触媒として ArCl, ArBr, ArCN に変える反応を **Sandmeyer 反応**といい，銅粉を触媒とする反応を **Gattermann 反応**という．

$$\underset{215}{Ar-\overset{\oplus}{N}\equiv N \; \overset{\ominus}{X}} \xrightarrow[(X=Cl,\,Br,\,C\equiv N)]{CuX} \underset{216}{Ar-X} + N_2 \uparrow$$

$$\underset{4}{PhNH_2} \xrightarrow[5°C]{NaNO_2/HCl} \underset{199}{Ph\overset{\oplus}{N}\equiv N\,\overset{\ominus}{Cl}} \xrightarrow[15°C]{CuCl} \underset{6}{PhCl}$$

$$\underset{4}{PhNH_2} \xrightarrow[5°C]{NaNO_2/HBr} \underset{217}{Ph\overset{\oplus}{N_2}\,\overset{\ominus}{Br}} \xrightarrow[100°C]{CuBr} \underset{80}{PhBr}$$

$$\underset{4}{PhNH_2} \xrightarrow[5°C]{NaNO_2/HCl} \underset{199}{Ph\overset{\oplus}{N_2}\,\overset{\ominus}{Cl}} \xrightarrow[90°C]{CuCN} \underset{218}{PhCN}$$

この反応は抗結核薬エチオナミド(**66**)の合成に利用されている(3章2 C 参照).

類似の反応として，ジアゾニウム塩に塩化銅(Ⅱ)の存在下二酸化硫黄を作用させて芳香環をクロロスルホン化する方法がある．この反応は経口糖尿病治療薬アセトヘキサミド(**224**)の合成に利用されている．

$CH_3CO-C_6H_4-NH_2$ **219** →(NaNO₂, aq. HCl)→ $CH_3CO-C_6H_4-N_2^+Cl^-$ **220** →(CuCl₂, SO₂)→ $CH_3CO-C_6H_4-SO_2Cl$ **221**

→(NH₃)→ $CH_3CO-C_6H_4-SO_2NH_2$ **222** →(1) K₂CO₃ 2) シクロヘキシル-NCO **223**)→ $CH_3CO-C_6H_4-SO_2NHCONH-C_6H_{11}$

224 アセトヘキサミド㊙（経口抗糖尿病薬）

2) −I の導入 (Griess 反応)

芳香環にジアゾニウム塩を経由してヨウ素原子を導入する反応を **Griess 反応**という．この反応では銅触媒は不要で，ジアゾニウム塩溶液に KI を加えて加温するだけでよい．

225 (2,6-ジヨード-4-ニトロアニリン) →(NaNO₂, H₂SO₄)→ **226** (ジアゾニウム・HSO₄⁻) →(KI, Δ)→ **227** (1,2,3-トリヨード-5-ニトロベンゼン) (70%)

3) −F の導入 (Schiemann 反応)

芳香環にジアゾニウム塩を経由してフッ素原子を導入する反応を **Schiemann 反応** (Balz–Schiemann 反応とも呼ばれる)という．ジアゾニウム塩溶液にフッ化ホウ素酸 (HBF₄) 溶液を加えると難溶性のフッ化ホウ素酸塩が沈殿する．これを取り洗浄乾燥後，徐々に熱分解させるとフッ素原子が導入される．

228 (m-トルイジン) →(1) NaNO₂, aq. HCl 2) HBF₄)→ **229** (ArN₂⁺·BF₄⁻) →(Δ)→ **230** (m-フルオロトルエン)

4) −HO の導入 (フェノールの合成)

芳香族ジアゾニウム塩の水溶液を加熱すると N_2 を放出して**アリールカチオン** aryl cation を生じ，これに水が求核的に反応してフェノール類を生成する．

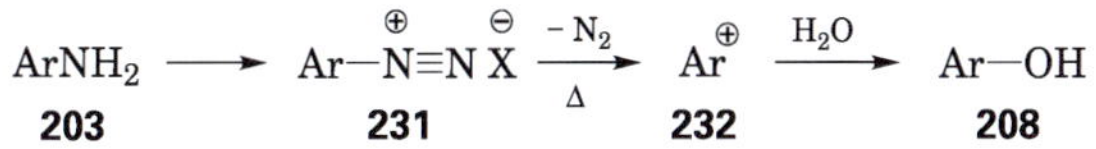

ArNH2
Ar−N≡N X
−N2
Δ
Ar
H2O
Ar−OH

203 231 232 208

このときハロゲン化水素酸を用いるとハロゲン化が起こるおそれがあり，硝酸を用いるとニトロ化が起こるおそれがあるので，通常は硫酸を使用する．

この反応は抗結核薬パラアミノサリチル酸カルシウム(**237**)の合成に応用されている．

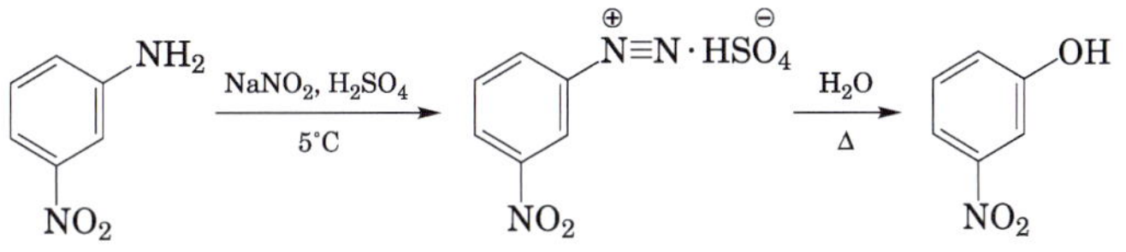

NH2
NO2
NaNO2, H2SO4
5°C
N≡N · HSO4
NO2
H2O
Δ
OH
NO2

233 234 235

Sn, aq. HCl
OH
NH2
CO2, KHCO3
[Kolbe-Schmitt反応]
CO2H
OH
NH2

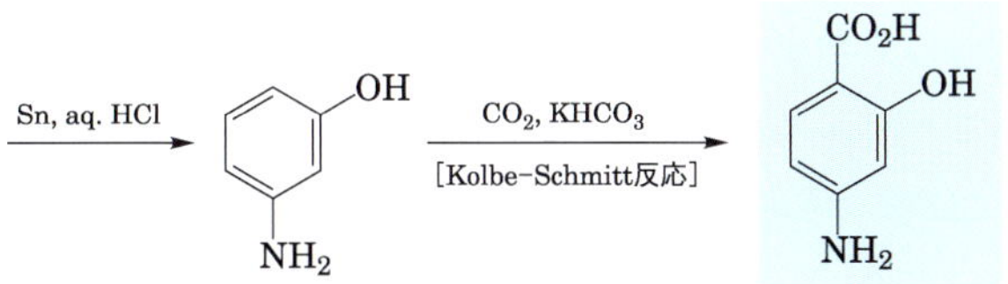

236

237
パラアミノサリチル酸(カルシウム塩㊊)
(抗結核薬)

5) ジアゾニウム塩の還元(脱アミノ)

ジアゾニウム塩をアルコールの存在下銅粉を加えて加温すると**還元的脱アミノ** reductive deamination が起こり炭化水素となる．ジアゾニウム塩がアルコールによって還元され$-\overset{\oplus}{N}\equiv N$ 基が H によって置換される．なお，この反応条件では副反応としてエーテル体の生成をともなう．

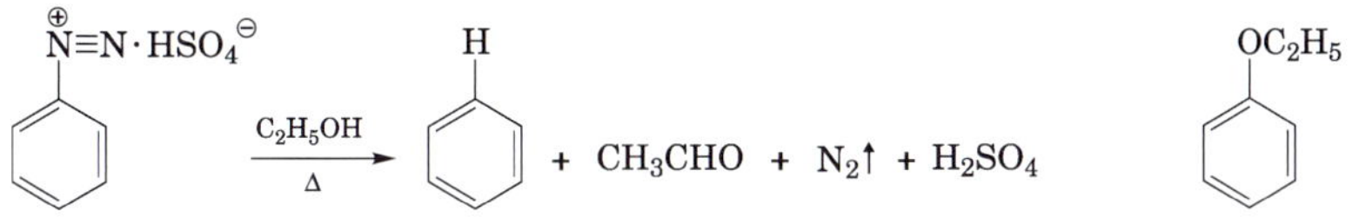

N≡N · HSO4
C2H5OH
Δ
H
+ CH3CHO + N2↑ + H2SO4
OC2H5

238 1 (副生成物)

このように芳香環のアミノ基がジアゾ化を経て容易に除去できるので，この反応は合成上利用価値がある．なお副反応を避けるため，次亜リン酸(H_3PO_2)または水素化ホウ素ナトリウム($NaBH_4$)を還元剤として用いることが多い．

NH2
3 Br2
NH2
Br
Br
Br
1) NaNO2, H2SO4
2) H3PO2
Br
Br
Br

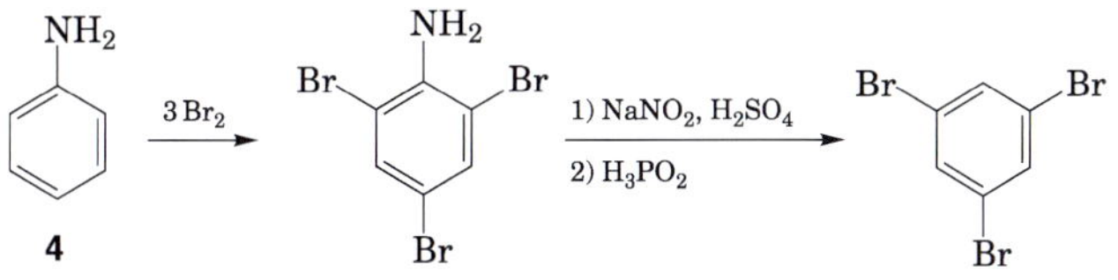

4 239 240

C N_2 を放出しないジアゾニウム塩の反応(ジアゾカップリング)

芳香族ジアゾニウムイオンは芳香環に対して求電子置換を行いアゾ化合物を生成する．この反応を**ジアゾカップリング** diazo coupling という．ジアゾニウムイオンの求電子活性は低く $\overset{\oplus}{N}O$ の場合と同程度であるので，反応は $-OH$ や $-NH_2$ 基などによって活性化された芳香環の場合に限られる．

フェノールはアルカリ性でフェノキシドイオンとなり活性を増す．したがってフェノールのアルカリ溶液中にジアゾニウム塩の冷溶液を撹拌しながら加えるだけでよい．

241　**37**　**242**

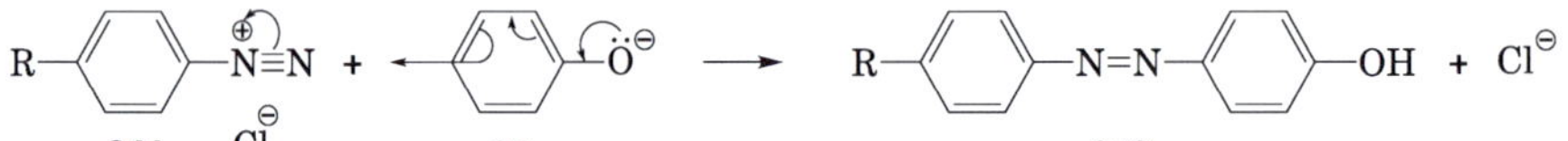

芳香族第一級アミンの場合はこれよりも反応しにくいが，$-NH_2$ 基の N と反応する場合(*N*-カップリング)と $-NH_2$ 基のパラ(またはオルト)位に反応する場合(*C*-カップリング)とあって，いずれを生じるかはアミノ化合物の構造や反応時の pH などによって決まってくる．

第一級アミンや第二級アミンではアルカリ性か弱酸性溶液中でまず *N*-カップリングが起こり，続いてこれを酸性で加温すると $-N{=}N-$ 基がパラ位に転位した *p*-アミノアゾベンゼン(**244**)を生成する．

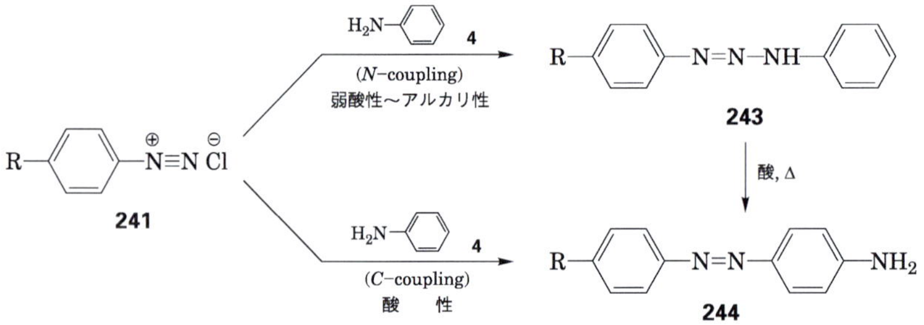

ジアゾカップリングは日本薬局方試薬メチルオレンジ(**247**)や潰瘍性大腸炎治療薬サラゾスルファピリジン(**251**)の合成に利用されている．

245　**246**　**247**
メチルオレンジ
(日本薬局方試薬)
(pH 指示薬)

248　**249**　**250**

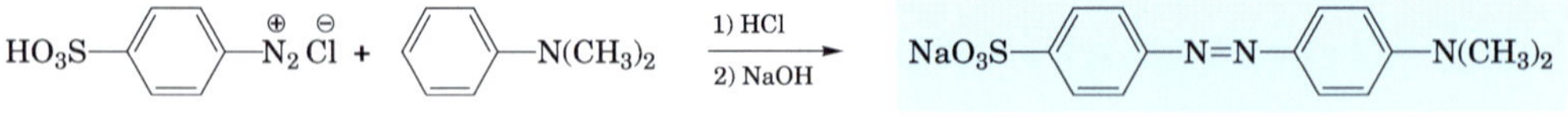

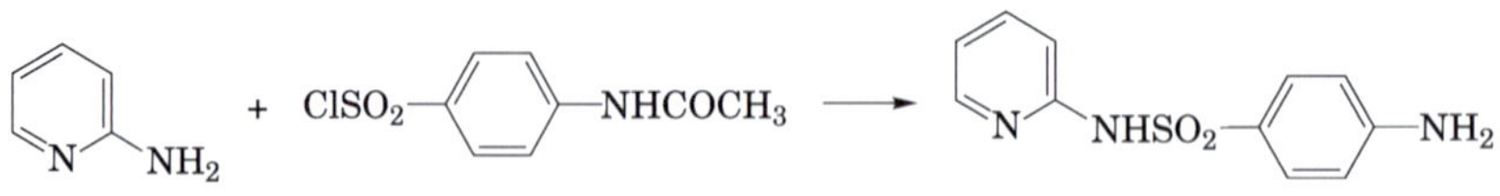

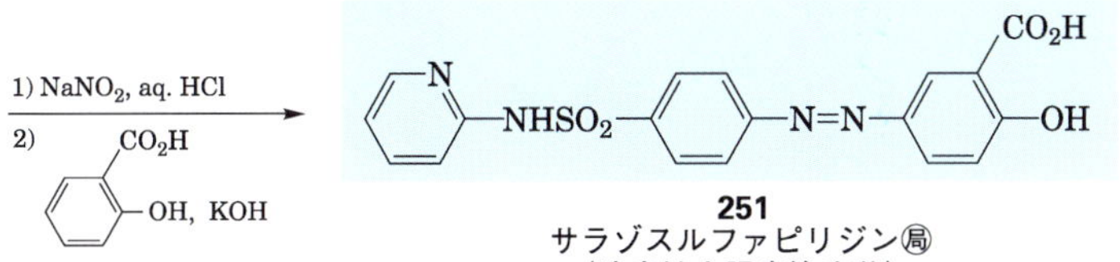

251 サラゾスルファピリジン⑮
（潰瘍性大腸炎治療薬）

また日本薬局方において，ジアゾカップリングによる呈色反応は芳香族第一級アミンをもつ医薬品の確認試験（芳香族第一アミンの定性反応）に用いられている（10章2 **A**参照）．

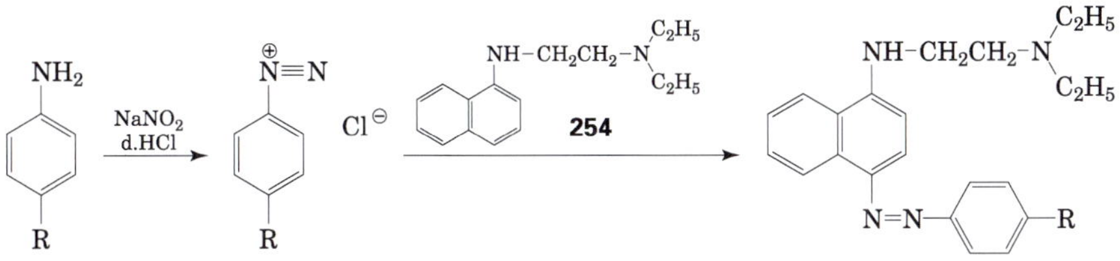

252 医薬品
253
254
255 アゾ色素（赤紫色）

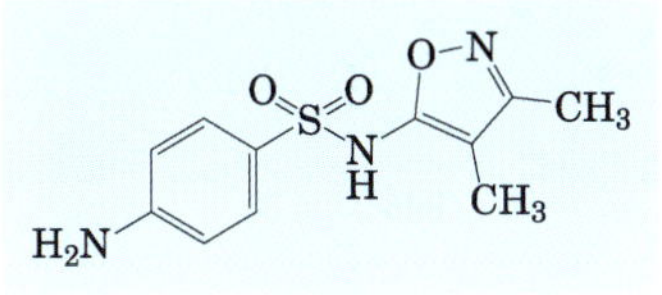

256 スルフイソキサゾール⑮
（合成抗菌薬）

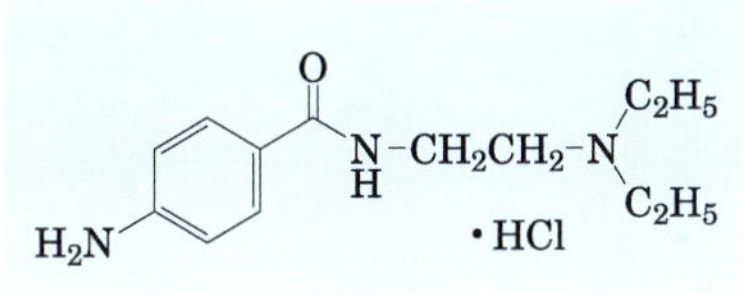

257 プロカインアミド塩酸塩錠，注射液⑮
（抗不整脈薬）

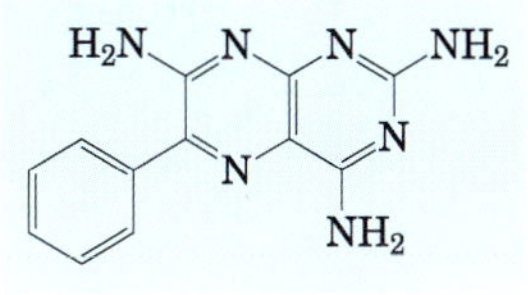

258 トリアムテレン⑮
（抗高血圧症薬，利尿薬）

8. Meisenheimer錯体を中間体とする反応（芳香族求核置換反応）

ハロゲン化ベンゼンのオルトまたはパラ位にニトロ基のような電子求引性基を導入するとハロゲン原子は，求核試薬と**付加-脱離** addition-elimination 機構で置換反応を起こすようになる．芳香族求核置換反応と呼ばれる．

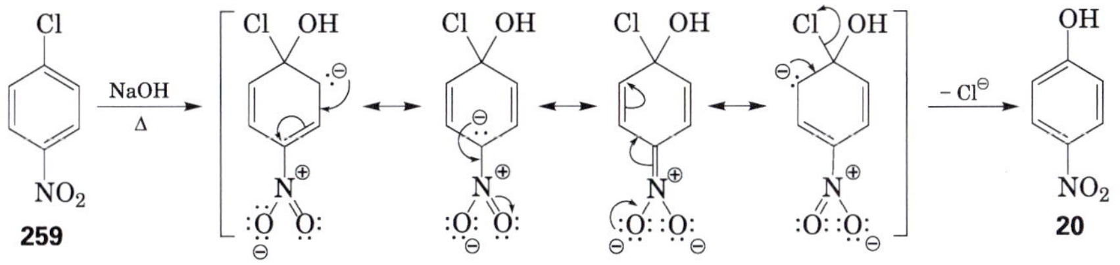

259 **260a** **260b** **260c** **260d** **20**

上の陰イオン中間体は提唱者にちなんで **Meisenheimer錯体**と呼ばれ，ニトロ基の寄与によって電荷が非局在化し安定化している．

261　**262**

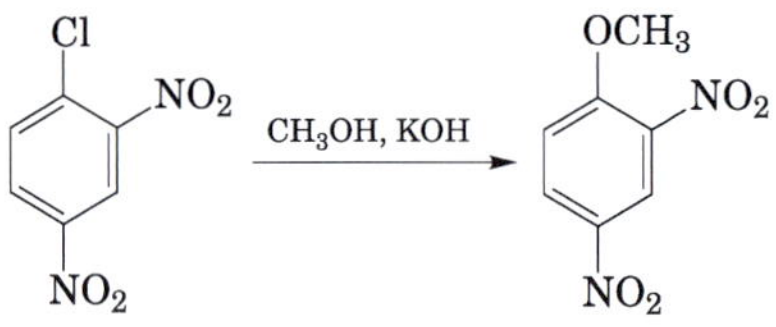

この反応性は脱離基ハロゲンの電気陰性度によって異なる．フルオロベンゼンはフッ素と結合する炭素原子の高い求電子性のため，クロロベンゼンより 10^2〜10^3 倍も速く反応する．この反応を利用して抗菌薬オフロキサシンの合成が行われている．

263　最も速い　**264**　**265**　**266**　最も遅い

267　**268**　**269**

271

272
オフロキサシン㊗
（抗菌薬［ピリドンカルボン酸系］）

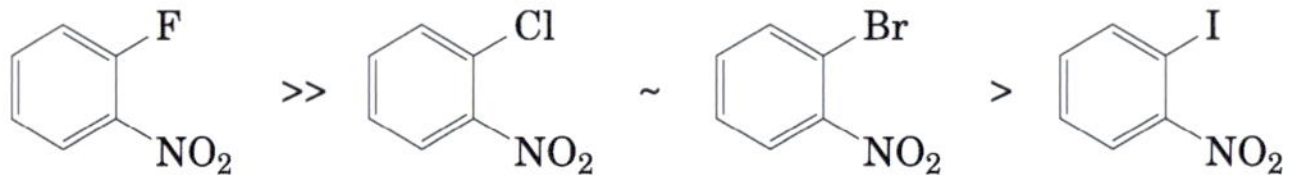

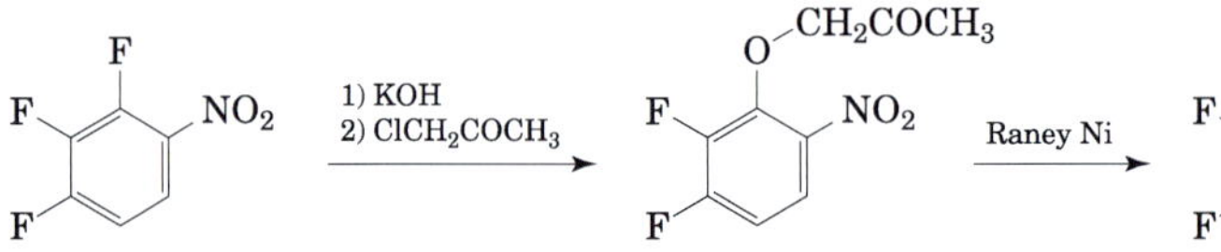

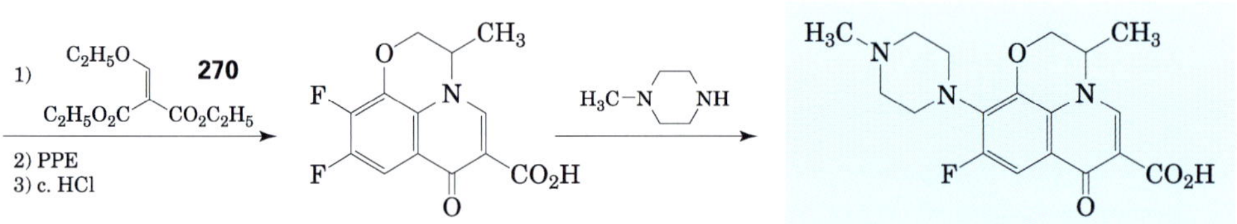

アンモニアの存在下2-ナフトール(**273**)に $NaHSO_3$ を加えて加熱すると2-ナフチルアミン(**275**)が得られる．この反応を **Bucherer 反応**という．この反応は可逆反応でナフチルアミンを $NaHSO_3$ とアルカリで処理するとナフトールに戻る．

273　**274**　**275**

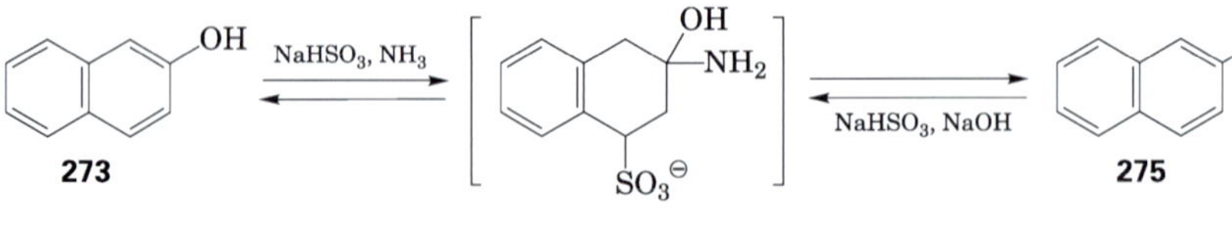

9. ベンザインを中間体とする反応

ベンゼンの隣りあった炭素から形式的に水素原子 2 個を除去すると炭素原子間に三重結合をもつような短寿命中間体ができる．このような中間体を**ベンザイン** benzyne (**276**，総称して**アリーン** aryne) という．

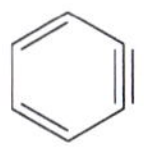

276

有機反応の中にはこの高い反応性を示す中間体の存在を予測されるような反応は早くから知られていたが，^{14}C (*印) で標識した化合物 (**277**) の実験から実際にベンザインの存在およびその**脱離-付加** elimination–addition 機構が解明された．

277 **278** **279a** (50%) **279b** (50%)

280 **281**

282 **17** (50%) **283** (50%)

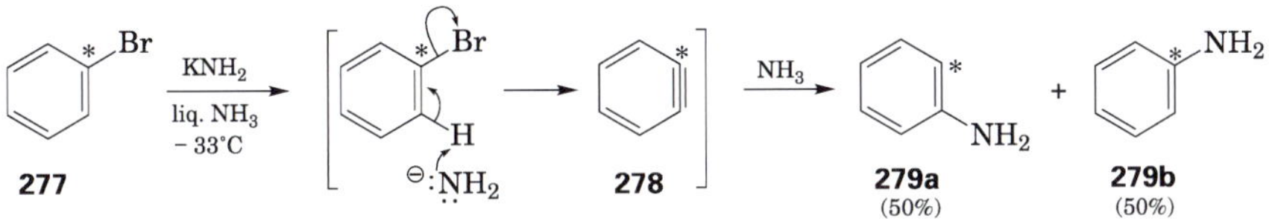

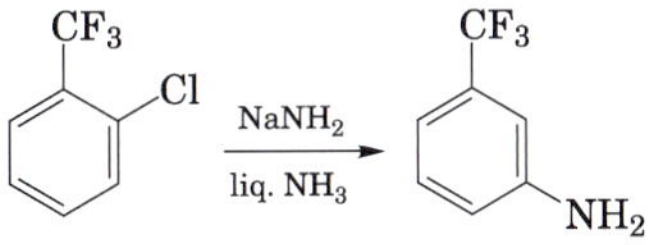

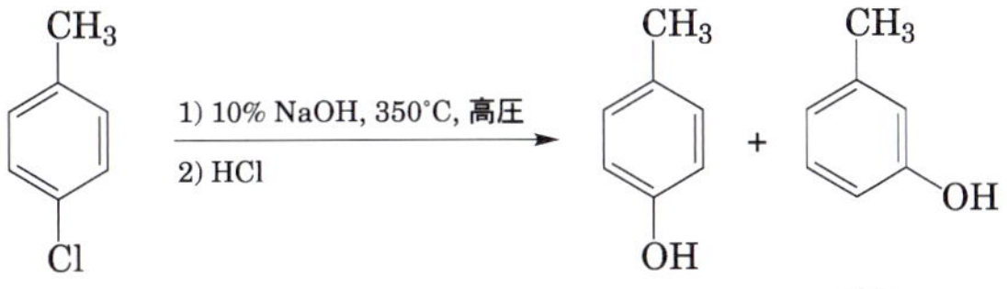

この方法を利用したフェノール (**37**) の合成 (Dow 法) が知られている．

6 **192** **37**

フェノール㊄
（歯科用薬原料，局所鎮痒薬，
殺菌薬・消毒薬，保存剤）

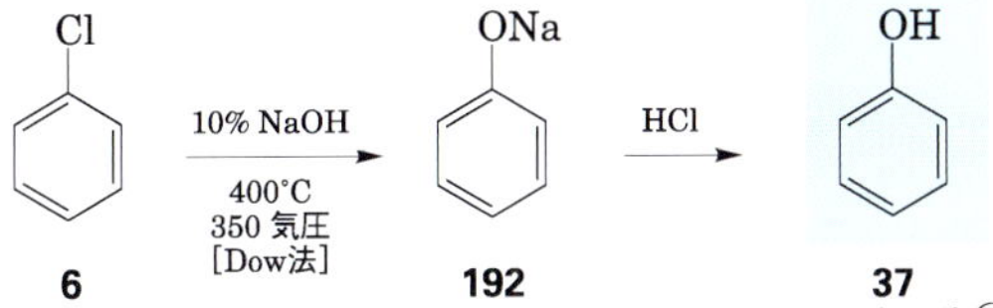

セルフチェック問題

問1 次の反応の主生成物を記せ．

(1) 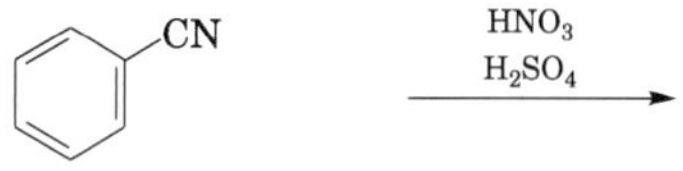 ベンゾニトリル + HNO₃/H₂SO₄ →

(2) 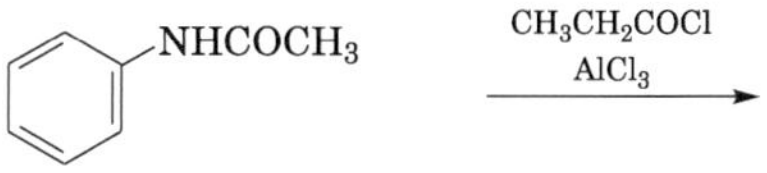 アセトアニリド + CH₃CH₂COCl/AlCl₃ →

(3) 4-ブロモアニソール + HNO₃/H₂SO₄ →

(4) 1,3-ジクロロベンゼン + SO₃/H₂SO₄ →

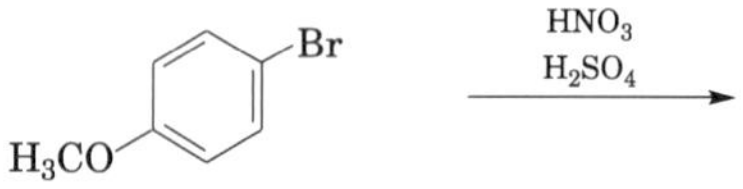

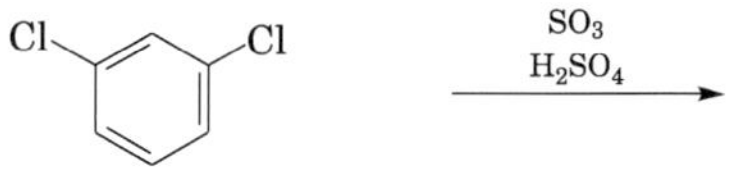

(5) 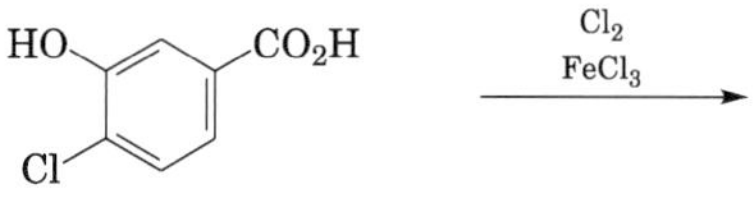 4-クロロ-3-ヒドロキシ安息香酸 + Cl₂/FeCl₃ →

(6) 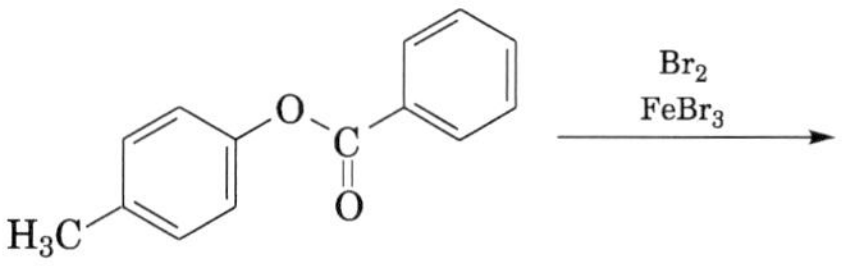 4-メチルフェニル ベンゾアート + Br₂/FeBr₃ →

(7) 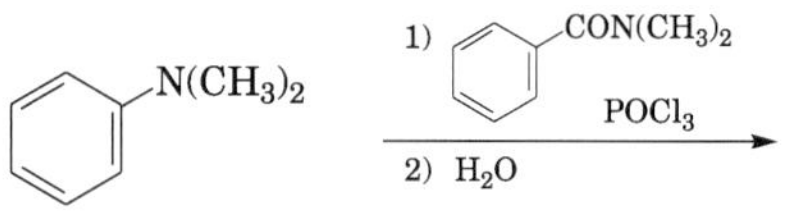 N,N-ジメチルアニリン + 1) N,N-ジメチルベンズアミド/POCl₃, 2) H₂O →

(8) 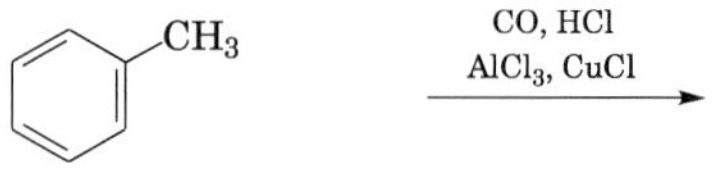 トルエン + CO, HCl/AlCl₃, CuCl →

問2 次の反応機構を電子の動きを示す「曲がった矢印」と「反応中間体」を用いて示せ．

(1) 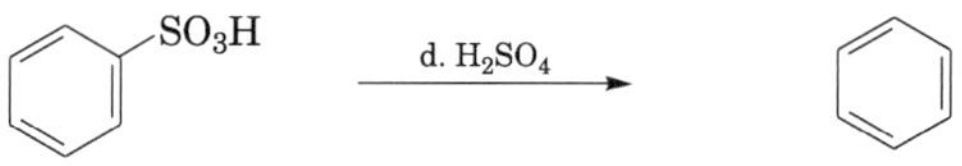 ベンゼンスルホン酸 + d. H₂SO₄ → ベンゼン

(2) 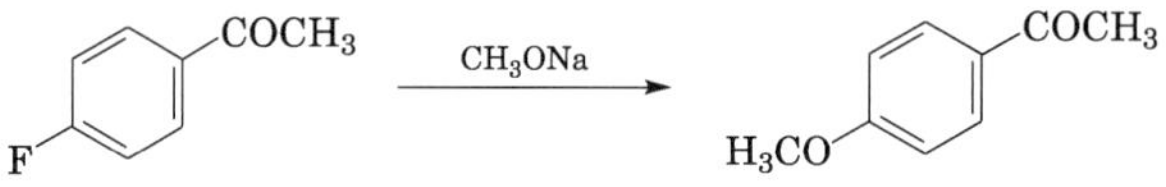 4'-フルオロアセトフェノン + CH₃ONa → 4'-メトキシアセトフェノン

(3) 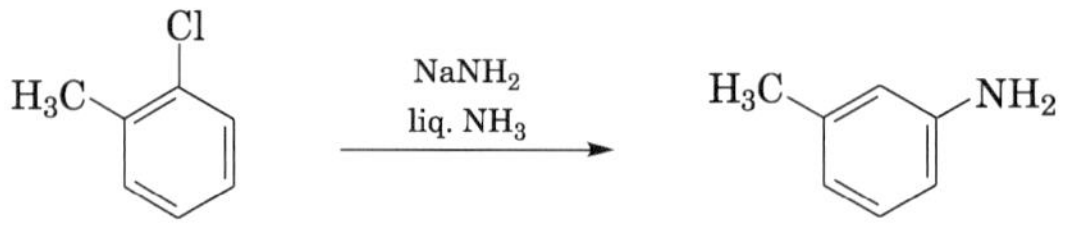 2-クロロトルエン + NaNH₂/liq. NH₃ → 3-メチルアニリン

問3 次の合成法を考え，各反応ステップに必要な反応剤と生成物を記せ．

(1) 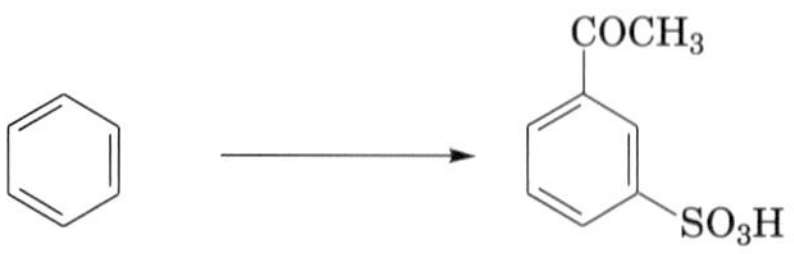 ベンゼン → 3-アセチルベンゼンスルホン酸

(2) ベンゼン → 3-ブロモアニリン

(3) 2-ブロモアニリン → 2-ブロモベンゾニトリル

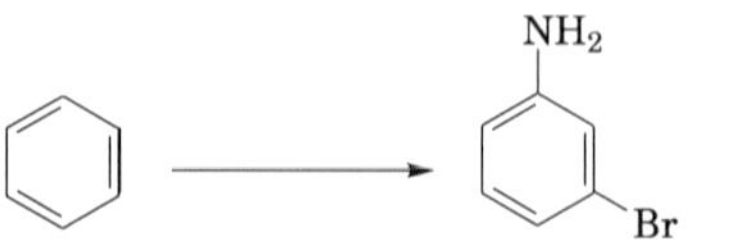

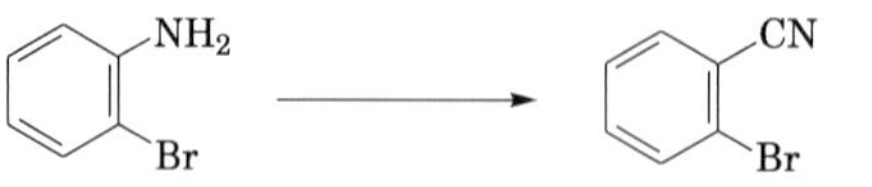

第4章
炭素−酸素結合の合成

●アルコール結合の生成　●エーテル結合の生成　●エステル結合の生成　●カルボニル結合の生成

　炭素−酸素結合には単結合(C–O)と二重結合(C=O)がある．前者の単結合では酸素原子に水素原子が結合した化合物(C–OH)(アルコール，フェノール，カルボン酸など)と酸素原子に炭素原子が結合した化合物(C–O–C)(エーテル，エステル，フランやラクトンなどの複素環，アセタールなど)がある．後者の二重結合(C=O)をもつ化合物にはカルボン酸やエステルのほかにアルデヒドやケトンがある．それゆえ，炭素−酸素結合は医薬品に限らず天然有機化合物の構造中で炭素−炭素結合に次いで多い結合であり，医薬品製造における官能基として最も多く使用されているものの1つであろう．

　本章では上記の炭素−酸素結合を，(1)アルコール結合生成反応　(2)エーテル結合生成反応　(3)エステル結合生成反応　(4)カルボニル結合生成反応の4種類に分けて解説する．なお，本結合反応は全章と密接に関連しているが，とくに酸化−還元反応により生成するC–O結合については第1章，C–C結合反応の際形成されるC–O結合については第6章，官能基の保護や脱保護で形成されるC–O結合については第7章で解説されているので，本章では省略する．

1. アルコール結合の生成

　本節の炭素−酸素結合(C–OH)生成反応では，C–X(ハロゲン)やC–N結合など，酸素原子以外のヘテロ原子からの変換反応やオレフィンへのヒドロキシ基の導入反応によるC–O結合の形成(アルコール，フェノールおよびカルボン酸の合成)について述べる．

　カルボン酸エステルの加水分解によってもカルボン酸とアルコールが生成するが，新たなC–O結合形成反応とは異なるので本章では割愛する．

A　ハロゲン化物の加水分解

1) 脂肪族ハロゲン化物

　ハロゲン化アルキル(**1**)は水溶液中で**加水分解** hydrolysis されてアルコール(**2**)を生成する．この加水分解反応は酸性および中性条件(加熱下)では一般にS_N1反応で進行し，アルカリ性条件ではS_N2反応で進行する．しかし，この遷移状態は溶媒，ハロゲンの種類，アルキル基の構造によ

り大きく変化する.

$$R-X \xrightarrow[(H^\oplus \text{ or } ^\ominus OH)]{H_2O} R-OH$$
$$\quad 1 \qquad\qquad\qquad\qquad 2$$

ハロゲン化アルキルは一般にアルコールから変換されているためこの反応の合成的価値は少ない．しかし，カルボニル基や芳香環の隣の炭素上の水素原子(活性水素)は容易にハロゲン化され，そのハロゲン化物(**3**, **5**)の加水分解反応はそれらの官能基の α 位へのヒドロキシ基導入反応として有用である．

$$CH_3(CH_2)_{13}CH(Br)-CO_2H \xrightarrow[\substack{100°C, 10\text{ h} \\ (80\%)}]{KOH-H_2O} CH_3(CH_2)_{13}CH(OH)-CO_2H$$
$$\qquad\qquad 3 \qquad\qquad\qquad\qquad\qquad\qquad 4$$
$$\qquad\qquad\qquad\qquad\qquad\qquad\qquad \alpha\text{-ヒドロキシパルミチン酸}$$

(5 → 6: NaOH-H₂O, 25°C, 4 h, 92%)

2) 芳香族ハロゲン化物

電子求引性基をオルトおよびパラ位にもつハロゲン化ベンゼンでは付加-脱離型の置換反応により緩和な条件で容易にヒドロキシ基を導入できるが，このような置換基をもたない場合は厳しい反応条件を必要とする(3章9参照)．工業的にはベンゼンを塩素化して得られるクロルベンゼン(**10**)をアルカリ溶液中で加熱してフェノール(**11**)を合成している(**Dow法**)．

(7 → 8 → 9 付加-脱離機構の図)

(10 → 11: 10% NaOH, 400°C, 350 atm)

フェノール⑮
（歯科用薬原料，局所鎮痒薬，殺菌薬・消毒薬，保存剤）

3) 酸ハロゲン化物

脂肪族の酸ハロゲン化物(**12**)は一般に加水分解を受けやすく，水のみによって分解されてカルボン酸(**14**)を与える．芳香族の酸ハロゲン化物はやや安定であり，塩化ベンゾイルの場合は加熱を必要とする．しかし，酸ハロゲン化物は一般にカルボン酸から合成されているためこの反応の合成的価値は少ない．

12 13 14

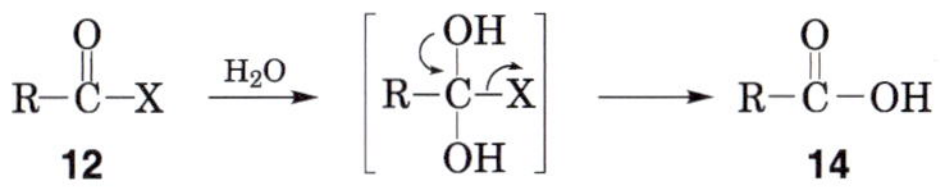

B 窒素化合物の脱アミノ

1) 第一級アミンのジアゾ化分解

芳香族第一級アミン(**15**)は芳香環のニトロ化とその還元により容易に合成されることから，これらのアミノ基のジアゾ化を経る加水分解反応は芳香環へのヒドロキシ基導入法として有用であり医薬品合成によく用いられている．

15 16 17

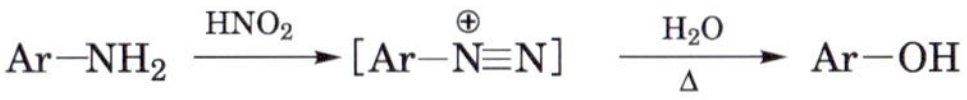

次に反応機構を示す(3 章 7 参照)．芳香族第一級アミン(**15**)に亜硝酸を作用させるとアミノ基がニトロソ化(**18**)される．次いでエノール形(**19**)へ異性化後，比較的安定なジアゾニウム塩(**16**)となる．これを加熱すると窒素を放出してアリールカチオン aryl cation ($Ar^{\oplus}$)を生じ，これに水の $^{\ominus}OH$ が求核的に結合してフェノール(**17**)を生成する．

15 18 19

16 17

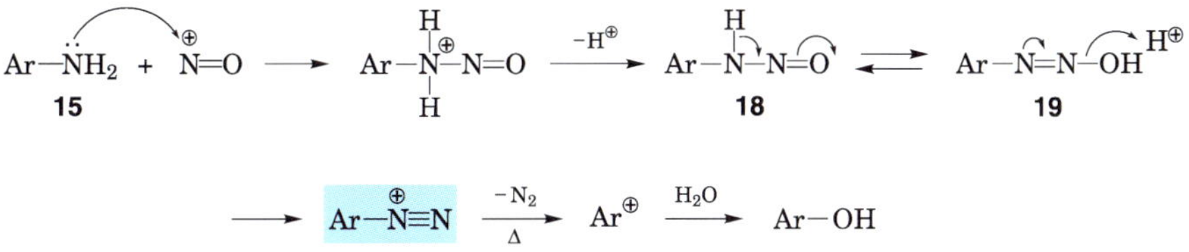

一方，脂肪族第一級アミンから亜硝酸により形成されるジアゾニウム塩は不安定であり，ただちに窒素を放出してアルコールとなる．アミノ酸のジアゾ化反応では，L-フェニルアラニン(**20**)の反応例(**20**→**22**)に示されるように，窒素の脱離と同時に隣のカルボキシ基の**隣接基関与** neighboring group participation を受けるので，導入されるヒドロキシ基はもとのアミノ酸のアミノ基の**立体配置を保持**する．このため，光学活性アミノ酸のジアゾ化反応は光学活性 α-ヒドロキシカルボン酸の合成に有用である．

20
L-フェニルアラニン㊐
(アミノ酸)

21

22
(*S*)-(−)-フェニル乳酸

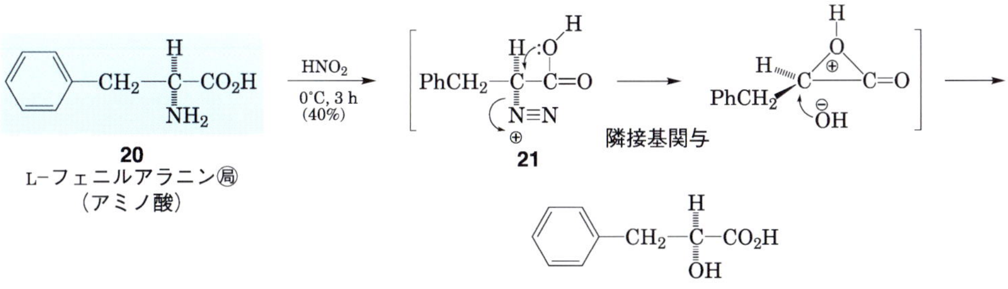

去痰薬グアヤコールスルホン酸(**25**)やビタミン B_1 であるチアミン(**28**)の合成に本反応が用いられている．後者の合成原料 **26** は脂肪族アミノ基と芳香族アミノ基をもつが，ジアゾ化分解は求核性の高い**脂肪族アミンが優先**する．

23　**24**　**25**

グアヤコールスルホン酸(カリウム塩㊔)
(去痰薬)

26　**27**

28
チアミン塩化物塩酸塩㊔
(ビタミンB_1)

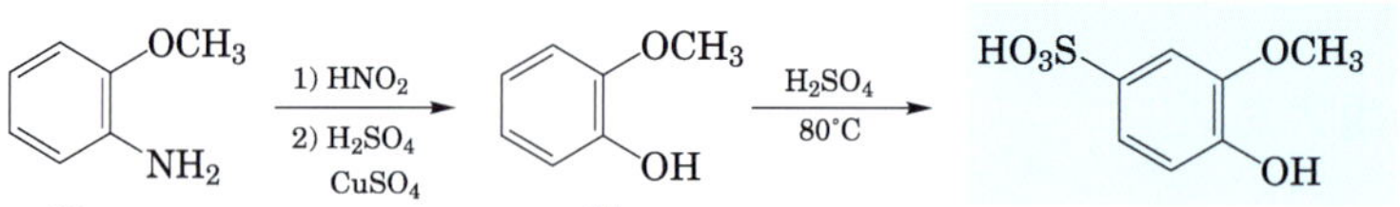

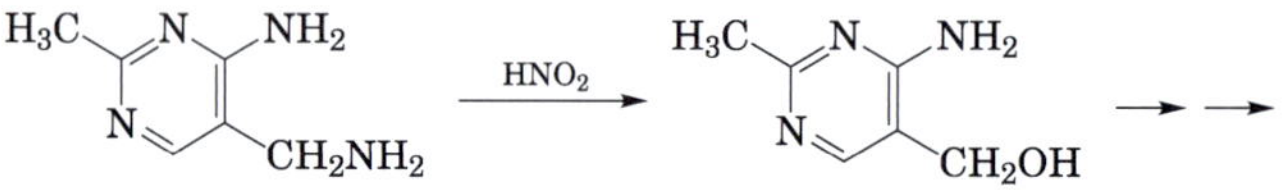

2) アミド基の加水分解

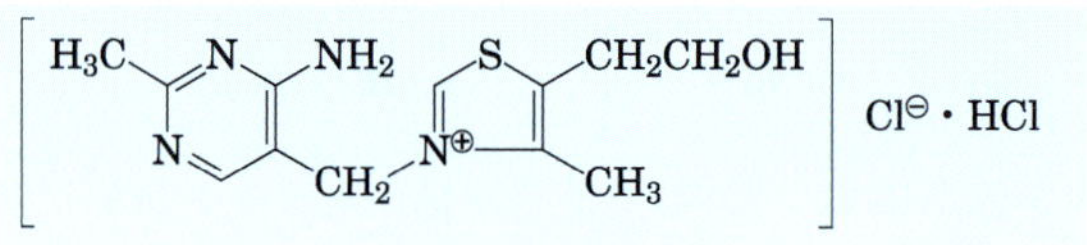

アミド結合の加水分解はエステルに比べて強い条件を必要とするが，これは次に示す強い共鳴効果に基づいている．アミド結合はアルカリを作用しても加水分解できるが，一般的には塩酸と加熱して加水分解することが多い．

29　**30**　**14**

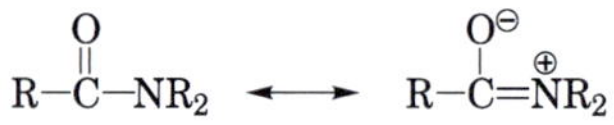

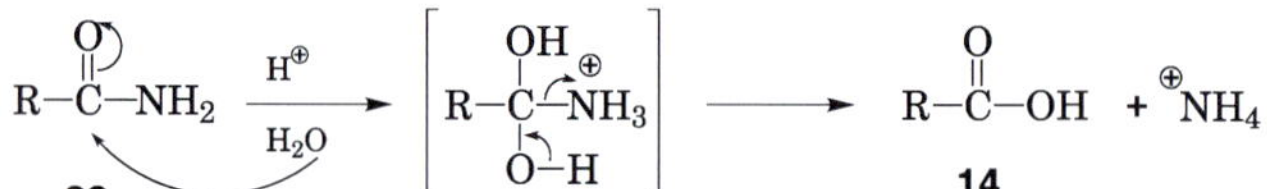

二塩基酸のアミド結合(イミド)の加水分解例を示す．腎機能検査薬フェノールスルホンフタレイン(**33**)の合成では，サッカリン(**31**)に水と濃塩酸を加えて加熱し，次いで塩化チオニルと反応させて酸無水物(**32**)とし，これをフェノールとともに加熱する．

31　**32**　**33**

フェノールスルホンフタレイン㊔
(機能検査薬[腎機能])

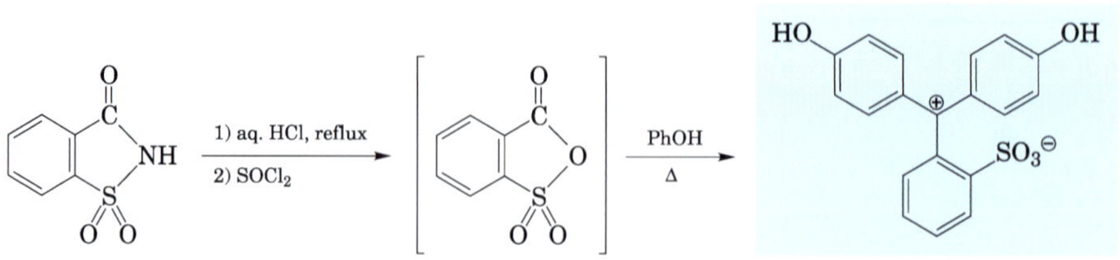

3) シアノ基の加水分解

シアノ基(ニトリル)からカルボキシ基(カルボン酸)への変換は酸,アルカリのどちらを用いても加水分解可能であるが,アルカリの方が一般的に速く進行する.この反応は,**34** のシアノ基に水が付加した後,異性化してアミド(**29**)となり,前項2)の反応機構でカルボン酸(**14**)に変換される.

$$R-C\equiv N \xrightarrow[H_2O]{H^\oplus \text{ or } {}^\ominus OH} \left[R-\underset{OH}{C}=NH \longrightarrow R-\underset{O}{C}-NH_2 \right] \longrightarrow R-\underset{O}{C}-OH$$
$$\quad\textbf{34}\qquad\qquad\qquad\qquad\qquad\qquad\qquad\textbf{29}\qquad\qquad\textbf{14}$$

抗てんかん薬エトスクシミド(**38**)の合成で,ジシアノ化合物(**35**)は塩酸との加熱によりトリカルボン酸(**36**)に変換され,さらに同条件で脱炭酸を受け1,2-ジカルボン酸(**37**)となる.

4) ジアゾケトンの転位反応(Wolff 転位)

酸クロリド(**39**)とジアゾメタンの反応で得られるジアゾケトン(**40**)のカルボン酸(**41**)への転位反応は **Wolff 転位**と呼ばれる.

$$R-\underset{O}{C}-Cl \xrightarrow{CH_2N_2} R-\underset{O}{C}-CHN_2 \xrightarrow[H_2O]{Ag^\oplus} R-CH_2-\underset{O}{C}-OH$$
$$\textbf{39}\qquad\qquad\textbf{40}\qquad\qquad\qquad\textbf{41}$$

ジアゾケトン(**40**)は $Ag^\oplus$ または光照射($h\nu$)により窒素分子を脱離し**カルベン** carbene(**42**)を経て**ケテン** ketene(**43**)を生成する.このケテンに水が付加するとカルボン酸,アルコールが付加すればエステル,アミンが付加するとアミドを与えることから合成的に有用である.

反応例として photo-Wolff 転位(**44**→**45**)と酸クロリドからカルボン酸への**増炭反応(Arndt-Eistert 反応**と呼ばれる)(**46**→**47**)を示す(6 章 4 **A** 4 参照).

44　45

46　47

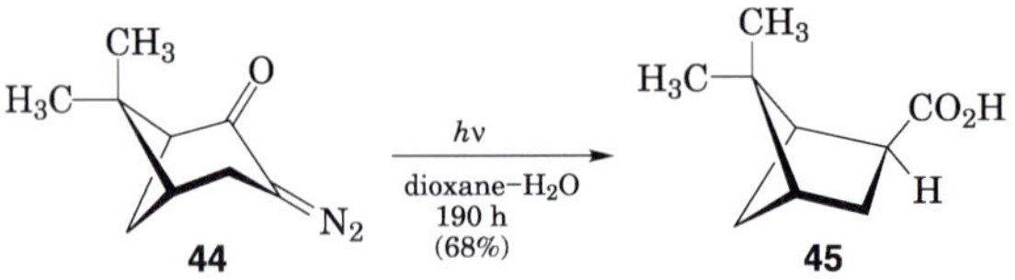

C オレフィンへのヒドロキシ基導入

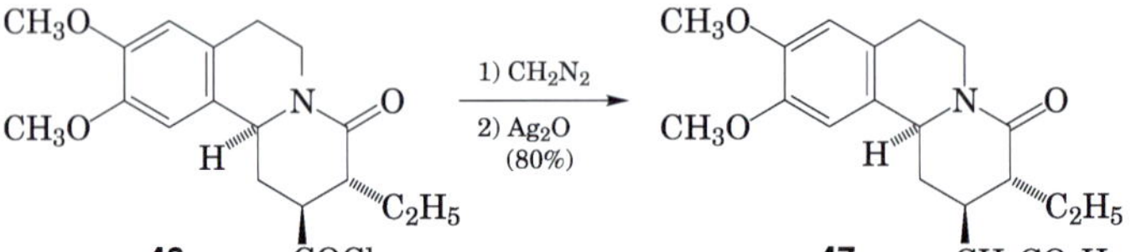

1）水和反応

オレフィンに水が付加する反応を**水和** hydration という.

オレフィン(**48**)はアルカリ溶液中では安定であるが，酸性ではプロトン化されカルボカチオン(**49**)を経てアルコール(**50**)になる．このとき，ヒドロキシ基は Markovnikov 則(2 章 1 B参照)に従ってオレフィンの多置換側炭素に導入される.

$$\underset{\mathbf{48}}{\mathrm{R{-}CH{=}CH_2}} \xrightarrow{\mathrm{H}^{\oplus}} \underset{\mathbf{49}}{\left[\mathrm{R{-}\overset{\oplus}{C}H{-}CH_3}\right]} \xrightarrow{\mathrm{H_2O}} \underset{\mathbf{50}}{\mathrm{R{-}\overset{OH}{C}H{-}CH_3}}$$

エタノールの工業的製法にエチレン(**51**)を濃硫酸に吸収させて硫酸エチル(**52**)とし，これを加水分解してエタノール(**53**)を得る方法がある.

$$\underset{\mathbf{51}}{\mathrm{CH_2{=}CH_2}} \xrightarrow{\mathrm{H_2SO_4}} \underset{\mathbf{52}}{[\mathrm{CH_3CH_2O{-}SO_3H}]} \xrightarrow{\mathrm{H_2O}} \underset{\mathbf{53}}{\mathrm{CH_3CH_2OH}}$$

エタノール㊫
（殺菌薬・消毒薬，油性・有機溶剤）

2）ハロヒドリンの合成

オレフィン(**48**)はハロゲンカチオンにより架橋ハロニウムイオン bridged halonium ion(**54**)を形成する．これに対して水酸化物イオン $\mathrm{HO^{\ominus}}$ が立体的に近づきやすい反対面から攻撃して**ハロヒドリン** halohydrin(**55**)となる．すなわちアンチ付加であり，通常，Markovnikov 則が適用される.

ハロヒドリンの中ではブロモヒドリンの合成が多く，試薬としては**次亜臭素酸**(HOBr)や ***N*–ブロモスクシンイミド**(NBS)(**56**)が用いられる．NBS は水と反応して HOBr を生成する(2 章 1 C 1 参照).

48　54　55

56 (NBS)

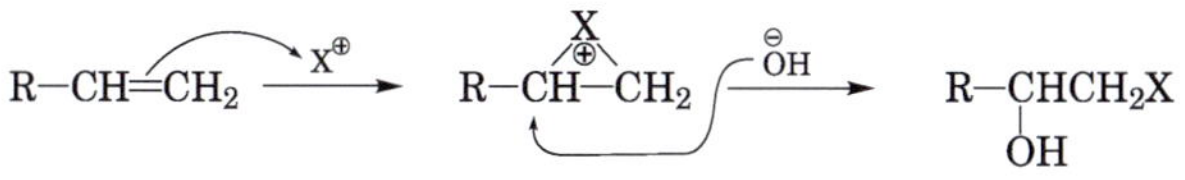

合成副腎皮質ホルモンヒドロコルチゾン(**59**)の合成では，本反応を用いて 11 β 位に HO 基を立体選択的に導入している．この場合は，ステロイド骨格の 18−CH_3 基，19−CH_3 基による立体障害のため，$\Delta^{9(11)}$ の α 側(下側)にブロモニウムイオンが生成する．そのため開環する際に，アキシアル配位となる 9α 位に Br が移ると同時に 11 位を β 側から $HO^{\ominus}$ が攻撃する．*trans*−**ジアキシアル生成物**を与えるアンチ付加であるが，Markovnikov 則には従わない．このようなある特定の立体配座や立体配置で働く軌道間の相互作用を**立体電子効果** Stereoelectronic Effect という．

57　**58**　**59**

ヒドロコルチゾン酢酸エステル㊕
(全身用・局所用副腎皮質ホルモン)

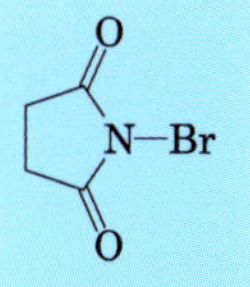

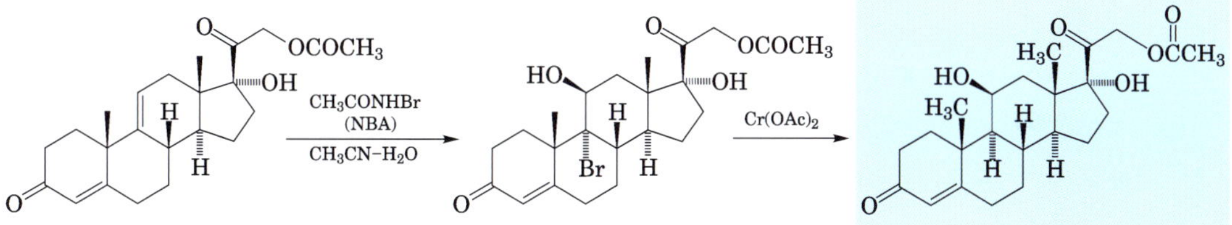

3) オキシ水銀化−脱水銀法

$Hg^{2\oplus}$イオンによりオレフィンは求電子攻撃され，活性化されたオレフィン(**60**)は求核種の攻撃を受けるようになる．水銀イオンを用いた酸素官能基導入反応は**オキシ水銀化** oxymercuration と呼ばれ，その成績体(**61**)を還元して水銀を除く(**脱水銀** demercuration)ことにより，Markovnikov 型付加生成物(**62**)を得ることができる．

この反応はオレフィンへの $Hg^{2\oplus}$ の付加により形成された架橋イオン(**60a**)からカルボカチオン(**60b**)に移動する際に酸素求核種が立体的に近づきやすい裏側から攻撃する．このため一般的にはアンチ付加で進行する．

63　**64**

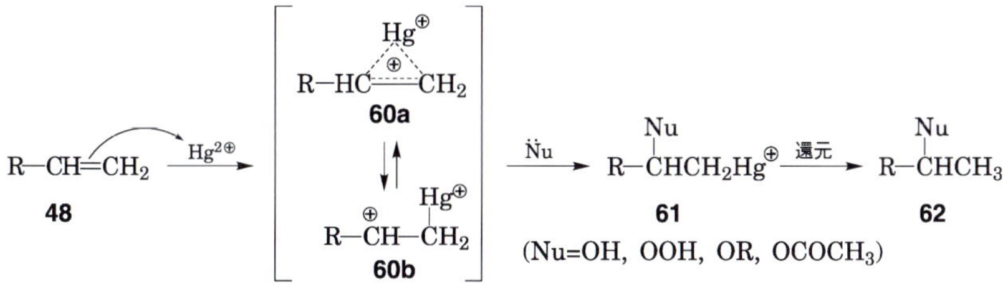

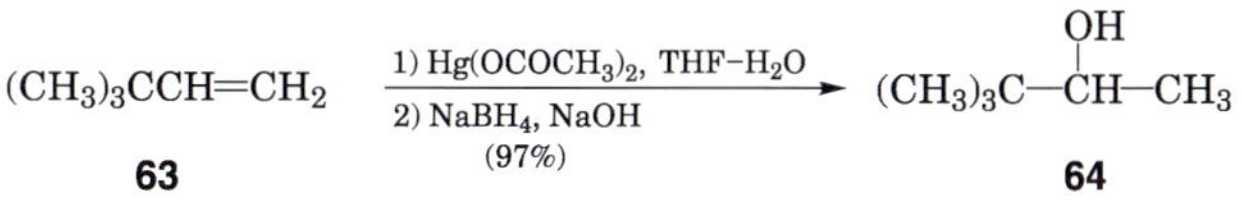

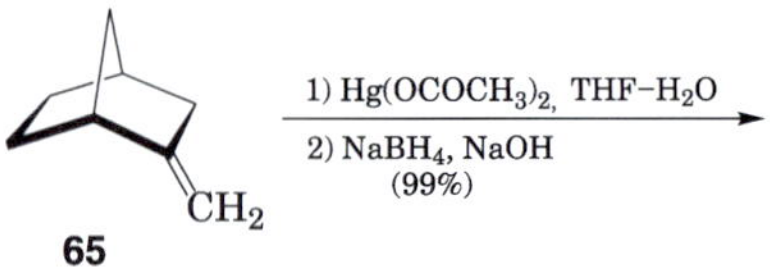

65 66

4) ヒドロホウ素化–酸化法

ジボラン(B_2H_6)がオレフィンに付加してアルキルボラン(**68**)を生成する反応を**ヒドロホウ素化** hydroboration という．生成したアルキルボラン(**68**)を過酸化水素で酸化するとアルコール(**69**)が得られる．

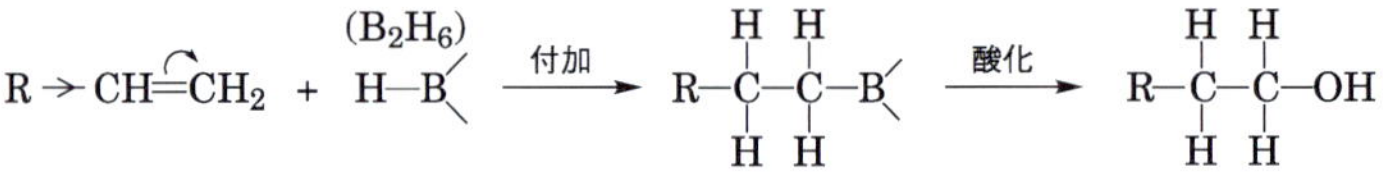

48 67 68 69

ジボランの付加は，置換基の電子効果および立体的なかさ高さに支配された**逆 Markovnikov 付加**，すなわち水素がより多く結合した二重結合炭素にホウ素が結合する．これはボラン(BH_3)がルイス酸として二重結合に親電子的に作用しているためである．

反応はオレフィン π 電子のホウ素原子への配位と BH_3 の水素原子のオレフィンへの攻撃が同時に進行する協奏反応 concerted reaction である．したがって四員環遷移状態(**70**)を経るためホウ素原子と水素原子は**シン付加**をするものと考えられる．

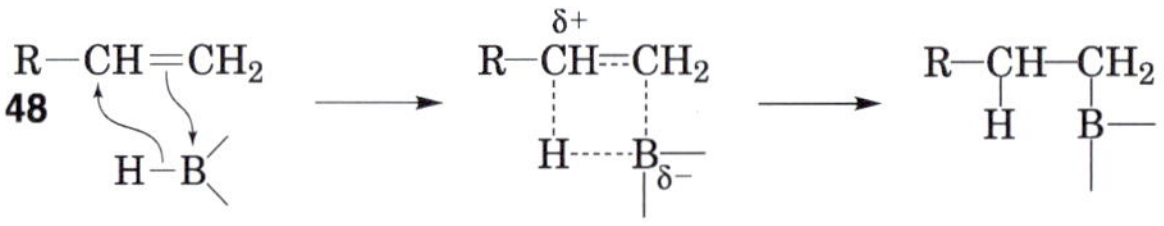

70 68

実例でみてみよう．下の図からわかるように，ホウ素原子は置換基の少ない側の炭素に選択的に付加するが，この位置選択性は 2 種の遷移状態(**A**, **B**)の比較により容易に理解できるであろう．すなわち，オレフィン上の置換基の電子効果に加えてホウ素原子上の置換基との立体障害の少ない方(**B**)が優先される．

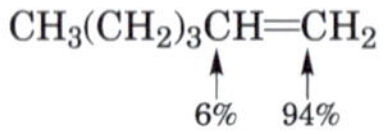

BH_3による位置選択性

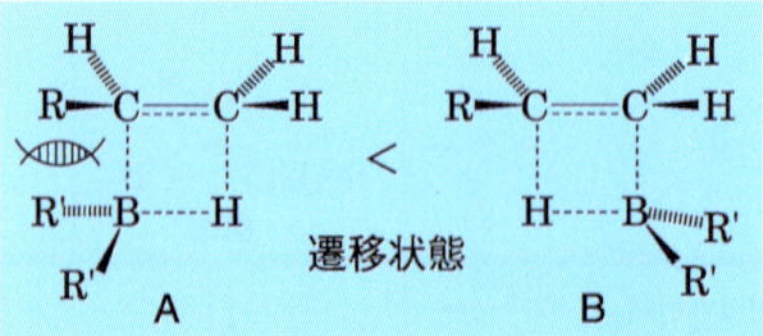

しかし，次に示す 1,2–ジ置換オレフィン(**71**)のボラン還元(a)では電子効果や立体障害の差が小さいので選択性は当然低くなる．そこで，立体障害の差が大きくなるような改良試薬として，かさ高いオルガノボラン類(**72a**, **b**, **c**)が開発された．例えば **72a** を用いた(b)の反応では高い選択性が得られる．

71

(a) 57% 43% (BH_3) 25°C, 1 h
(b) 95% 5% (**72a**) 25°C, 12 h

72a
ジシアミルボラン

72b
テキシルボラン

72c
9–ボラビシクロ
[3.3.1]ノナン
(9–BBN)

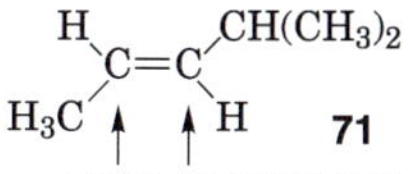

アルキルボラン(**73**)をアルカリ性過酸化水素で酸化すると，C−B 結合が C−OH 結合に置換したアルコール(**76**)を与える．この場合，アルキル基の**立体配置は保持**される．

73 **74** **75** **76**

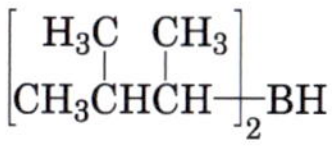

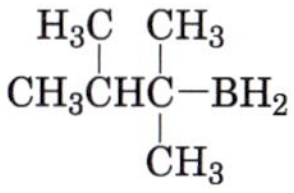

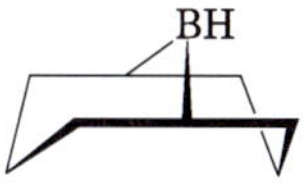

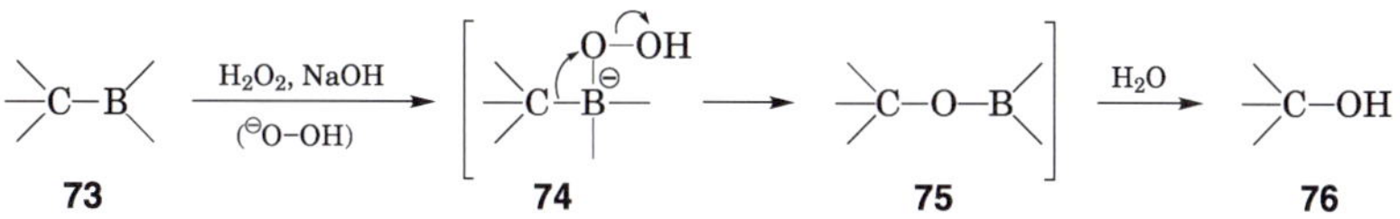

結果として，ヒドロホウ素化はオレフィンに対し立体障害の少ない側から**逆 Markovnikov 型シン付加したアルコール**が得られる点で，有機合成上利用価値の高い反応である．

反応例を次に示す．抗不整脈薬ベラパミル(**79**)の合成の過程で，オレフィン(**77**)からアルコール(**78**)への変換に本反応が用いられている．また，光学活性オレフィン(**80**)との反応で得られるオルガノボラン(**81**)を用いるとアルコールの不斉合成(**83→84**)ができる．

77 **78**

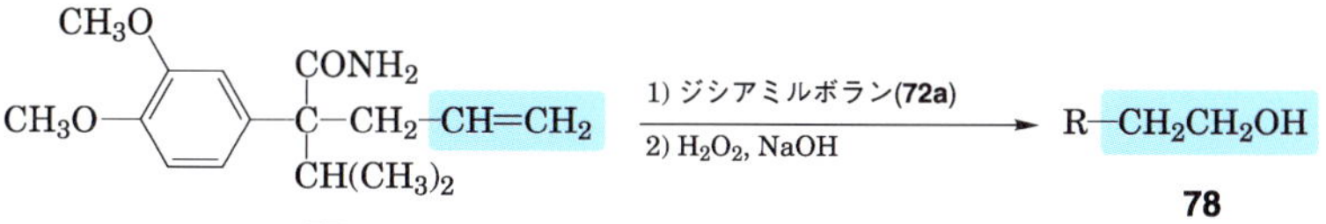

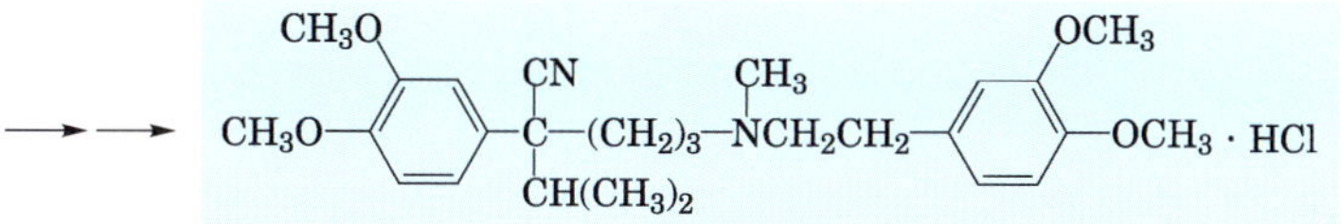

79
ベラパミル塩酸塩㊊
(カルシウム拮抗薬，狭心症・虚血性心疾患治療薬，抗不整脈薬，抗高血圧症薬)

80 **81** **82**
83 **84**
(91% ee)

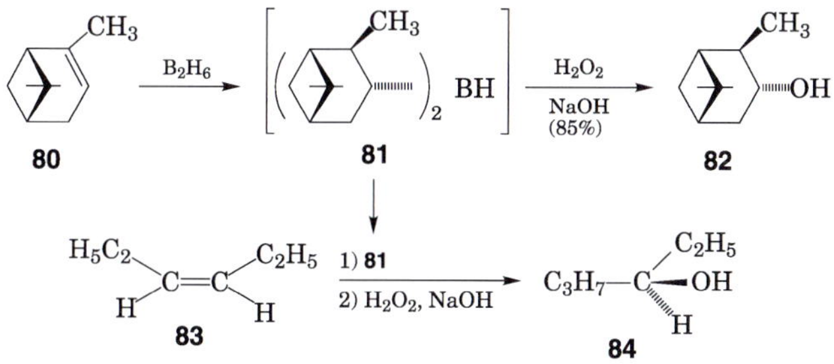

5）エポキシドの加水分解

オレフィンの過酸酸化により得られるエポキシド（1章1 **A** 1参照）は次に示すような変換反応(a)〜(d)が可能であり，合成中間体として有用である．

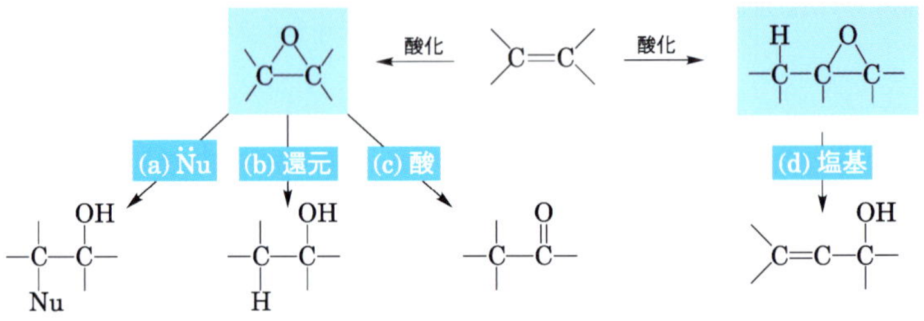

変換反応(a)に属するジオールへの加水分解は酸または塩基触媒で立体選択的に進行し，HO基がエポキシ酸素の反対側から攻撃し，一般的にはアンチ付加生成物を与える．シクロヘキセン(**85**)はギ酸と過酸化水素によりエポキシド(**86**)を経由して *trans*-ジオール(**87**)を立体選択的に与える．シクロヘキサン環内のエポキシドはヒドロキシ基がともに**アキシアル**になるように開環する．したがって，エポキシド(**86**)の場合はまず *trans*-ジアキシアル形(**87a**)が生成する．しかし，単環系の場合は容易に**環の反転**が起こり，熱力学的に安定な *trans*-ジエクアトリアル形のジオール(**87b**)となる．二環系のエポキシド(**88**)の場合も同様に *trans*-ジアキシアル形に開環し，ジオール(**89**)を与える．

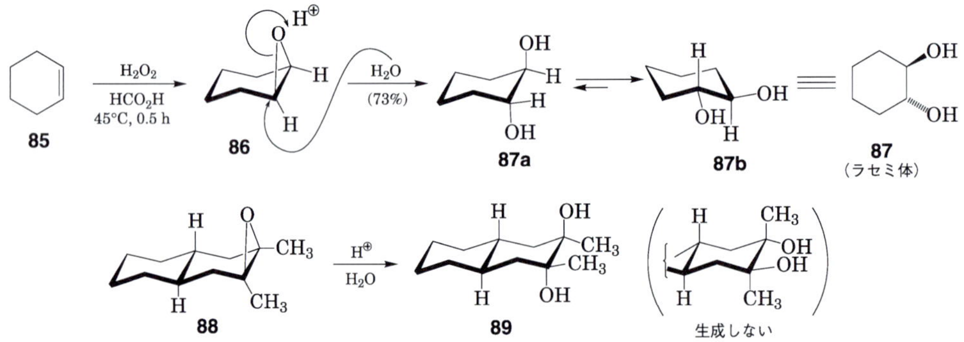

6）酸素分子の光付加反応

アリル位に水素原子をもつオレフィン(**90**)は光増感剤 photosensitizer と酸素の存在下，光照射すると青枠内に示すような機構で一重項酸素を生成し，エン反応様の反応機構(**91**)でアリルヒドロペルオキシド(**92**)に変換される．これを還元するとアリルアルコールが得られる（1章1 **A** 参照）．

D その他のアルコール結合生成反応

1) 微生物を利用した C–H 結合のヒドロキシ化

微生物によっては化学的方法ではむずかしい特定の位置の C–H 結合を選択的かつ立体特異的に HO 化することができるので，医薬品合成におけるヒドロキシ基導入の強力な手段となる（詳細は 1 章 1 I 参照）．

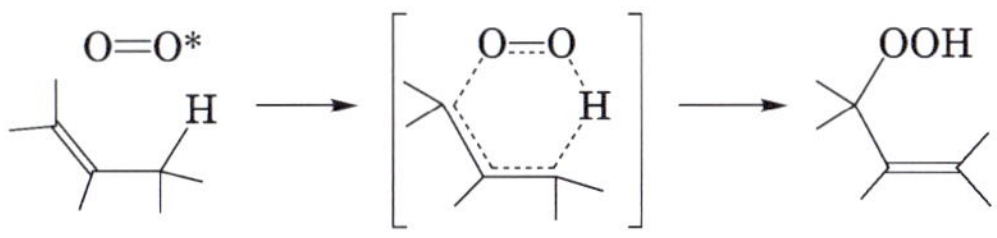

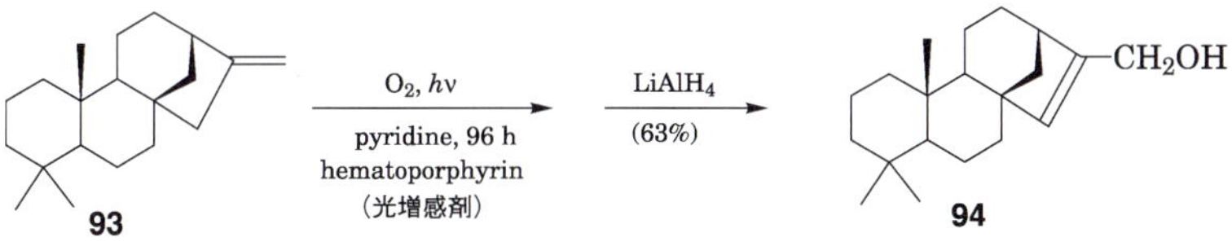

2) 環状ケトンの光分解

環状ケトンを光分解すると，中間にケテンを生じ，これに水が付加して鎖状カルボン酸になる．

この反応は，あらかじめデザインされた環状ケトンを用いれば他の合成法では得られない置換基をもった鎖状カルボン酸の合成法になる（詳細は 1 章 1 B 6 参照）．

2. エーテル結合の生成

本節ではエーテルの一般的合成と官能化による環状エーテルの合成に分けて解説する．

A アルコールおよびフェノールのアルキル化

1) 脱水反応

ヒドロキシ基をもつ 2 分子の化合物から水 1 分子が脱離（脱水 dehydration）するとエーテル

(**95a**, **b**)が得られる．触媒としてはプロトン酸（塩酸，硫酸，芳香族スルホン酸）やルイス酸（AlCl$_3$，ZnCl$_2$，CaCl$_2$）が用いられ，脱水剤として**スルホニルクロリド**（Ar–SO$_2$Cl）が利用される．

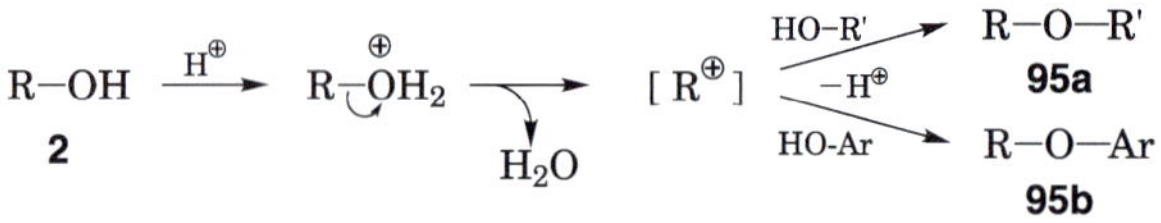

$$R-OH \xrightarrow{H^\oplus} R\overset{\oplus}{-}OH_2 \xrightarrow{-H_2O} [R^\oplus] \xrightarrow[\text{HO-Ar}]{\text{HO-R'}} \begin{array}{l} R-O-R' \quad \textbf{95a} \\ R-O-Ar \quad \textbf{95b} \end{array}$$

反応機構は触媒により **2** の HO 基が脱離してカルボカチオンとなり，これをアルコールやフェノールの酸素原子が攻撃してエーテル結合を形成する．アルコールとしては脱離が容易なベンジルアルコール類（例えば **96**）がよく用いられる．スルホニルクロリドを脱水剤として用いる場合は，HO 基がスルホン化されるのでいっそう脱離しやすくなる．芳香環に電子求引性基が存在するフェノール（**100**）のスルホン酸エステルは，次の図に示すように，ArO 基による置換反応が容易になるので，酸触媒反応では合成困難な芳香族エーテル（**101**）の合成に有効である．甲状腺ホルモンであるレボチロキシンナトリウム（**102**）の合成に利用されている．

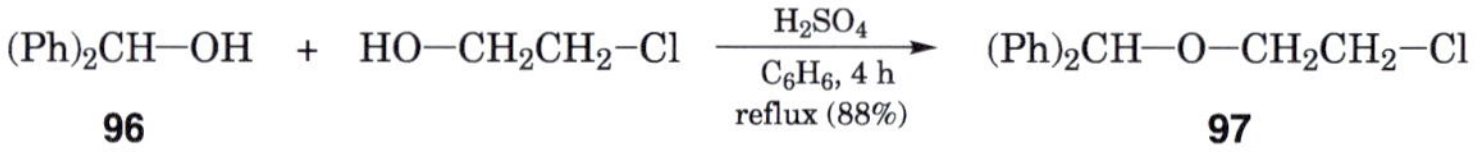

$$(Ph)_2CH-OH + HO-CH_2CH_2-Cl \xrightarrow[\substack{C_6H_6,\ 4h \\ \text{reflux (88\%)}}]{H_2SO_4} (Ph)_2CH-O-CH_2CH_2-Cl$$

96　　　　　　　　　　　　　　　　　　　　　　　　**97**

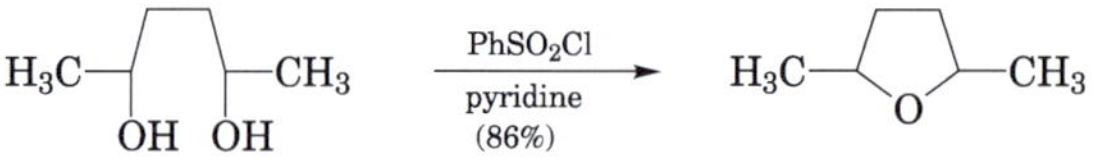

(化合物 **98** → **99**：PhSO$_2$Cl / pyridine (86%))

(化合物 **100** + HO–C$_6$H$_4$–OCH$_3$ → **101**：TsCl, pyridine, reflux, 1 h (41%))

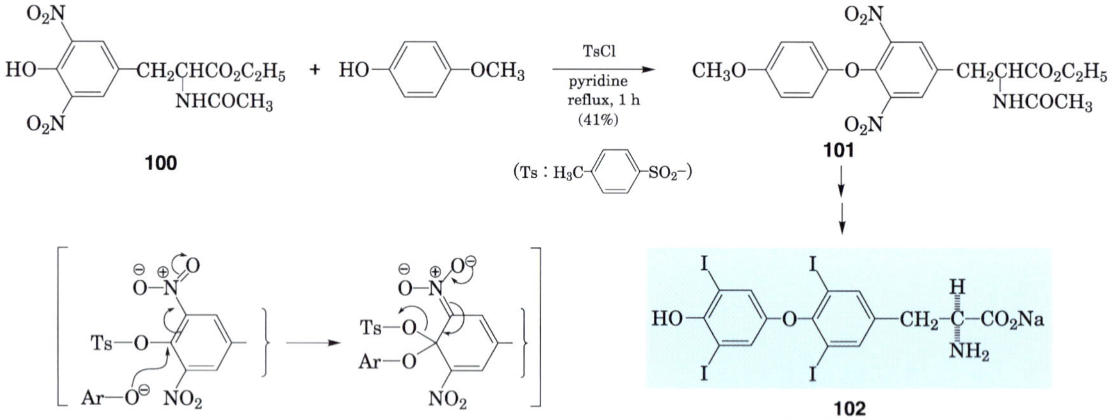

(Ts : H$_3$C–C$_6$H$_4$–SO$_2$–)

102 レボチロキシンナトリウム㊜
（合成甲状腺ホルモン）

2）ハロゲン化アルキルとの反応

アルコラート（**103**）やフェノラート（**104**）をハロゲン化アルキルによってアルキル化する反応は，**Williamson のエーテル合成法** として古くからよく知られている．この反応は S$_N$2 反応で進行し，脱離基（X）としては塩素より臭素やヨウ素の方が高い反応性を示す．

$$R-O^{\ominus} + R'-X \longrightarrow R-O-R' \qquad Ar-O^{\ominus} + R'-X \longrightarrow Ar-O-R'$$

103 **104**

ナトリウムアルコラートはアルコールに Na, NaH, NaNH$_2$ などを作用させて生成する．ナトリウムフェノラートはエタノール溶液中 NaOC$_2$H$_5$ または水溶液中 NaOH とフェノールから得られる．強アルカリに不安定な化合物では Na$_2$CO$_3$ 存在下ベンゼン溶液中でハロゲン化アルキルと還流する方法もある．反応例として抗ヒスタミン薬ジフェンヒドラミン（**108**）の合成をあげる．

105 + ClCH$_2$CH(OH)CH$_2$OH $\xrightarrow[\text{reflux, 1 h}]{\text{NaOC}_2\text{H}_5 \\ \text{C}_2\text{H}_5\text{OH} \\ (40\%)}$ **106** グアイフェネシン⑬（鎮咳去痰薬）

Ph$_2$CH-Br + (CH$_3$)$_2$NCH$_2$CH$_2$OH $\xrightarrow[\text{C}_6\text{H}_6, \text{reflux}]{\text{Na}_2\text{CO}_3}$ **108** ジフェンヒドラミン⑬（抗アレルギー薬，局所鎮痒薬）

107

ピリジン環の 2 位のハロゲンは RO$^{\ominus}$ による**付加-脱離型**置換反応（3 章 8 参照）を受けてエーテル結合を形成する．この反応は局所麻酔薬ジブカイン（**110**）の合成に利用されている．

109 $\xrightarrow{n\text{-C}_4\text{H}_9\text{ONa}}$ **110** ジブカイン（塩酸塩⑬）（局所麻酔薬［表面麻酔］）

3）ジアルキル硫酸およびスルホン酸エステルとの反応

フェノール性ヒドロキシ基のメチル化やエチル化に**ジメチル硫酸**や**ジエチル硫酸**がよく用いられている．フェノールを NaOH の水溶液に溶かし，等モルのジアルキル硫酸（**111**）を加えて加熱すると収率よく進行する．アミル基（C$_5$H$_{11}$-）以上の高級アルコールとフェノールからのエーテル合成には高級アルコールのスルホン酸エステルが有用である．

$$Ar-O^{\ominus} + (RO)_2SO_2 \longrightarrow Ar-O-R + ROSO_3^{\ominus}$$

104 **111**

反応例としては非ステロイド性抗炎症鎮痛薬エピリゾール(**113**)の合成でジメチル硫酸によるメチル化反応，解熱鎮痛薬エテンザミド(**116**)の合成でスルホン酸エステル(**115**)によるエチル化反応が使われている．

112 ⇌ (中間体) → (CH$_3$O)$_2$SO$_2$, NaOH, CH$_3$OH, reflux, 2.5 h (26%) → **113** エピリゾール㊗（非麻薬性鎮痛薬，鎮痛性消炎薬）

114 + C$_2$H$_5$OSO$_2$-C$_6$H$_4$-CH$_3$ (**115**) → NaOH → **116** エテンザミド㊗（解熱鎮痛薬）

4) 含窒素アルキル化剤との反応

含窒素アルキル化剤としてはジアゾアルカンとアンモニウム塩がある．前者では**ジアゾメタン**(CH$_2$N$_2$)が一般的であり，研究用によく利用されるが有毒で爆発性があるため用時調製する．酸性を示すヒドロキシ基(フェノール，カルボン酸)はジアゾメタンによりメチル化され，低温でしかも中性で定量的に進行する．反応はフェノール性 HO 基のジアゾメタンへのプロトン化により始まり，次に窒素を放出すると同時に HO 基がメチル化される．

Ar—O—H + CH$_2$=N$^{\oplus}$=N$^{\ominus}$ (**117**) ⟶ [Ar—O$^{\ominus}$ + H$_3$C—N≡N$^{\oplus}$] ⟶ Ar—O—CH$_3$ + N$_2$

通常のメチル化剤に欠点がある場合，アンモニウム塩によるメチル化反応が用いられ，とくに麻薬性鎮咳鎮痛薬コデインリン酸塩(**119**)の合成に有効である．トリメチルフェニルアンモニウムクロリドと NaOC$_2$H$_5$ の溶液にモルヒネ(**118**)を溶かして加熱すると収率よくメチル化できる．

118 モルヒネ(塩酸塩㊗)（麻薬性鎮痛薬[麻薬]） → C$_6$H$_5$N$^{\oplus}$(CH$_3$)$_3$ Cl$^{\ominus}$, C$_2$H$_5$ONa, C$_2$H$_5$OH, reflux (98%) → **119** コデイン(リン酸塩㊗)（麻薬性鎮咳薬，鎮痛薬，止瀉薬[麻薬]）

5) カルボニル化合物との反応(アセタール化)

1,2-および1,3-ジオールは酸触媒下アルデヒドやケトンと反応して**アセタール** acetal を生成する(7章1 B 1参照). ビタミンCであるアスコルビン酸合成におけるヒドロキシ基保護の反応例を示す.

120 ヘミアセタール型 121

アスコルビン酸㊐
(ビタミンC, 抗酸化剤)

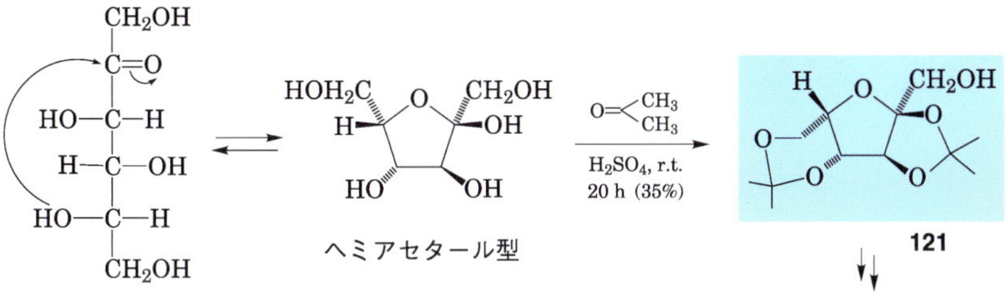

B オレフィンへのアルコールの付加

オレフィン(**48**)は酸触媒下アルコール類と加熱するとエーテル(**122**)を生成する(4章1 C 1参照). この場合, 酸素官能基はMarkovnikov則に従って多置換側の炭素に入る. Rがカルボニル基のような電子求引性基の場合は**Michael型付加**(6章2 D 1および5章4 A 参照)をする. また, オキシ水銀化(4章1 C 3参照)を利用した合成もある.

122 48 123

124 125

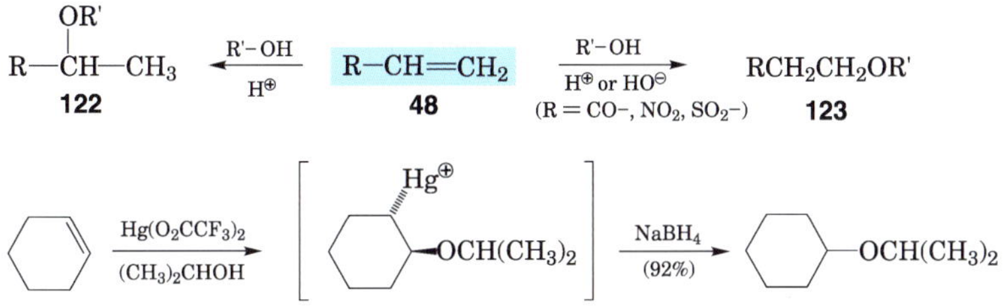

オレフィンを酸化して得られるエポキシドは, 酸性または塩基性条件下でエポキシ酸素に対してアルコールが一般にアンチ付加して開環する(4章1 C 5参照). 非対称エポキシド(**126**)の酸触媒反応(S_N1型)ではメタノールは多置換側の炭素を攻撃するのに対し, メタノール中 $NaOCH_3$ の条件下(S_N2型)では $^{\ominus}OCH_3$ は置換基の少ない側の炭素を攻撃する.

127 126 128

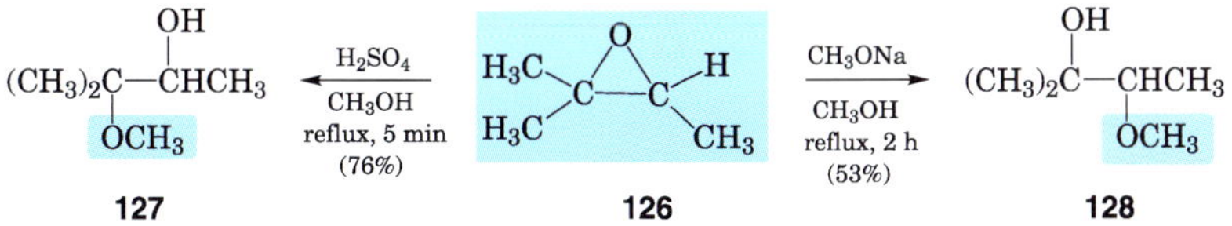

エポキシドの開環によるC–S結合の合成例としてカルシウム拮抗薬ジルチアゼム(**131**)の合成がある. エポキシド(**129**)を2-ニトロチオフェノールで開環するとシン付加生成物であるチオ

エーテル(**130**)を立体選択的に与えている.

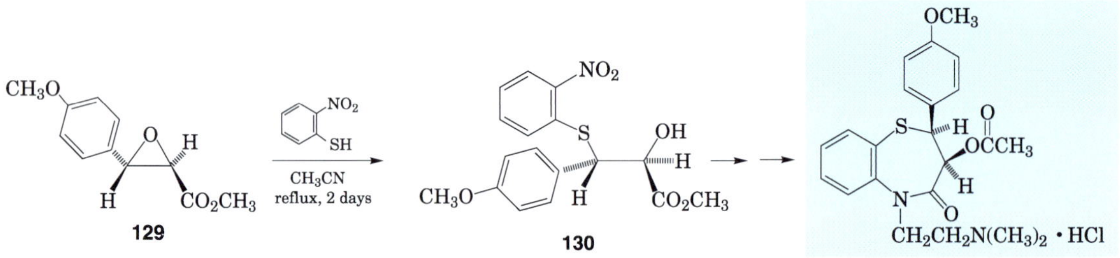

131 ジルチアゼム塩酸塩㊜
(抗不整脈薬,狭心症・虚血性心疾患治療薬,抗高血圧症薬)

C 官能化による環状エーテルの合成

カルボニル基,ビニル基,ヘテロ原子などが結合している炭素は活性化されているが,それ以外の飽和炭素鎖の中にある炭素原子は**不活性炭素原子** non-activated carbon atoms と呼ばれ,通常の試薬には反応しないので,置換基の直接導入は不可能である.本項では,アルコールを用いた不活性炭素の**選択的官能化** selective functionalization による環状エーテル**テトラヒドロフラン環** tetrahydrofuran の合成法について述べる.

1) 次亜ハロゲン酸エステルの光分解

アルコールの**次亜ハロゲン酸エステル** hypohalite(**132**)はその**光分解** photolysis によりアルコキシルラジカルとなり,不活性炭素上の**分子内水素引き抜き反応** intramolecular hydrogen abstraction を経て**環状エーテル**(**133**)を生成する.

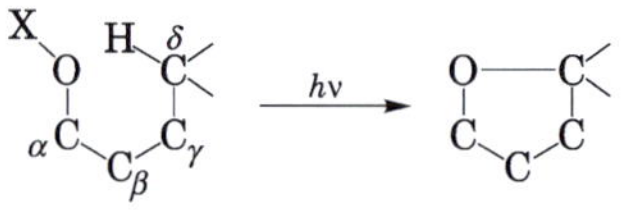

反応機構は反応式に示すように,**六員環遷移状態**(**134**)を経て δ-炭素上にハロゲンが導入されて 1,4-ハロヒドリン(**135**)となる.このハロヒドリンから直接環状エーテル(**133**)を生成する経路と,さらに分子内水素引き抜き反応を経て**ヘミアセタール**(ラクトール,**136**)を生成する経路との2種がある.実際にどちらの経路をたどるかはハロヒドリン(**135**)の分子内立体環境によって決まる.すなわち,攻撃する酸素原子が脱離基となるべきハロゲン原子のちょうど反対側に位置するときに S_N2 型の環状エーテル形成が起こる.しかし,立体障害によりそのような立体構造をとれないときは酸化が進みヘミアセタールを生成する.したがって,大きな原子であるヨウ素の場合にその差異が顕著になる.

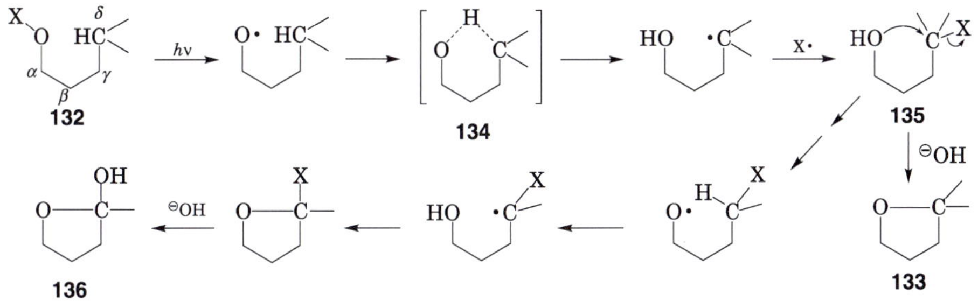

次亜ヨウ素酸エステル hypoiodite はヒドロキシ基をもつ化合物をヨウ素の存在下で光照射しながら四酢酸鉛と加熱すると生成し，単離を必要としないので最もよく使用される．本反応はステロイドの不活性部位の酸化に有効であり，その反応例を示す．

このように，1つの環を隔てて空間的に近い部位同士の間に新たな環を生成する反応を，とくに他の環化反応と区別して，**渡環環化反応** transannular cyclization という．

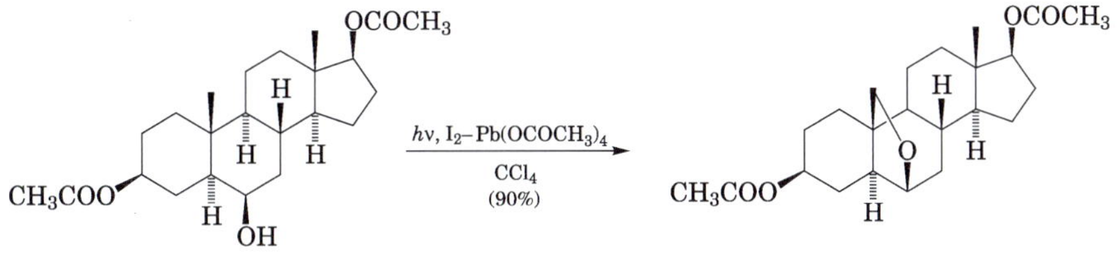

137　　　138

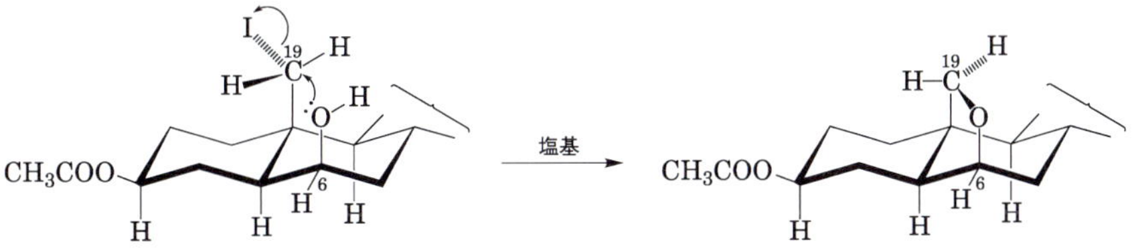

137'　　　138'

2) アルコールの四酢酸鉛による環化反応

ヒドロキシ基を有する化合物(**2**)は四酢酸鉛と反応して RO−Pb 結合(**139**)を形成し，光照射または加熱によりアルコキシルラジカル(**140**)を直接生成する．このラジカルは，前項 1)と同様に反応して五員環エーテルを与える．この反応は立体障害の少ない HO 基に対しては反応速度が速く，第一級アルコールからテトラヒドロフラン類の合成に有用である．

$$\underset{\mathbf{2}}{R{-}OH} + Pb(OCOCH_3)_4 \rightleftharpoons \underset{\mathbf{139}}{RO{-}Pb(OCOCH_3)_3} \longrightarrow \underset{\mathbf{140}}{RO\cdot} + \cdot Pb(OCOCH_3)_3$$

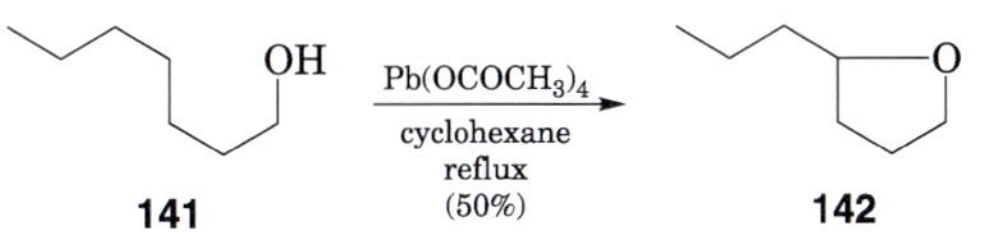

141
1-ヘプタノール

142
2-プロピルテトラヒドロフラン

3. エステル結合の生成

エステル結合には鎖状と環状があり，環状のエステルはラクトンと呼ばれる．本節では両者を分けて解説する．

A アルコールおよびフェノールのアシル化

1) カルボン酸との脱水反応

アルコール(**2**)とカルボン酸(**14**)を酸触媒下で加熱するとエステル(**143**)が得られる．酸触媒としては塩化水素ガスや硫酸を用いる．この反応は平衡反応であり，大過剰のアルコールを用いるか，脱水装置(トルエンを溶媒とし，生成する水を共沸させて反応系外に除く)を用いて平衡を生成物側に傾ける必要がある．また，脱水剤 *N,N′*-ジシクロヘキシルカルボジイミド(DCC)や *N,N′*-カルボニルジイミダゾール(CDI)を使用すると収率よく得られる．

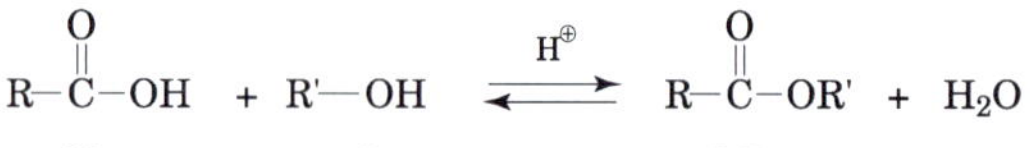

$$R-\underset{\mathbf{14}}{C(=O)-OH} + \underset{\mathbf{2}}{R'-OH} \underset{}{\overset{H^{\oplus}}{\rightleftarrows}} \underset{\mathbf{143}}{R-C(=O)-OR'} + H_2O$$

$C_6H_{11}N=C=NC_6H_{11}$ (DCC)

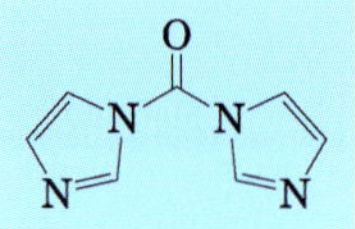

(CDI)

局所麻酔薬(表面麻酔薬)アミノ安息香酸エチル(**145**)，局所刺激薬サリチル酸メチル(**147**)，副交感神経遮断薬ホマトロピン(**150**)の合成例を示す．

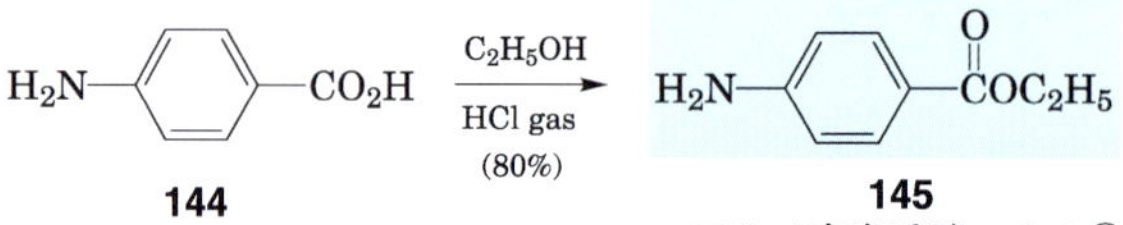

144 → **145** アミノ安息香酸エチル㊙
(C$_2$H$_5$OH, HCl gas, 80%)
(局所麻酔薬〔表面麻酔〕)

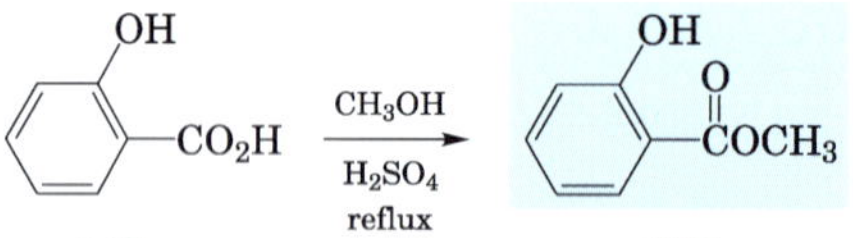

146 → **147** サリチル酸メチル㊙
(CH$_3$OH, H$_2$SO$_4$, reflux)
(局所刺激薬，局所性消炎鎮痛薬，芳香剤)

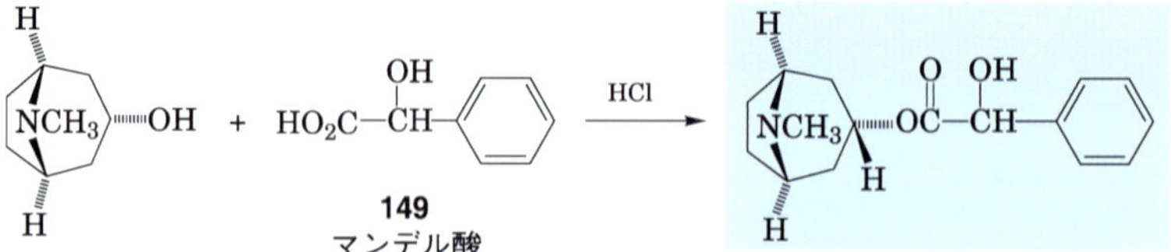

148 トロピン + **149** マンデル酸 → **150** ホマトロピン(臭化水素酸塩㊙)
(HCl)
(副交感神経遮断薬，散瞳薬)

2) 酸ハロゲン化物との反応

酸ハロゲン化物(**12**)は反応性が高く，第三級アルコールやフェノールとも反応してそれらのエステル(**143**)を与える．酸ハロゲン化物としては塩化物が一般的であり，反応の進行とともに発生する HCl を中和するため第三級アミン類が添加される．反応が遅い場合は **4-(N,N-ジメチルアミノ)ピリジン**(DMAP)が触媒として有効である．

$$\text{R-CO-X} + \text{R'-OH} \longrightarrow \text{R-CO-O-R'} + \text{HX}$$
12　　　**2**　　　　　　　　**143**

DMAP（触媒）

本反応は局所麻酔薬プロカイン(**153**)，合成卵胞ホルモンエストラジオール安息香酸エステル(**155**)の合成に利用されている．

$$O_2N\text{-C}_6H_4\text{-COCl} \xrightarrow[C_6H_6]{HOCH_2CH_2N(C_2H_5)_2} O_2N\text{-C}_6H_4\text{-CO}_2CH_2CH_2N(C_2H_5)_2 \xrightarrow{Sn/HCl}$$

151　　　　　　　　　　　　　　　　　　　　　**152**

153 プロカイン塩酸塩㊀（局所麻酔薬）

154 → (PhCOCl, NaOH) → **155** エストラジオール安息香酸エステル㊀（合成卵胞ホルモン）

また，炭酸エステルおよび関連化合物の合成では炭酸のハロゲン化物である**ホスゲン**($COCl_2$)，**クロロ炭酸エステル**($ClCO_2R$)，**カルバモイルクロリド**(R_2NCOCl)などが使用されている．本反応は副交感神経興奮薬ベタネコール塩化物(**159**)，抗原虫薬(抗マラリア薬)キニーネエチル炭酸エステル(**161**)，コリンエステラーゼ阻害薬ネオスチグミンメチル硫酸塩(**164**)の合成に利用されている．

$$ClCH_2CHCH_3\text{(OH)} + O=CCl_2 \xrightarrow{CHCl_3} ClCH_2CHCH_3\text{(O-CO-Cl)} \xrightarrow[2)\ N(CH_3)_3]{1)\ NH_3}$$

156　　　**157**　　　　　　　**158**

159 ベタネコール塩化物㊀（副交感神経興奮薬，消化管機能促進薬）

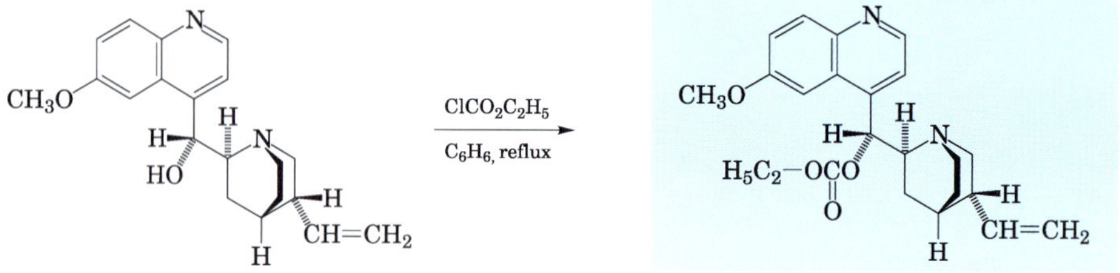

160

161
キニーネエチル炭酸エステル㊐
（抗原虫薬［抗マラリア薬］）

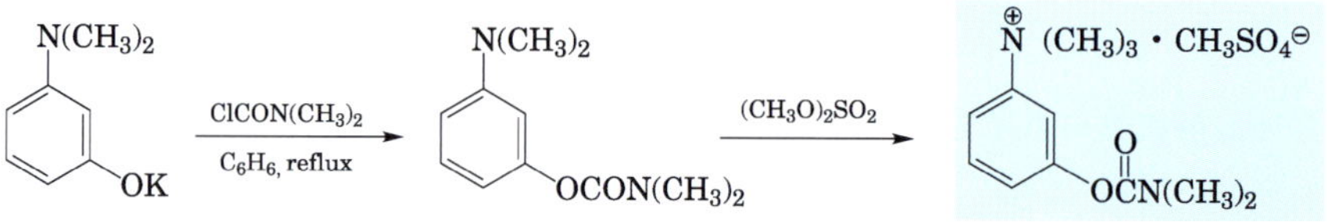

162　**163**

164
ネオスチグミンメチル硫酸塩㊐
（コリンエステラーゼ阻害薬，
重症筋無力症治療薬，解毒薬）

3）酸無水物との反応

アルコールやフェノールは酸または塩基触媒下で酸無水物（**165**）と反応してエステル（**143**）を与える．触媒として硫酸，塩化亜鉛，塩化第二鉄などの酸が用いられ，無水酢酸の場合は酢酸ナトリウムが触媒として用いられることもある．実験室では第三級アミン（ピリジン，トリエチルアミン）がよく用いられている．

2　**165**　**143**

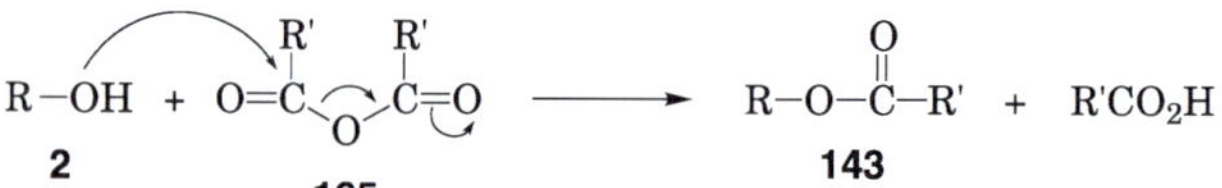

本反応は解熱鎮痛薬アスピリン（**167**），副交感神経興奮薬アセチルコリン塩化物（**169**）の合成に利用されている．

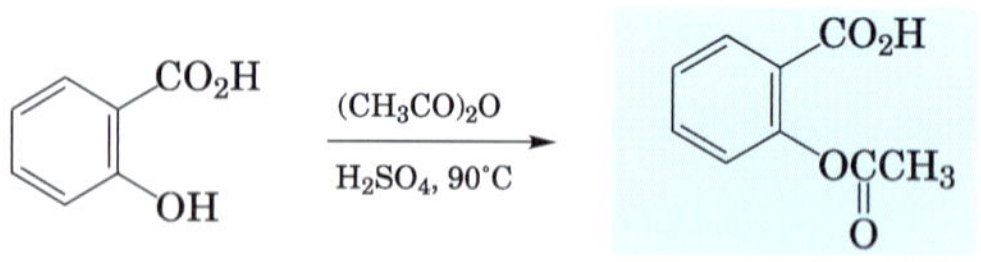

166

167
アスピリン㊐
（解熱鎮痛薬，抗リウマチ薬，非ステロイド性抗炎症薬）

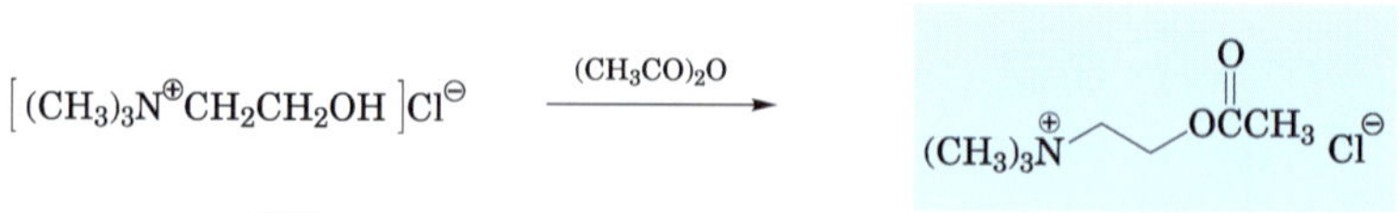

168

169
アセチルコリン塩化物（注射用㊐）
（副交感神経興奮薬，消化管機能促進薬）

4) ニトリルとの反応

ニトリル(**34**)と等モルのアルコール(**2**)を加え，冷却下無水溶媒中で塩化水素ガスを導入すると**イミノエーテル**の塩酸塩(**170**)が析出してくる．この塩を水に溶かして加温すると，加水分解されてエステル(**143**)が生成する．

$$R-C\equiv N + R'-OH \xrightarrow[\text{氷冷}]{\text{HCl gas}} R-\underset{\underset{34\quad\quad 2}{}}{C}(=NH\cdot HCl)-OR' \xrightarrow{H_2O} R-CO-OR'$$

（**34**　**2**　→　**170**　→　**143**）

本反応は催眠鎮静薬フェノバルビタール(**173**)の合成に利用されている．

$$PhCH_2CN + C_2H_5OH \xrightarrow[\text{reflux, 7 h}]{H_2SO_4} PhCH_2CO_2C_2H_5 \longrightarrow \text{（173）}$$

（**171**　　　　　　　　　　　　　(90%)　　　　　　**172**）

173
フェノバルビタール⑮
（催眠鎮静薬，抗てんかん薬）

B　カルボン酸のアルキル化

カルボン酸のアルキル化反応に使用されるアルキル化剤としてはハロゲン化アルキル，ジアルキル硫酸，ジアゾアルカンが一般的である．

次に示すように，カルボン酸にアルカリを加えてカルボキシレート(**174**)としたのち，ハロゲン化アルキルまたはジアルキル硫酸(ジメチル硫酸が一般的)と加熱するとエステルが得られる．また，ジアゾアルカン(ジアゾメタン CH_2N_2 が一般的)との反応ではカルボン酸をメタノールまたはエーテルに溶かし，氷冷下ジアゾアルカンを加えるとただちに窒素を放出してエステルを与える．本項はアルコールおよびフェノールのアルキル化と同種類の反応である(反応機構は4章2 A 2〜4参照)．

$$R-CO_2H \xrightarrow{\text{塩基}} [R-COO^\ominus] \xrightarrow{R'-X \text{または} (R'O)_2SO_2} R-CO_2R'$$

（**14**　→　**174**　→　**143**）

$$R-CO_2H \xrightarrow{R'CHN_2} RCO_2CH_2R'$$

（**143'**）

本反応は鎮けい薬メチルベナクチジウム臭化物(**177**)の合成に利用されている．

$$\underset{\text{Ph}}{\overset{\text{Ph}}{\diagdown}}C\underset{CO_2H}{\overset{OH}{\diagup}} \xrightarrow[\text{加熱}]{ClCH_2CH_2N(C_2H_5)_2} \left[\underset{\text{Ph}}{\overset{\text{Ph}}{\diagdown}}C\underset{COO^\ominus}{\overset{OH}{\diagup}} + ClCH_2CH_2\overset{\oplus}{N}H(C_2H_5)_2\right]$$

175

176　　**177**

メチルベナクチジウム臭化物㊖
(鎮けい薬)

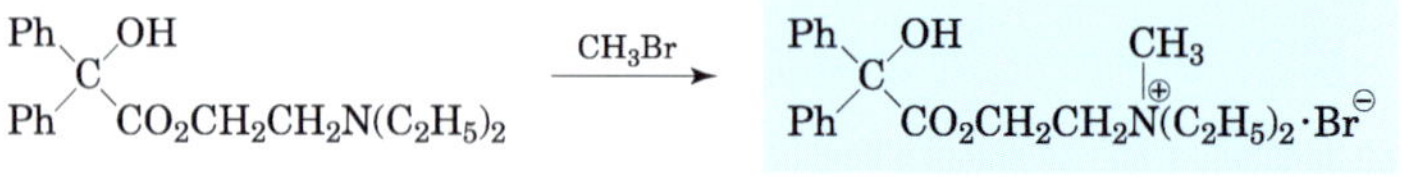

C ケトンの Baeyer–Villiger 反応

ケトン(**178**)は酸触媒の存在下に過酸 peracid(**179**)を作用させると，炭素原子の電子不足酸素への転位が起こりエステル(**143**)を生じる．この反応を **Baeyer–Villiger 反応**といい，酸化反応なので Baeyer–Villiger 酸化ともいう．

178　**179**　**143**

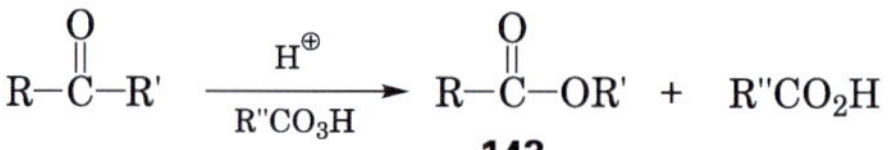

非対称ケトンの場合，置換基の転位しやすさの順序は次のようになっている．

第三級アルキル＞第二級アルキル，ベンジル，フェニル＞第一級アルキル＞メチル

また転位する炭素原子の立体配置は保持される．

180　**181**

182　**183**

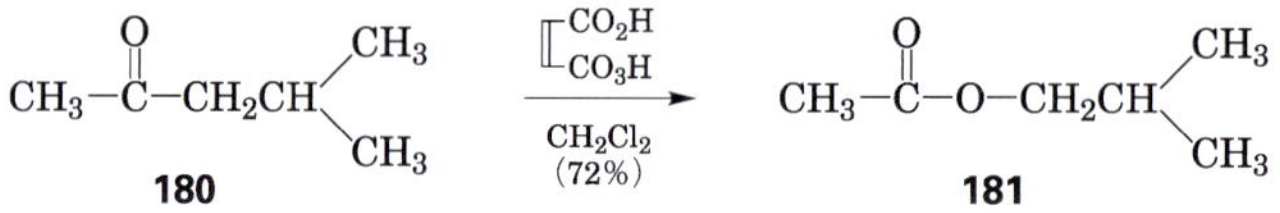

本反応の反応機構および反応例については，1 章 1 B 5 を参照されたい．

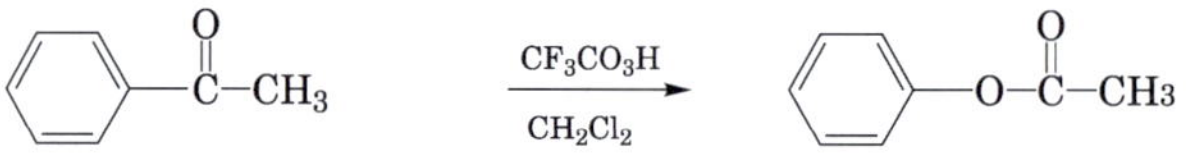

環状ケトンを過酸酸化するとラクトンになる．本反応によるラクトン合成については次の 4 章 3 D 3 で述べる．

D ラクトン環の合成

1) オキシ酸およびハロカルボン酸のラクトン化

分子内の適当な位置(γ 位および δ 位)にヒドロキシ基をもつカルボン酸(**184**)やエステルは酸触媒により分子内でエステル結合を形成して五員環(γ)および六員環(δ)ラクトン(**185**)となる．また，同じ位置にハロゲンをもつカルボン酸(**186**)も塩基の作用により同様のラクトンを生成する．反応例としてビタミン C であるアスコルビン酸(**188**)の合成を示す．

184 185 186

187

188
アスコルビン酸(局)
(ビタミンC, 抗酸化剤)

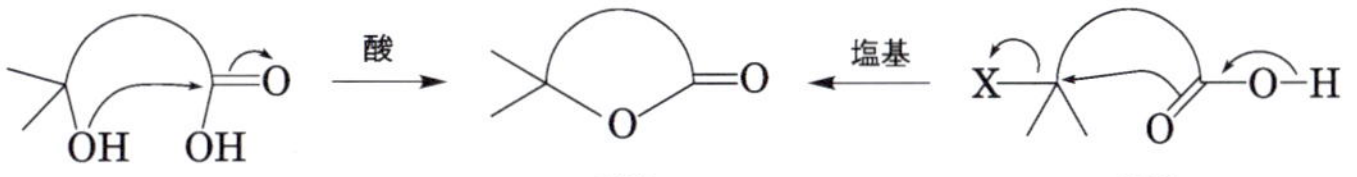

2) 不飽和カルボン酸のラクトン化

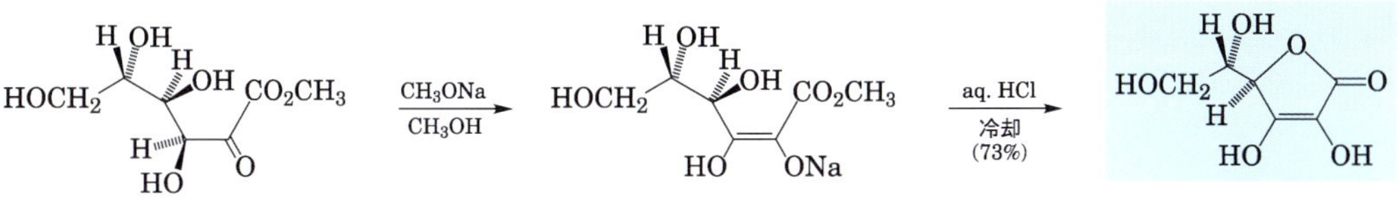

γ,δ 位に二重結合をもつカルボン酸(**189**)は酸触媒下で加熱すると閉環して γ-ラクトン(**190**)を与える．β,γ 位に二重結合をもつカルボン酸も γ-ラクトンを形成する．これは二重結合の γ,δ 位への異性化が起こるからである．また，ハロゲン分子を用いるとハロラクトン(**192**)が得られる(ハロラクトン化)(2 章 1 C 3 参照)．この閉環はアンチ付加で進行する．

189 190

191 X = I, Br, Cl 192

194a 194b 194

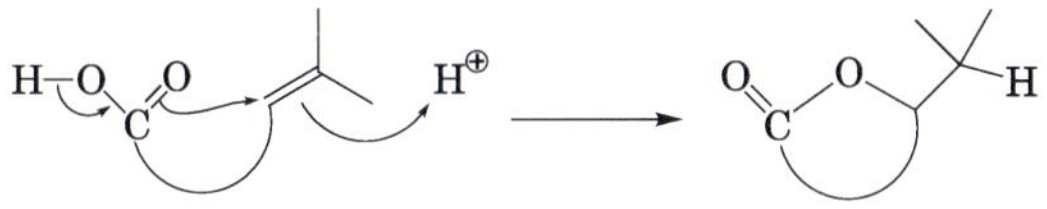

3) 環状ケトンの Baeyer-Villiger 反応

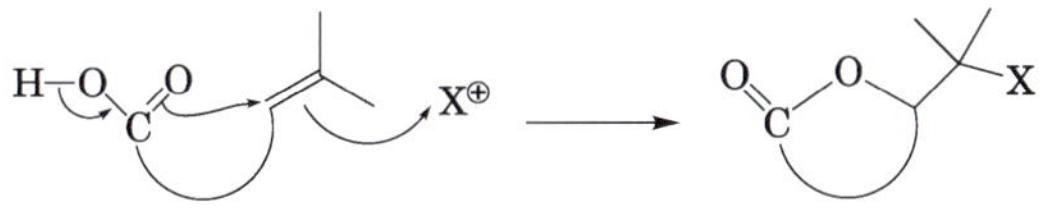

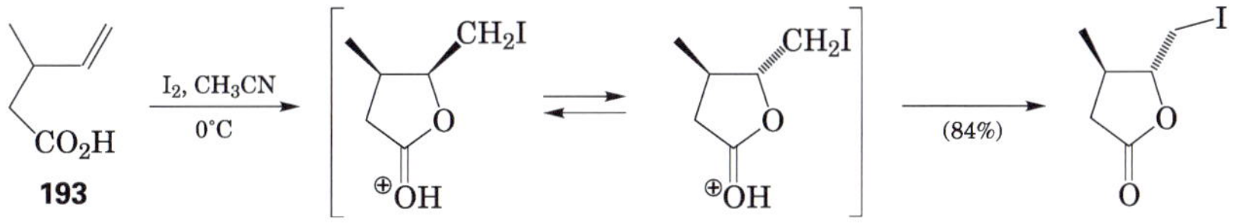

Baeyer-Villiger 反応で環状ケトンを酸化するとラクトンになるので，本反応はラクトン合成の重要な反応である．アルキル基の転位は電子供与性の大きい基(多置換アルキル基)が優先し，転位するアルキル基の立体配置は保持される．シクロヘキサノン(**195**)は環が拡大した七員環ラクトン(**196**)となるが，これにアンモニアを作用させると **ε-カプロラクタム** ε-caprolactam(**197**)が合成され，**ナイロン 6** nylon 6 の有用な製造法となっている．

195　196　197

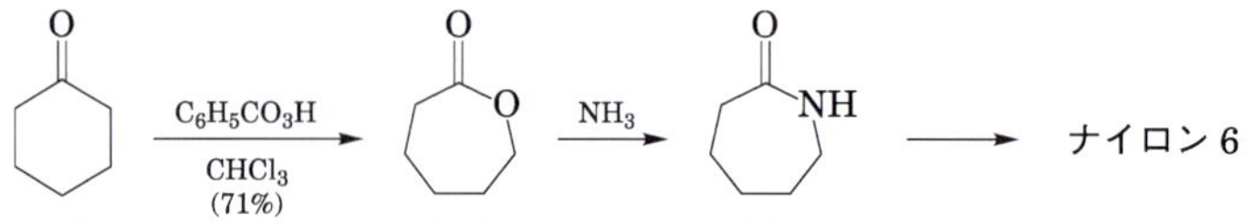

ステロイド環内のケトンも酸化され，ラクトンを与える．

198　199

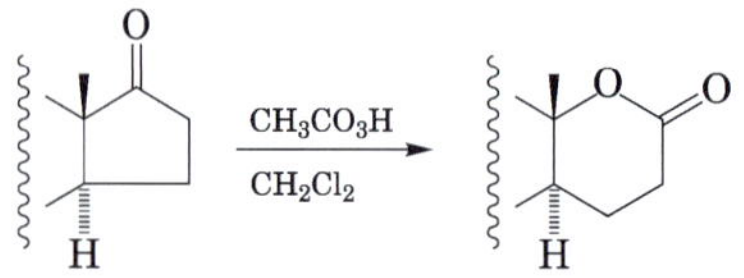

プロスタグランジン類の合成中間体(**202**)は本反応を**鍵反応** key reaction として合成されている．

200　201　202

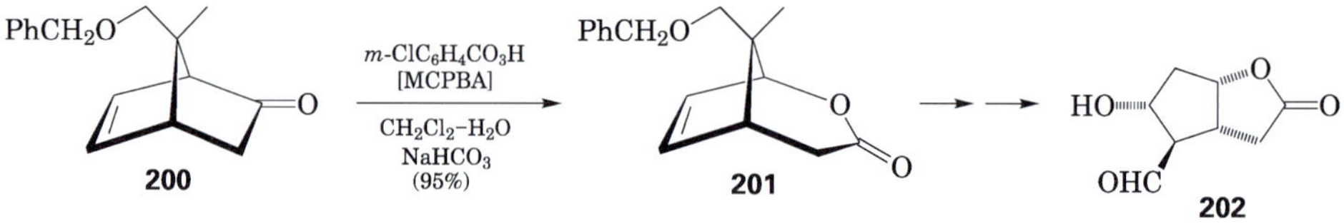

4) *N*–ハロアミドの光分解

酸アミド(**203**)は四酢酸鉛とヨウ素により *N*–ヨードアミド(**204**)となり，光照射により分子内の不活性炭素を酸化して **γ–ラクトン**(**209**)に変換される．反応機構は次亜ハロゲン酸エステルの光分解と同様である(4 章 2 C 1 参照)．

203　204　205　206　207　208　209

210　211

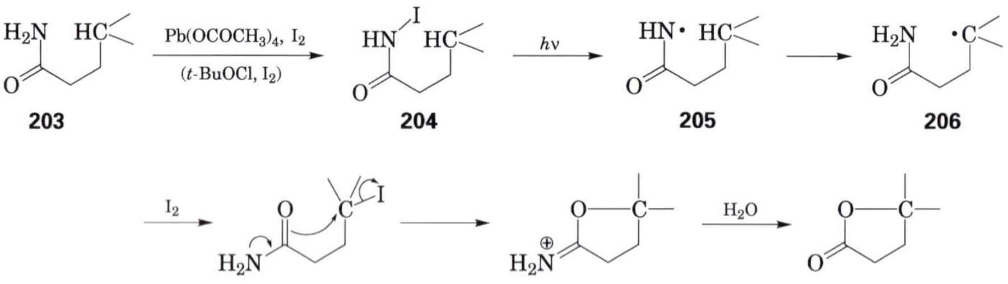

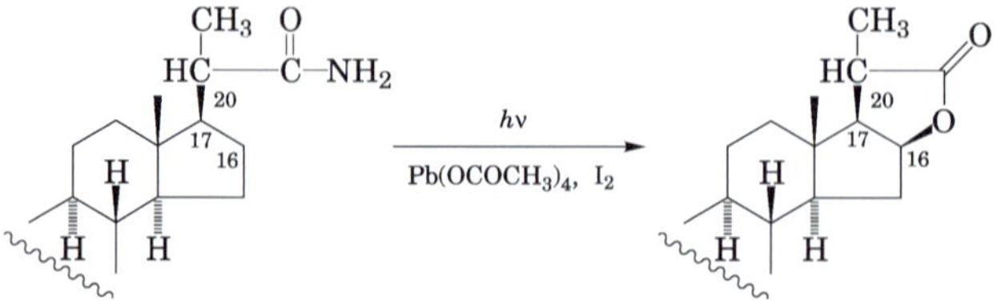

4. カルボニル結合の生成

炭素-酸素二重結合は一般的には酸化反応(第1章参照)により合成されるので,本節では主に多重結合からの変換反応について解説する.

A 含窒素化合物からの変換

1) イミノ基の加水分解

イミン(**212**)のイミノ基からカルボニル基への加水分解は水の存在下加熱するだけで進行し,酸性条件では氷冷下でも速やかに進む.シアノ基は部分還元によりイミノ基を生成するので,ニトリル(**34**)からアルデヒド(**213**)への変換も可能である.

$$R-C\equiv N \xrightarrow{(i\text{-}C_4H_9)_2AlH} \underset{\mathbf{212}}{\overset{R}{\underset{H}{>}}C=NH} \xrightarrow{H_2O} \underset{\mathbf{213}}{\overset{R}{\underset{H}{>}}C=O}$$

また,ニトリル(**34**)に Grignard 試薬(**214**)を反応させて得られるイミニウム塩を加水分解するとケトン(**215**)を与える(6章3 A 3参照).本反応は全身麻酔薬ケタミン(**218**)の合成に利用されている.

$$R-C\equiv N + R'-MgX \longrightarrow \left[\overset{R}{\underset{R'}{>}}C=\overset{\ominus}{N}\cdot\overset{\oplus}{MgX}\right] \xrightarrow{H_3O^{\oplus}} \overset{R}{\underset{R'}{>}}C=O$$

34　**214**　　　　　　　　　　　　　**215**

216 → **217** → **218** ケタミン(塩酸塩㊙)(筋・静注麻酔薬)

催眠鎮静薬ペントバルビタール(**222**)はシアノエステル(**219**)と**グアニジン**(**220**)との縮合で得られるイミン(**221**)の加水分解を利用して合成されている.

219 → **221** → **222** ペントバルビタール(カルシウム塩㊙)(筋・静注麻酔薬,催眠鎮静薬)

2）イミニウム塩の加水分解

エナミンのアシル化，アルキル化あるいはMichael付加により得られるイミニウム塩を加水分解するとアルデヒドやケトンを生成する．エナミンはアルデヒドやケトンと第二級アミンにより合成されるが，もとのアルデヒドやケトンの誘導体を合成するのに有用である(6章1 E，2 F 2参照)．

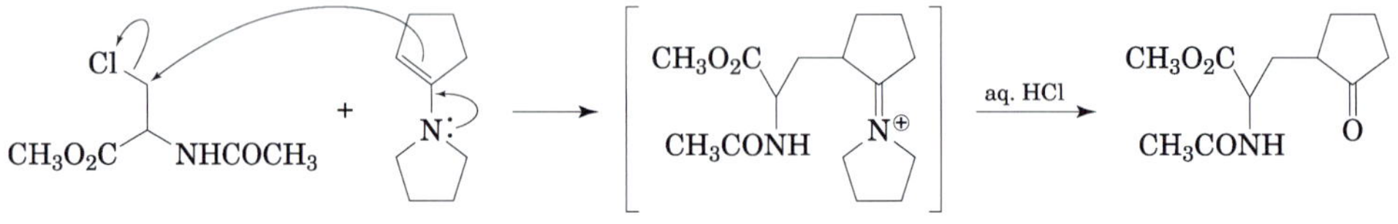

223 **224** **225** **226**

3）ニトロ基の加水分解(Nef反応)

脂肪族ニトロ化合物(**227**)からケトンまたはアルデヒドへの変換反応は**Nef反応**と呼ばれ，合成的に有用な反応である．この反応は塩基により脱プロトンされたニトロナート(**228**)の $C{=}N^{\oplus}$ 結合が酸の添加により加水分解されてカルボニル化合物となる．

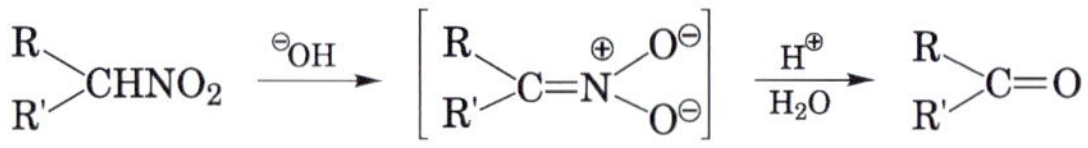

227 **228** **229**

4）ニトロ基の酸化

ニトロ化合物を酸化してカルボン酸を得る方法はそれほど多くはないが，酸化剤として過マンガン酸塩，モリブデン酸塩や亜硝酸塩を用いた例がある．亜硝酸ナトリウムの場合には，ニトロ化合物(**230**)からニトリルオキシド(**231**)を経て**232**の加水分解によりカルボン酸(**14**)が生成する．

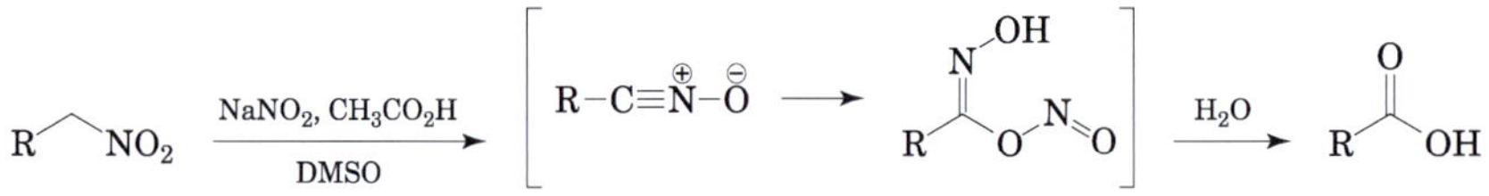

230 **231** **232** **14**

ニトロメチレン体(**233**)からカルボン酸(**234**)へ変換するために本反応を利用し，抗インフルエンザ剤ペラミビル(**235**)が合成されている．

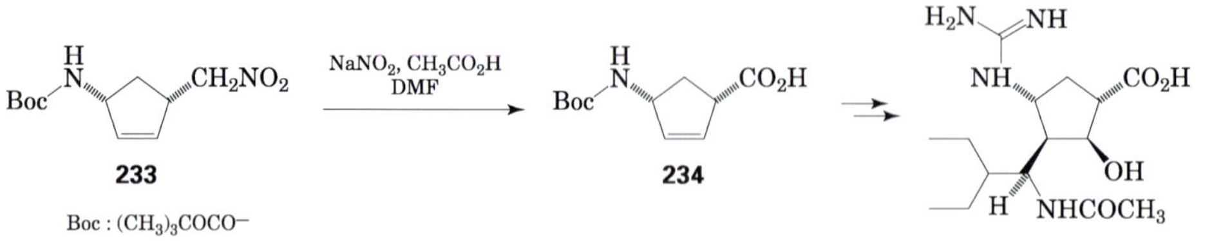

233 **234**

Boc : $(CH_3)_3COCO-$

235
ペラミビル
(抗インフルエンザウイルス薬)

B アセチレンからの変換

1) 酸触媒水和反応

アセチレン(**236**)は酸触媒により水和されてアセトアルデヒド(**240**)を生成する．この反応を水銀イオンの存在下に行うとより容易に進行する．

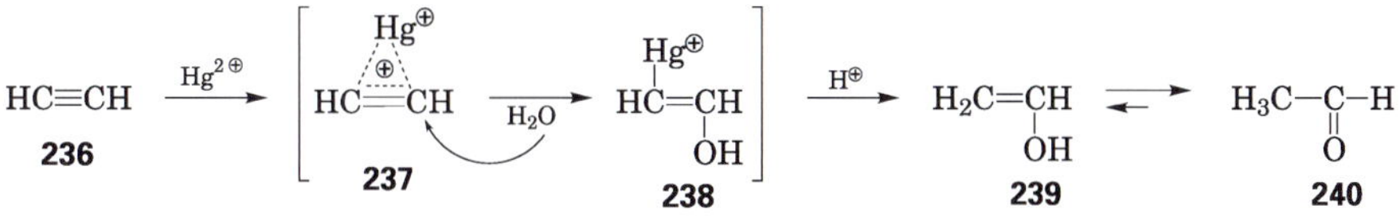

末端アセチレン(**241**)は本反応により合成的に有用な**メチルケトン**体(**242**)に変換できる．交感神経興奮薬エフェドリン(**245**)の合成に本反応が利用されている．

エフェドリン塩酸塩㊊
(交感神経興奮薬，昇圧薬，気管支拡張薬，局所性血管収縮薬)

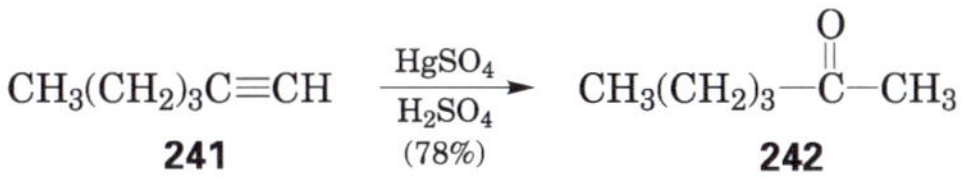

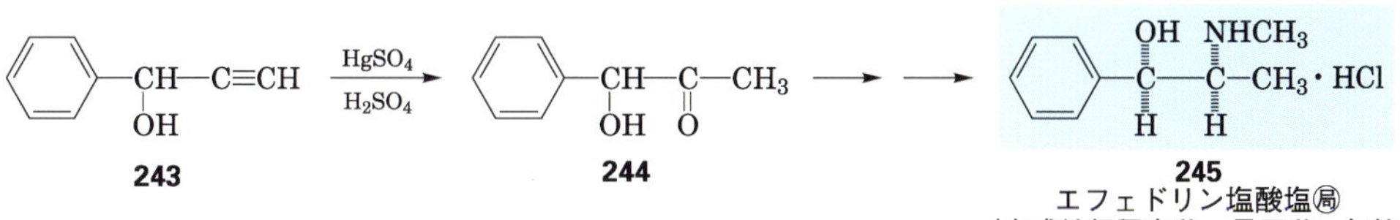

2) ヒドロホウ素化-酸化

アセチレン類はオレフィン類と同様にジボランと反応してオルガノボラン(ホウ素化物)を生成する．モノ置換アセチレン(**246**)ではジホウ素化物(**247**)を与え，ジ置換アセチレン(**249**)ではモノホウ素化物(**250**)を与える．これらのホウ素化物は過酸化水素により酸化されて対応するカルボニル化合物となる．

試薬としてジボランの代わりにかさ高いジシアミルボラン(**72a**)を用いる反応はとくに有用である．

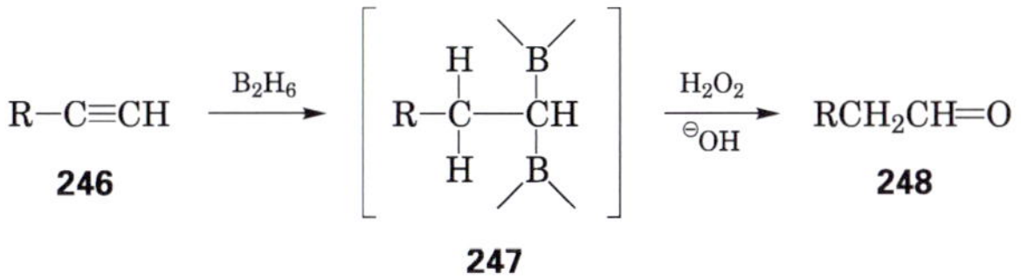

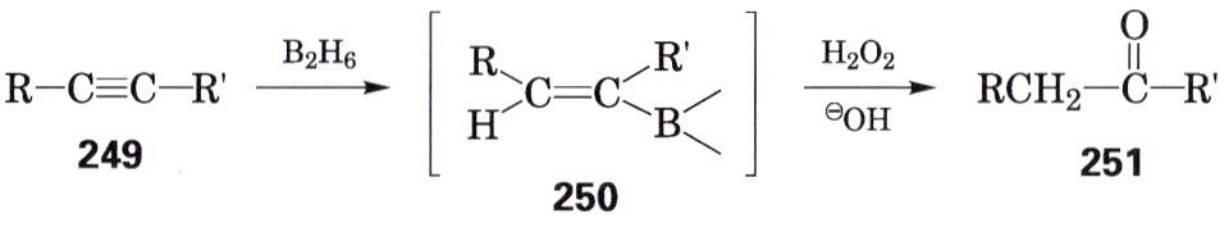

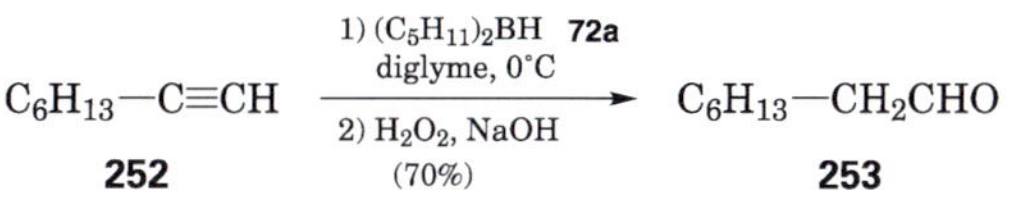

C オレフィンからの変換

オレフィンは酸化的開裂反応によりカルボニル化合物に変換されるが，本項では特殊な酸化剤であるパラジウム($Pd^{2\oplus}$)の酸化反応について述べる．パラジウムを利用した反応には合成的に有用な反応が数多くあるが，とくに工業的に有用な反応としてはエチレン(**51**)からアセトアルデヒド(**240**)の合成に用いられる **Wacker 反応** がある(1章1 **A** 3参照).

$$CH_2=CH_2 \xrightarrow[CuCl_2, O_2]{PdCl_2, H_2O} CH_3CHO$$
$$\quad\ \ \textbf{51} \qquad\qquad\qquad\qquad \textbf{240}$$

反応機構を次に示す．反応の第一段階ではエチレン(**51**)のπ電子に Pd(II) が付加してエチレンを活性化する．これに水分子が求核攻撃して付加体(**255**)を与える．この付加体より Pd(II) は脱プロトンを伴いながら還元的に脱離してエノール(**239**)を与え，異性化してアセトアルデヒド(**240**)となる．還元された Pd(0) は酸素と $CuCl_2$ により Pd(II) に酸化され，再び触媒として循環利用される．

本反応を末端オレフィンをもつ化合物(**256**)に適用するとメチルケトン体(**257**)が得られる．

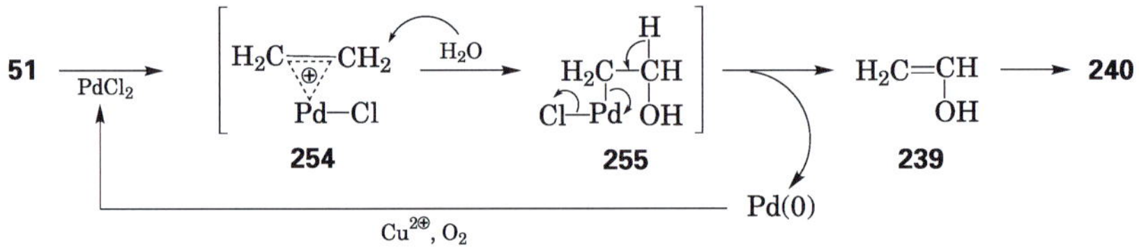

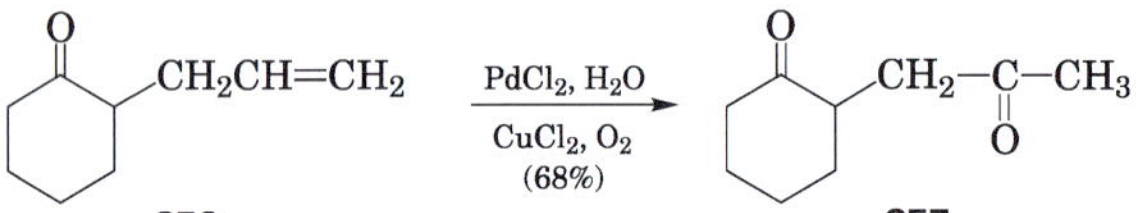

セルフチェック問題

問1 Williamson 合成法でエーテルを合成するとき，どちらの組み合わせが高い収率を与えると考えられるか．その理由とともに記せ．

(1) a) $CH_3-I + CH_3CH_2ONa \longrightarrow CH_3-O-CH_2CH_3$

　　b) $CH_3-F + CH_3CH_2ONa \longrightarrow CH_3-O-CH_2CH_3$

(2) a) $CH_3-ONa + (CH_3)_3C-I \longrightarrow (CH_3)_3C-OCH_3$

　　b) $CH_3-I + (CH_3)_3C-ONa \longrightarrow (CH_3)_3C-OCH_3$

(3) a) 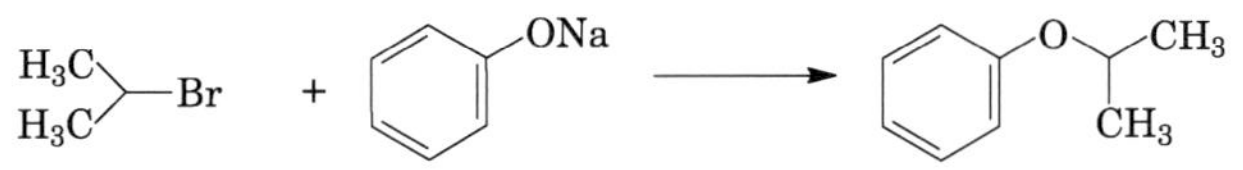 (CH₃)₂CH-Br + PhONa → Ph-O-CH(CH₃)₂

b) 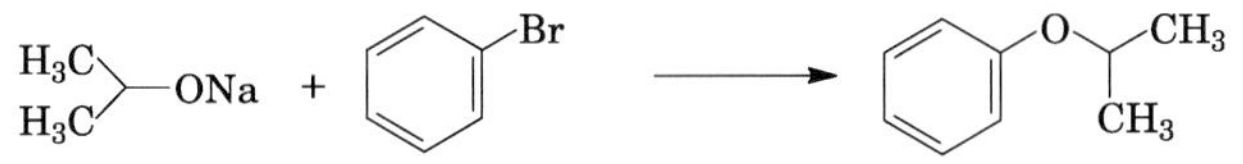 (CH₃)₂CH-ONa + Ph-Br → Ph-O-CH(CH₃)₂

(4) a) 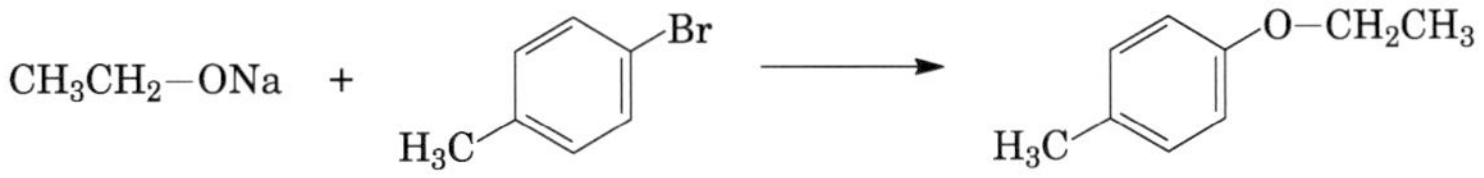 CH₃CH₂-ONa + 4-BrC₆H₄-CH₃ → 4-CH₃C₆H₄-O-CH₂CH₃

b) 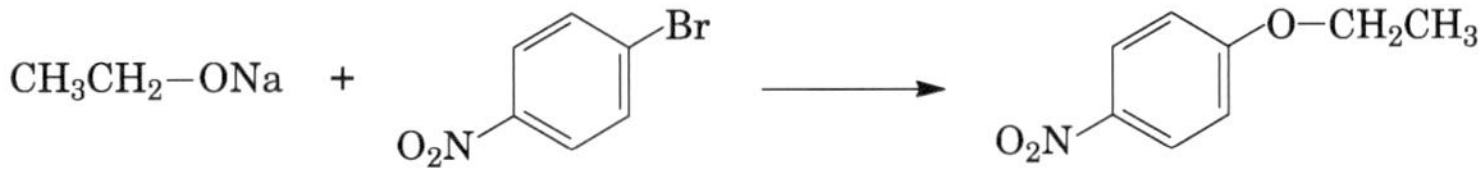 CH₃CH₂-ONa + 4-BrC₆H₄-NO₂ → 4-O₂N-C₆H₄-O-CH₂CH₃

問2 同じ化合物 A を出発原料として，それぞれ B, C を合成するルート，あるいは異なる化合物 B, C を出発原料として，同じ化合物 A を合成するルートを記せ．合成には多段階を要する場合がある．試薬は何を用いてもよい．

(1) 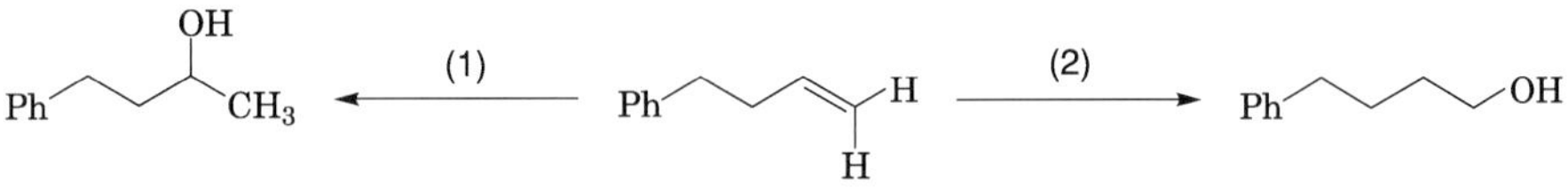 B: Ph-CH₂CH₂-CH(OH)-CH₃ ←(1)— A: Ph-CH₂CH₂-CH=CH₂ (cis) —(2)→ C: Ph-CH₂CH₂CH₂CH₂-OH

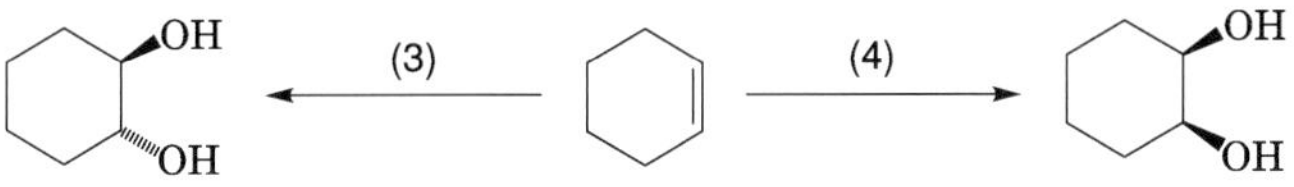

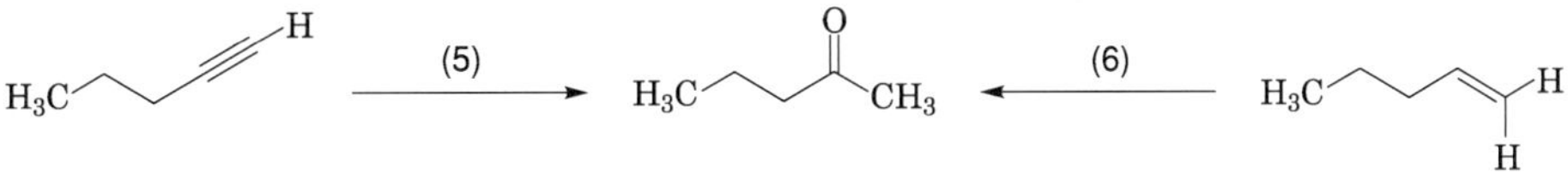

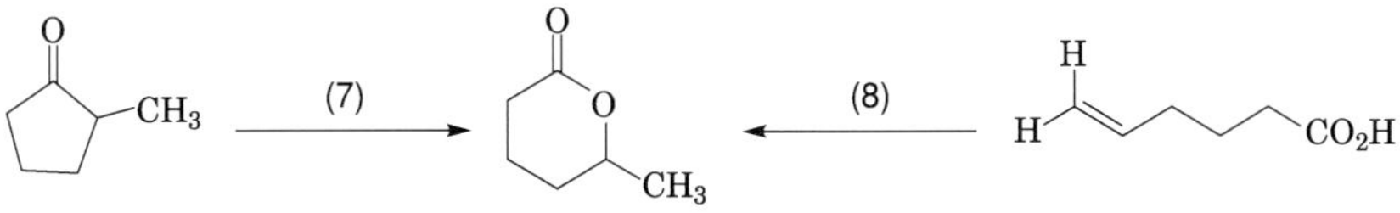

(2) B: trans-1,2-シクロヘキサンジオール ←(3)— A: シクロヘキセン —(4)→ C: cis-1,2-シクロヘキサンジオール

(3) B: H₃C-CH₂CH₂-C≡CH —(5)→ A: H₃C-CH₂CH₂-CO-CH₃ ←(6)— C: H₃C-CH₂CH₂-CH=CH₂ (cis)

(4) B: 2-メチルシクロペンタノン —(7)→ A: 6-メチル-δ-バレロラクトン ←(8)— C: (Z)-5-ヘキセン酸 (HOOC-CH₂CH₂CH₂-CH=CH- ...)

問3 3,3-ジメチル-1-ブテン (3,3-dimethyl-1-butene) を酸触媒下水和すると，2,3-ジメチル-2-ブタノール (2,3-dimethyl-2-butanol) が主成績体として得られる．一方，3,3-ジメチル-1-ブテンのオキシ水銀化-脱水銀化反応では，3,3-ジメチル-2-ブタノール (3,3-dimethyl-2-butanol) が主成績体として得られる．このことを説明せよ．

第5章
炭素−窒素結合の合成

●飽和炭素での求核置換反応　●不飽和炭素での求核置換反応　●不飽和炭素での脱水縮合反応
●不飽和炭素での付加反応　●求電子性窒素の反応　●窒素ラジカルまたはナイトレンを経由する反応

　医薬品をはじめ天然生理活性物質や生体内物質には窒素を含む化合物が非常に多く，C−N結合の合成反応はきわめて重要である．

　主なC−N結合生成反応としては，求核反応，求電子反応，ラジカル反応などがあるが，具体的には，アミノ化，アミン誘導体の合成反応，およびニトロ化などである．

1. 飽和炭素での求核置換反応

A　ハロゲン化アルキルとアミンの反応

1）一般的なアミノ化法

　アンモニアやアミンの窒素原子の非共有電子対 lone pair は求核性が強く，ハロゲン化アルキルと反応してC−N結合を生成する．この反応を *アミノ化* amination または *N−アルキル化* N-alkylation という．このとき，1モルのハロゲン化水素が発生し反応を阻害するので，一般にアミンを2モル以上用いるか，塩基（NaHCO$_3$，Na$_2$CO$_3$，K$_2$CO$_3$ など）を共存させて反応を行う．

$$R^1-NH_2 + R^2-X \longrightarrow R^1-NH-R^2 + HX$$

　しかし，アンモニアのアルキル化でみられるように，生成物は第一級アミン〜第四級アンモニウム塩の混合物になり，単一物を選択的に得るのは困難である．これはアンモニアや第一級アミンより，さらにアルキル置換された第二級アミンや第三級アミンの方が求核性が強いためである．

$$NH_3 + R-X \longrightarrow R-NH_2 + \underset{R}{\overset{R}{}}NH + R-\underset{R}{\overset{R}{N}} + R-\overset{R}{\underset{R}{N^{\oplus}}}-R \; X^{\ominus}$$

　生成物がさらにアルキル化されるのを防ぐために，ハロゲン化アルキルに対してアンモニアやアミンを過剰に用いる場合が多い．とくに，α−ハロカルボン酸を大量のアンモニアでアミノ化する方法はα−アミノ酸の一般合成法の1つになっている．

$$\text{ClCH}_2\text{CO}_2\text{H} + \text{NH}_4\text{OH} \xrightarrow[(85\%)]{50°\text{C, 4 h}} \text{H}_2\text{NCH}_2\text{CO}_2\text{H}$$

1 (1モル) + (60モル) → **2** グリシン®(アミノ酸)

$$\text{PhCH}_2\text{CHBrCO}_2\text{H} + \text{NH}_4\text{OH} \xrightarrow[\text{2) 光学分割}]{\text{1) r.t., 7 days (62\%)}} \text{PhCH}_2\text{CH(NH}_2\text{)CO}_2\text{H}$$

3 (1モル) + (30モル) → **4** L-フェニルアラニン®(アミノ酸)

第二級アミンや第三級アミンの合成でも反応条件を検討すれば，ある程度実用的に得ることができる．

$$\text{PhCH}_2\text{Cl} + \text{PhNH}_2 \xrightarrow[(87\%)]{\text{NaHCO}_3, \text{H}_2\text{O}, 90°\text{C, 4 h}} \text{PhCH}_2\text{NHPh}$$

5 (1モル) + **6** (4モル) → **7**

$$\text{CH}_2=\text{CHCH}_2\text{Br} + \text{HN(C}_2\text{H}_5)_2 \xrightarrow[(80\%)]{\text{C}_6\text{H}_6, \text{reflux, 2 h}} \text{CH}_2=\text{CHCH}_2\text{N(C}_2\text{H}_5)_2$$

8 (1モル) + **9** (2モル) → **10**

$$\text{PhCOCHBrCH}_3 \xrightarrow{\text{CH}_3\text{NH}_2, \mathbf{12}} \text{PhCOCH(NHCH}_3)\text{CH}_3 \xrightarrow[\text{3) HCl salt}]{\text{1) H}_2/\text{Pt}, \text{2) 光学分割}} \text{Ph-CH(OH)-CH(NHCH}_3)\text{-CH}_3 \cdot \text{HCl}$$

11 → **13** → **14** エフェドリン塩酸塩® (交感神経興奮薬，昇圧薬，気管支喘息治療薬，局所性血管収縮薬)

一方，この方法で第四級アンモニウム化合物を得るには徹底的にアルキル化すればよいので，容易である．

$$\text{4-CH}_3\text{-C}_6\text{H}_4\text{-CH}_2\text{Br} + \text{N(CH}_3)_3 \rightarrow \text{4-CH}_3\text{-C}_6\text{H}_4\text{-CH}_2\text{-N}^\oplus(\text{CH}_3)_3 \text{ Br}^\ominus$$

15 + **16** → **17**

$$\begin{array}{c}\text{COOCH}_2\text{CH}_2\text{N(CH}_3)_2\\(\text{CH}_2)_2\\\text{COOCH}_2\text{CH}_2\text{N(CH}_3)_2\end{array} + 2\text{CH}_3\text{Cl} \rightarrow \begin{array}{c}\text{O=COCH}_2\text{CH}_2\text{N}^\oplus(\text{CH}_3)_3\\(\text{CH}_2)_2\\\text{O=COCH}_2\text{CH}_2\text{N}^\oplus(\text{CH}_3)_3\end{array} \quad 2\text{Cl}^\ominus$$

18 + **19** → **20** スキサメトニウム塩化物® (末梢性筋弛緩薬)

以上のように，ハロゲン化アルキルとアンモニアやアミンとの反応は生成物が複雑になってあまり良い方法ではない．これに代わって，同じくハロゲン化アルキルを用いて第一級アミンや第二級アミンを確実に得る方法がいくつか知られている．

2） フタルイミド法（Gabriel 合成）

アンモニアの代わりに**フタルイミドカリウム**(**21**)を用い，ハロゲン化アルキルを反応させて N-アルキルフタルイミド(**22**)とし，これを加水分解して純粋な第一級アミンを得る方法である．

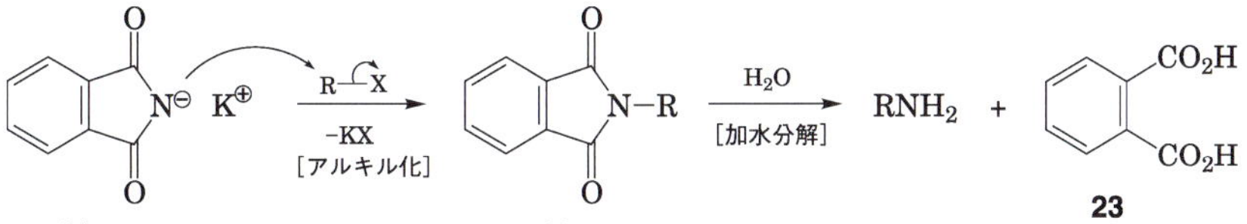

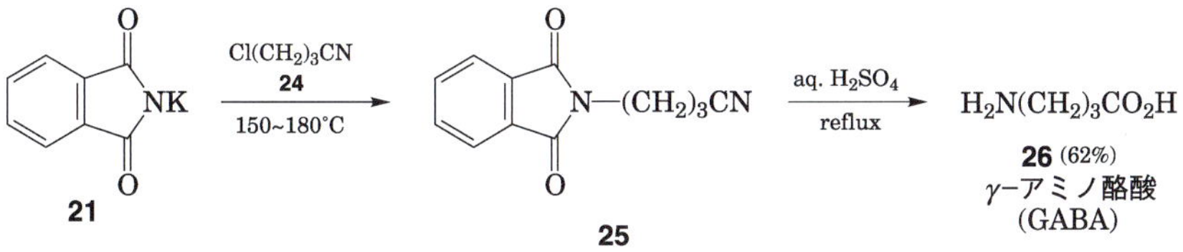

N-アルキルフタルイミド(**22**)の加水分解は酸やアルカリで可能であるが，ヒドラジン(**27**)で分解する方法もある．

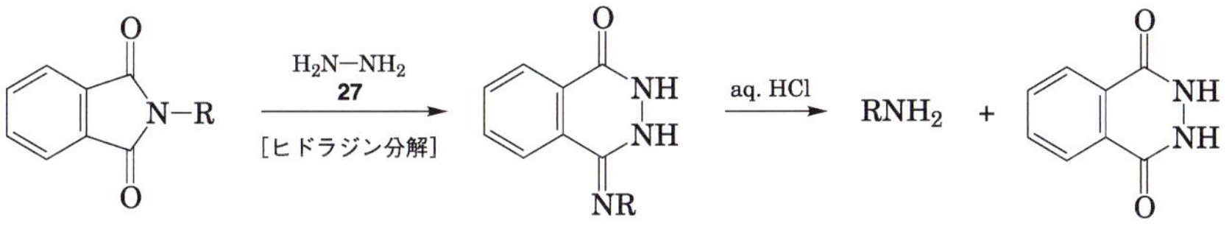

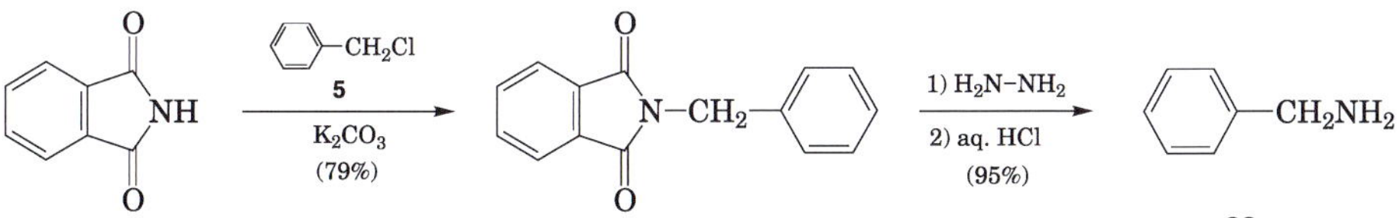

3） ヘキサメチレンテトラミン法（ウロトロピン法，Delépine 法）

ヘキサメチレンテトラミン（ウロトロピン，**33**）にハロゲン化アルキルを反応させて得た第四級アンモニウム塩を酸で加水分解すると，第一級アミンが得られる．ヘキサメチレンテトラミン(**33**)が容易に加水分解されて，ホルマリンとアンモニアになる性質を利用したものである．

[化学反応式: ウロトロピン(33)とR-Xの反応によりアンモニウム塩(34)を生成し、1) aq. HCl、2) HO⁻でRNH₂ + 3NH₃ + 6HCHO (35) を得る]

[化学反応式: ベンジルクロリド(5)から1) (CH₂)₆N₄(ウロトロピン), NaI, C₂H₅OH、2) aq. HCl、3) HO⁻によりベンジルアミン(32) (82%) を得る]

4) アジ化アルキルの還元

アジ化ナトリウム(36)とハロゲン化アルキルを反応させるとアジ化アルキル(37)を生成する．これを還元すると第一級アミンが得られる．アジ化ナトリウム(36)は大変優れた求核試薬であり，塩基性がほとんどないのでジアルキル化の心配もない．第一級アミンのみを合成する優れた方法である．しかし低分子量のアジ化物は爆発性なので注意を要する．

[化学反応式: Na⁺N₃⁻ (36) + R-X → R-N₃ (37) →[H]/-N₂ R-NH₂]

[化学反応式: ClCH₂CO₂C(CH₃)₃ (38) + NaN₃ (36) →(acetone-H₂O, reflux, 18 h, 92%) N₃CH₂CO₂C(CH₃)₃ (39) →(H₂/Pd-C, 82%) H₂NCH₂CO₂C(CH₃)₃ (40)]

5) アミドの *N*-アルキル化を経由する第二級アミンの合成

第一級アミンをアミドやスルホンアミド(42)に導いた後，塩基存在下にハロゲン化アルキルを反応させて *N*-アルキル化を行い，その後加水分解して第二級アミンを得る方法である．

[化学反応式: R¹-NH₂ →(RSO₂Cl) [スルホンアミド化] R¹-NH-SO₂R (42) →(R²X, 塩基) [アルキル化] R¹-N(R²)-SO₂R (43) →(H₂O) [加水分解] R¹-NH-R²]

次の例では，加水分解の代わりに Zn-CH₃CO₂H で還元的に分解している．

[化学反応式: n-C₄H₉NH₂ (44) →(C₆H₅COCH₂SO₂Cl, 45) n-C₄H₉NHSO₂CH₂COC₆H₅ (46) →(CH₃I, K₂CO₃, 78%)]

[化学反応式: n-C₄H₉N(CH₃)SO₂CH₂COC₆H₅ (48) →(Zn, CH₃CO₂H, 75%) n-C₄H₉-NH-CH₃ (49)]

B アルコールとアミンの反応

一般にアルコールはアンモニアやアミンによる求核置換には不活性であるので置換には強い反応条件を必要とする．次に反応例を示す．

$$CH_3OH + NH_3 \xrightarrow[400°C]{Al_2O_3} \underset{\underset{(43\%)}{12}}{CH_3NH_2} + \underset{\underset{(26\%)}{50}}{(CH_3)_2NH} + \underset{\underset{(31\%)}{16}}{(CH_3)_3N}$$

そこでアルコールのヒドロキシ基を硫酸エステルまたは p-トルエンスルホン酸エステル(**53**)に変えるとアミンとの置換が容易になる．

$$\underset{\mathbf{51}}{\text{(テトラヒドロピラン)-CH}_2\text{OH}} \xrightarrow[\text{[トシル化]}]{\text{CH}_3\text{-C}_6\text{H}_4\text{-SO}_2\text{Cl} \; \mathbf{52}} \underset{\mathbf{53}}{\text{(テトラヒドロピラン)-CH}_2\text{OSO}_2\text{-C}_6\text{H}_4\text{-CH}_3} \xrightarrow[\underset{(40\%)}{125°C, 1h}]{\text{CH}_3\text{NH}_2} \underset{\mathbf{54}}{\text{(テトラヒドロピラン)-CH}_2\text{NHCH}_3}$$

一方，アルデヒドとシアン化水素から得られる**シアノヒドリン**(**55**)の HO 基は容易にアンモニアで置換される．この反応は **Strecker 法**として α-アミノ酸の重要な合成法の1つになっている(6章2**A**参照).

$$\underset{\mathbf{35}}{\text{HCHO}} + \text{HCN} \longrightarrow \underset{\underset{\text{シアノヒドリン}}{\mathbf{55}}}{\text{CH}_2(\text{CN})(\text{OH})} \xrightarrow[120°C]{\text{NH}_3} \underset{\mathbf{56}}{\text{CH}_2(\text{CN})(\text{NH}_2)} \xrightarrow{\text{H}_3\text{O}^{\oplus}} \underset{\underset{\underset{(\text{アミノ酸})}{\text{グリシン⑱}}}{\mathbf{2}\,(87\%)}}{\text{H}_2\text{NCH}_2\text{CO}_2\text{H}}$$

C エポキシドまたはアジリジンとアミンの反応

エポキシド(オキシラン，**57**)やアジリジン環(**60**)はアンモニアやアミンにより開環し，対応する 2-アミノエタノールやエチレンジアミン誘導体を生成する．この反応は，アミンが三員環の立体障害の少ない側(置換基の少ない炭素原子)から S_N2 型の攻撃をする求核的開裂反応であり，立体化学は**アンチ** *anti* である．

$$\underset{\mathbf{57}}{\triangle\!\!\!-\!O} + \underset{\mathbf{58}}{(CH_3)_2CHNH_2} \xrightarrow[\underset{(76\%)}{\text{reflux, 12 h}}]{\text{aq. HCl}} \underset{\mathbf{59}}{(CH_3)_2CHNHCH_2CH_2OH}$$

$$\underset{\mathbf{60}}{\triangle\!\!\!-\!NH} + \underset{\mathbf{61}}{(n\text{-}C_4H_9)_2NH} \xrightarrow[\underset{(89\%)}{\text{reflux, 7 h}}]{\text{AlCl}_3 \; C_6H_6} \underset{\mathbf{62}}{(n\text{-}C_4H_9)_2NCH_2CH_2NH_2}$$

63　65

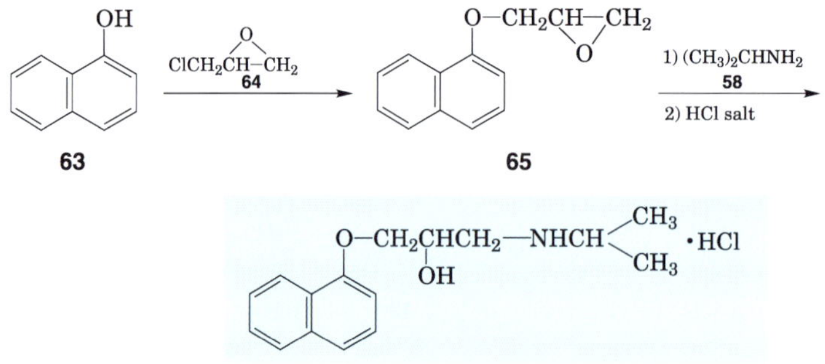

66
プロプラノロール塩酸塩㊞
（抗不整脈薬，狭心症・虚血性心疾患治療薬，抗高血圧症薬）

2. 不飽和炭素での求核置換反応

A 芳香族ハロゲン化物とアミンの反応

1）付加-脱離機構による置換反応

芳香族ハロゲン化物に対するアンモニアやアミンの求核置換反応はきわめて困難である．しかしハロゲンのオルト位やパラ位にニトロ基のような強い電子求引性基がつくと反応が進行する．

67　69

70　72

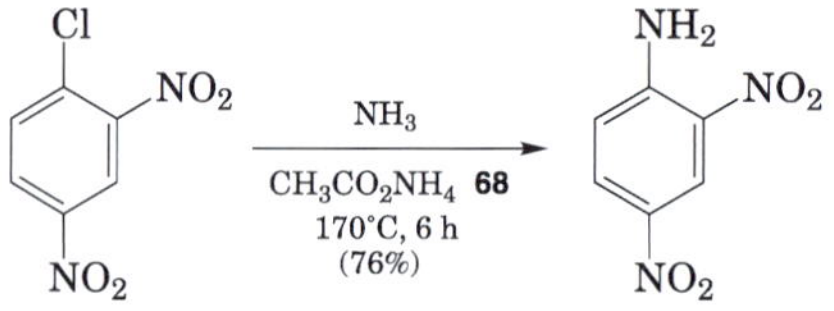

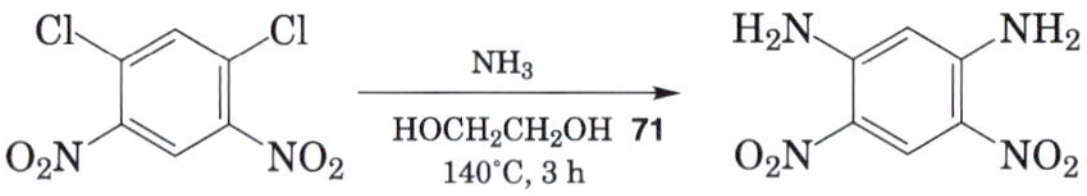

これらの反応は芳香族求核置換反応であり，オルト位やパラ位についた電子求引性基が芳香環を活性化するとともに，反応中間体を安定化させている．

73　74a　74b　74c　75

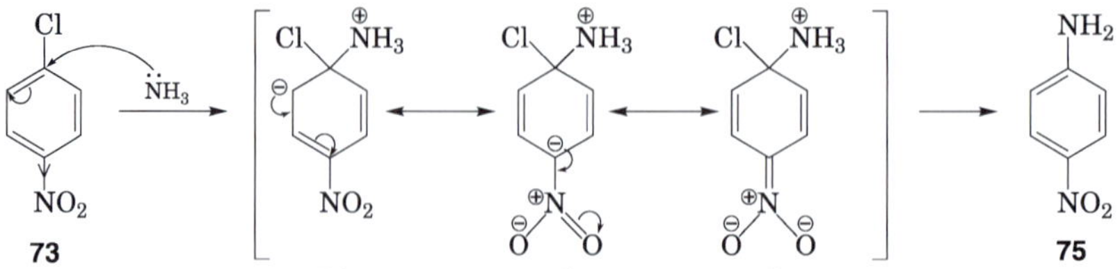

CN, SO_3H, CO_2H, CHO, $\overset{\oplus}{N}R_3$ などの電子求引性基がついた場合でも反応は起こるが，ニトロ基ほどには活性化されない．

76　77　78
フロセミド(局)
（抗高血圧症薬，利尿薬）

79　80　81
メフェナム酸(局)
（解熱鎮痛薬，非ステロイド性抗炎症薬）

82　83
ヒドララジン塩酸塩(局)
（抗高血圧症薬）

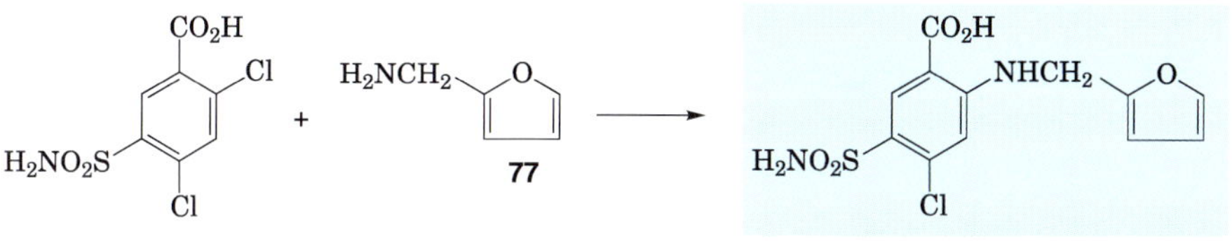

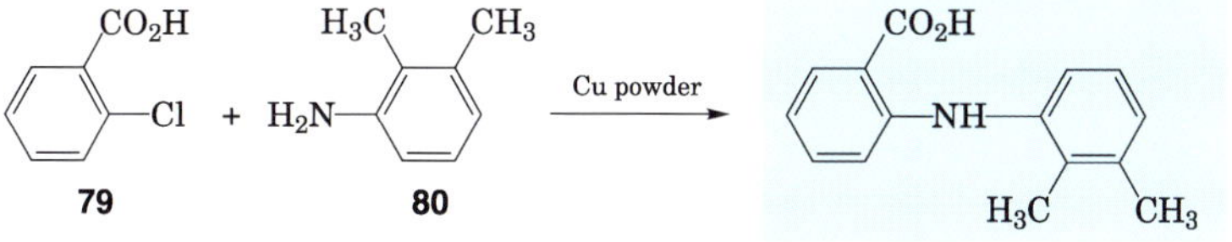

また，ハロゲンとしてはフッ素がよく，**2,4-ジニトロフルオロベンゼン**(**84**)はペプチドのN末端アミノ酸を決定する試薬(DNP法)として知られている．

84　85 N末端ペプチド　86 DNP–アミノ酸

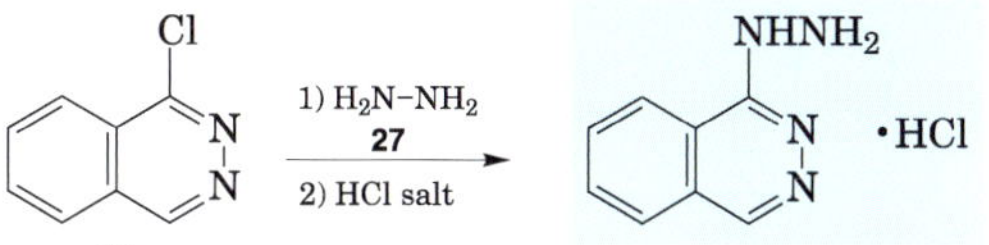

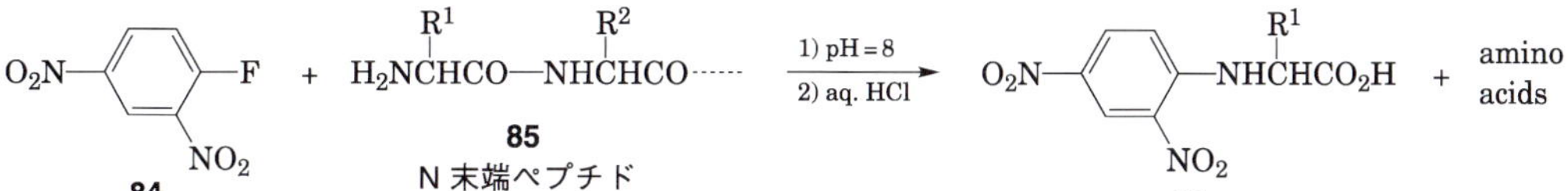

2) ベンザインを経由する置換反応

電子求引性の置換基をもたない芳香族ハロゲン化物からも強力な塩基を用いればアミノ化できる．これはハロゲン化ベンゼンから**ベンザイン** benzyne(**89**)を経由するもので，C–N結合は必ずしもハロゲンがあった位置に起こらない場合もある．

87　89（ベンザイン）　6

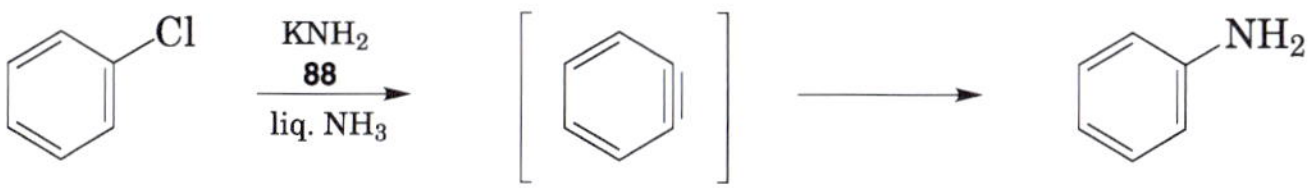

3) 遷移金属触媒を利用する置換反応

芳香族ハロゲン化物やトリフラート(トリフルオロメタンスルホン酸エステル)は，塩基とホスフィン配位子の共存下，Pd触媒によりアミンと反応し，アニリン誘導体(**92**)を与える.

$$Ar-X + HN\begin{matrix}R^1\\R^2\end{matrix} \xrightarrow[\text{塩基, 配位子}]{\text{Pd 触媒}} Ar-N\begin{matrix}R^1\\R^2\end{matrix}$$

X = Cl, Br, I, OTf
Tf : trifluoromethanesulfonyl

塩基としてNaOt-Buを用いた場合の触媒サイクルを次に示す．最初に，芳香族ハロゲン化物またはトリフラートに対してPd(0)が酸化的付加し**93**を与える．次に，アミンが直接付加した**94**を経由するか，またはPd-アルコキシド体(**95**)を生成後，アミンが置換する経路にてPd(II)-アリールアミド中間体(**96**)を与える．最後に，還元的脱離によりアニリン誘導体(**92**)を生成するとともにPd(0)触媒が再生する．

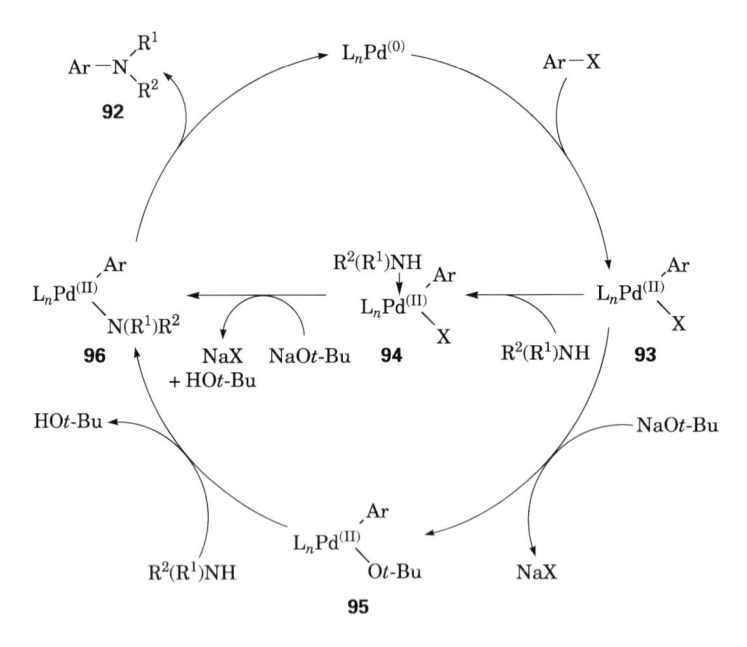

次に反応例を示す．脂肪族および芳香族アミンがともに反応する．

97 **98** **99**

dba : dibenzylideneacetone
BINAP : 2,2'-bis(diphenylphosphino)-1,1'-binaphthyl

100 **6** **101**

dppf : 1,1'-bis(diphenylphosphino)ferrocene

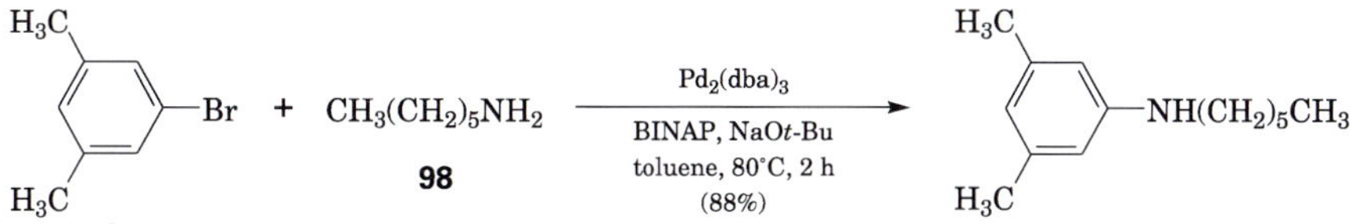

トリフラート体(**102**)に対しては，塩基として炭酸セシウム(Cs_2CO_3)が用いられている．また，アミンのほか，ラクタム窒素も同様の反応を行い，*N*-アリールラクタム(**107**)が生成する．

102 **103** **104**

105 **106** **107**

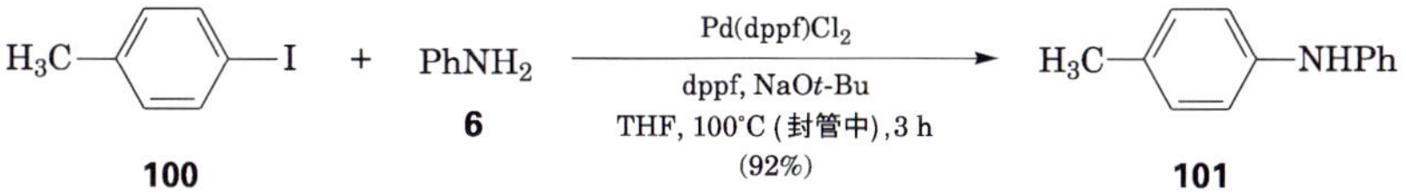

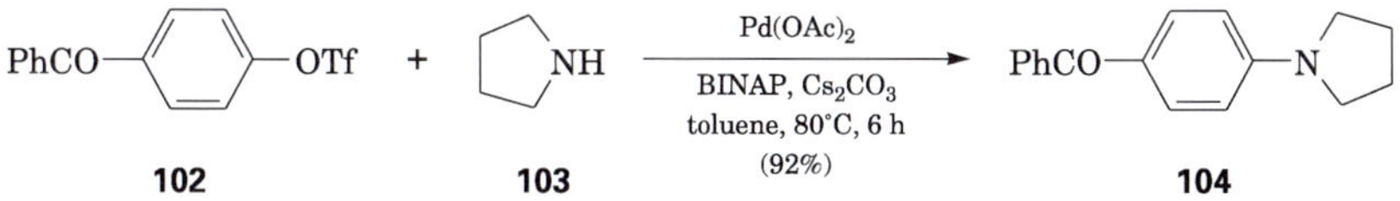

芳香族塩化物とアミンの反応には Pd 触媒の代わりに Ni 触媒を用いるとよい結果が得られる．また，1,2-ジアミン(**113**)と塩基存在下，Cu 触媒を用いると芳香族ハロゲン化物のアミド化が進行する．

108 **109** **110**

COD : 1,5-cyclooctadiene

111 **112** **114**

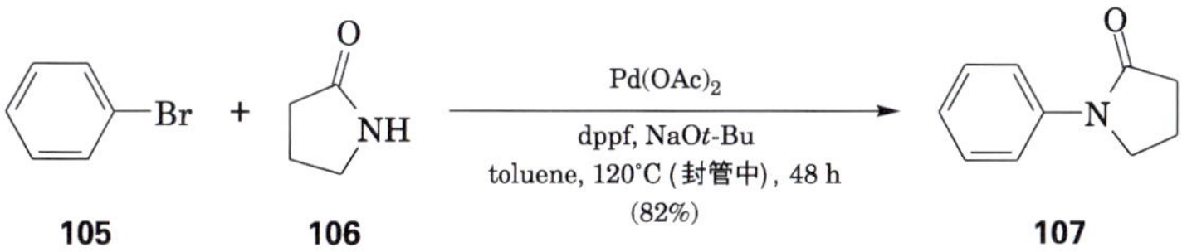

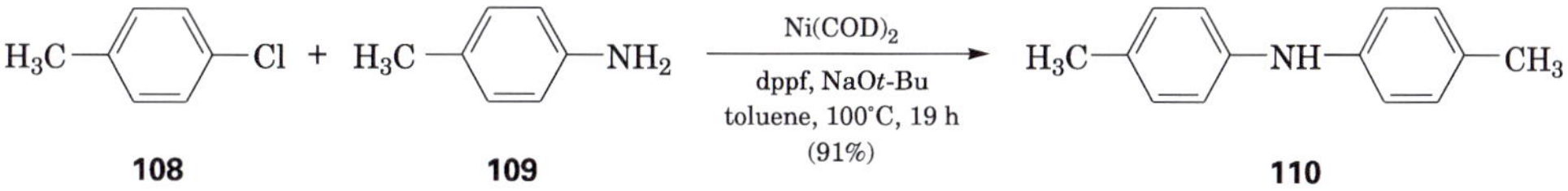

B フェノールとアミンの反応

フェノールの HO 基をアンモニアやアミンで置換するためには，アルコールの場合と同様に苛酷な反応条件が必要である．むしろ，対応するニトロ化合物を還元してアミノ基にする方が有利で

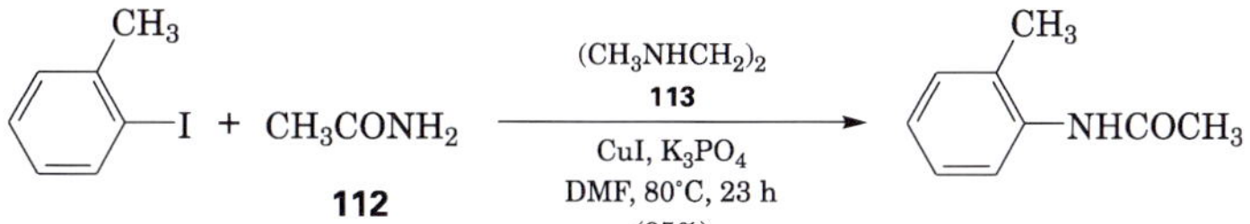

ある．しかし，そのようなニトロ体が入手困難な場合は本法を用いる．

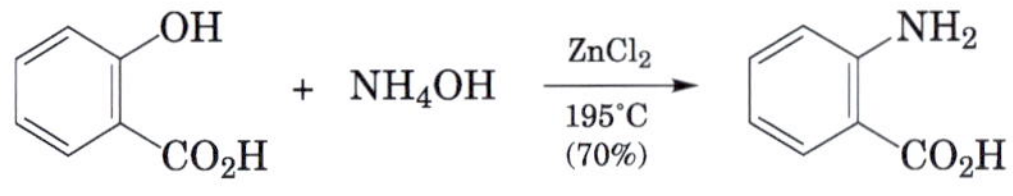

$$\text{115} + NH_4OH \xrightarrow[195°C]{ZnCl_2} \text{116 アントラニル酸}$$
(70%)

C 芳香族活性水素のアミノ化

ニトロ基などの強い電子求引性基をもつ芳香族化合物や，ピリジン(**117**)やキノリンなどの芳香族複素環式化合物はナトリウムアミドで直接アミノ化できる．この反応は活性化された芳香環の水素原子がアミノ基と置換するものである．とくにピリジン(**117**)から 2-アミノピリジン(**120**)を合成する反応を **Chichibabin 反応**という．

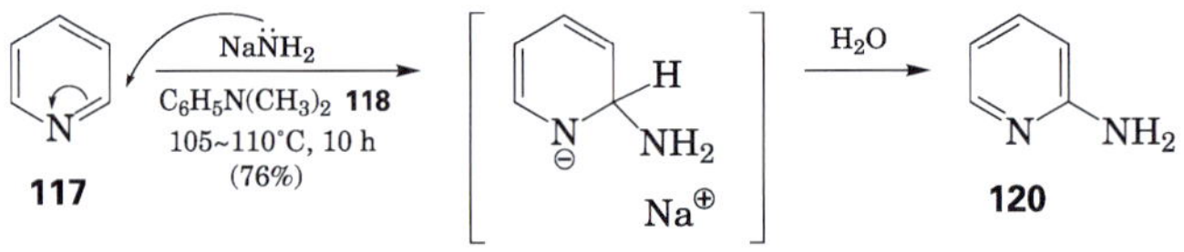

$$\text{117} \xrightarrow[\substack{C_6H_5N(CH_3)_2 \ \mathbf{118} \\ 105\sim110°C, 10\,h \\ (76\%)}]{NaNH_2} [\text{119}] \xrightarrow{H_2O} \text{120}$$

D カルボン酸とアミンの反応

アンモニア，第一級アミンまたは第二級アミンをカルボン酸またはその誘導体で N-アシル化し，アミドを得る反応(**アミド化** amidation)はアミン窒素原子のカルボニル炭素に対する求核反応であり，次の図で示される．

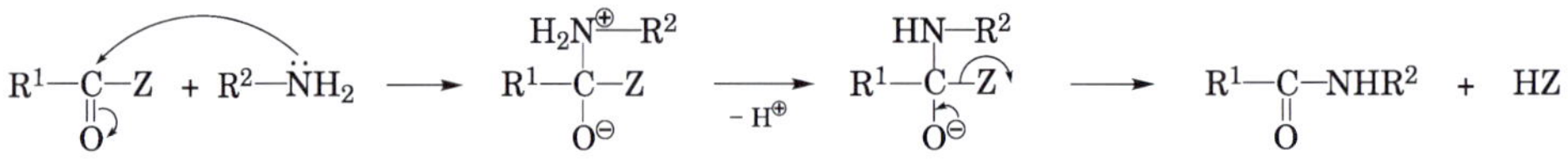

$$R^1\text{-}\underset{O}{C}\text{-}Z + R^2\text{-}NH_2 \longrightarrow \underset{\mathbf{122}}{R^1\text{-}\overset{H_2N^\oplus\text{-}R^2}{\underset{O^\ominus}{C}}\text{-}Z} \xrightarrow{-H^\oplus} \underset{\mathbf{123}}{R^1\text{-}\overset{HN\text{-}R^2}{\underset{O^\ominus}{C}}\text{-}Z} \longrightarrow \underset{\mathbf{124}}{R^1\text{-}\underset{O}{C}\text{-}NHR^2} + HZ$$
121

したがって，カルボニル化合物の Z の電子求引性が大きいほどカルボニル基の反応性は高くなる．

Z が HO 基であるカルボン酸とアンモニアまたはアミンとの反応は脱水反応であり，常温では進行しにくく加熱が必要である．このとき，まずカルボン酸のアンモニウム塩となり，これが熱分解してアミドになる．

$$\underset{\mathbf{125}}{R^1CO_2H} + R^2NH_2 \rightleftarrows \underset{\substack{\mathbf{126}\\\text{アンモニウム塩}}}{R^1COO^\ominus\ R^2NH_3^\oplus} \rightleftarrows \underset{\substack{\mathbf{124}\\\text{アミド}}}{R^1CONHR^2} + H_2O$$

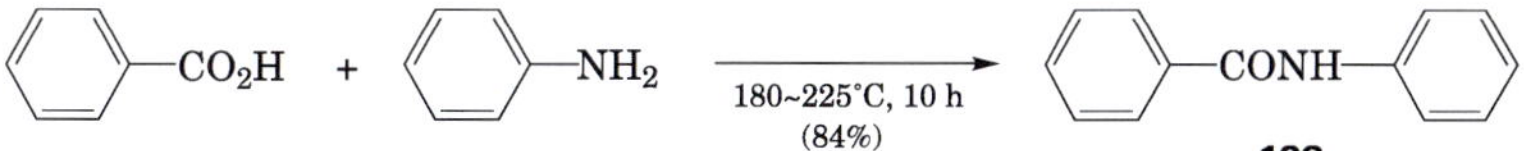

2. 不飽和炭素での求核置換反応

[反応式: 127 (C₆H₅CO₂H) + 6 (C₆H₅NH₂) → 128 (C₆H₅CONHC₆H₅), 180～225°C, 10 h (84%)]

[反応式: 129 (CH_3CO_2H) + 130 ($(NH_4)_2CO_3$) →Δ 131 [$CH_3CO_2NH_4$] →Δ (90%) 112 (CH_3CONH_2)]

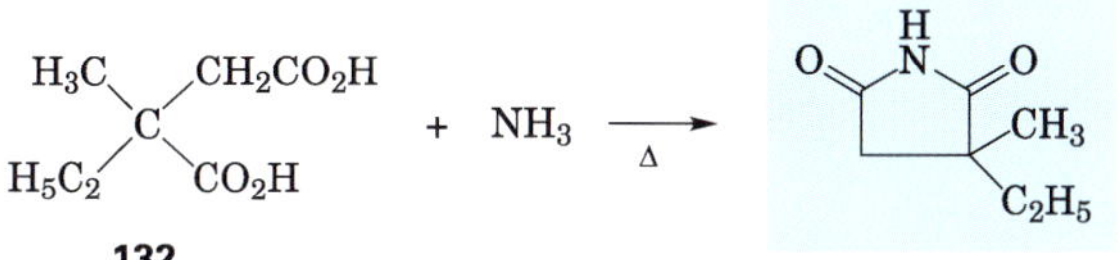

[反応式: 132 + NH_3 →Δ 133 エトスクシミド⑤（抗てんかん薬）]

また，*N,N'*-ジシクロヘキシルカルボジイミド（DCC, **136**）やジエチルリン酸シアニド（DEPC, **139**）のような強力な縮合剤を用いれば室温で行うことができる．DCC（**136**）はペプチド合成において，アミノ酸をペプチド結合させる（DCC法）ための重要な試薬である．

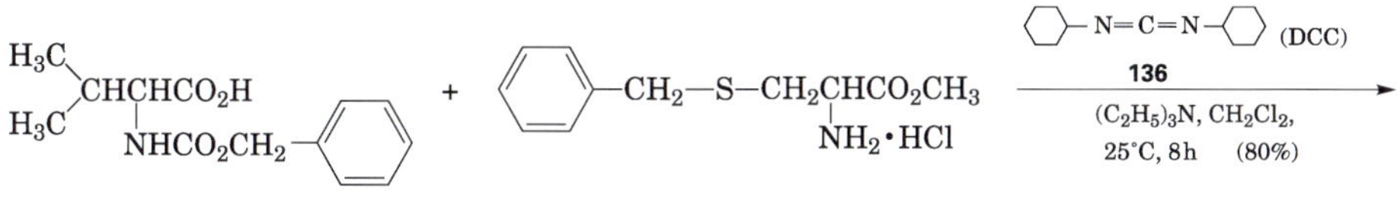

[反応式: 134 + 135 →(DCC 136, $(C_2H_5)_3N$, CH_2Cl_2, 25°C, 8h) (80%) 137 + 138]

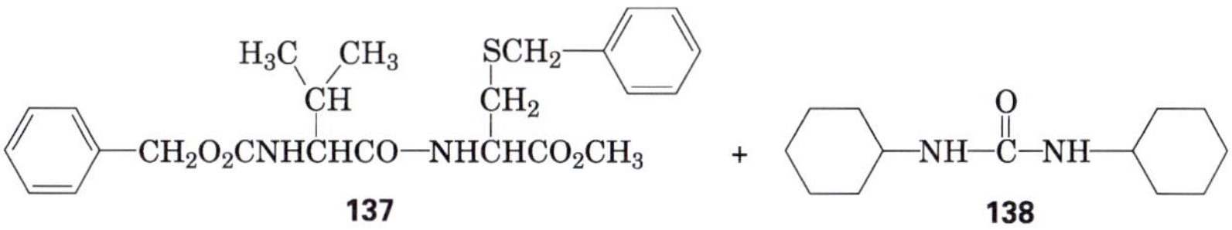

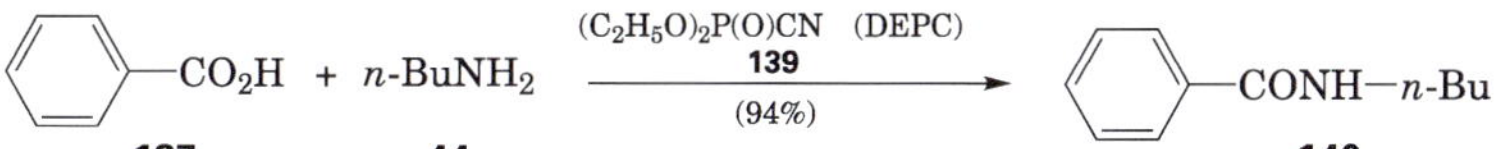

[反応式: 127 + 44 (n-BuNH₂) →($(C_2H_5O)_2P(O)CN$ (DEPC) 139) (94%) 140 (C₆H₅CONH-n-Bu)]

E 酸塩化物とアミンの反応

カルボン酸から容易に得られる酸塩化物（**141**）は非常に活性な**アシル化剤**で，アンモニアやアミンと発熱して反応する．

$$R^1COCl + R^2NH_2 \longrightarrow R^1CONHR^2 + HCl$$
 141   **124**

このとき，1モルの塩化水素が発生して反応を阻害するのでアミンを2モル以上用いるか，塩基

(炭酸アルカリ，第三級アミンなど)を併用する．

$$\underset{\underset{(1モル)}{\mathbf{142}}}{(CH_3)_2CHCOCl} + \underset{(6モル)}{NH_3} \xrightarrow[0～15℃]{H_2O} \underset{\mathbf{143}}{(CH_3)_2CHCONH_2} + HCl$$
(83%)

$$\underset{\underset{(1.1モル)}{\mathbf{144}}}{C_6H_5COCl} + \underset{\underset{(1モル)}{\mathbf{145}}}{C_6H_5CH_2CH_2NH_2} \xrightarrow[氷冷]{pyridine (1モル)} \underset{\mathbf{146}}{C_6H_5CONHCH_2CH_2C_6H_5}$$
(98%)

2,6-ジメチルアニリン **147** → ClCH₂COCl **148** → **149** (NHCOCH₂Cl) → (C₂H₅)₂NH → **150** リドカイン®
(局所麻酔薬[表面麻酔]，抗不整脈薬)

151 PhCH(CH₂OH)COCl + **152** HNCH₂(4-ピリジル)(C₂H₅) → **153** トロピカミド®
(副交感神経遮断薬，散瞳薬)

　アミンの求核性は水の求核性より大きいので，この反応を水酸化ナトリウム水溶液中で行うことも可能である．この方法を **Schotten-Baumann法** という．

$$\underset{\underset{(1モル)}{\mathbf{144}}}{C_6H_5COCl} + \underset{\underset{(1モル)}{\mathbf{154}}}{HN(piperidine)} \xrightarrow[35～40℃]{aq.\ NaOH} \underset{\mathbf{155}}{C_6H_5CON(piperidyl)}$$
(91%)

F 酸無水物とアミンの反応

　酸無水物を用いてアミンをアシル化する方法もアミドの一般的な合成法である．カルボン酸に比べて反応性は大きいのでそのまま使用するか，または触媒(硫酸，ピリジン，第三級アミンなど)を併用すれば容易に反応が進行する．

$$\underset{\mathbf{156}}{(CH_3CO)_2O} + \underset{\mathbf{157}}{C_2H_5O\text{-}C_6H_4\text{-}NH_2} \xrightarrow[80℃,\ 4h]{C_6H_6} \underset{\underset{\text{フェナセチン}}{\mathbf{158}}}{C_2H_5O\text{-}C_6H_4\text{-}NHCOCH_3}$$
(95%)
(解熱鎮痛薬)

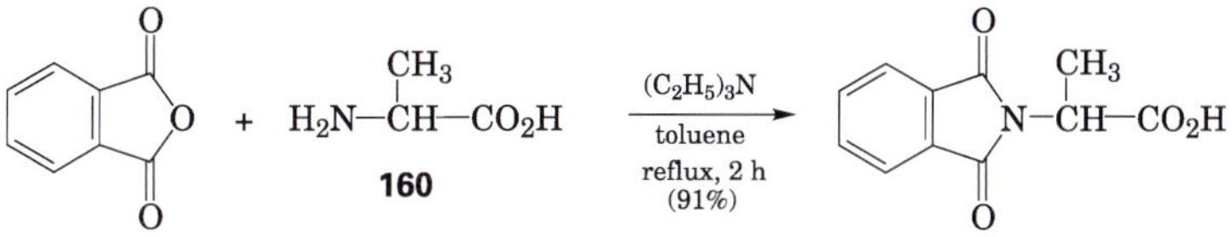

[159] + [160] H₂N-CH(CH₃)-CO₂H → (C₂H₅)₃N, toluene, reflux, 2 h (91%) → [161]

酸無水物を用いる方法は1モルのカルボン酸が無駄になるので，カルボン酸を酸無水物にする場合，エチル炭酸やジフェニルリン酸などと非対称の酸無水物をつくらせる場合が多い．これを用いてアミド化する方法を**混合酸無水物法** mixed anhydride method（MA法）という．

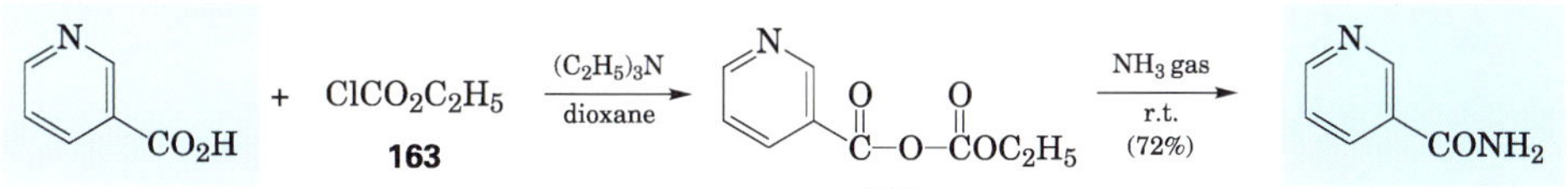

[162] ニコチン酸㊁（ニコチン酸類） + ClCO₂C₂H₅ [163] → (C₂H₅)₃N, dioxane → [164] 混合酸無水物 → NH₃ gas, r.t. (72%) → [165] ニコチン酸アミド㊁（ニコチン酸類，溶解補助剤）

G カルボン酸エステルとアミンの反応

カルボン酸エステルのアルコキシル基もアンモニアやアミンにより置換され，アミドを与える．これをエステルの**アミン分解** aminolysis という．

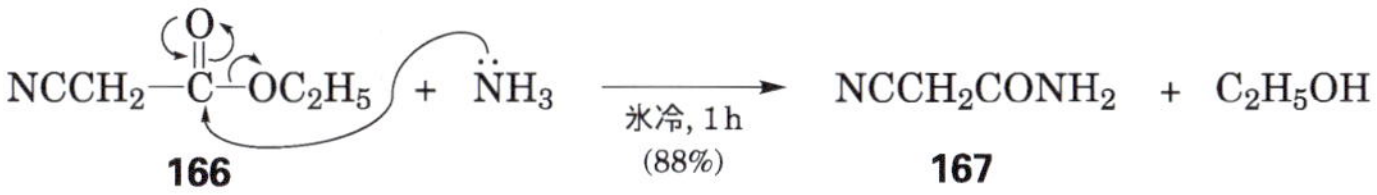

NCCH₂-C(=O)-OC₂H₅ [166] + :NH₃ → 氷冷, 1h (88%) → NCCH₂CONH₂ [167] + C₂H₅OH

[168] (2-hydroxybenzoate CO₂C₂H₅, OH) → NH₃ → [169] (salicylamide CONH₂, OH) → H₃C-C₆H₄-SO₃C₂H₅ [170], aq. NaOH → [171] エテンザミド㊁（解熱鎮痛薬）

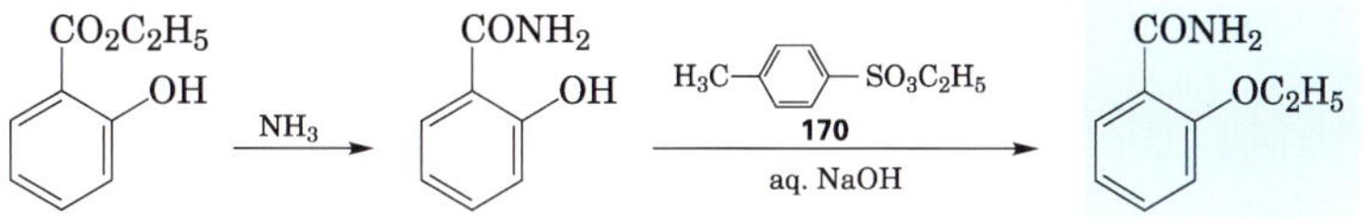

アンモニアやアミンのほかに，ヒドラジン（**27**），ヒドロキシルアミン（**175**）あるいは尿素（**178**）などもアシル化される．

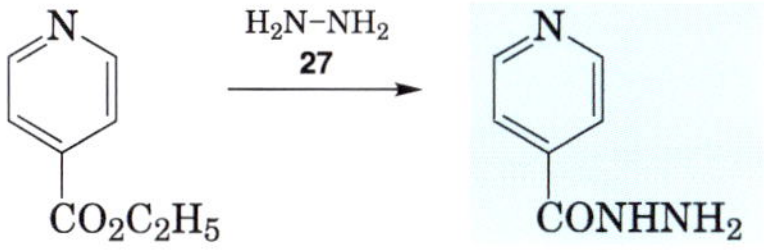

[172] (4-pyridyl-CO₂C₂H₅) + H₂N-NH₂ **27** → [173] CONHNH₂ イソニアジド㊁（抗結核薬）

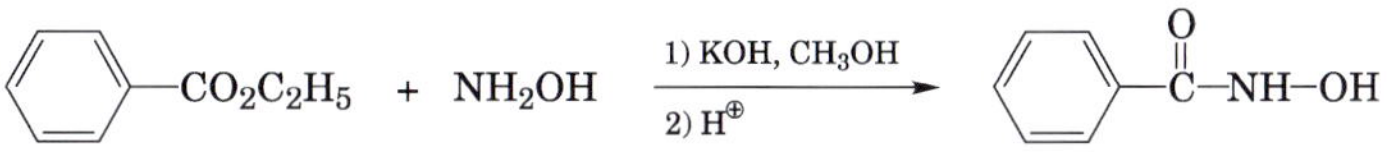

[174] C₆H₅-CO₂C₂H₅ + NH₂OH [175] → 1) KOH, CH₃OH 2) H⁺ (57%) → [176] C₆H₅-C(=O)-NH-OH

177　178

180
バルビタール㊖
（催眠鎮静薬）

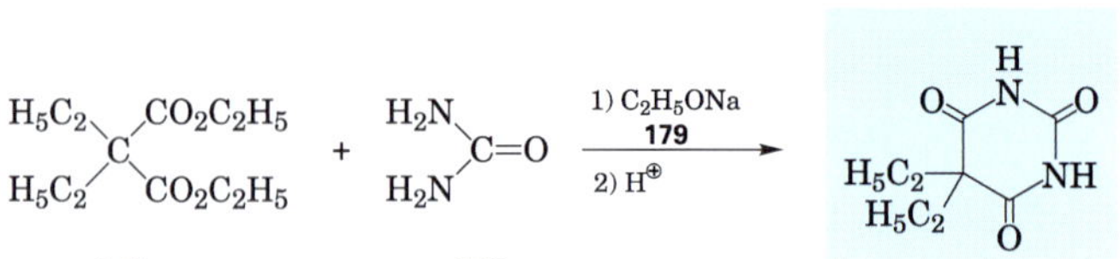

また，エステルのアルコキシル基に電子求引性をもたせるとカルボニル基の反応性は飛躍的に向上する．通常のメチルエステルやエチルエステルに代えて，フェニルエステルにするとアミドの生成は 1000 倍ほど速い．とくに *p*-ニトロフェニルエステルはよく知られている．このようなエステルを用いる方法を**活性エステル法** active ester method という．

181　183

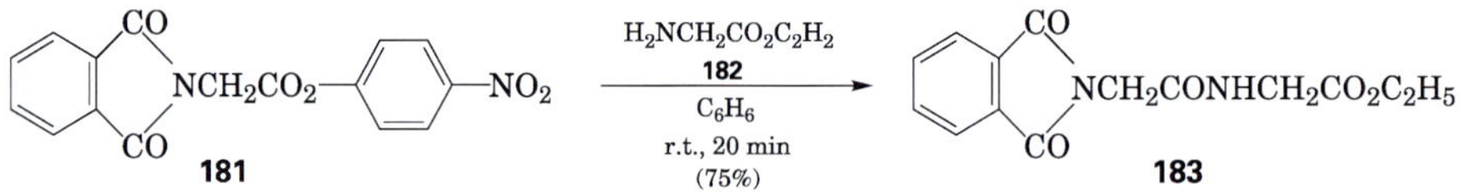

H 転位反応による C–C 結合から C–N 結合への変換

転位反応によって新たに C–N 結合を生じる反応がいくつか知られている．その大部分は，窒素原子に結合していた基（脱離基）がはずれて電子の欠乏した窒素原子が生じ，これに隣接炭素原子上の置換基が求核的に転位してくるものである．

1）Hofmann 転位

水酸化アルカリ水溶液中で第一級アミドに臭素や塩素を作用させると**炭素数の 1 つ少ない**第一級アミンを生成する．この反応を **Hofmann 転位**という．これは次亜ハロゲン酸の作用で生じた *N*-ハロアミドが電子欠乏窒素の**アシルナイトレン** acyl nitrene（**187**）となり，次に転位反応が起こって**イソシアナート**（**188**）になると考えられる．イソシアナート（**188**）はただちに加水分解して**カルバミン酸**（**189**）となるが，これは不安定であるため脱炭酸して第一級アミンになる．

184
第一級アミド

186
N-ハロアミド

187
アシルナイトレン

188
イソシアナート

189
カルバミン酸

第一級アミン

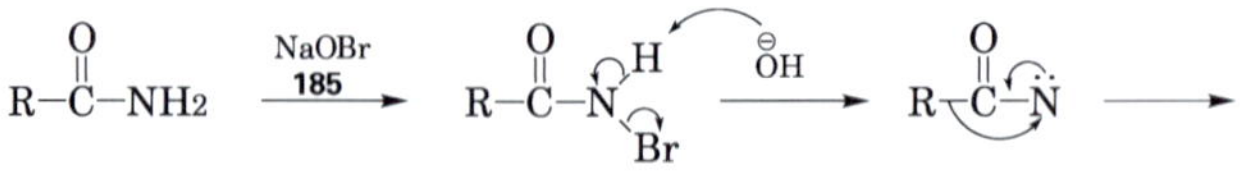

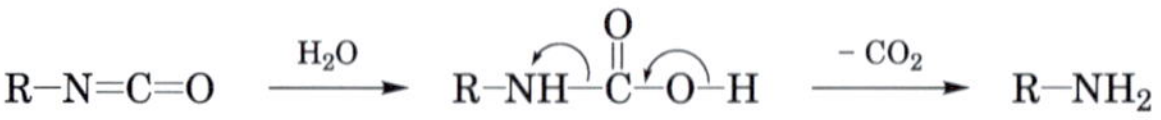

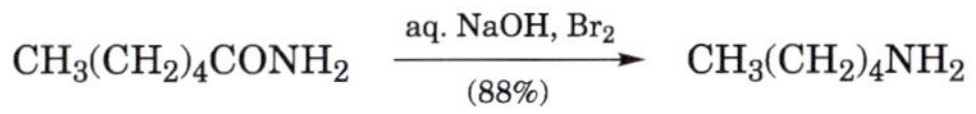

[反応式: 190 CH₃(CH₂)₄CONH₂ → (aq. NaOH, Br₂, 88%) → 191 CH₃(CH₂)₄NH₂]

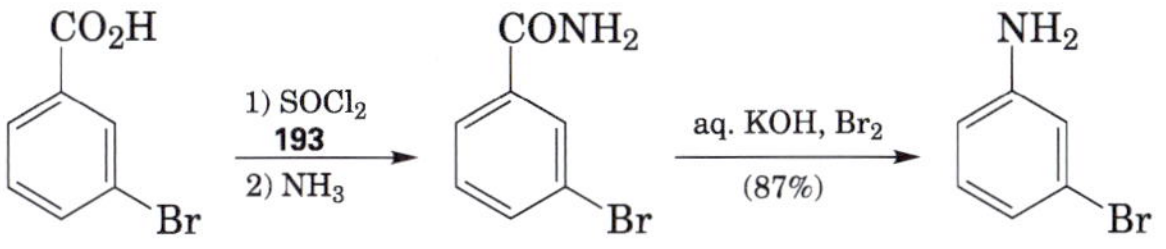

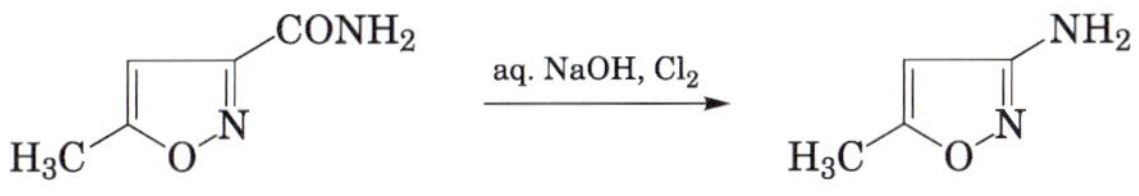

[反応式: 192 (3-ブロモ安息香酸) → 1) SOCl₂ 193, 2) NH₃ → 194 (3-ブロモベンズアミド) → aq. KOH, Br₂ (87%) → 195 (3-ブロモアニリン)]

[反応式: 196 (5-メチルイソキサゾール-3-カルボキサミド) → aq. NaOH, Cl₂ → 197 (3-アミノ-5-メチルイソキサゾール)]

[反応式: 1) CH₃CONH–C₆H₄–SO₂Cl (198), 2) aq. NaOH → 199 スルファメトキサゾール㊃ (合成抗菌薬[サルファ剤])]

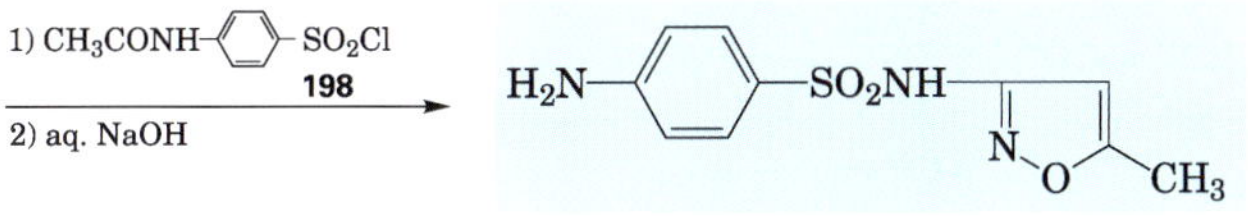

フタルイミド(**30**)も同様の反応で転位し，アントラニル酸(**116**)を与える．

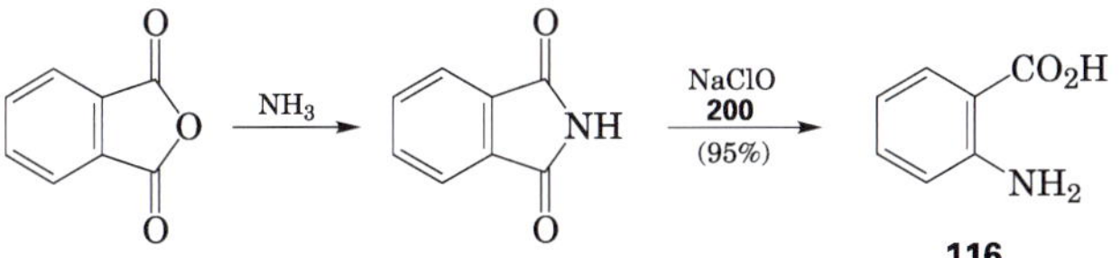

[反応式: 159 (無水フタル酸) → NH₃ → 30 (フタルイミド) → NaClO 200 (95%) → 116 (アントラニル酸)]

2) Curtius 転位

アジ化アシル(**201**)を加熱すると脱窒素しながら転位してイソシアナート(**188**)を生成する．この反応を **Curtius 転位** という．イソシアナートは単離できるが，この反応を水中で行えば第一級アミンが，アルコール中で行えば**ウレタン**(カルバミン酸エステル)(**203**)が得られる．

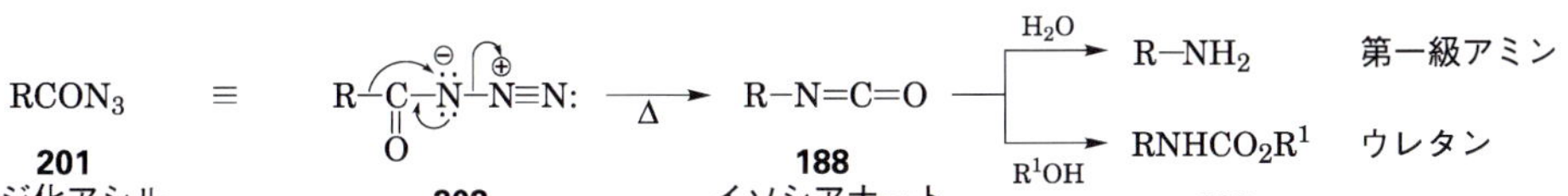

[反応式: RCON₃ (201 アジ化アシル) ≡ 202 → Δ → R–N=C=O (188 イソシアナート) → H₂O → R–NH₂ 第一級アミン / R¹OH → RNHCO₂R¹ ウレタン 203]

アジ化アシルは次の方法で合成できるが，不安定で爆発の危険性があるため注意深く取り扱わねばならない．

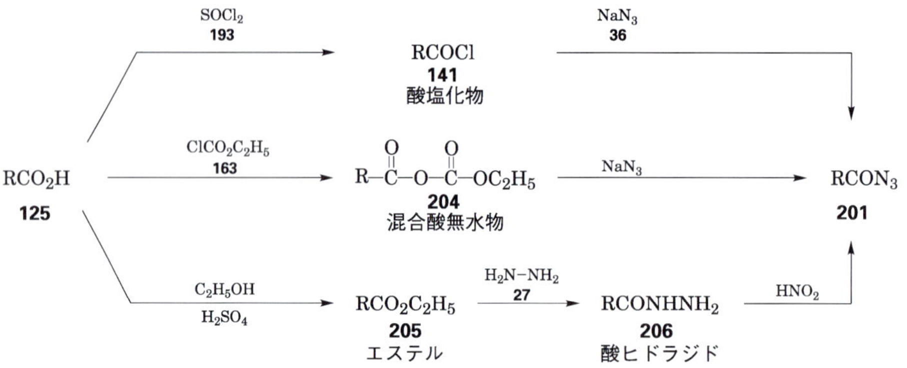

次に Curtius 転位の例を示す.

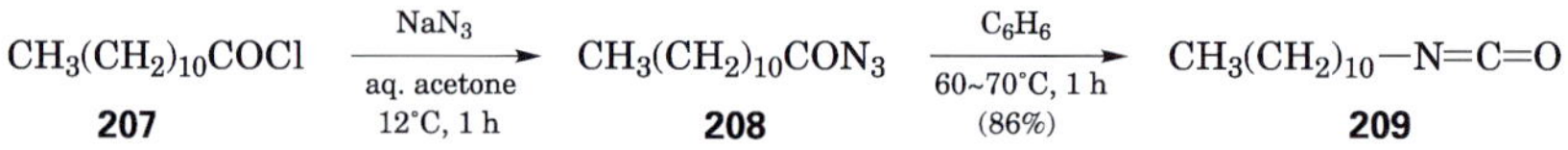

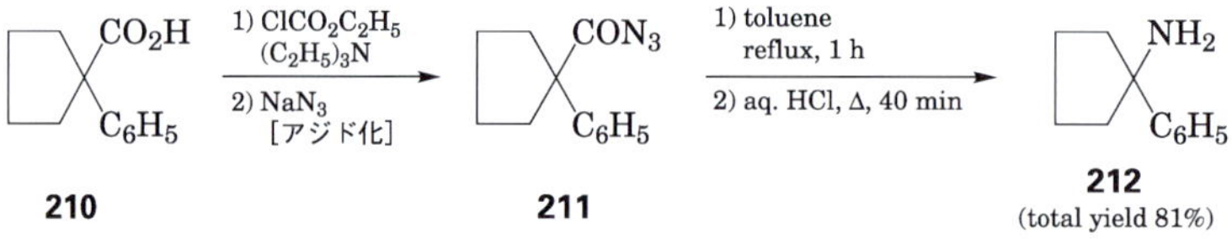

トリエチルアミン共存下カルボン酸にジフェニルリン酸アジド (DPPA, **214**) を反応させ，中間にアジ化アシルを生成しながら転位を行う方法もある.

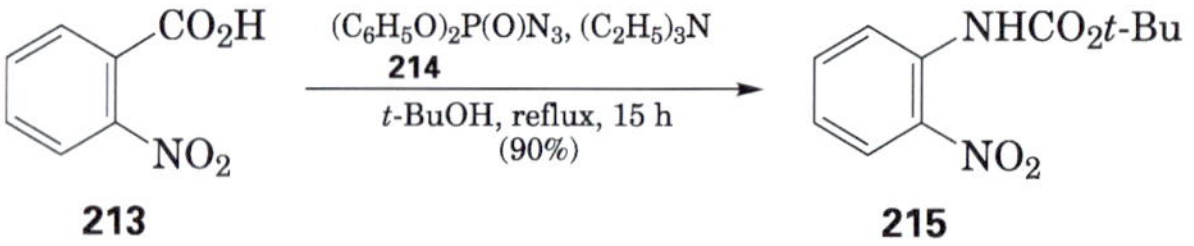

3) Lossen 転位

ヒドロキサム酸 (**216**) またはそのアシル誘導体 (**217**) を塩基で処理すると転位を起こしてイソシアナート (**188**) を生成する．この反応を Lossen 転位 という.

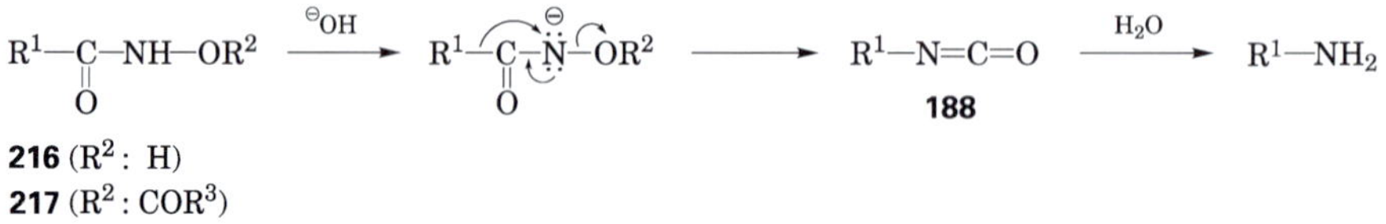

216 (R^2: H)
217 (R^2: COR^3)

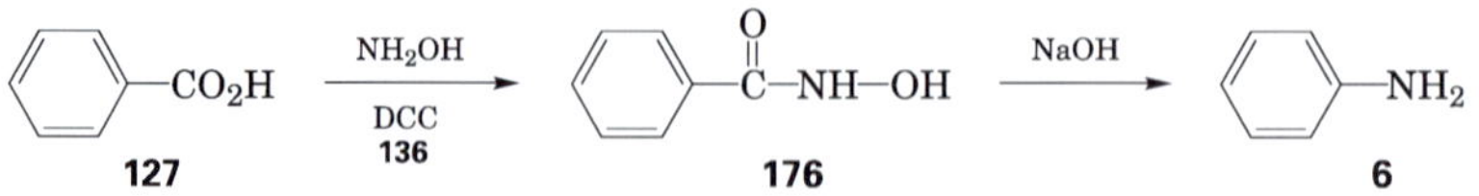

4) Schmidt 転位

カルボン酸に濃硫酸存在下**アジ化水素酸**(**222**)を作用させると第一級アミンを生成する．この反応を **Schmidt 転位**という．まずアジ化アシルが生成し，これがイソシアナートへ転位し，さらに酸で分解して第一級アミンを生じるもので，Curtius 転位と同様である．濃硫酸に代えて，ポリリン酸(PPA)なども用いられる．

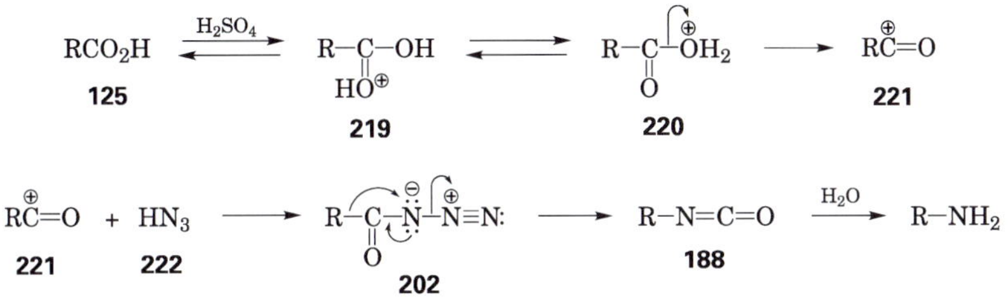

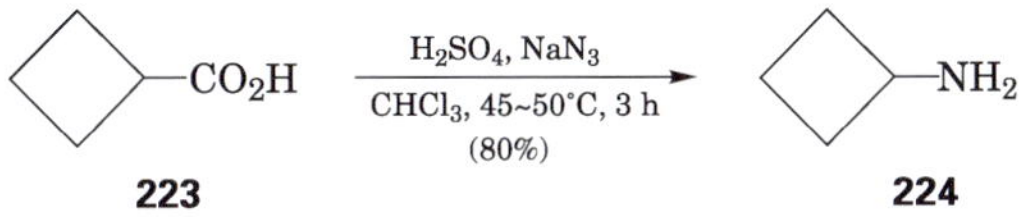

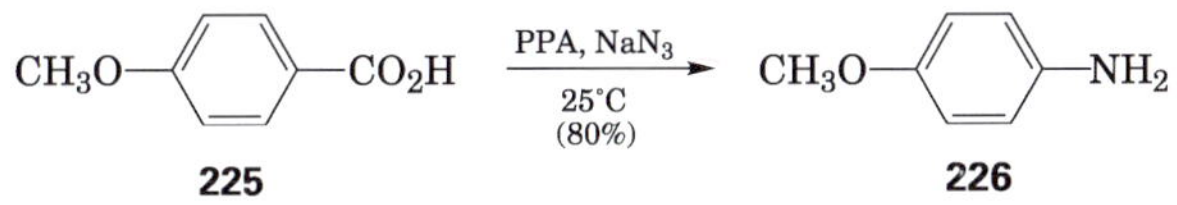

また，ケトンも Schmidt 転位を起こしてアミドを与える．

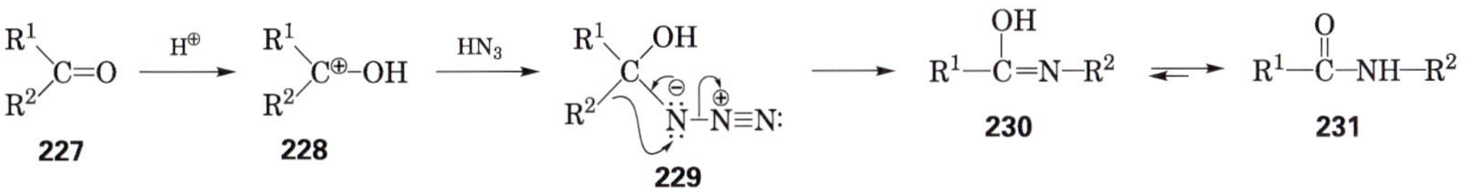

シクロヘキサノン(**234**)は Schmidt 転位により **ε-カプロラクタム**(**235**)を与える．ε-カプロラクタムは開環重合により合成繊維ナイロン 6(**236**)とするのみならず，必須アミノ酸である L-リシン(**237**)の原料として工業的にも有用である．

なお，ε-カプロラクタムは後述する Beckmann 転位および Baeyer–Villiger 反応(4 章 3**D**)によっても合成される．

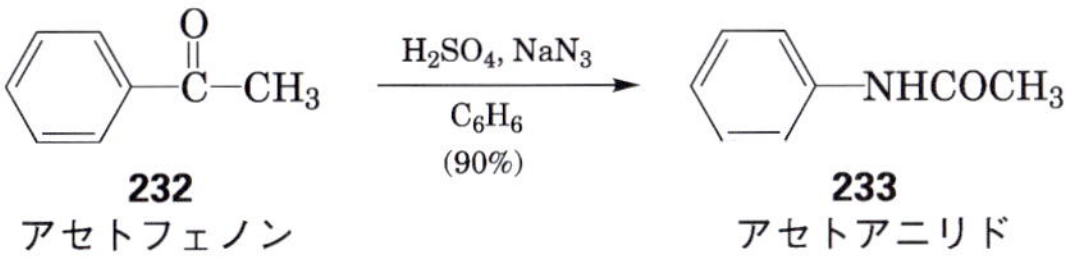

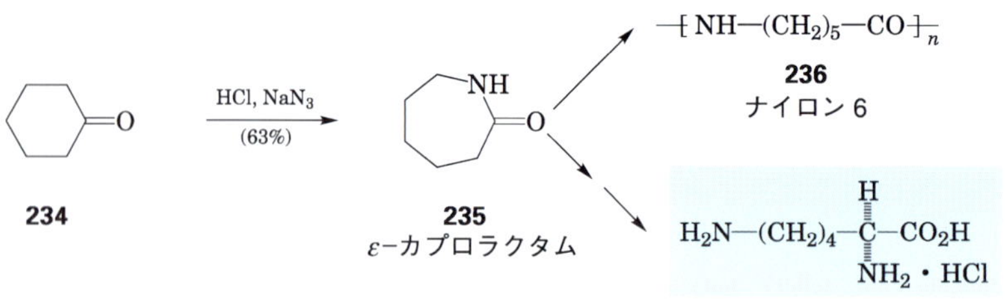

[反応スキーム: シクロヘキサノン 234 → (HCl, NaN₃, 63%) → ε-カプロラクタム 235 → ナイロン6 $-[NH-(CH_2)_5-CO]_n-$ 236, または L-リシン塩酸塩(局) 237 $H_2N-(CH_2)_4-CH(NH_2 \cdot HCl)-CO_2H$ (アミノ酸)]

以上の 1)～4) の転位反応はいずれも**立体保持**で進行する．

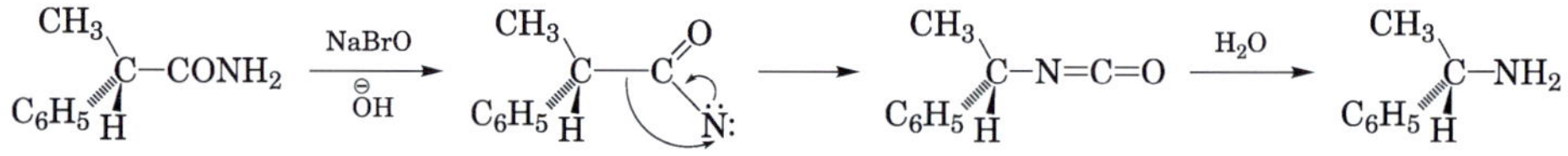

[反応スキーム: 238 → (NaBrO, ⁻OH) → 239 → 240 (C=N=O) → (H₂O) → 241 (アミン)]

5) Beckmann 転位

ケトンのオキシム (**242**) を酸と加熱するとアミド (**231**) に転位する．この反応を **Beckmann 転位**という．酸としては硫酸，五酸化リン，五塩化リン，ポリリン酸 (PPA)，メタンスルホン酸などが用いられる．

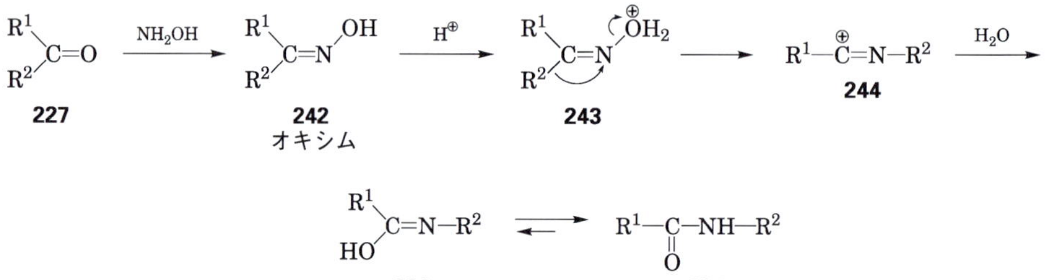

[反応スキーム: ケトン 227 → (NH₂OH) → オキシム 242 → (H⁺) → 243 → 244 → (H₂O) → 230 ⇌ アミド 231]

オキシムには，**シン形**と**アンチ形**が存在するが，この反応ではオキシムの HO 基に対して**アンチ**の位置にある基が転位する．

環状ケトンのオキシムの Beckmann 転位では**環の拡大したラクタム**が得られる．**235** はナイロン6 (**236**) の原料として，**253** は医薬品グアネチジンの原料として用いられている．

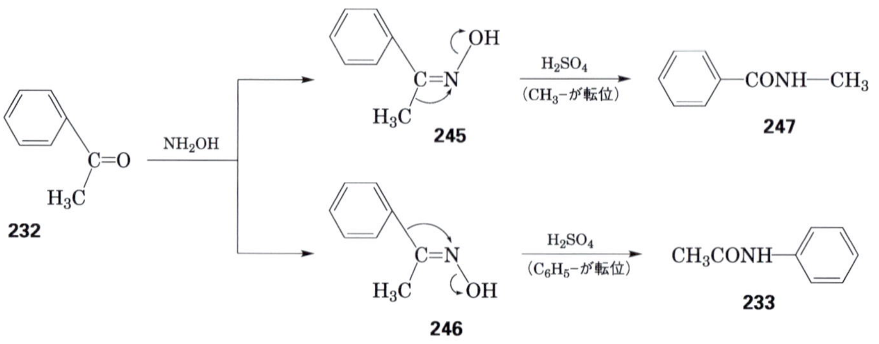

[反応スキーム: アセトフェノン 232 → (NH₂OH) → 245 (CH₃-が転位) → (H₂SO₄) → C₆H₅-CONH-CH₃ 247；または 246 (C₆H₅-が転位) → (H₂SO₄) → CH₃CONH-C₆H₅ 233]

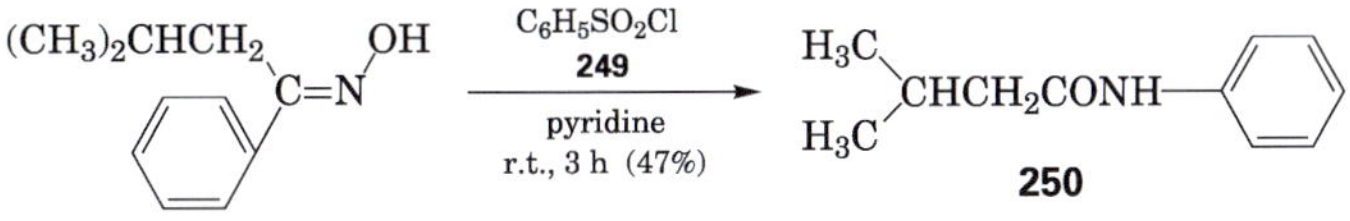

[構造式: 248 → 249 (C6H5SO2Cl, pyridine, r.t., 3 h, 47%) → 250]

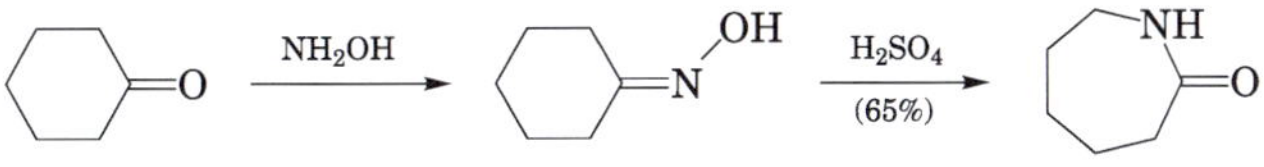

[構造式: 234 → (NH2OH) 251 → (H2SO4, 65%) 235 ε-カプロラクタム]

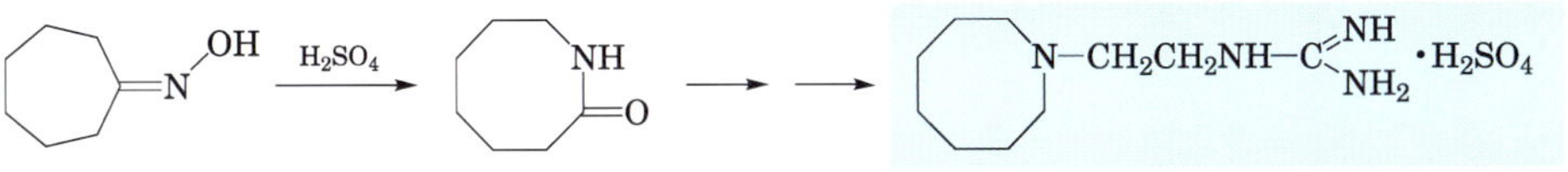

[構造式: 252 → 253 → 254 グアネチジン硫酸塩® (抗高血圧症薬)]

この転位反応においても，転位する基の**立体配置は保持**される．

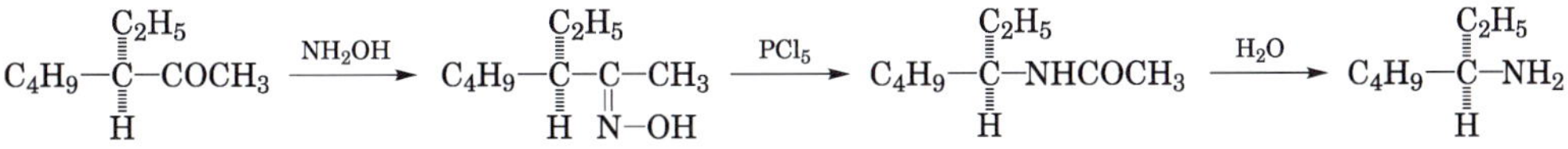

[構造式: 255 → (NH2OH) 256 → (PCl5) 257 → (H2O) 258]

3. 不飽和炭素での脱水縮合反応

A カルボニル化合物とアミンの反応

アルデヒドやケトンはアンモニアや第一級アミンと脱水縮合して，C–N二重結合をもつ化合物を生成する．これらは通常**イミン** imine と呼ばれる．アンモニアとの反応で得られるイミンは不安定で単離できないが，第一級アミンとの反応で得られるイミンは単離できる．

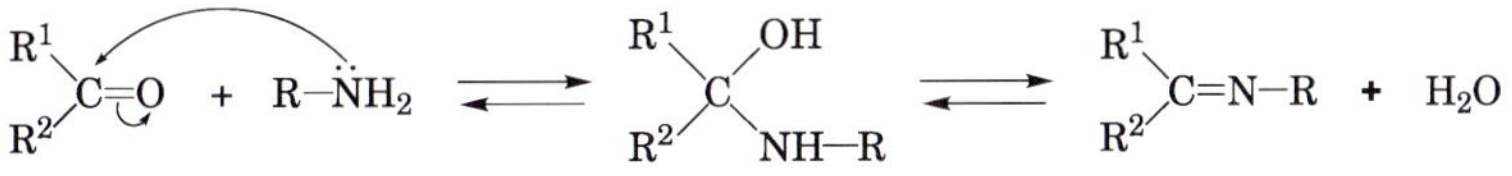

[反応機構: 227 + R–NH2 ⇌ 259 α-アミノアルコール ⇌ 260 イミン + H2O]

[反応式: 261 CH3CHO + 6 PhNH2 → (1) –20°C, 1 h; 2) Na2SO4, 79%) 262 CH3CH=N–Ph]

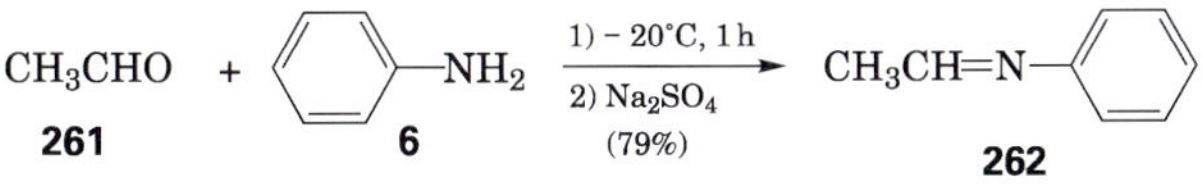

また，カルボニル化合物と第二級アミンを反応させるとアミノアルコールを生成するが，隣接炭素上に水素があると脱水して，**エナミン** enamine を生じる．エナミンは次に示すようなエナミン

形(**264a**)とイミニウム形(**264b**)の 2 つの極限構造式で表される共鳴構造を有した活性な化合物で，カルボニル炭素の α 位のアルキル化やアシル化など，C–C 結合の合成に利用される．すなわち，エナミンの β 炭素が負に荷電しているので，ここにアルキル化剤やアシル化剤の攻撃が起こる(6 章 1**E**，2**F**参照)．

234　**263**　**264a** エナミン形　**264b** イミニウム形

234　**103**　**265**

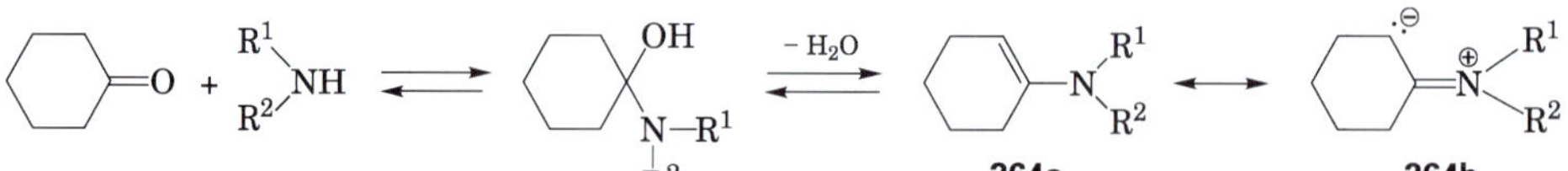

B カルボニル化合物の還元的アミノ化

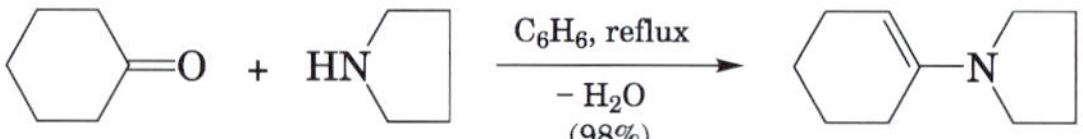

前述のカルボニル化合物とアンモニアやアミンとの縮合反応を，還元条件下で行うと対応するアミン(**266**)が得られる．これはイミン(**260**)の生成とその還元が同時に行われるもので，**還元的アミノ化** reductive amination という．この方法は不安定なイミンを取り出すことなくアミンを合成できるので有用である．

227　**260**　**266**

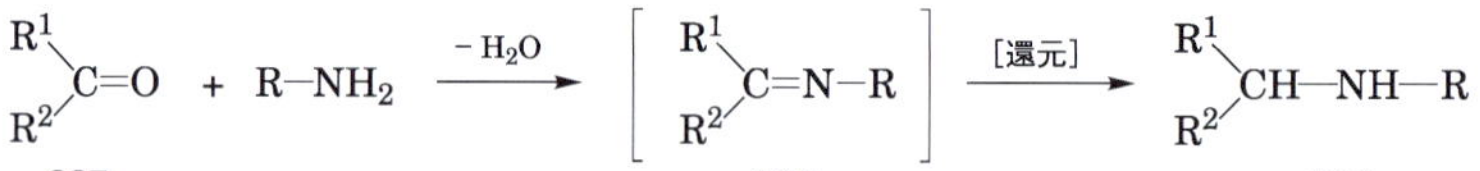

還元の方法には，Raney Ni や Pt を触媒とする接触還元，$LiAlH_4$, $NaBH_4$，とくに $NaBH_3CN$ などの金属水素化合物による還元およびギ酸を用いる還元などがある．

1）接触還元および金属水素化合物による方法

アルデヒドやケトンの還元的アミノ化は非常に優れたアミン合成法である．生成物の第一級アミンや第二級アミンがさらにアルデヒドやケトンと反応するのを防ぐためにアンモニアやアミンを過剰に用いる．

267　**268**　**269**

234　**50**　**271**

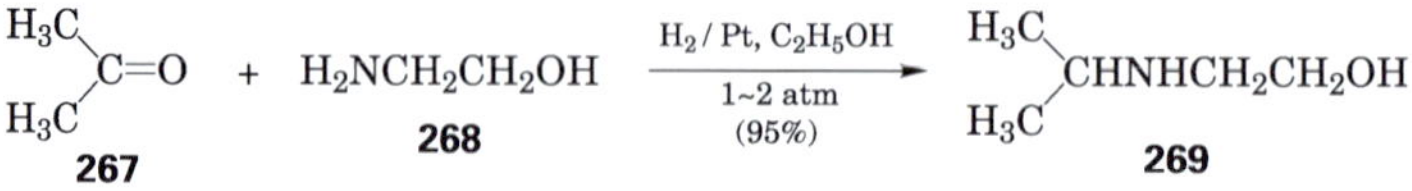

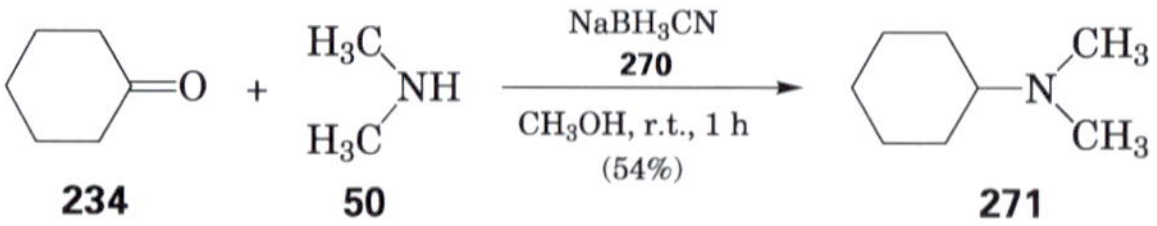

3. 不飽和炭素での脱水縮合反応　175

[反応式: 272 PhCH₂COCH₃ → 1) CH₃NH₂, H₂/Raney Ni 2) 光学分割 3) HCl salt → 273 PhCH₂-CH(NHCH₃)-CH₃ · HCl　メタンフェタミン塩酸塩⑮（中枢興奮薬［覚せい剤］）]

2) 還元剤としてギ酸を用いる方法（Leuckart 反応）

還元的アミノ化において，イミンの還元に**ギ酸**（またはギ酸アミド）を用いる方法を **Leuckart 反応**という．

アンモニアの場合は，カルボニル体に過剰のギ酸アンモニウム(**274**)またはギ酸アミドを加え，副生した水，$(NH_4)_2CO_3$ などを除きながら，150〜180℃に加熱，生成した N-ホルミル体(**275**)を塩酸で加水分解して第一級アミン(**276**)を得る．

$$R^1R^2C=O + 2HCO_2NH_4 \longrightarrow R^1R^2CHNHCHO + NH_3 + CO_2 + 2H_2O$$
　　227　　　　**274**　　　　　　　　**275**

$$R^1R^2CHNHCHO \xrightarrow{H_2O} R^1R^2CHNH_2 + HCO_2H$$
　　275　　　　　　　　　　　**276**　　　　**277**

この反応はカルボニル基に対するアンモニアあるいはギ酸アミドの付加によって開始され，アンモニアでは次の機構が考えられる．

$$HCO_2NH_4 \rightleftharpoons NH_3 + HCO_2H$$
　　274　　　　　　　　**277**

[機構: 227 R¹-C(=O)-R² + NH₃ ⇌ 278 R¹-C(NH)-R² ⇌(H⁺) 279 R¹-C(=NH₂⁺)-R² →(277 HCO₂H, −CO₂) → 276 R¹-CH(NH₂)-R² + H-C(=O)-OH (277) → 275 R¹-CH(NHCHO)-R²]

[反応式: 232 PhCOCH₃ (1.25モル) + HCO₂NH₄ (274, 4モル) →(180℃) 280 Ph-CH(NHCHO)-CH₃ →(aq. HCl) 281 Ph-CH(NH₂)-CH₃ (total yield 66%)]

$$(CH_3)_2CHCH_2\overset{CH_3}{\underset{}{CH}}CH_2CHO \quad \xrightarrow[(84\%)]{(CH_3)_2NH,\ HCO_2H} \quad (CH_3)_2CHCH_2\overset{CH_3}{\underset{}{CH}}CH_2CH_2N\overset{CH_3}{\underset{CH_3}{}}$$

282 → **283**

3）アミンの N-メチル化（Eschweiler–Clarke 反応）

第一級または第二級アミンに対しホルムアルデヒドとギ酸を用いて還元的アミノ化を行うと，アミノ基が第三級になるまで **N-メチル化** N-methylation（還元メチル化）される．この反応を **Eschweiler–Clarke 反応** といい，アミンとホルムアルデヒドから生じるイミンがギ酸で還元される機構は Leuckart 反応と同様である．

$$\underset{R^2}{\overset{R^1}{>}}NH\ +\ HCHO\ +\ HCO_2H\ \longrightarrow\ \underset{R^2}{\overset{R^1}{>}}NCH_3\ +\ CO_2\ +\ H_2O$$

35　　**277**　　　　　　　　**284**

$$Ph\text{-}CH_2CH_2NH_2\ +\ HCHO\ +\ HCO_2H\ \xrightarrow[95\sim100℃,\ 8\ h\ (83\%)]{H_2O}\ Ph\text{-}CH_2CH_2N(CH_3)_2$$

145（1モル）　　（3モル）　　（5モル）　　　　　　　　　　**285**

286 dl-エフェドリン　$\xrightarrow[\text{2) HCl salt}]{\text{1) HCHO, HCO}_2\text{H}}$　**287** dl-メチルエフェドリン塩酸塩 ㊐
（交感神経興奮薬，非麻薬性鎮咳薬，気管支喘息治療薬）

C 活性メチレンのアミノメチル化（Mannich 反応）

アルデヒドやケトンなどの活性メチレン化合物をホルムアルデヒドおよび第二級アミンと混合して弱酸性溶液中に放置するか，酸を触媒として加熱すると活性メチレンの炭素が **アミノメチル化** aminomethylation される．すなわち活性メチレンの炭素からさらに **炭素が 1 個増えた** 第三級アミンが得られる（詳細は 6 章 2 **E** 参照）．

活性メチレンの代わりにフェノールやインドール環の活性な炭素も同様に反応する．

$$R\text{-}\underset{O}{\overset{}{C}}\text{-}CH_3\ +\ HCHO\ +\ \underset{R^2}{\overset{R^1}{>}}NH\ \xrightarrow{弱酸性}\ R\text{-}\underset{O}{\overset{}{C}}\text{-}CH_2CH_2\text{-}N\underset{R^2}{\overset{R^1}{<}}$$

288　　　　　　　　**35**　　　　　　　　**289**

$$CH_3COCH_3\ +\ HCHO\ +\ (C_2H_5)_2NH\ \xrightarrow[reflux,\ 12\ h\ (70\%)]{HCl,\ CH_3OH}\ CH_3COCH_2CH_2N(C_2H_5)_2$$

267　　　　　　　　　　　　　　　　　　　　　　　　**290**

291 292

293
L-トリプトファン㊫
（アミノ酸）

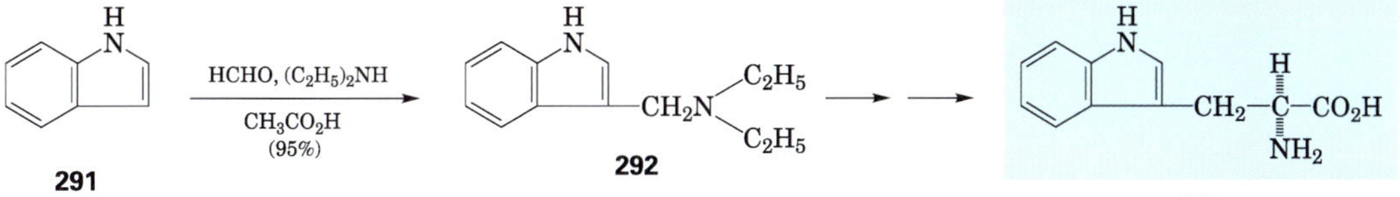

4. 不飽和炭素での付加反応

A 二重結合へのアミンの Michael 型付加

普通のオレフィンではアンモニアやアミンの求核付加反応は起こりにくい．しかしカルボニル基やニトロ基などの電子求引性基で活性化された二重結合に対しては **Michael 型の付加反応**を行う（詳細は 6 章 2 D 参照）．

アクリロニトリル（**299**）を付加する反応は**シアノエチル化** cyanoethylation と呼ばれ，医薬品合成などによく用いられる重要な反応である．

294

295 (2モル) 296 (5モル) 297

298 300

301
クロルプロマジン塩酸塩㊫
（統合失調症治療薬，鎮吐薬）

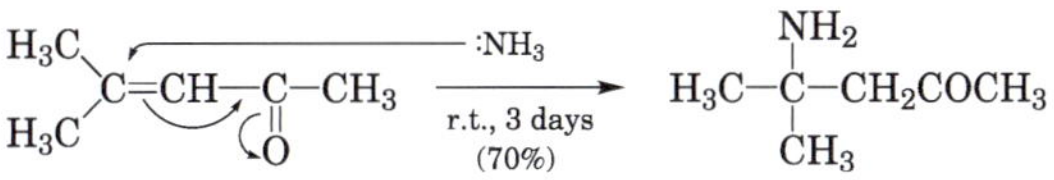

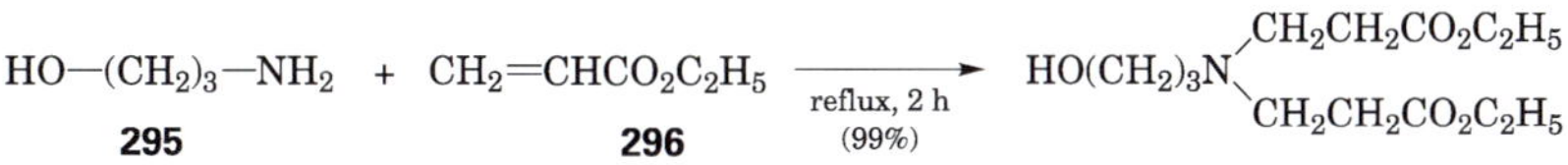

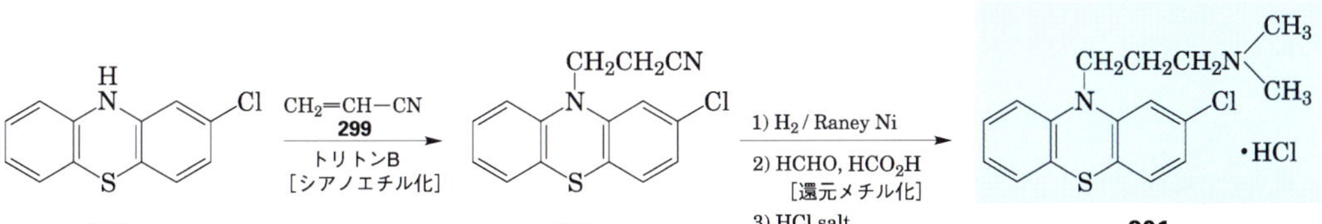

B 二重結合へのニトリルの付加（Ritter 反応）

脂肪族シアノ化合物（ニトリル）の窒素原子も強酸性条件下，二重結合に付加してアミドを生成する．この反応を **Ritter 反応**という．

アミンは塩基性のため強酸で容易にプロトン化されて求核性を失うが，ニトリルはプロトン化さ

れないので H_2SO_4 の存在下オレフィンに付加してアミドを与える．アミドは加水分解によりアルキルアミンとなるので，この反応は C=C → C–C–N への変換反応である．

t-ブチルアミン(**308**)のような枝分かれの多い第三級炭素原子のアミノ化は，第三級ハロゲン化物のアンモニアによる置換反応では困難である．脱離反応が優先するからである．このような化合物を合成したい場合に本反応は有利である．

302　**303**　**305**　**306**　**307**　**308**

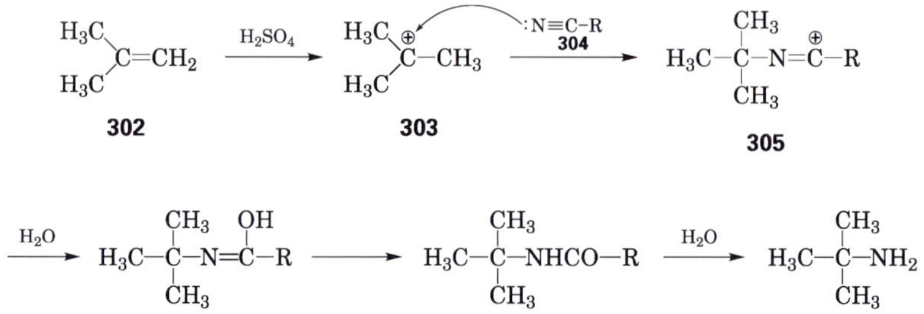

5. 求電子性窒素の反応

硝酸と硫酸から得られるニトロニウムイオン($\overset{\oplus}{N}O_2$)をはじめ，ニトロソニウムイオン($\overset{\oplus}{N}O$)，芳香族ジアゾニウムイオン($Ar\text{–}\overset{\oplus}{N}\equiv N$)などは求電子性窒素をもつ試薬である．

A 脂肪族活性メチレンに対する求電子置換反応

1) ニトロ化反応

強力な塩基で活性化した活性メチレン化合物は硝酸エステルによって**ニトロ化** nitration される．生成した脂肪族ニトロ化物には不安定なものが多い．

309
(1モル)
311
313

314
315

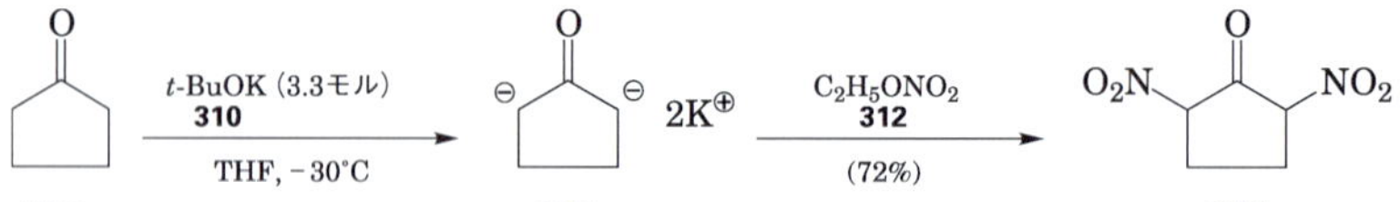

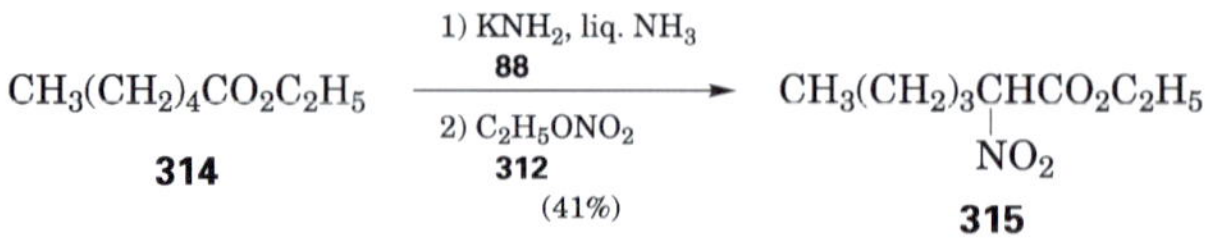

2) ニトロソ化反応

同様に，活性メチレン化合物は亜硝酸や亜硝酸エステル(**316**)で**ニトロソ化** nitrosation される．

亜硝酸エステルによるニトロソ化の反応機構は次に示すとおりである．ニトロソ化された炭素に水素原子がある場合(**321**)はより安定な**オキシム**(**322**)**に異性化**する．

$$R-O-N=O + H^\oplus \rightleftharpoons \overset{H}{\underset{\oplus}{R-O}}-N=O \rightleftharpoons R-OH + \overset{\oplus}{NO}$$
316 **317** **318**

(反応機構: **319** → **320** → **321** → **322**)

これらの脂肪族ニトロソ化合物あるいはオキシムは第一級アミンに還元できるので，この反応は有用である．

$$CH_3COCH_3 \xrightarrow[CH_3CO_2H]{NaNO_2} [CH_3COCH_2-NO] \xrightarrow{(69\%)} CH_3COCH=N-OH$$
267 **323** ニトロソ化合物 **324** オキシム

325 (PhCOCH$_2$CH$_3$) $\xrightarrow[HCl]{CH_3ONO\ 326}$ **327** (PhCO-C(CH$_3$)=NOH) $\xrightarrow{H_2/Raney\ Ni}$

328 (PhCH(OH)CH(NH$_2$)CH$_3$) $\xrightarrow[2)\ HCl\ salt]{1)\ HCHO,\ HCO_2H}$ **287** *dl*-メチルエフェドリン塩酸塩 ㊙
(交感神経興奮薬，非麻薬性鎮咳薬，気管支喘息治療薬)

329 (CH$_2$(CO$_2$C$_2$H$_5$)$_2$) $\xrightarrow{NaNO_2,\ aq.\ CH_3CO_2H}$ **330** (HON=C(CO$_2$C$_2$H$_5$)$_2$) $\xrightarrow[2)\ HCl\ salt]{1)\ H_2/Pd-C\ 3.5\sim4\ atm}$ **331** (H$_2$N-CH(CO$_2$C$_2$H$_5$)$_2$·HCl) (82%)

B 芳香環に対する求電子置換反応

上記の求電子性窒素をもつ試薬と芳香環の反応はニトロ化，ニトロソ化およびジアゾカップリング反応などで，芳香環炭素との代表的な C–N 結合生成反応である．これらについては第3章で詳述している．

6. 窒素ラジカルまたはナイトレンを経由する反応

A 亜硝酸エステルの光分解反応（Barton 反応）

アルコールの亜硝酸エステル（R−O−N=O）が光分解反応によりラジカルを生じ，分子内でアルコールの δ 位にオキシムを生成する．これはステロイド骨格の不活性な位置に官能基を導入する方法として発見され，**Barton 反応**という．

亜硝酸エステル（**332**）は紫外線照射によってアルコキシルラジカル（**333**）とニトロソラジカル（**334**）に開裂し，次に水素引き抜きが起こって δ 炭素ラジカル（**336**）が生成する．これに対して遊離のニトロソラジカルが反応すれば，**δ 炭素上**にオキシム（**338**）が生成し，ハロゲンなどの他のラジカルが存在すれば，それが置換基として導入される（**339**）．

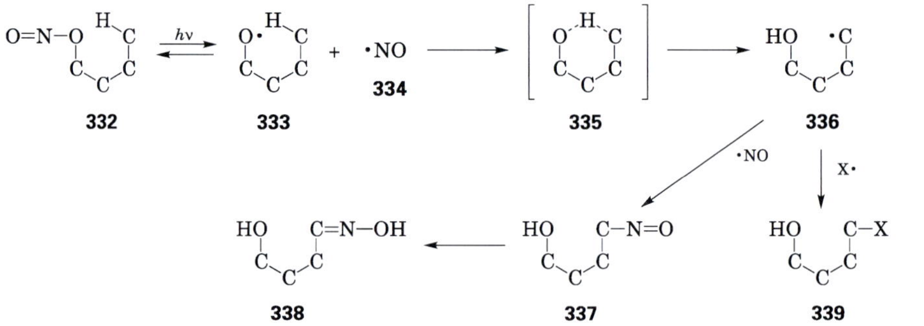

この反応はステロイド系 6β-, 11β- および 20-アルコールなどに適用され，**18 位および 19 位の官能化**に使用されている．

347
アルドステロン酢酸エステル（アルドール形）
（鉱質副腎皮質ホルモン）

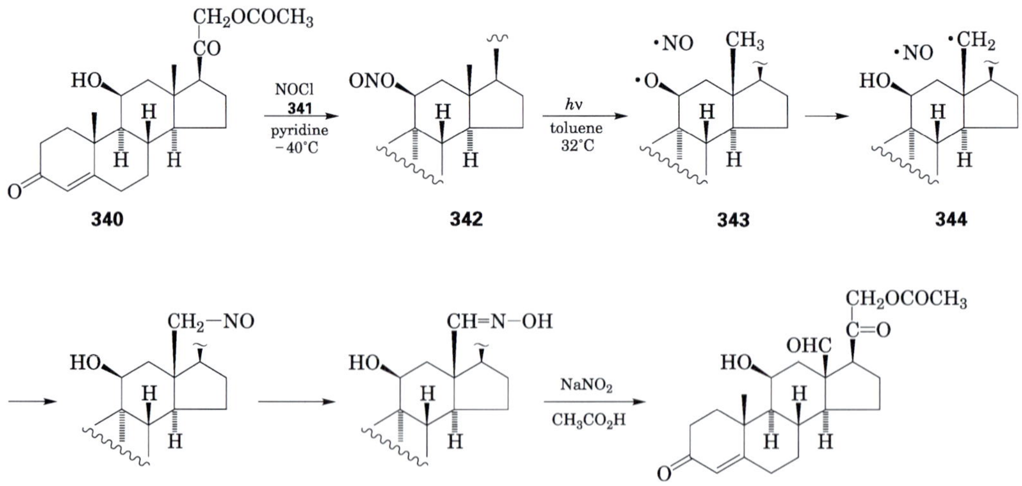

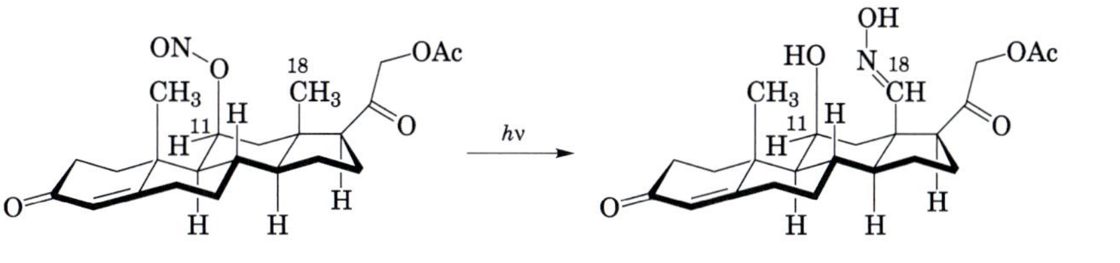

B 脂肪族炭化水素の直接ニトロ化およびニトロソ化反応

　脂肪族炭化水素は気相で硝酸によりニトロ化される．また，シクロヘキサンと**塩化ニトロシル**（**341**）の混合物を塩化水素存在下に光照射するとオキシムを与える．これらはラジカル反応であり，反応位置の選択性はないが，工業的には十分成り立つ官能基導入法である．

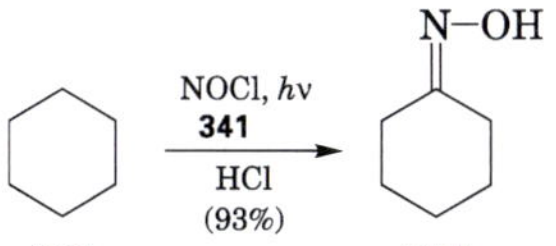

C ナイトレンを経由する反応

　ナイトレン nitrene は R–N̈: で示される 6 個の外殻電子しかもたない活性中間種で，カルベンと同様にきわめて反応性が高く，すでに述べた Hofmann 転位などの転位反応(5 章 2**H**参照)のほかに，次に示す例のような C–H 間への挿入反応，二重結合への付加反応および環拡大反応などが知られている．

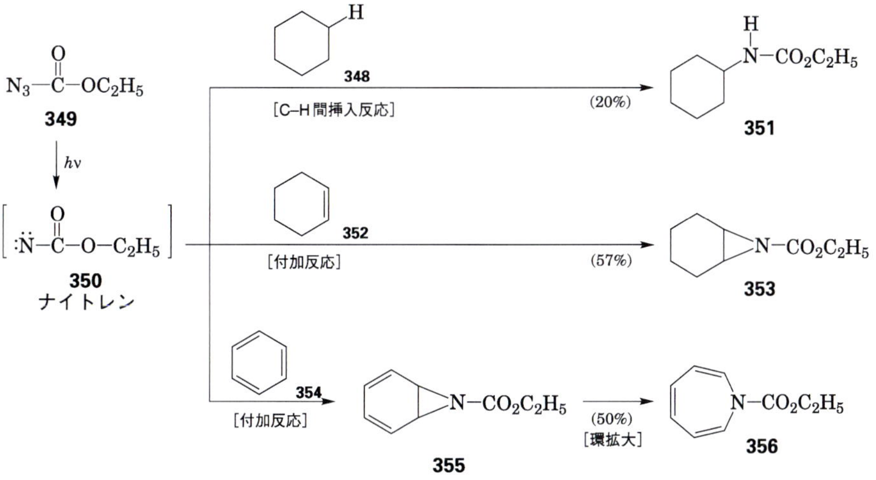

セルフチェック問題

問1 次の反応を行うために必要な試薬 a〜j を示せ．

(1) 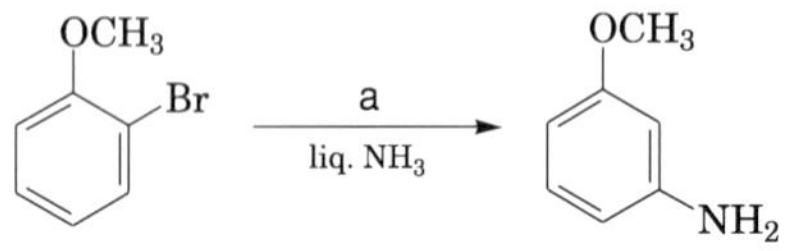 2-ブロモアニソール → 3-メトキシアニリン
試薬 a, liq. NH$_3$

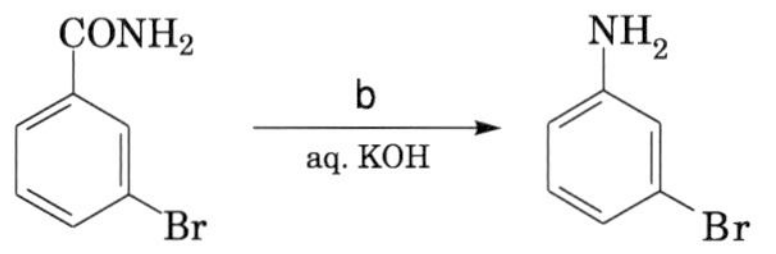

(2) 3-ブロモベンズアミド → 3-ブロモアニリン
試薬 b, aq. KOH

(3) シクロブタンカルボン酸 → シクロブチルアミン
試薬 c, H$_2$SO$_4$

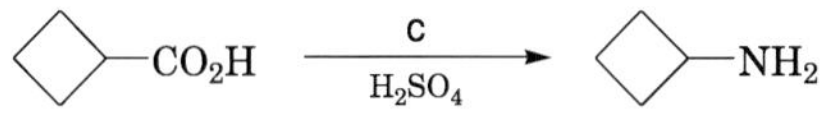

(4) アセトフェノン → アセトフェノンオキシム
試薬 d

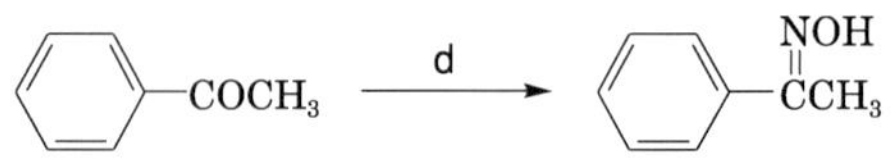

(5) 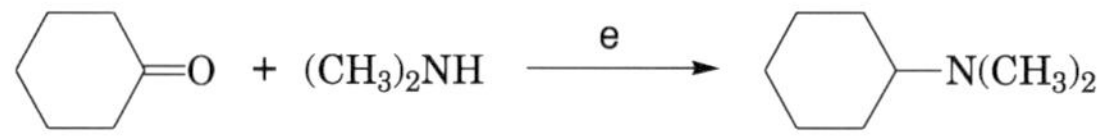 シクロヘキサノン + (CH$_3$)$_2$NH → N,N-ジメチルシクロヘキシルアミン
試薬 e

(6) 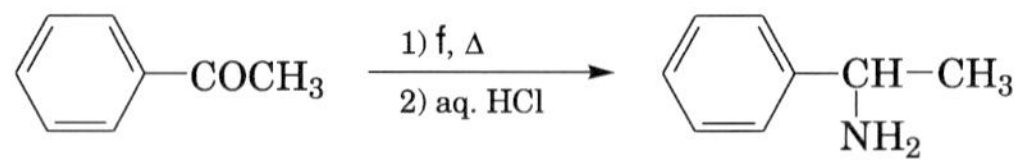 アセトフェノン → 1-フェニルエチルアミン
1) f, Δ 2) aq. HCl

(7) 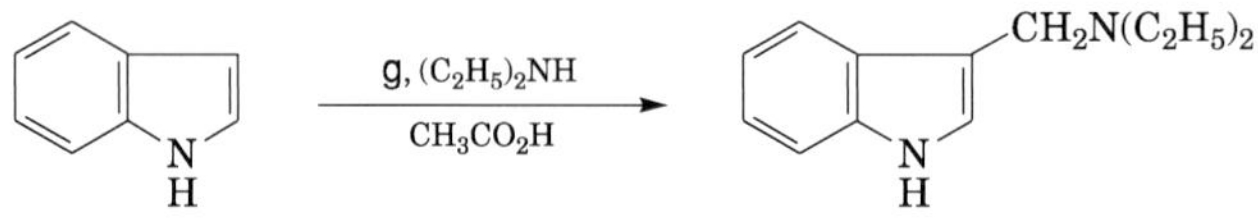 インドール → 3-(ジエチルアミノメチル)インドール
試薬 g, (C$_2$H$_5$)$_2$NH, CH$_3$CO$_2$H

(8) 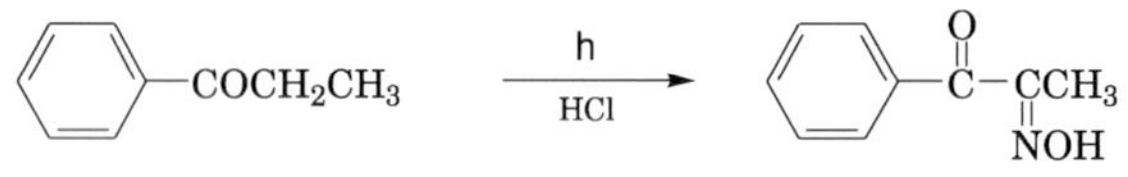 プロピオフェノン → α-オキシイミノプロピオフェノン
試薬 h, HCl

(9) HO(CH$_2$)$_3$CH$_3$ → HO(CH$_2$)$_3$CH=NOH
1) i, pyridine 2) hν

(10) 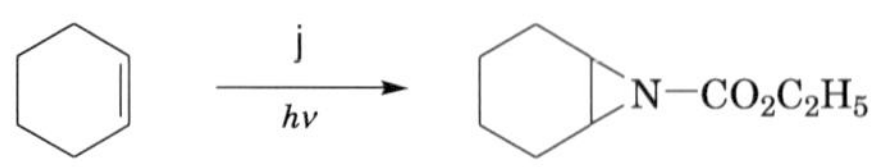 シクロヘキセン → 7-(エトキシカルボニル)-7-アザビシクロ[4.1.0]ヘプタン
試薬 j, hν

問2 ブタン酸を用いて，次の化合物を合成する方法を示せ．

(1) ブチルアミン
(2) プロピルアミン

(3) ペンチルアミン

(4) *N*-ベンジルブチルアミン

(5) *N*,*N*-ジメチルブチルアミン

問3 次の反応の生成物を示せ.

(1) 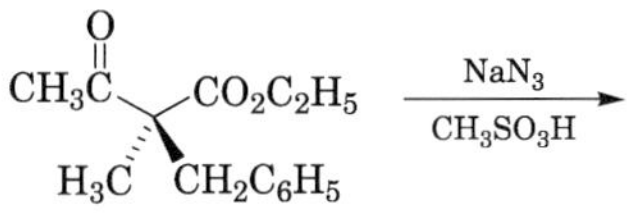 CH₃C(=O)-C(CH₃)(CH₂C₆H₅)-CO₂C₂H₅ →[NaN₃ / CH₃SO₃H]

(2) 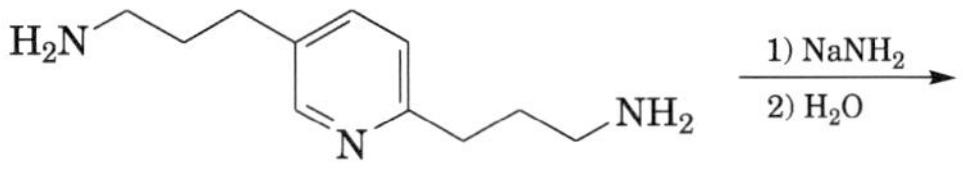 H₂N(CH₂)₃-(ピリジン-5,2位)-(CH₂)₃NH₂ →[1) NaNH₂ 2) H₂O]

(3) ピリジン-2-CO₂H →[(C₆H₅O)₂P(O)N₃ / (C₂H₅)₃N, *t*-BuOH]

(4) シクロペンタノン →[1) NH₂OH 2) H₂SO₄ または C₆H₅SO₂Cl, NaOH]

(5) シクロヘキサノン →[HCHO / (CH₃)₂NH, HCl]

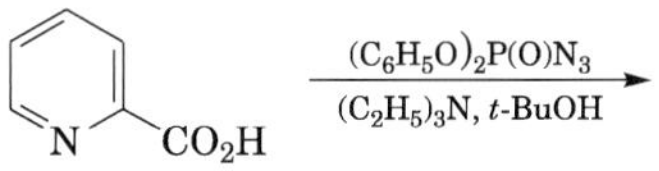

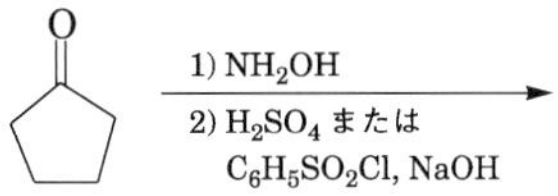

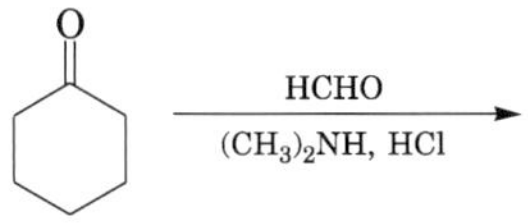

(6) 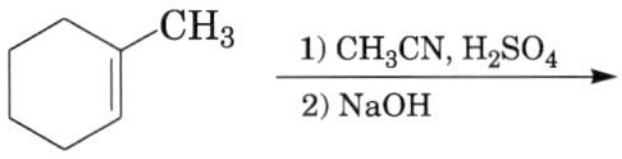 1-メチルシクロヘキセン →[1) CH₃CN, H₂SO₄ 2) NaOH]

問4 次の反応の生成物 A〜L を示せ.

(1) C₆H₅CH₂CO₂C₂H₅ →[NH₂NH₂] (A) →[HNO₂] (B) →[Δ] (C) →[C₂H₅OH] (D)

(2) 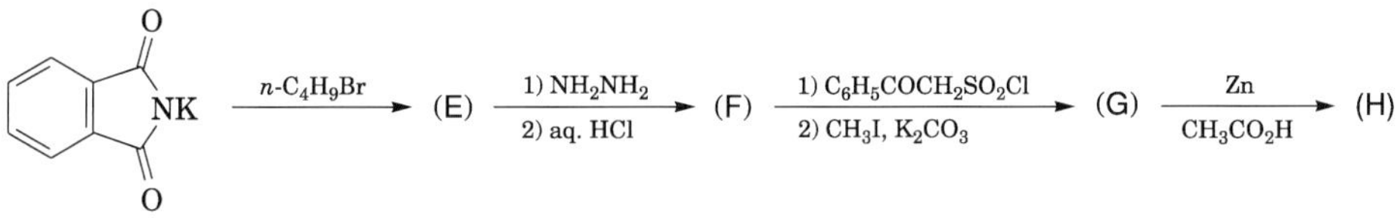 フタルイミドK →[*n*-C₄H₉Br] (E) →[1) NH₂NH₂ 2) aq. HCl] (F) →[1) C₆H₅COCH₂SO₂Cl 2) CH₃I, K₂CO₃] (G) →[Zn / CH₃CO₂H] (H)

(3) 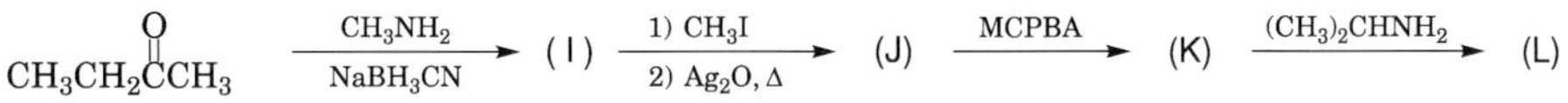 CH₃CH₂C(=O)CH₃ →[CH₃NH₂ / NaBH₃CN] (I) →[1) CH₃I 2) Ag₂O, Δ] (J) →[MCPBA] (K) →[(CH₃)₂CHNH₂] (L)

第6章
炭素−炭素結合の合成

- カルボアニオンによるアルキル化
- カルボアニオンのカルボニル基への付加反応
- 有機金属化合物を用いる反応
- カルベン，カルボカチオンおよびラジカルを用いる反応
- ペリ環状反応

・・

　有機化合物は基本的には炭素化合物である．医薬品，天然有機化合物，機能性化合物などいろいろな目的化合物を合成する際，最初に考えなければならないことは，どのようにして炭素骨格を築きあげるかということである．したがって，C−C 結合の形成が一番基本となる反応である．これまで多くの C−C 結合形成反応が開発されてきたし，今も盛んに研究されているのもこのためである．

　本章では，カルボアニオン，有機金属化合物，カルボカチオン，カルベン，ラジカルを用いる反応ならびにペリ環状反応に分類して，代表的な C−C 結合形成反応について述べる．これらの中でも，有機金属化合物を含めてカルボアニオンの果たす役割が大きい．

1. カルボアニオンによるアルキル化

カルボアニオン carbanion はハロゲン化アルキルや硫酸エステルなどのアルキル化剤との置換反応によって C−C 結合を形成する．

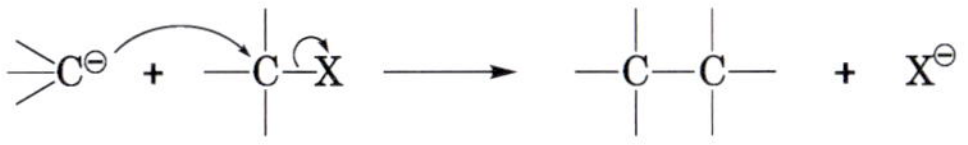

$$\ce{>C^{-} + -C-X -> -C-C- + X^{-}}$$
　　　　1　　　　2　　　　　　3

A カルボアニオンの生成

　カルボニル基，ニトロ基やシアノ基のような電子求引性基のついた炭素上の水素は酸性で，塩基によって容易にプロトンとして引き抜かれ，炭素はカルボアニオンとなる．このような炭素を**活性メチレン**（メチン，メチル）という．例えば，ケトンやエステルの場合は，塩基によってカルボアニオン（**5a**）が生成し，**5a** はエノラートアニオン（**5b**）との共鳴によって安定となる．

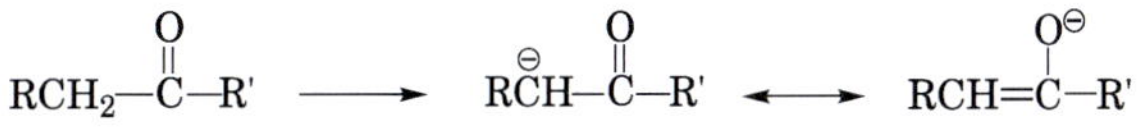

$$\ce{RCH2-\underset{O}{C}-R' -> RCH^{-}-\underset{O}{C}-R' <-> RCH=\underset{O^{-}}{C}-R'}$$
　　　4　　　　　　　　　　5a　　　　　　　　　5b

電子求引性基の強さは誘起効果と共鳴効果によって左右され，おおよそ次の順番となる．

$$NO_2 > COR > CN \approx CO_2R > SO_2R > SOR > C_6H_5 \approx SR \gg H > R$$

1つの炭素に2つの電子求引性基がつけば，活性メチレンの酸性度は強くなり，電子供与性基のアルキル基がつけば逆に弱くなる．

$$\underline{CH_2}(CO_2C_2H_5)_2 > CH_3CH_2-\underline{CH}(CO_2C_2H_5)_2 \gg \underline{CH_3}CO_2C_2H_5$$

表6-1に活性メチレンおよび塩基の酸性度を示した．カルボアニオンの生成と塩基の強さの関係は大切である．カルボアニオンを生成させるには，活性メチレンのpK_aより大きな値の塩基性の強い塩基を用いる必要がある．例えば，アセトンからカルボアニオンを得るには，塩基としてCH_3ONaやC_2H_5ONaを用いるより，より強い$(CH_3)_3COK$, $NaNH_2$や$(C_6H_5)_3CNa$，あるいはもっと強いリチウムジイソプロピルアミド(LDA: $[(CH_3)_2CH]_2NLi$)を使用する方が効果的である．水が存在すると，生成したカルボアニオンがプロトン化されるので，反応は一般に無水条件で行われる．

B シアン化物イオンの置換反応

ハロゲン化アルキルや硫酸エステルはNaCNやKCNと反応してニトリル(**8**)を生成する．ニトリルは加水分解でアミドやカルボン酸を，還元でアミンを与える．

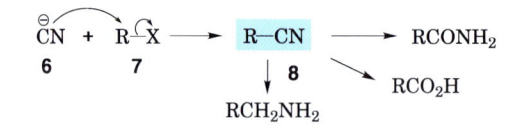

$$\overset{\ominus}{CN} + R-X \longrightarrow R-CN \longrightarrow RCONH_2$$
$$\mathbf{6} \quad \mathbf{7} \qquad \mathbf{8} \searrow RCO_2H$$
$$\downarrow$$
$$RCH_2NH_2$$

次に反応例を示す．エポキシドを有するハロゲン化アルキル(**11**)はエポキシドも反応してジニトリル(**12**)を生じる．ナファゾリン(**17**)はクロロメチルナフタレン(**13**)からニトリル(**14**)を経て合成される．

表6-1 活性メチレンと塩基の酸性度

活性メチレン化合物	pK_a	塩基	共役酸のpK_a
$NC\underline{CH_2}CO_2C_2H_5$	9	$CH_3CO_2^{\ominus}$	5
$\underline{CH_2}(COCH_3)_2$	9		
$CH_3\underline{CH_2}NO_2$	9		
$CH_3CO\underline{CH_2}CO_2C_2H_5$	11		
$\underline{CH_2}(CO_2C_2H_5)_2$	13	$CH_3O^{\ominus}$	16~18
$C_6H_5CO\underline{CH_3}$	19	$C_2H_5O^{\ominus}$	18
$CH_3CO\underline{CH_3}$	20	$(CH_3)_3CO^{\ominus}$	19
$\underline{CH_3}SO_2CH_3$	23~27		
$\underline{CH_3}CO_2C_2H_5$	25		
$\underline{CH_3}CN$	25	$(C_6H_5)_3C^{\ominus}$	28~33
$\underline{CH_3}SOCH_3$	35	$^{\ominus}NH_2$	35
$C_6H_5\underline{CH_3}$	37	$(C_2H_5)_2N^{\ominus}$	36

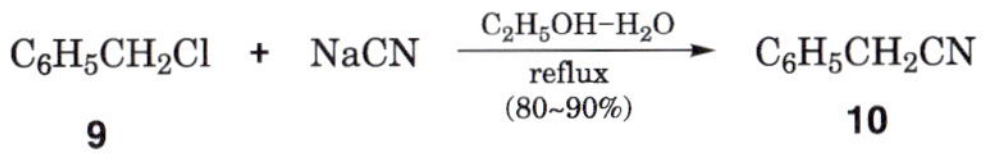

$$C_6H_5CH_2Cl \ + \ NaCN \xrightarrow[\text{reflux}]{C_2H_5OH-H_2O} C_6H_5CH_2CN$$
$$\text{9} \hspace{4cm} (80\sim90\%) \hspace{2cm} \text{10}$$

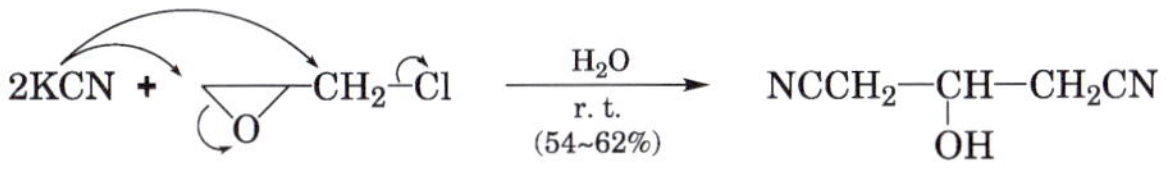

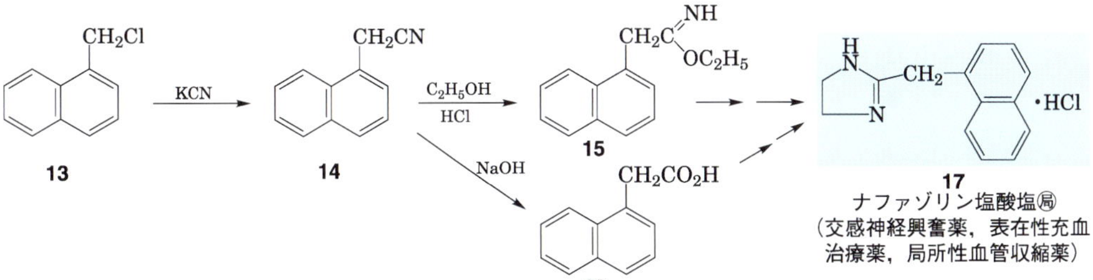

(反応式: エポキシクロロプロパン + 2KCN → NCCH₂-CH(OH)-CH₂CN, 11 → 12, H₂O r.t. (54~62%))

(ナフタレン系反応式 13 → 14 → 15, 16 → 17 ナファゾリン塩酸塩®(交感神経興奮薬, 表在性充血治療薬, 局所性血管収縮薬))

C 2つの電子求引性基をもつ活性メチレンのアルキル化

2つの電子求引性基をもつ活性メチレンは酸性が強いので，カルボアニオン生成には，塩基として比較的弱いアルコキシドを用いることが多い．

1) マロン酸エステル合成法

2つのエステル基をもつ**マロン酸エステル**(**18**)はアルコキシド*で処理すると，容易に脱プロトンしてカルボアニオン(**19**)を与え，アルキル化剤でアルキル化される．モノアルキル体(**20**)はさらにアルキル化してジアルキル体(**24**)とすることができる．これらのアルキル置換マロン酸エステルは加水分解すると脱炭酸が起こり，アルキル置換酢酸(**23**, **25**)になる．これらの反応を**マロン酸エステル合成法** malonic ester synthesis といい，広く利用されている．

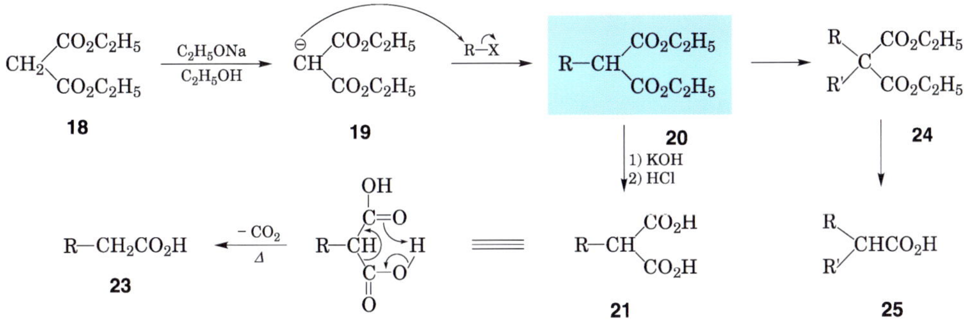

(反応式 18 → 19 → 20 → 21, 22, 23, 24, 25)

---

* エステル交換を避けるため，エチルエステルのときは C_2H_5ONa のように相当するアルコキシドを用いる．

次に反応例を示す．ジハロゲン化アルキル(**30**)を用いると環状ジエステル(**31**)を合成することができる．**18** を 2 回エチル化して得られるジエチル体(**33a**)と尿素との縮合でバルビタール(**34a**)が合成される．2 回目のアルキル化に臭化イソペンチルを用いるとアモバルビタール(**34b**)が得られる*．

$$CH_2(CO_2C_2H_5)_2 + CH_3Br \xrightarrow[C_2H_5OH]{C_2H_5ONa} CH_3-CH(CO_2C_2H_5)_2$$
18 (79~83%) **26**

$$\textbf{18} + C_7H_{15}Br \xrightarrow[C_4H_9OH]{C_4H_9ONa} C_7H_{15}-CH(CO_2C_2H_5)_2 \xrightarrow[2)HCl]{1)KOH} C_7H_{15}-CH_2CO_2H$$
27 **28** **29** (66~75%)

$$\textbf{18} + BrCH_2CH_2CH_2Cl \xrightarrow[C_2H_5OH]{C_2H_5ONa (2モル)} \text{(環状ジエステル)}$$
30 (53~55%) **31**

$$\textbf{18} \xrightarrow[C_2H_5ONa]{C_2H_5Br} C_2H_5CH(CO_2C_2H_5)_2 \xrightarrow[C_2H_5ONa]{RBr} \underset{R}{\overset{H_5C_2}{C}}(CO_2C_2H_5)_2 \xrightarrow[C_2H_5ONa]{(NH_2)_2CO} \textbf{34}$$
32 **33**

a : R = C_2H_5 バルビタール㊞

b : R = $\overset{CH_3}{\underset{CH_3}{>}}CHCH_2CH_2$ アモバルビタール㊞（催眠鎮静薬）

2）アセト酢酸エステル合成法

分子内に官能基としてケトン基とエステル基をもつ**アセト酢酸エステル**(**35**)は活性メチレンと活性メチルが存在する．ケトンとエステルにはさまれたメチレンの方がより酸性なので，塩基によりメチレンが選択的に脱プロトンを受け，メチレンがアルキル化される．アルキル体(**37**)を酸で加水分解すると脱炭酸が起こりケトン(**39**)を生成する．結局アセトンをアルキル化したことになる．一方，アルカリ処理すると脱アセチルを受けてカルボン酸(**41**)を与える．このとき，ケトン(**39**)も同時に生成するのが普通であり，カルボン酸の合成法としては，マロン酸エステル合成法の方が有利である．これら一連の反応を**アセト酢酸エステル合成法** acetoacetic ester synthesis という．

$$CH_3COCH_2CO_2C_2H_5 \xrightarrow{塩基} CH_3CO\overset{\ominus}{C}HCO_2C_2H_5 \xrightarrow{R-X} CH_3COCHCO_2C_2H_5|_R$$
35 **36** **37**

$$\textbf{37} \xrightarrow{H^+} \textbf{38} \xrightarrow{-CO_2 [脱炭酸]} CH_3COCH_2R \quad \textbf{39}$$

$$\textbf{37} \xrightarrow{OH^-} \textbf{40} \to \to RCH_2CO_2H \quad [脱アセチル] \quad \textbf{41}$$

---

* フェニルブタゾン㊞，レボドパ㊞，L-フェニルアラニン㊞も本法を用いて合成される．

次に反応例を示す．

$$35 + CH_3I \xrightarrow[C_6H_6]{\underset{H}{N}} \underset{\underset{CH_3}{|}}{CH_3COCHCO_2C_2H_5}$$
　　　　　　42　　　(68%)　　　　43

$$35 + CH_3(CH_2)_3Br \xrightarrow[C_2H_5OH]{C_2H_5ONa} \underset{\underset{(CH_2)_3CH_3}{|}}{CH_3COCHCO_2C_2H_5} \xrightarrow[\substack{\text{[加水分解]}\\ \text{[脱炭酸]}}]{\substack{1)\ 5\%\ NaOH\\ 2)\ H_2SO_4}} CH_3CO(CH_2)_4CH_3$$
　　　　　44　　(69~72%)　　　　　45　　　　　　　　　　　46

35 に C_4H_9Li, $NaNH_2$, LDA などの強塩基を 2 当量作用させると，メチレン，メチルと段階的に脱プロトンを受け，ジアニオン (**48a**) を生成する．**48a** とアルキル化剤との反応では，より不安定な酸性度の低いカルボアニオンの方が反応しやすいので，メチル基がアルキル化され **49** を与える．したがって，塩基の種類や量を使い分けることにより，メチルあるいはメチレンのいずれかを選択的にアルキル化することができる．

$$35 \xrightarrow[THF, 0°C]{NaH} CH_3COCHCO_2C_2H_5 \xrightarrow[THF, 0°C]{n\text{-}C_4H_9Li} \overset{\ominus}{CH_2}CO\overset{\ominus}{CH}CO_2C_2H_5 \xrightarrow{CH_3-I} CH_3CH_2COCH_2CO_2C_2H_5$$
　　　　　　　　　　　　　　　47a　　　　　　　　　　　48a　　　　　　　　　49 (81%)

47b: $CH_3\overset{O^{\ominus}}{C}=CHCO_2C_2H_5$
48b: $CH_2=\overset{O^{\ominus}}{C}-CH=\overset{O^{\ominus}}{C}-OC_2H_5$

3) その他の活性メチレン

マロン酸エステルのように 2 つの電子求引性基をもつ化合物として**シアノ酢酸エステル**，**フェニル酢酸エステル**，**フェニルアセトニトリル**，**1,3-ジケトン**などがある．これらを利用した医薬品の合成例を示す．**シアノ酢酸エチル** (**50**) を 2 回アルキル化することによりチオペンタールナトリウムやチアミラールナトリウムが合成される．**フェニルアセトニトリル** (**54**) のジクロル体 (**55**) によるアルキル化でピペリジン体 (**56**) が生成し，ニトリルの加水分解，エステル化でペチジンが合成される*．

---

* クロルフェニラミンマレイン酸塩局やベラパミル塩酸塩局も同様に合成される．

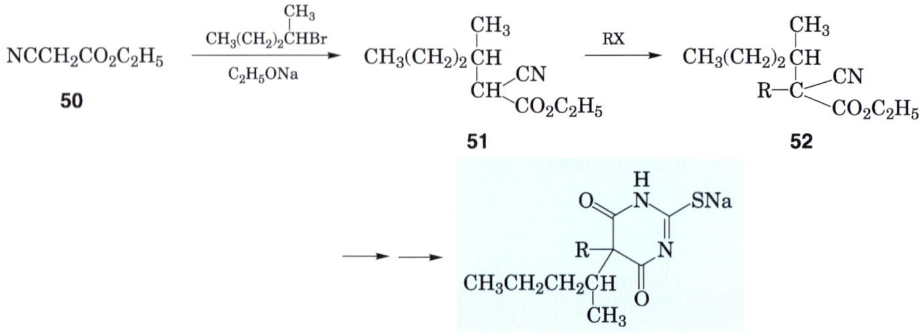

[化合物 50–57 の反応スキーム]

a: R = C₂H₅   チオペンタールナトリウム⑬
b: R = CH₂CH=CH₂   チアミラールナトリウム⑬
（筋・静注麻酔薬）

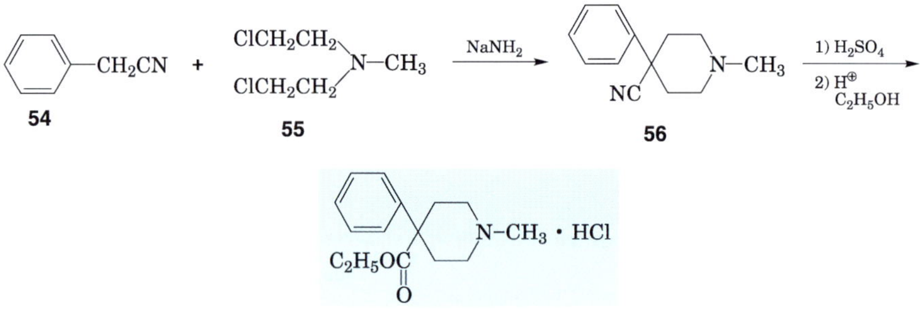

53

57 ペチジン塩酸塩⑬
（麻薬性鎮痛薬，鎮けい薬，麻薬）

D 1つの電子求引性基をもつ活性メチレンのアルキル化

1つの電子求引性基しかもたない活性メチレンの脱プロトンには，より強い塩基が必要となる．NaH, NaNH$_2$, (CH$_3$)$_3$COK, (C$_6$H$_5$)$_3$CNa, CH$_3$Li, C$_4$H$_9$Li, LDA などが用いられる．

1) ケトンおよびニトリルのアルキル化

ケトンは脱プロトンによりカルボアニオン（**59a**）を生成する．反応機構では共鳴構造のエノラートアニオン（**59b**）で説明することが多い．

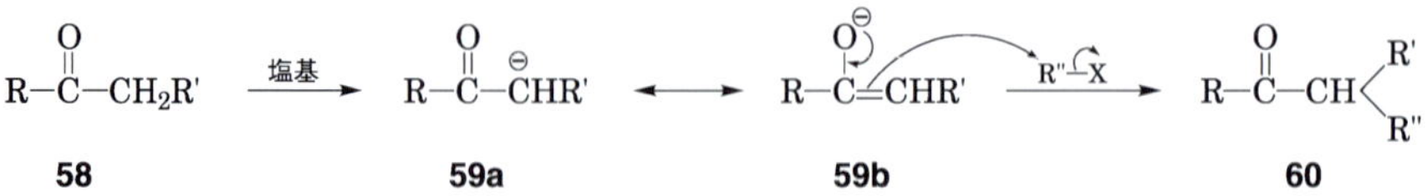

[反応式 58 → 59a ↔ 59b → 60]

次に反応例を示す．**67** は 2 当量の塩基を用いて 2 回アルキル化される例である．

$$\text{C}_6\text{H}_5\text{COCH}_2\text{CH}_2\text{CH}_3 \xrightarrow[(\text{C}_2\text{H}_5)_2\text{O}]{(\text{C}_6\text{H}_5)_3\text{CNa}} \text{C}_6\text{H}_5\overset{\text{O}^{\ominus}}{\text{C}}=\text{CHCH}_2\text{CH}_3 \xrightarrow{\text{C}_2\text{H}_5\text{Br}} \text{C}_6\text{H}_5\text{COCHCH}_2\text{CH}_3$$

61 → **62** → **63** (C_2H_5) (62%)

64 (cyclohexanone) $\xrightarrow[(\text{C}_2\text{H}_5)_2\text{O}]{\text{NaNH}_2}$ **65** $\xrightarrow{\text{CH}_2=\text{CHCH}_2\text{Br}}$ **66** (54〜62%)

$$n\text{-C}_4\text{H}_9\text{CH}_2\text{CN} \xrightarrow[\substack{\text{NaNH}_2 \\ \text{C}_6\text{H}_5\text{CH}_3 \\ (81\%)}]{n\text{-C}_4\text{H}_9\text{Br}} (n\text{-C}_4\text{H}_9)_3\text{C}-\text{CN}$$

67 → **68**

2) 非対称ケトンのアルキル化

2-メチルシクロヘキサノン(**69**)のような非対称ケトンの場合，カルボニル基のどちらのα位炭素がアルキル化されるかによって，2つの位置異性体(**72** および **73**)が生成する．アルキル化の位置は生成するエノラートアニオンの構造によって決まる．

2つのエノラートアニオンの生成比は反応条件によって左右される．一般に，強い塩基を用い低温で処理すると，脱プロトンしやすいメチレンのプロトンが引き抜かれ **70** が生成する．一方，加熱したりして反応条件を強くするとより安定な **71** が主に生成する．

非対称ケトンの位置選択的なアルキル化法は種々開発されているが，次にその一例を示す．LDA を用い低温で反応させると **70** が生成し，アルキル化により 2,6-ジアルキル体(**74**)が得られる．一方，酸触媒で無水酢酸と処理すると，安定なエノールアセテート(**75**)が生成し，CH$_3$Li でリチウム塩とした後アルキル化すると 2,2-ジアルキル体(**77**)が得られる．

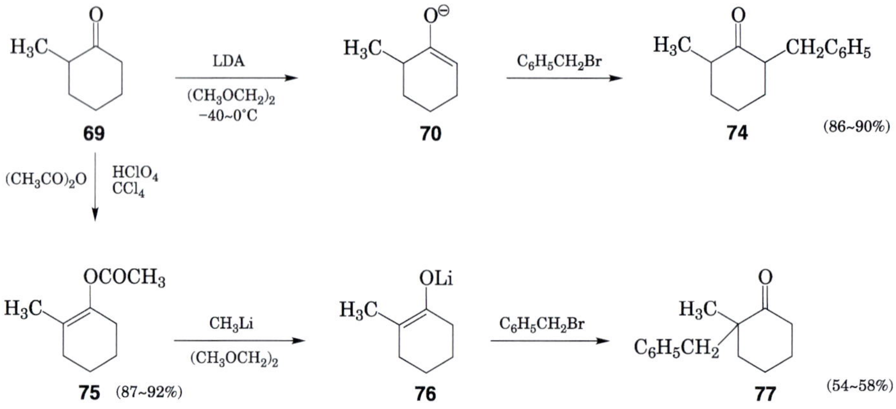

3) Favorskii 転位

α-ハロケトン(**78**)をアルコキシドで処理すると,転位反応を起こしてエステル(**79**)が生成する.これを **Favorskii 転位**(ファボルスキー転位)という.

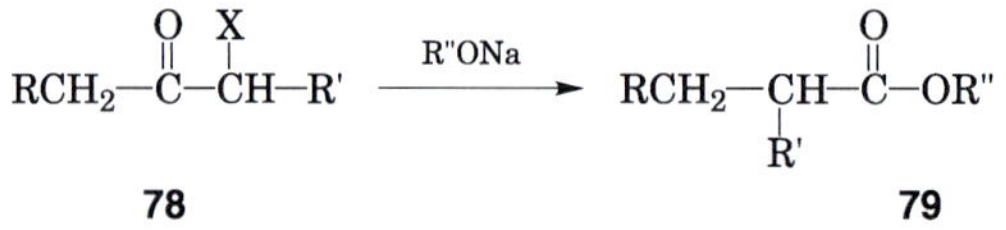

ケトンから生成したカルボアニオン(**80**)がハロゲンとの分子内置換反応を起こしてシクロプロパノン(**81**)となり,アルコキシドにより開環してエステルが得られる.

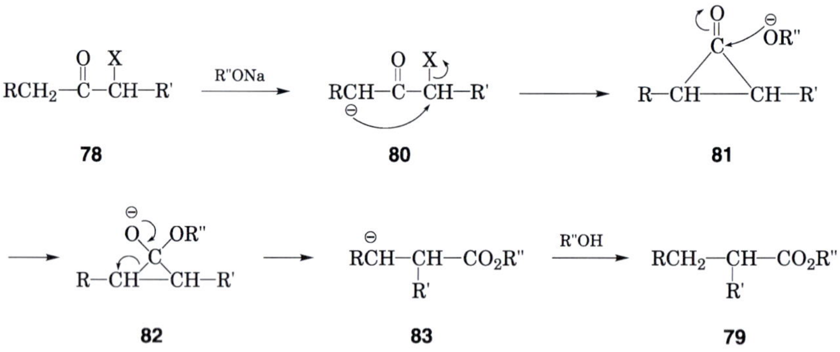

次に反応例を示す.環状ケトン(**86**)に応用すると,**環が縮小したエステル**(**87**)が生成する.

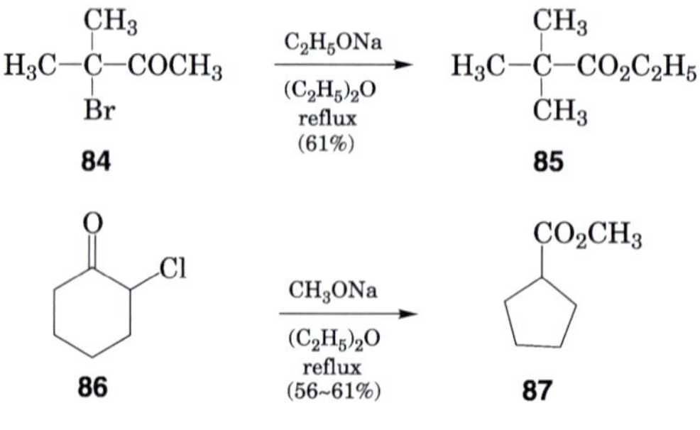

E エナミンを経由するアルキル化

アルデヒドまたはケトンはアミンと脱水縮合して**エナミン** enamine (**89**) を生成する．エナミンは容易にアルキル化され，加水分解するとカルボニルが再生して **90** を得る．結局，もとのカルボニル基の α 位をアルキル化したことになる．これを **Stork エナミン合成法** Stork enamine synthesis という．

88　**89a**　**89b**　**90**

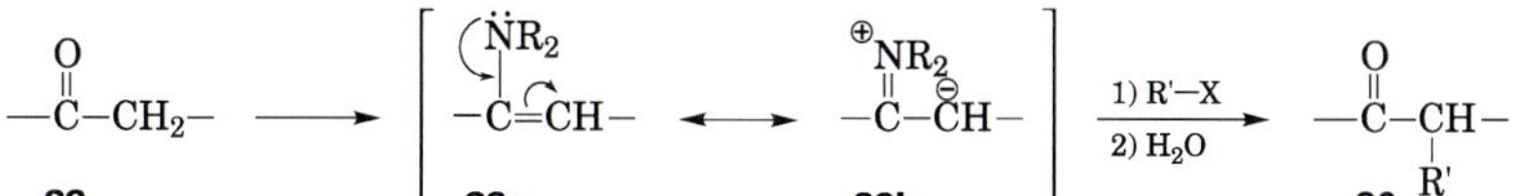

エナミン (**89a**) はエノラートと等価で，窒素の電子の押し出しで容易にアルキル化され **94** を与える．次いで加水分解により **90** を与える．

88　**91**　**92**　**93**　**89**

94　**95**　**96**　**90**

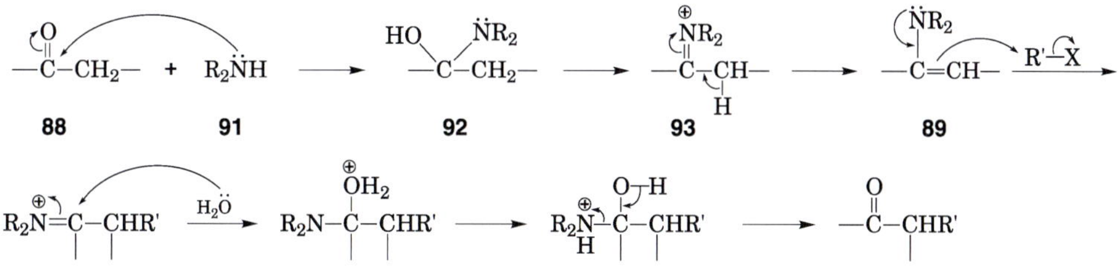

アミンとして，ピロリジン，ピペリジンやモルホリンなどの環状第二級アミンがよく用いられる．

ピロリジン　ピペリジン　モルホリン

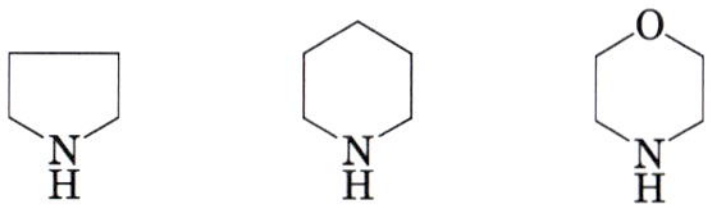

この反応の特徴は，置換基の少ない α 位にアルキル基が導入されることである．生成するエナミンが，より置換基の少ない二重結合の構造をとるためである．例えば，2-アルキルシクロヘキサノン (**97**) とピロリジン (**98**) の場合，シクロヘキセンとピロリジンの 2 つの環が互いに同一平面に位置するので，**99** より **100** の方が立体障害が大きい．したがって安定な **99** のエナミンを経て反応が進行し，2,6-ジアルキルシクロヘキサノン (**101**) を与える．

97　**98**　**99**　**101**

100

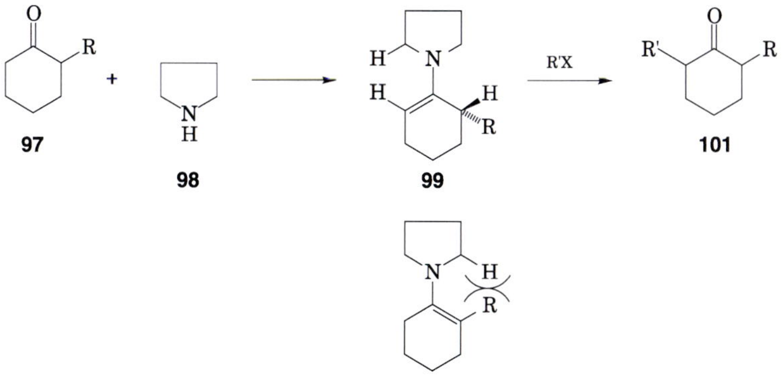

反応の工程数は増えるが，位置選択的にアルキル化したいときや，ジアルキル化を避けたいときに適した反応である．次に反応例を示す．

64　**66**

102　**103**

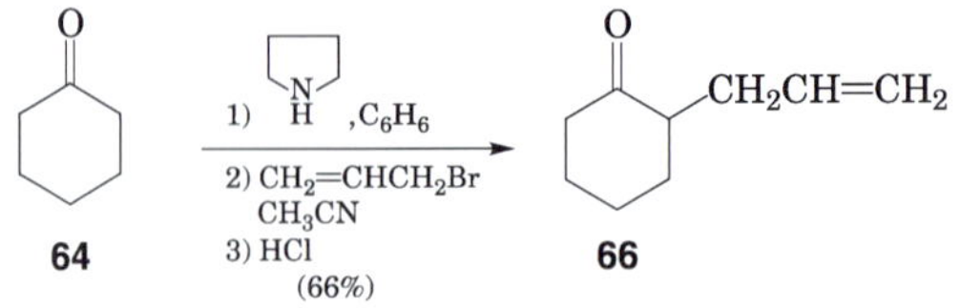

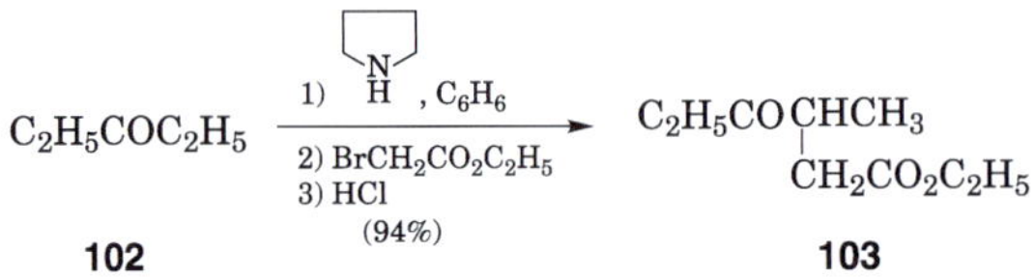

2. カルボアニオンのカルボニル基への付加反応

ここではカルボアニオンがカルボニル基の炭素へ求核付加して，C−C 結合が形成する反応を取り扱う．

1　**104**　**105**

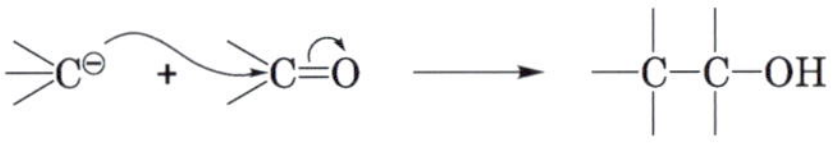

A シアン化物イオンの付加

1) シアノヒドリンの生成

シアン化水素はアルデヒドまたはケトンに付加して**シアノヒドリン** cyanohydrin (**107**) を生成する．**107** は加水分解すると α–ヒドロキシカルボン酸 (**108**) へ，還元すると β–アミノアルコール (**109**) へ誘導される．

106　**107**　**108**　**109**

シアン化物イオンがカルボニル炭素を攻撃してシアノヒドリンが生成する．

6　**106**　**110**　**107**

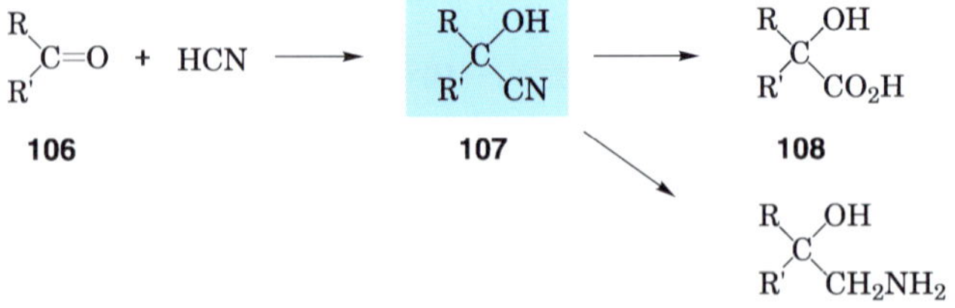

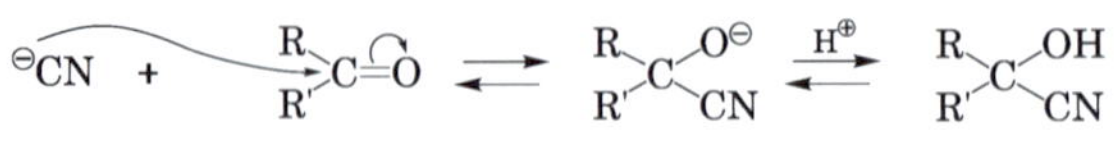

次に医薬品合成への応用を示す．ベンゾフェノンのシアノヒドリン(**112**)を加水分解してベンジル酸(**113**)とし，これのエステル化を経てメチルベナクチジウム臭化物が合成される．プロゲステロンもシアノヒドリン(**116**)を経由して合成される．

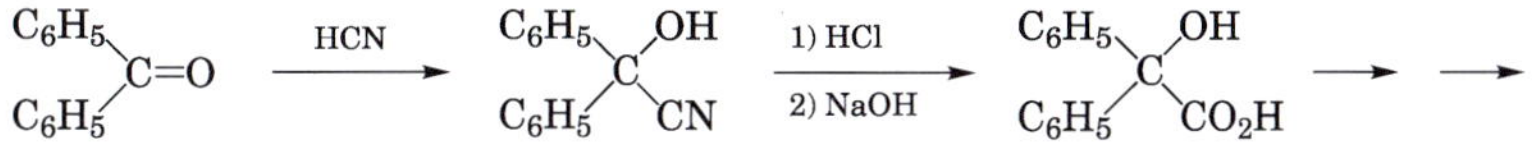

111 **112** **113**

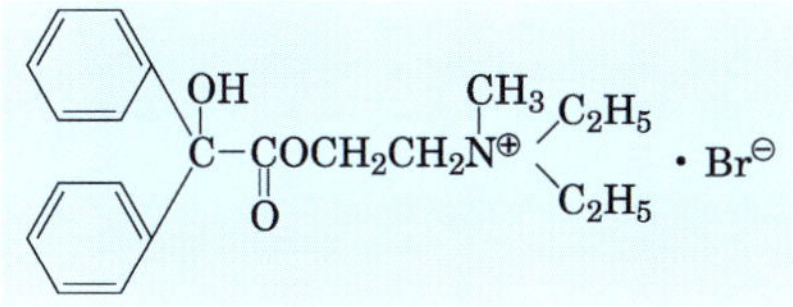

114
メチルベナクチジウム臭化物㊍
(副交感神経遮断薬，鎮けい薬)

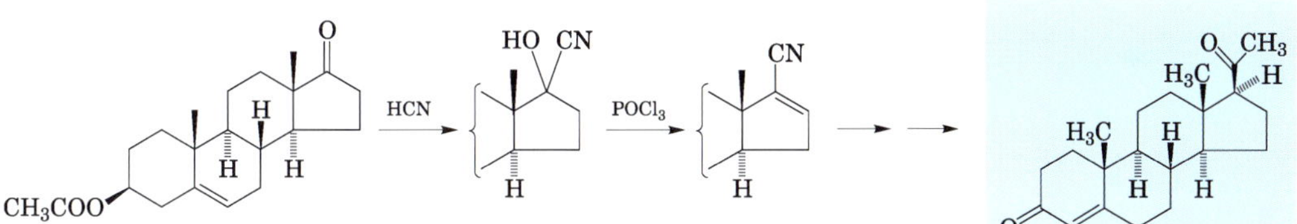

115 **116** **117**

118
プロゲステロン㊍
(黄体ホルモン)

2) アミノニトリルの生成

シアノヒドリンをアンモニアで処理するか，アルデヒドまたはケトンにアンモニア存在下シアン化水素を作用させると**アミノニトリル**(**119**)が生成する．**119** を加水分解するとアミノ酸(**120**)が生成する．これを **Strecker アミノ酸合成法** Strecker amino acid synthesis という．

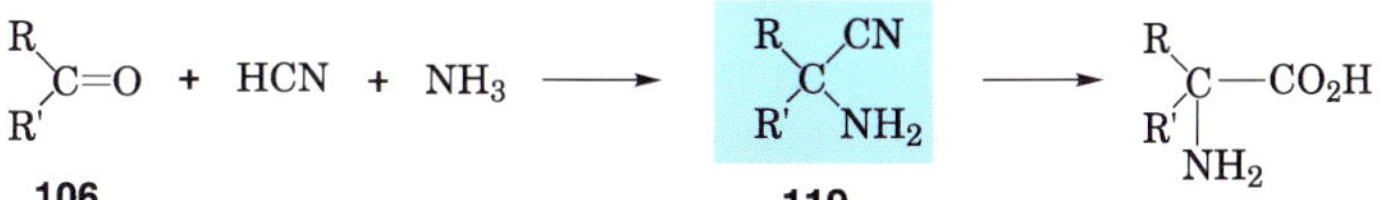

106 **119** **120**

フェニトインおよびメチルドパがアミノニトリル(**121** および **125**)からそれぞれ合成される*.

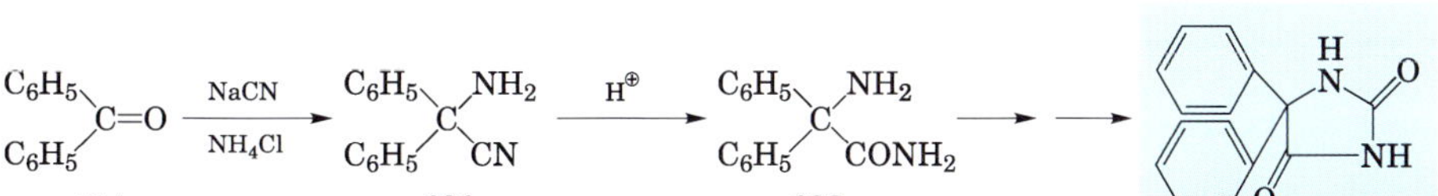

111 **121** **122**

123
フェニトイン㊍
(抗てんかん薬)

* アミノ酸合成は 9 章 5 A を参照.

124　125　126

メチルドパ ㊐
（抗高血圧症薬）

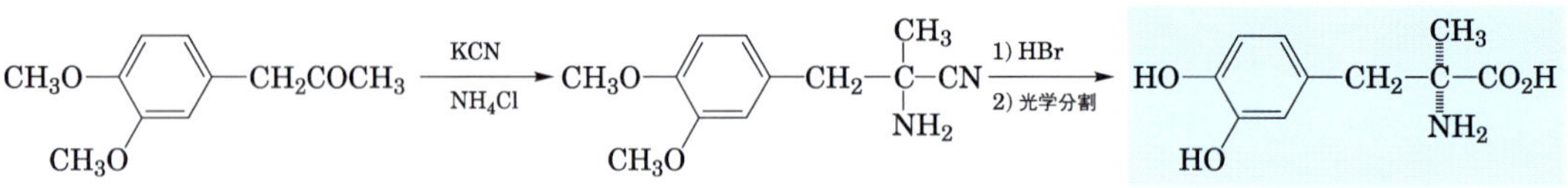

3）ベンゾイン縮合

ベンズアルデヒドに NaCN や KCN を作用させると，2 分子反応し**ベンゾイン**（**128**）が生成する．これを**ベンゾイン縮合** benzoin condensation という．ベンズアルデヒドのようにα位に活性水素のない芳香族アルデヒドに特有の反応である．

127　128

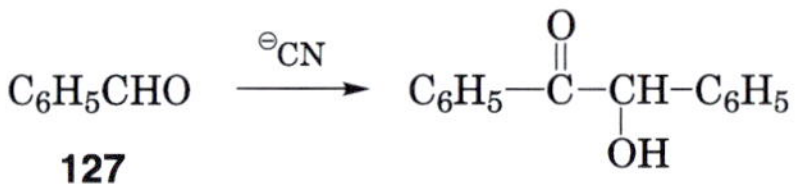

シアン化物イオン付加体（**129**）からカルボアニオン（**130**）となり，これがもう 1 分子のアルデヒドと縮合した後，シアン化水素が脱離してベンゾイン（**128**）となる．

129　130

131　128

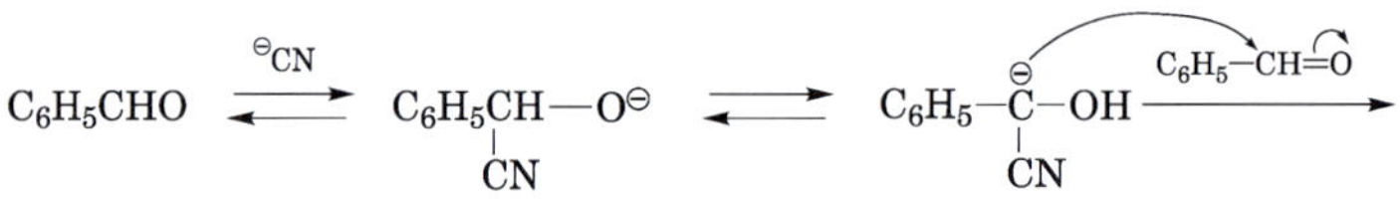

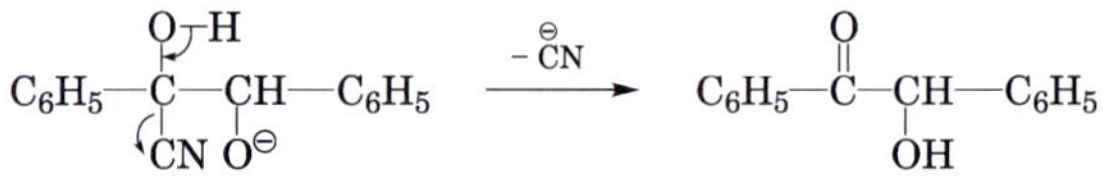

次に反応例を示す．上記ベンゾイン（**128**）を臭素酸ナトリウムで酸化して**ベンジル酸**（**113**）とし，これからメチルベナクチジウム臭化物を合成する方法がある．この反応には酸化によって生じた **134** の**ベンジル酸転位**が含まれている．

132　133

128

134　113

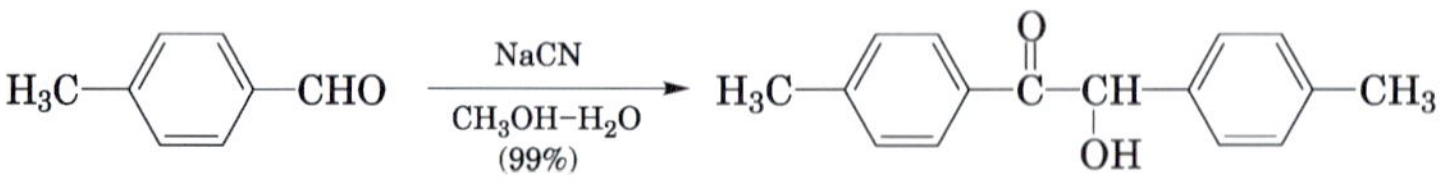

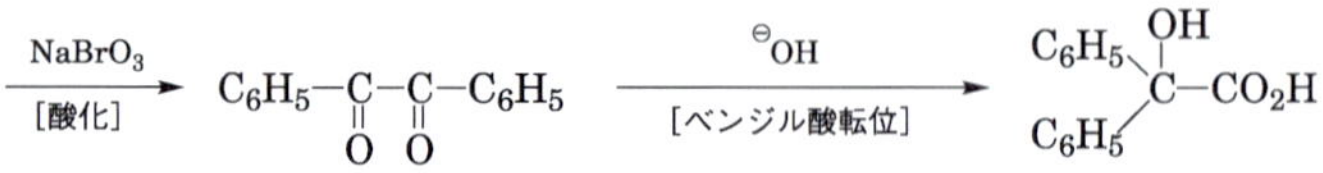

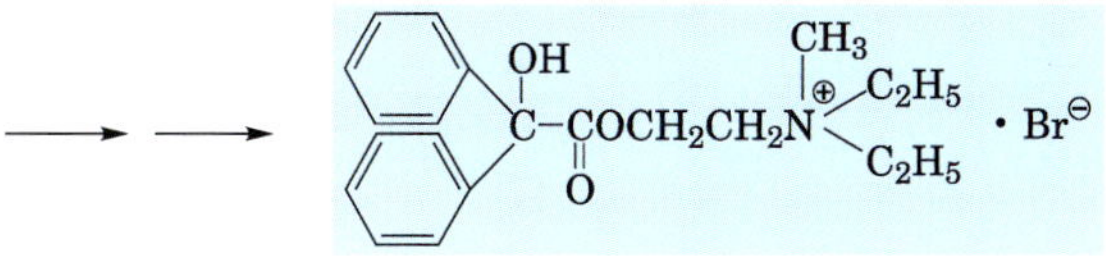

114
メチルベナクチジウム臭化物㊞
（副交感神経遮断薬，鎮けい薬）

B アルドール反応

アルデヒドまたはケトンが塩基存在下2分子反応し，**β-ヒドロキシアルデヒド**（アルドール）またはβ-ヒドロキシケトンを生成する反応を**アルドール反応** aldol reaction という．反応条件によっては脱水を伴い，α,β-不飽和アルデヒドまたはケトンを与える．

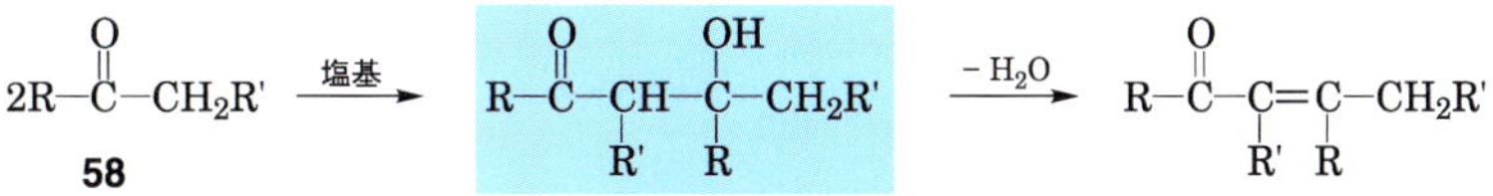

58　**135**　**136**

塩基処理によって生成したエノラートアニオン（**59b**）がもう1分子のカルボニルを攻撃して C–C 結合が形成される．アルドール反応は可逆反応である．酸触媒でも反応は起こるが，このときはエノールが中間体である．

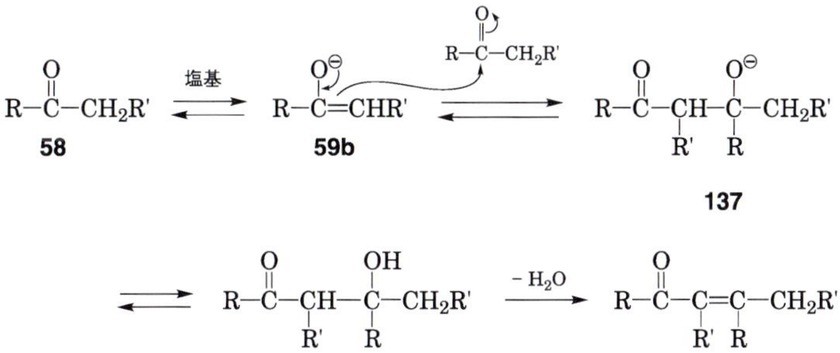

58　**59b**　**137**　**135**　**136**

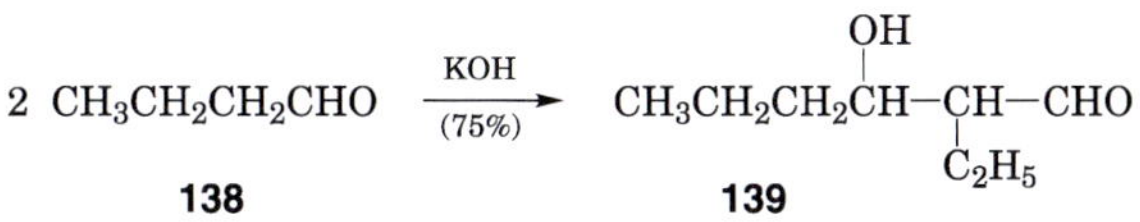

138　**139**

1）アルデヒドおよびケトン間の反応

アルドール反応は2つの異なったアルデヒドやケトン間でも起こる．これを**交差アルドール反応** crossed aldol reaction といい，よく利用されている反応である．一般に一方の化合物はホルムアルデヒドやベンズアルデヒドのようなα位に活性水素のないカルボニル体を用いる．次に反応例を示す．**142** および **146** の反応は**分子内アルドール反応**の例である．

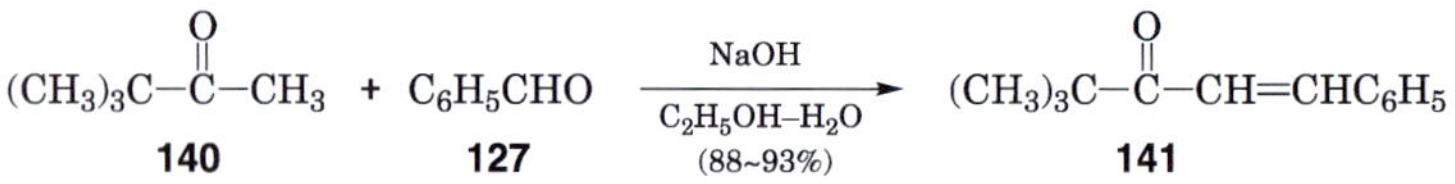

140　127　141

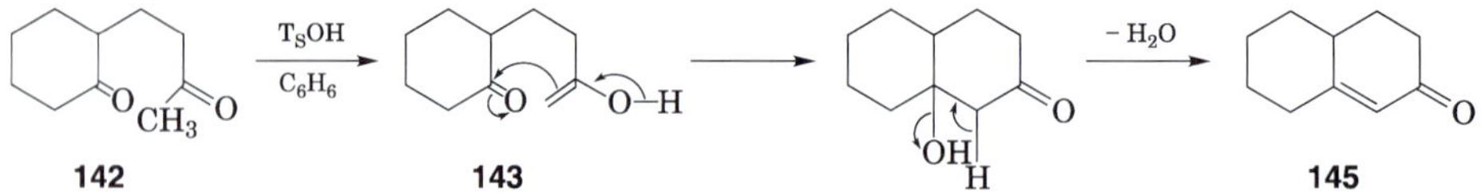

142　143　144　145 (95%)

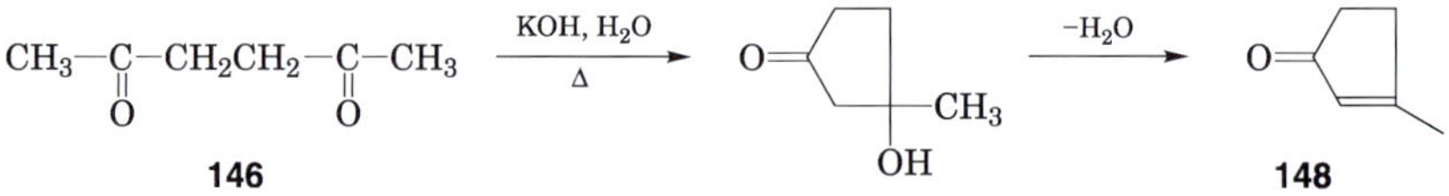

146　147　148

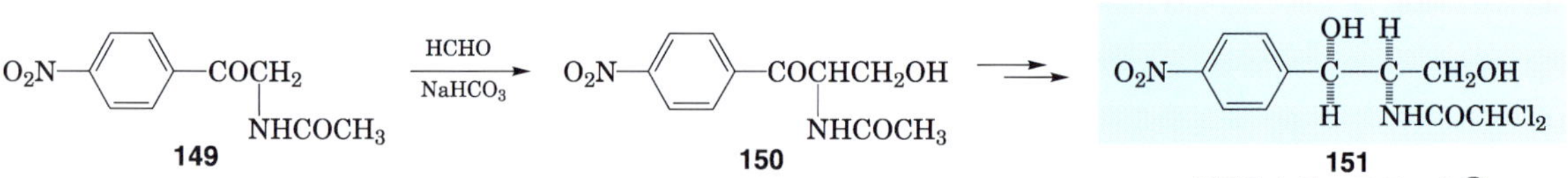

149　150　151

クロラムフェニコール㊞
（クロラムフェニコール系抗生物質）

近年のアルドール反応では，非対称ケトンから位置の異なった金属エノラートをつくって反応させる位置選択的アルドール反応や遷移状態の立体化学を熱力学的または速度論的に規制する立体選択的アルドール反応が見出され，抗生物質のマクロライドや複雑な天然物の合成に広く利用されている．

2）ニトロアルカンを用いる反応

ニトロアルカンのニトロ基の α 位は非常に活性で，容易にカルボアニオンを生成し，アルデヒドやケトンとアルドール反応を起こし，**β-ニトロアルコール**(**154**)を与える．ニトロ基は還元で β-アミノアルコール(**155**)を与えるので，医薬品合成によく用いられる．

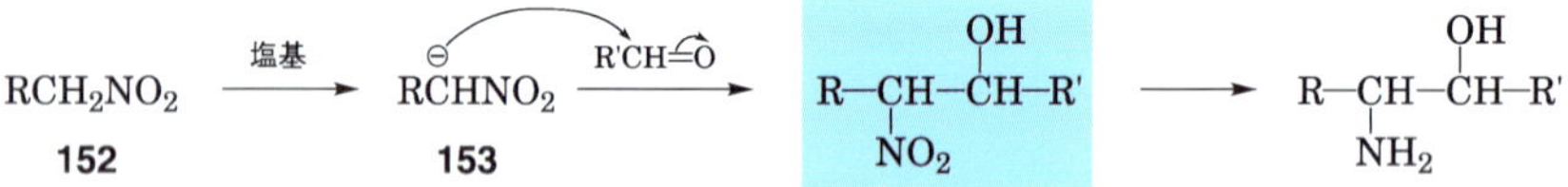

152　153　154　155

次にアドレナリンおよびエフェドリンの合成を示す．**ニトロメタン**および**ニトロエタン**とアルデヒドとのアルドール反応を経て合成される*.

* パパベリン塩酸塩㊞も本法を用いて合成される．

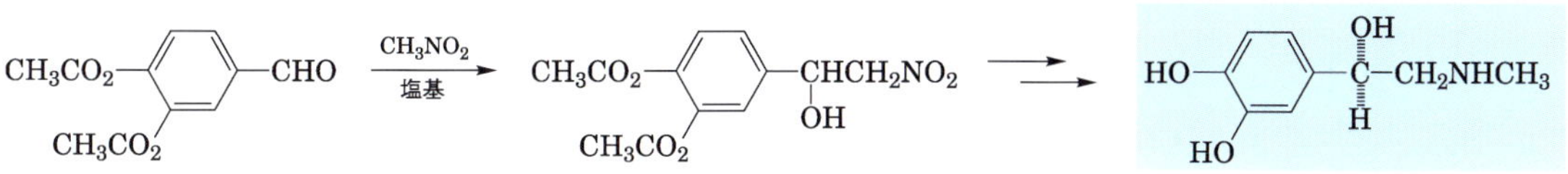

[図: 化合物 156 → 157 → 158 アドレナリン局
（交感神経興奮薬，昇圧薬，気管支拡張薬，緑内障治療薬，全身用止血薬，副腎髄質ホルモン）]

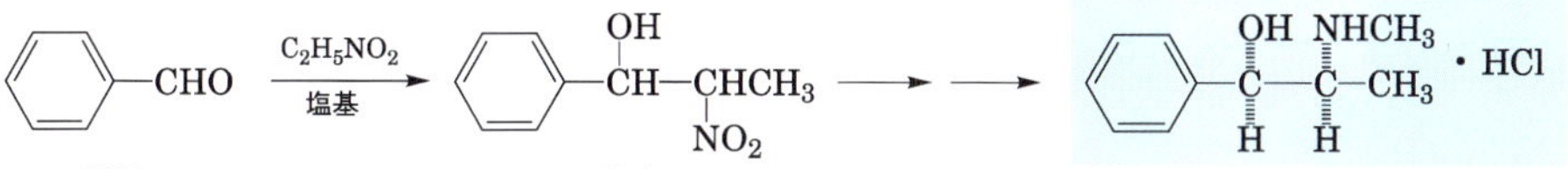

[図: 化合物 127 → 159 → 160 エフェドリン塩酸塩局
（交感神経興奮薬，昇圧薬，気管支拡張薬）]

3) エステルおよびニトリルを用いる反応

エステルやニトリルもカルボアニオンとなりケトンとのアルドール反応によってβ-ヒドロキシエステルやβ-ヒドロキシニトリルを生成する．

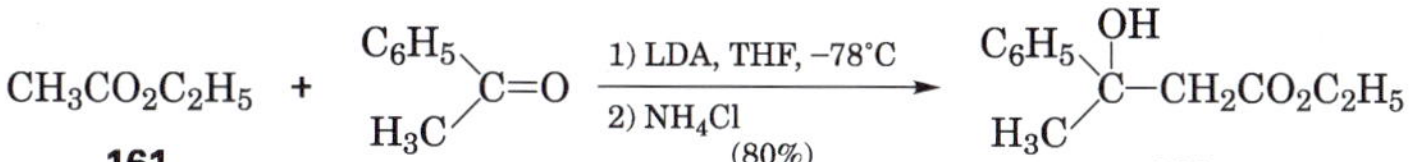

[反応式: 161 + 162 → 163 (LDA, THF, -78°C; NH$_4$Cl, 80%)]

[反応式: CH$_3$CN (164) + 165 → 166 (LDA, THF, -70°C; CH$_3$CO$_2$H, H$_2$O, 96%)]

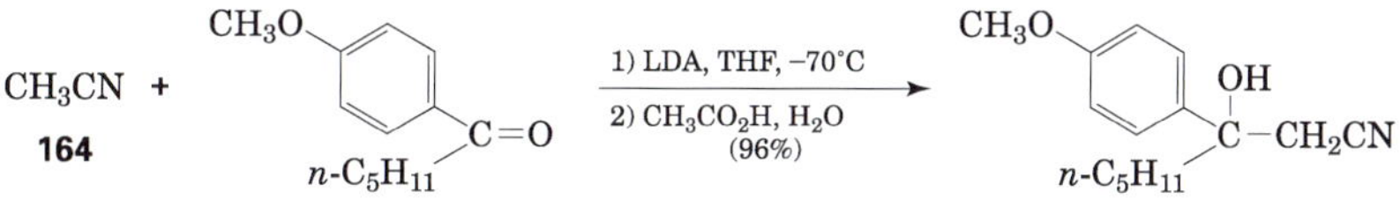

C アルドール型反応

1) Knoevenagel 反応

アルデヒドまたはケトンにマロン酸エステル，シアノ酢酸エステルやアセト酢酸エステルなどをピペリジンや酢酸アンモニウムの存在下縮合させ，**α,β-不飽和エステル**を合成する反応を**Knoevenagel 反応**という．

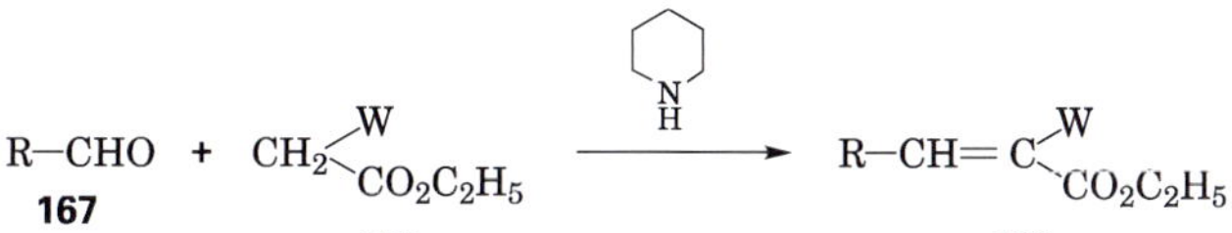

[反応式: R–CHO (167) + CH$_2$(W)(CO$_2$C$_2$H$_5$) (168) → R–CH=C(W)(CO$_2$C$_2$H$_5$) (169), ピペリジン触媒]

W = CHO, COR, CO$_2$R, CN, NO$_2$, SOR, SO$_2$R

カルボニル体とアミンとでイミンまたはイミニウム塩（**170**）が生成し，これに活性メチレンからのカルボアニオンが攻撃し，C–C 結合が形成される．次いでアミンが β-脱離を起こして α,β-不飽和エステルが得られる．

167　170　171　169

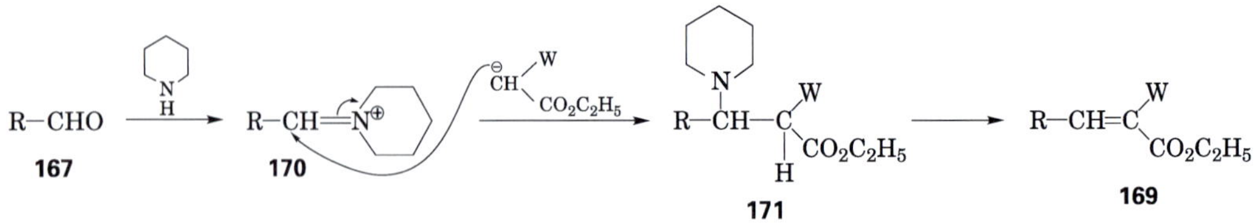

次に反応例を示す．マロン酸（**174**）を用いると脱炭酸も起こり，α,β–不飽和カルボン酸が得られる．**177** から還元，加水分解，Hofmann 転位（5 章 2 H 1 参照）を経てイソロイシンが合成される．また **177** へシアン化水素の Michael 付加（6章 2 D 1 参照），加水分解，脱炭酸，アンモニウム塩の閉環でエトスクシミドが合成される．

138　35　172

［Doebner 改良法］

173　174　175

176　50　177

177　178　180

179
L–イソロイシン㊐
（アミノ酸）

181
エトスクシミド㊐
（抗てんかん薬）

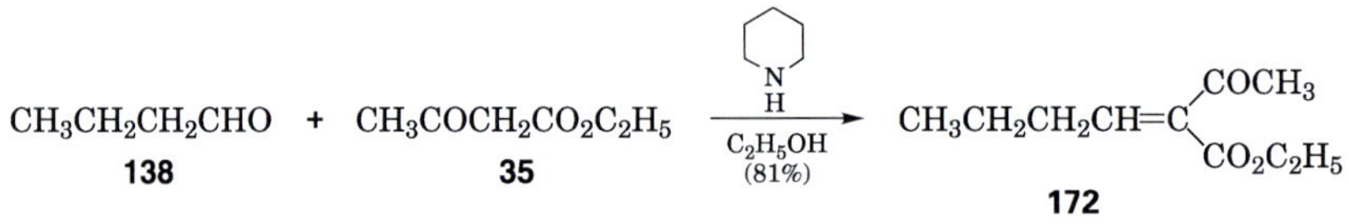

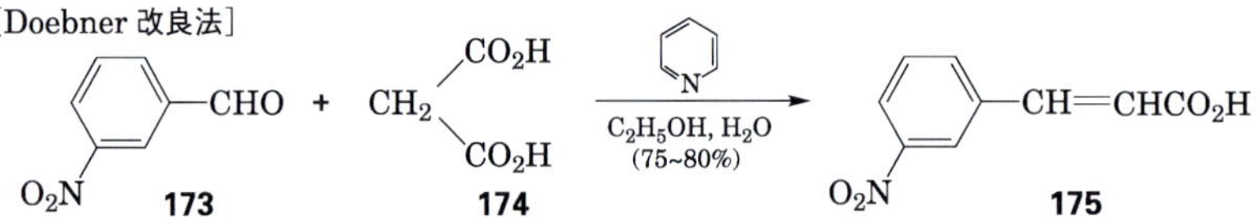

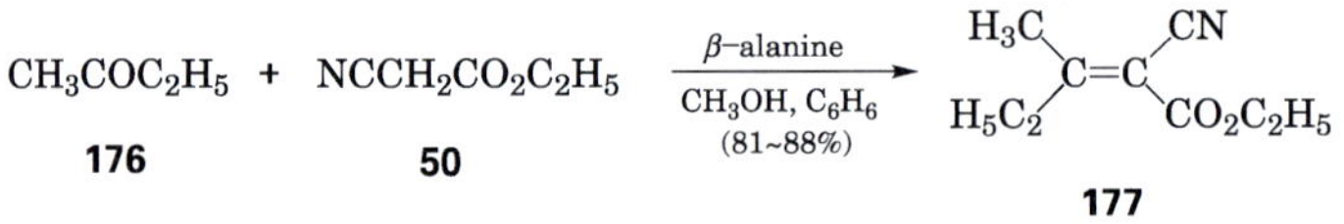

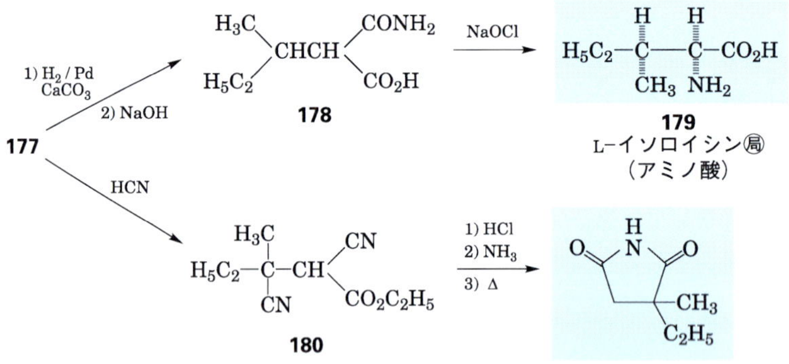

2) Perkin 反応

芳香族アルデヒドと酸無水物をその酸のナトリウム塩またはカリウム塩と加熱すると **α,β–不飽和カルボン酸**が得られる．これを **Perkin 反応**という．

182　183　184

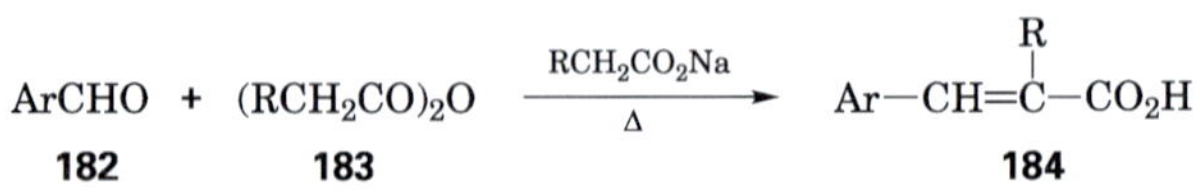

無水酢酸(**185**)から生じたエノラートアニオン(**186**)がベンズアルデヒドと縮合し，酢酸が脱離して**ケイヒ酸**(**191**)が生成する．

$$(CH_3CO)_2O \xrightleftharpoons[]{CH_3CO_2Na} CH_3COO-C=CH_2 \xrightleftharpoons[]{C_6H_5CHO} \cdots \rightarrow C_6H_5-CH-CH_2CO_2^{\ominus}$$

185 , **186** , **187** , **188**

$$\xrightarrow{(CH_3CO)_2O} C_6H_5-CH-CH-COOCOCH_3 \xrightarrow{-CH_3CO_2H} \text{**190**} \rightarrow \text{ケイヒ酸 **191**}$$

189

次に反応例を示す．診断薬のイオパノ酸は無水酪酸(**193**)との反応を経て合成される．

フルフラール(**192**) + $(CH_3CO)_2O$ $\xrightarrow[\text{reflux (65~70\%)}]{CH_3CO_2K}$ **193**

173 $\xrightarrow[CH_3CH_2CH_2CO_2Na]{(CH_3CH_2CH_2CO)_2O \ \textbf{194}}$ **195** $\xrightarrow[\text{2) ICl}]{\text{1) H}_2/\text{Ni}}$ **196** イオパノ酸（X線造影剤）

3) Stobbe 縮合

NaHや$(CH_3)_3$COKの強塩基の存在下，アルデヒドまたはケトンと**コハク酸ジエチル**(**197**)とが縮合し，アルキリデンコハク酸モノエチルエステル(**198**)が生成する．これを **Stobbe 縮合** という．

$$\begin{array}{c} R \\ R' \end{array}\!\!C=O + \begin{array}{c}CH_2CO_2C_2H_5 \\ CH_2CO_2C_2H_5\end{array} \xrightarrow{\text{塩基}} \begin{array}{c}R \\ R'\end{array}\!\!C=C\begin{array}{c}CO_2C_2H_5 \\ CH_2CO_2H\end{array}$$

106 , **197** , **198**

コハク酸ジエチル(**197**)から生じたカルボアニオンがケトンを攻撃し，ラクトン(**201**)となり，次いで β 脱離を起こして **198** が生成する．

197 $\xrightarrow{(CH_3)_3COK}$ **199** $\xrightarrow{R,R'C=O}$ **200** → **201**

$$\longrightarrow \begin{array}{c}R\\R'\end{array}C=C\begin{array}{c}CO_2C_2H_5\\CH_2CO_2^{\ominus}\end{array} \xrightarrow{H^{\oplus}} \begin{array}{c}R\\R'\end{array}C=C\begin{array}{c}CO_2C_2H_5\\CH_2CO_2H\end{array}$$

202   **198**

次に反応例を示す．

$$\begin{array}{c}C_6H_5\\C_6H_5\end{array}C=O + \begin{array}{c}CH_2-CO_2C_2H_5\\CH_2-CO_2C_2H_5\end{array} \xrightarrow[\substack{(CH_3)_3COH\\ \text{reflux}\\(92\sim94\%)}]{(CH_3)_3COK} \begin{array}{c}C_6H_5\\C_6H_5\end{array}C=C\begin{array}{c}CO_2C_2H_5\\CH_2CO_2H\end{array} \xrightarrow[\substack{CH_3CO_2H\\ \text{reflux}\\(73\%)}]{HBr} \begin{array}{c}C_6H_5\\C_6H_5\end{array}C=CHCH_2CO_2H$$

111   **197**   **203**   **204**

$$\begin{array}{c}H_3C\\H_3C\end{array}CHCHO + \begin{array}{c}CH_2-CO_2C_2H_5\\CH_2-CO_2C_2H_5\end{array} \xrightarrow[\substack{(CH_3)_3COH\\ \text{reflux}}]{(CH_3)_3COK} \begin{array}{c}H_3C\\H_3C\end{array}CH-CH=C\begin{array}{c}CO_2C_2H_5\\CH_2CO_2H\end{array} \xrightarrow[\substack{HCl\\(85\%)}]{C_2H_5OH} \begin{array}{c}H_3C\\H_3C\end{array}CH-CH=C\begin{array}{c}CO_2C_2H_5\\CH_2CO_2C_2H_5\end{array}$$

205   **197**   **206**   **207**

4) Darzens 反応

α-ハロエステルとアルデヒドまたはケトンとが塩基存在下で縮合してエポキシドを形成し，グリシド酸エステル glycidic ester (**209**) を生成する反応を **Darzens 反応**という．塩基としては $(CH_3)_3COK$ などの強塩基を用い，α-ハロエステルとして**クロロ酢酸エチル**(**208**)を用いることが多い．**209** は加水分解するとアルデヒドを与える．

$$\begin{array}{c}R\\R'\end{array}C=O + ClCH_2CO_2C_2H_5 \longrightarrow \begin{array}{c}R\\R'\end{array}\overset{O}{\overbrace{C-CH}}-CO_2C_2H_5 \longrightarrow \begin{array}{c}R\\R'\end{array}CH-CHO$$

106   **208**   **209**   **210**

反応機構としては，塩基によって生じたカルボアニオン(**211**)がケトンに付加する．生成したアルコキシドが塩素と分子内置換反応を起こしてエポキシドが形成される．加水分解すると，脱炭酸を伴ったエポキシドの開環が起こり，エノール(**214**)を経てアルデヒドとなる．

$$\overset{\ominus}{Cl}CHCO_2C_2H_5 + \begin{array}{c}R\\R'\end{array}C=O \longrightarrow \begin{array}{c}R\\R'\end{array}\overset{\overset{\ominus}{O}}{\underset{Cl}{C}}-CHCO_2C_2H_5 \longrightarrow \begin{array}{c}R\\R'\end{array}\overset{O}{\overbrace{C-CH}}CO_2C_2H_5$$

211   **212**   **209**

$$\longrightarrow \begin{array}{c}R\\R'\end{array}\overset{O}{\overbrace{C-CH}}-\overset{O}{C}-OH \longrightarrow \begin{array}{c}R\\R'\end{array}C=CHOH \longrightarrow \begin{array}{c}R\\R'\end{array}CHCHO$$

213   **214**   **210**

次に反応例を示す．グリシド酸エステル(**217**)から加水分解によりアルデヒドとした後，酸化によりイブプロフェンが合成される*．

---

* レチノール酢酸エステル[60]，トリメトキノール塩酸塩[61]も本法を用いて合成される．

64　208　215

216　217

218

219
イブプロフェン㊍
（非ステロイド性抗炎症薬，解熱鎮痛薬）

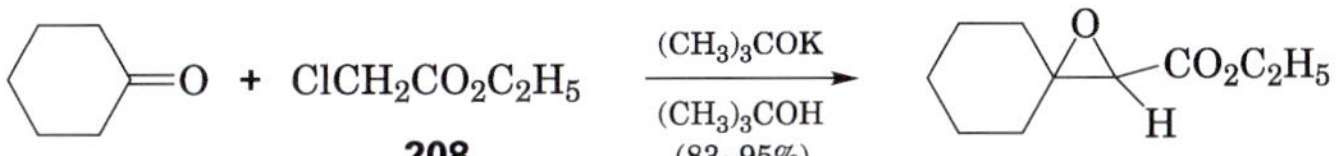

D カルボアニオンの共役系への付加

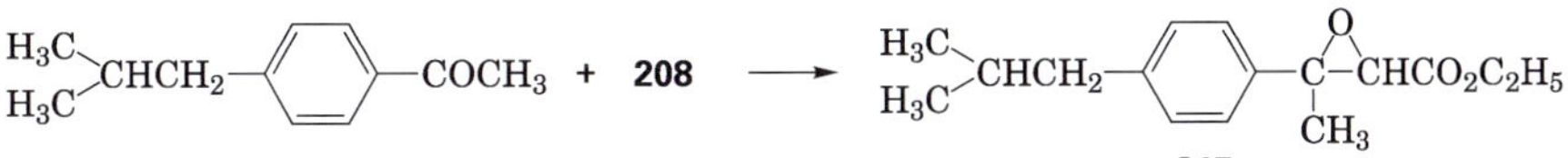

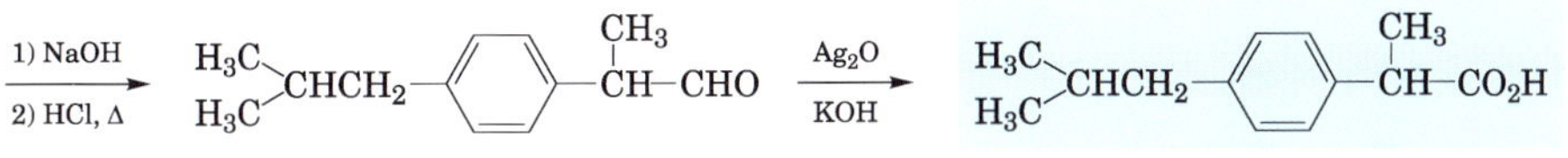

1) Michael 反応

カルボアニオンが α,β-不飽和エステル，アルデヒド，ケトンやニトリルなどと反応するときは，カルボニルやニトリルの炭素ではなく β 位の二重結合の炭素を攻撃し，**β 付加**が起こる．これを **Michael 反応**または **Michael 付加**という．必ず β 位に C–C 結合が形成される．

1　220　221　222

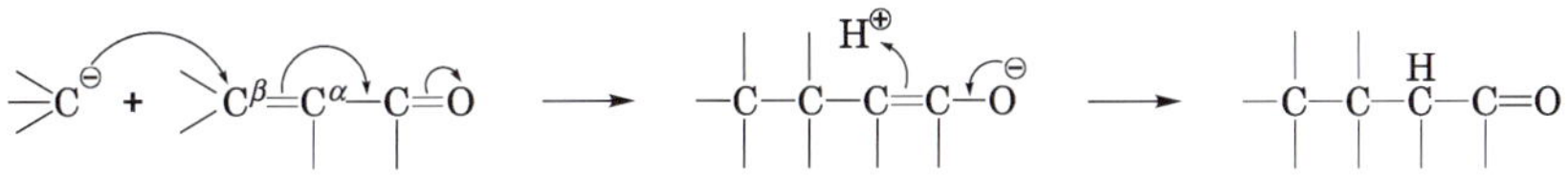

次に反応例を示す．サントニンの合成は，$\alpha,\beta;\gamma,\delta$-不飽和ケトン（**232**）の δ 位に C–C 結合が形成された例である．

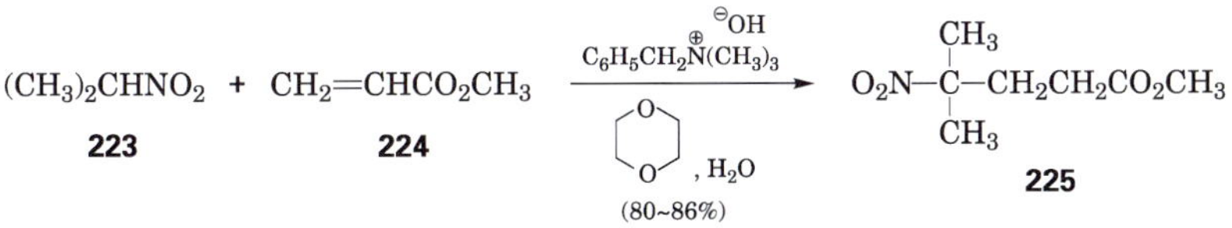

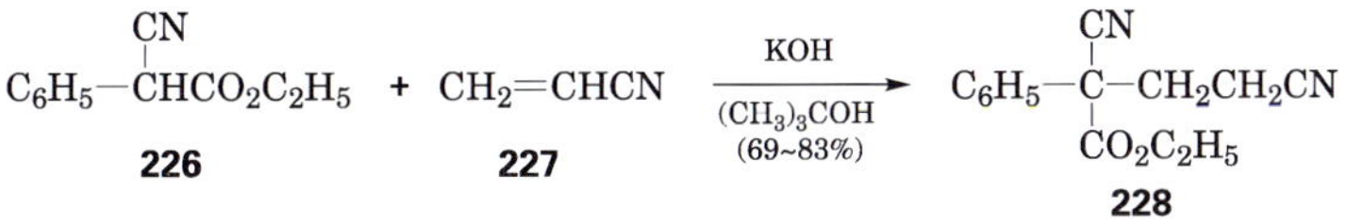

229　230　231

ワルファリンカリウム㊐
（抗凝血薬）

26　232　233

234
サントニン㊐
（駆虫薬）

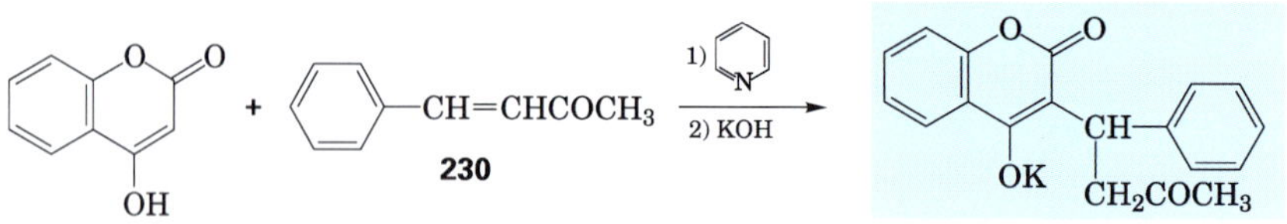

2）Robinson annelation 反応

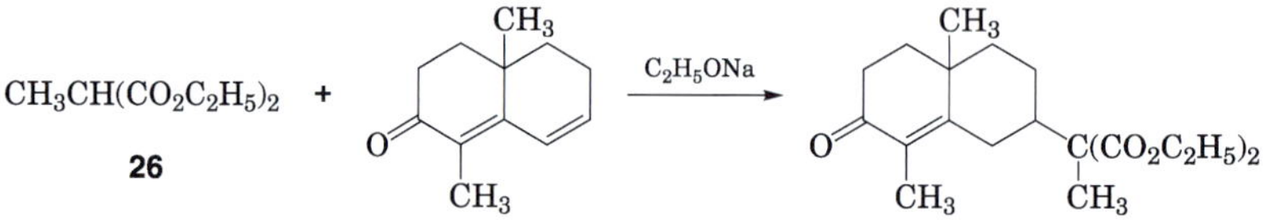

シクロヘキサノン(**64**)と**メチルビニルケトン**(**235**)を塩基存在下に反応させると新たにシクロヘキセノン環が形成され，二環性不飽和ケトン(**145**)が生成する．これを **Robinson annelation (annulation) 反応**という．多環性化合物のステロイドやトリテルペンの骨格合成に有用な反応である．

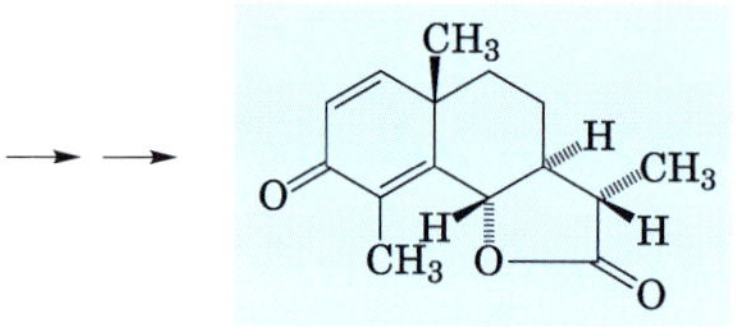

反応機構は塩基によって生じたエノラートイオン(**65**)が Michael 反応を起こして **236** となり，これが引き続いて脱水を伴った分子内アルドール反応を起こして **145** となる．

64　235　145

65　235　236a　236b

237

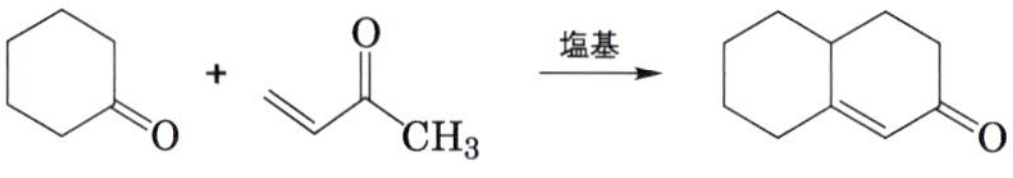

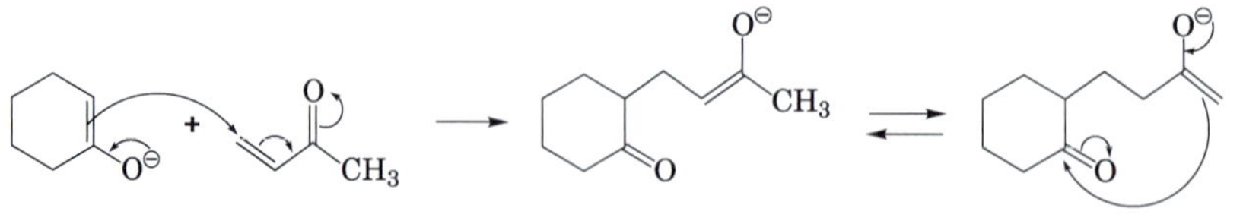

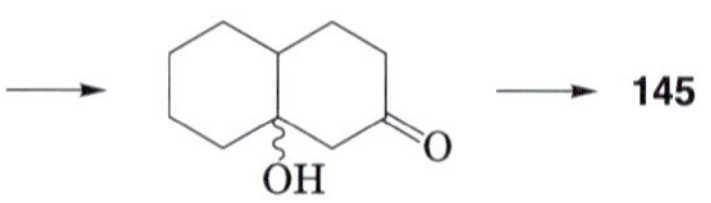

次に反応例を示す．いずれも最も酸性の強い活性メチンがカルボアニオンとなるのでこの位置にC–C 結合が生成する．

238 235 239 240

241 242 243

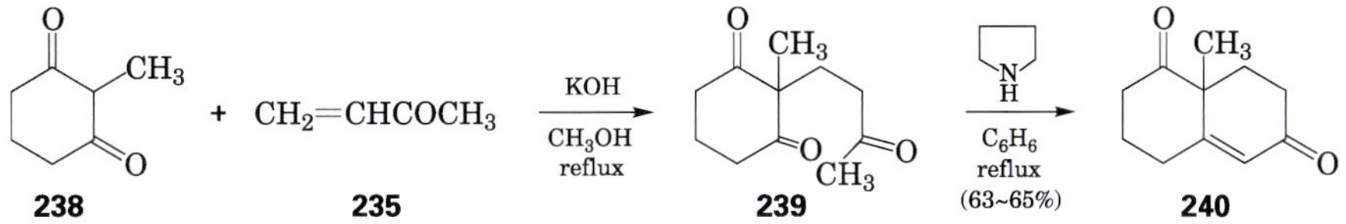

E カルボアニオンとイミニウム塩の反応（Mannich 反応）

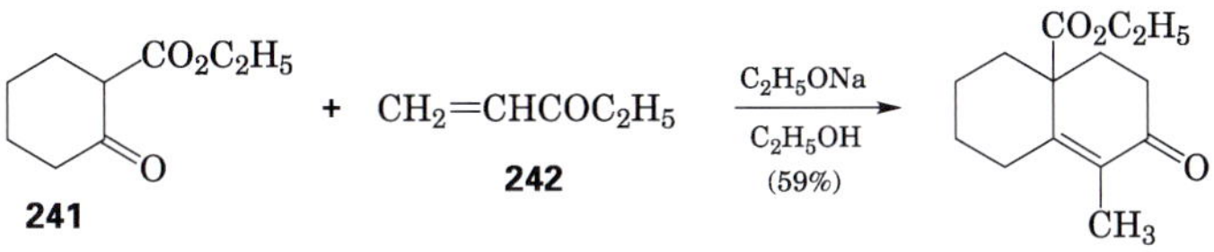

弱酸性条件下，アルデヒドやケトンのような活性メチレンを有するカルボニル化合物(**58**)，ホルムアルデヒド(**244**)およびアミンの 3 成分が一挙に縮合して，カルボニルの α 位が**アミノメチル化** aminomethylation される反応を **Mannich 反応**という．生成したアミンを **Mannich 塩基**という．

58 244 245 246

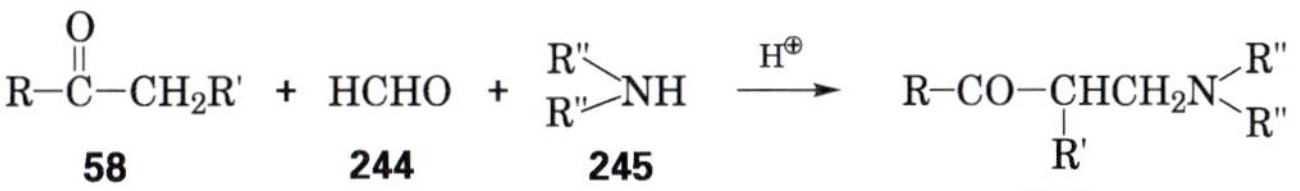

反応機構は Knoevenagel 反応とよく似ている．まずホルムアルデヒドとアミンからイミニウム塩(**248**)が生成し，これをカルボニル化合物から生じたエノール(**249**)が攻撃し，Mannich 塩基(**246**)が形成される．

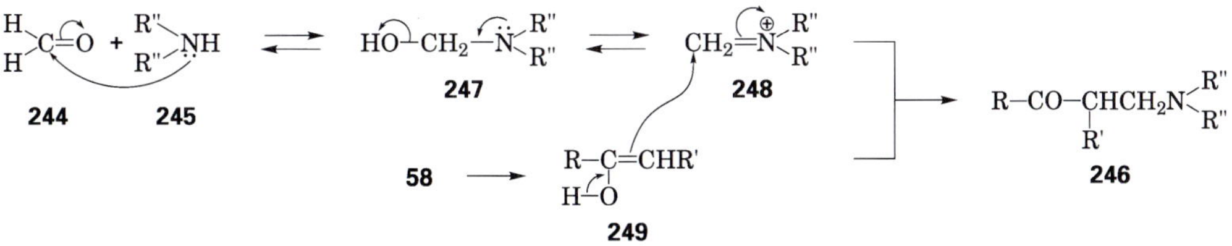

次に反応例を示す．Robinson のトロピノン(**255**)の合成は有名で，ホルムアルデヒドの代わりにジアルデヒド(**251**)を用いた**二重 Mannich 反応**によって一挙にトロパン骨格が合成される．アミンとしてピペリジンを用いる Mannich 反応でトルペリゾンやトリヘキシフェニジルが合成される*．

* L-トリプトファン局も Mannich 反応で合成される(5章 3 C 参照)．

$$C_6H_5COCH_3 + HCHO + \underset{H_3C}{\overset{H_3C}{>}}NH \xrightarrow[\text{reflux}]{C_2H_5OH-H_2O} C_6H_5COCH_2CH_2N(CH_3)_2$$
162　　　**244**　　　　　　　　　　(68〜72%)　　　　　**250**

$$\underset{251}{\overset{CHO}{\underset{CHO}{\mid}}} + CH_3NH_2 + \underset{253}{\overset{CH_2CO_2H}{\underset{CH_2CO_2H}{>CO}}} \longrightarrow \underset{254}{\text{N–CH}_3} \xrightarrow{-CO_2} \underset{255}{\text{N–CH}_3=O}$$

$$\underset{256}{H_3C\text{-}C_6H_4\text{-}COCH_2CH_3} + (HCHO)_n + \text{piperidine} \longrightarrow \underset{257}{H_3C\text{-}C_6H_4\text{-}COCH(CH_3)CH_2\text{-}N(piperidine)} \cdot HCl$$

257 トルペリゾン塩酸塩㊗（中枢性筋弛緩薬）

$$\underset{162}{C_6H_5COCH_3} + HCHO + \text{piperidine} \longrightarrow \underset{258}{C_6H_5COCH_2CH_2\text{-}N(piperidine)}$$

$$\xrightarrow{\text{C}_6\text{H}_{11}\text{-MgBr}} \underset{259}{\text{HO-C(Ph)(C}_6\text{H}_{11}\text{)-CH}_2\text{CH}_2\text{-N(piperidine)}} \cdot HCl$$

259 トリヘキシフェニジル塩酸塩㊗（抗パーキンソン病薬）

F カルボアニオンと酸ハロゲン化物の反応

1) β-ケトエステルの反応

カルボアニオンは酸ハロゲン化物と反応してアシル体（**262**）を生成する．

$$\underset{1}{>C^{\ominus}} + \underset{260}{R\text{-}\overset{O}{\underset{\parallel}{C}}\text{-}Cl} \longrightarrow \underset{261}{>C\text{-}\overset{O^{\ominus}}{\underset{R}{C}}\text{-}Cl} \longrightarrow \underset{262}{-C\text{-}COR}$$

次に反応例を示す．アセト酢酸エチル（**35**）をベンゾイル化すると **264** が得られる．これをアルカリ処理すると脱アセチルして **265** が得られる．結局，酢酸エチルをベンゾイル化したことになる．この反応を利用して **35** から **267** へ導き，チオ尿素と縮合させてプロピルチオウラシルを合成する．

268
プロピルチオウラシル㊖
(甲状腺ホルモン合成阻害薬)

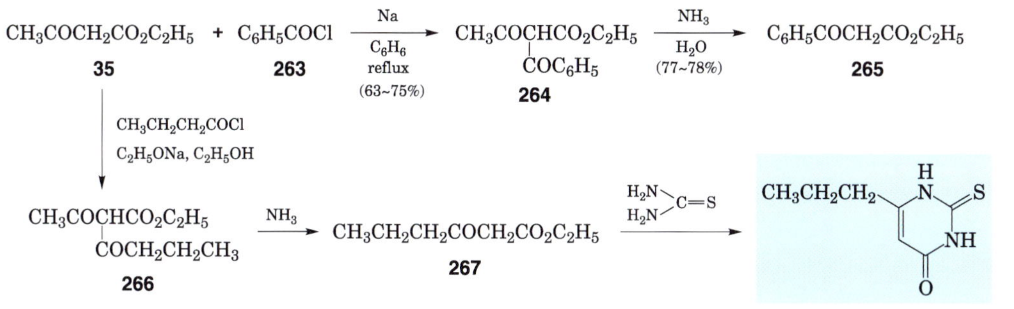

2) エナミンの反応

エナミン(**269**)に酸ハロゲン化物を作用させるとアシル化体(**270**)が得られる．これを加水分解すると**β-ジケトン**(**271**)を与える．

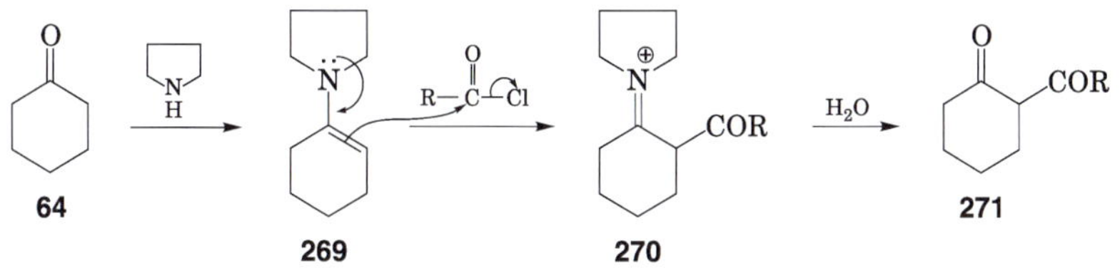

次に反応例を示す．

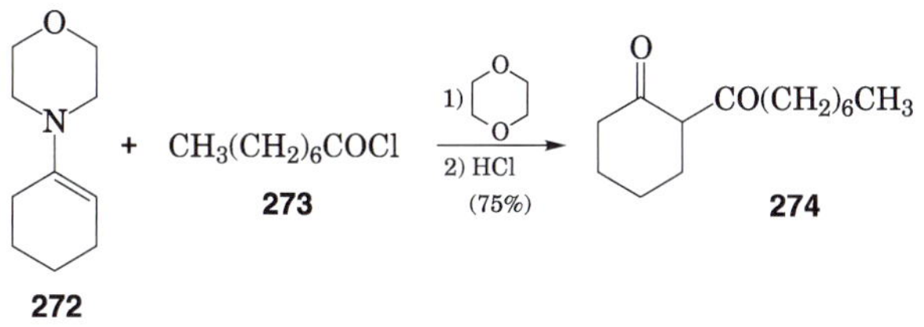

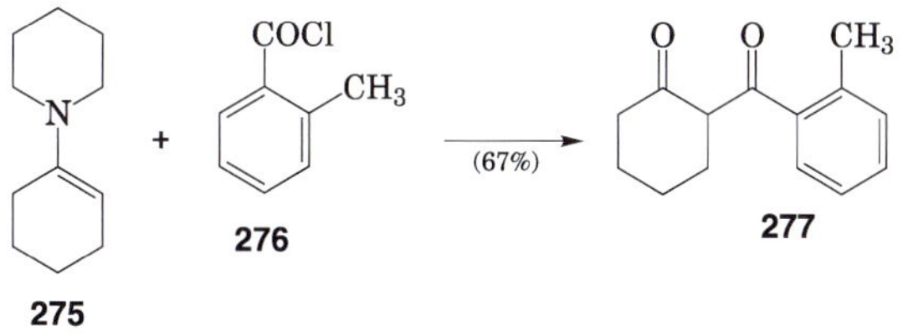

G カルボアニオンとエステルの反応

1) Claisen 縮合

α 位に水素をもつエステルは塩基存在下 2 分子自己縮合して**β-ケトエステル**(**279**)を生成する．これを **Claisen のエステル縮合** Claisen ester condensation という．

$$2\text{RCH}_2\text{CO}_2\text{R}' \xrightarrow{\text{塩基}} \text{RCH}_2\text{COCHCO}_2\text{R}'$$
$$\phantom{2\text{RCH}_2\text{CO}_2\text{R}'} \text{R}$$
278 → **279**

エステルから生じたカルボアニオン(**280**)がもう1分子のエステルのカルボニル基を攻撃して縮合し，アルコキシドが脱離してβ-ケトエステル(**279**)を与える．

278 ⇌ (塩基) $\text{R}\overset{-}{\text{C}}\text{HCO}_2\text{R}'$ **280** + $\text{RCH}_2\text{COR}'$ ⇌ $\text{R-CH}_2\text{C}(\text{O}^-)(\text{OR}')\text{-CHCO}_2\text{R}'$ (R) **281**

⇌ $\text{RCH}_2\text{-CO-CHR-COR}'$ **279** + $\text{R}'\text{O}^-$ ⇌ $\text{RCH}_2\text{-C}(\text{O}^-)=\text{CR-COR}'$ **279a** + R'OH

279a $\xrightarrow{\text{H}_3\text{O}^+}$ **279**

酢酸エチルは2分子縮合してアセト酢酸エチルを与える．2つの異なったエステル間の縮合では，一方はα位に水素のないエステルを用いる．このようなエステルとして，**炭酸エステル** CO(OR)_2，**ギ酸エステル** HCO_2R，**シュウ酸エステル** $(\text{CO}_2\text{R})_2$，**芳香族エステル** ArCO_2R が用いられる．エステル以外の活性メチレンもエステルによりアシル化される．

次に反応例を示す．シュウ酸エステルと縮合して生成するα-ケトエステル(**285**)は加熱により一酸化炭素が脱離して **241** を与える．メチルドパはフェニルアセトニトリル(**286**)と酢酸エチルとの縮合を経て合成される*．

$\text{CH}_3\text{CH}_2\text{CO}_2\text{C}_2\text{H}_5$ **282** $\xrightarrow[\text{C}_2\text{H}_5\text{ONa}]{\text{C}_6\text{H}_5\text{CO}_2\text{C}_2\text{H}_5}$ (51%) $\text{CH}_3\text{CH}(\text{CO}_2\text{C}_2\text{H}_5)\text{COC}_6\text{H}_5$ **283**

284 (シクロヘキサノン-2-CHOH) ←$\xrightarrow[\text{C}_2\text{H}_5\text{ONa},(\text{C}_2\text{H}_5)_2\text{O}]{\text{HCO}_2\text{C}_2\text{H}_5}$ (70~74%)— シクロヘキサノン **64** —$\xrightarrow[\text{C}_2\text{H}_5\text{ONa},\text{C}_2\text{H}_5\text{OH}]{(\text{CO}_2\text{C}_2\text{H}_5)_2}$ (63~67%)→ **285** (2-COCO$_2$C$_2$H$_5$-シクロヘキサノン) $\xrightarrow[(59\sim62\%)]{165\sim175°\text{C}}$ **241** (2-CO$_2$C$_2$H$_5$-シクロヘキサノン)

---

* フェノバルビタール®，イブプロフェン®，オキシメトロン®，クロモグリク酸ナトリウム®，エチオナミド®，プロチオナミド®なども本法を用いて合成される．

286 287 124

126
メチルドパ(水和物㊐)
(抗高血圧症薬)

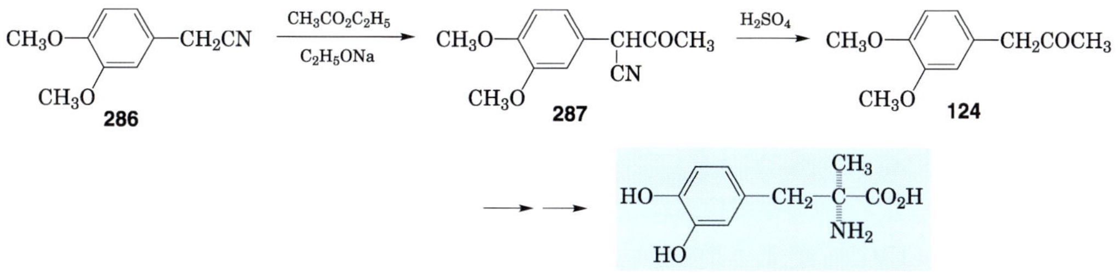

2) Dieckmann 縮合

Claisen のエステル縮合が分子内で起これば閉環して環状 β-ケトエステル(**290**)を与える．これを **Dieckmann 縮合**という．**290** を加水分解，脱炭酸すると環状ケトン(**291**)が得られる．

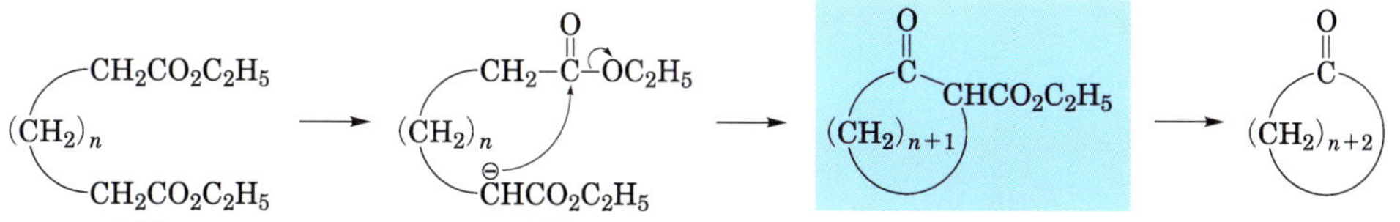

288 289 290 291

次に反応例を示す．

292 293

294 295

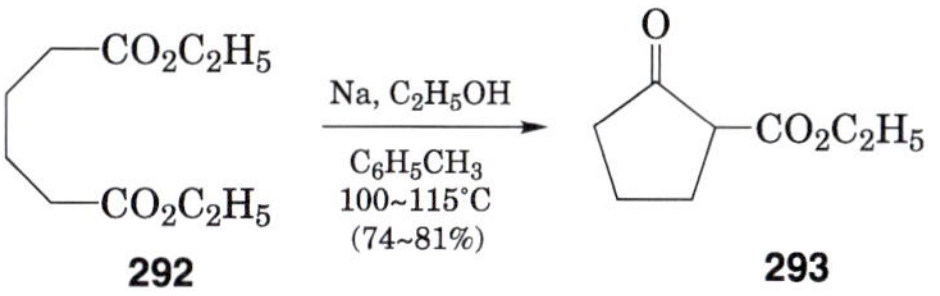

H イリドを用いる反応

1) Wittig 反応

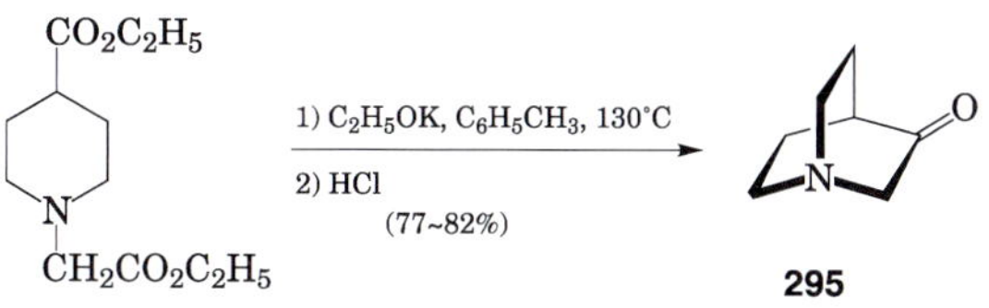

リンの**イリド** ylide(**296**)はアルデヒドやケトンと反応してオレフィンを生成する．これを **Wittig 反応**といい，カルボニルから**炭素-炭素二重結合の形成反応**として最もよく利用されている反応である．

296 297 298

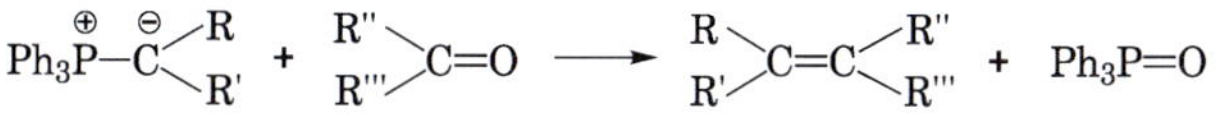

トリフェニルホスフィン(**299**)がハロゲン化アルキルと反応するとホスホニウム塩(**301**)が生成する．C_4H_9Li や NaH などの強塩基で $P^{\oplus}$ の α 水素を引き抜くとイリド(**296**)となる．イリドはイレン ylene(**302**)との間で共鳴安定化していると考えられているので，リンのイリドは**ホスホニウムイリド** phosphonium ylide，**アルキリデンホスホラン** alkylidene phosphorane または **Wittig 試薬**とも呼ばれる．イリドは置換基(R および R')の種類により，不安定イリド(H，アルキル)，準安定イリド(C_6H_5, $CH_2=CH$)および安定イリド(CO_2R, COR, CN)に分類することができる．不安定なほど反応性は高い．

反応は，イリドのカルボアニオンがアルデヒドやケトンのカルボニル基を攻撃し，中間に**ベタイン**(**303**)または四員環の**オキサホスフェタン**(**304**)を経てオレフィンとホスフィンオキシド(**305**)が生成する．

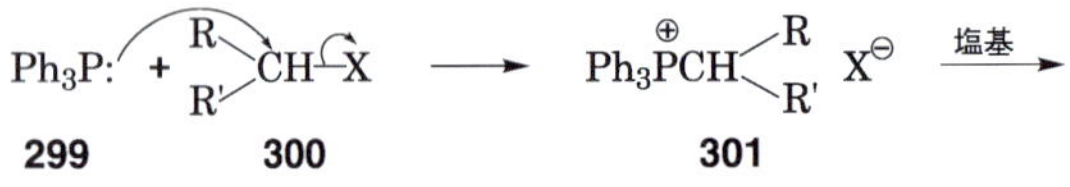

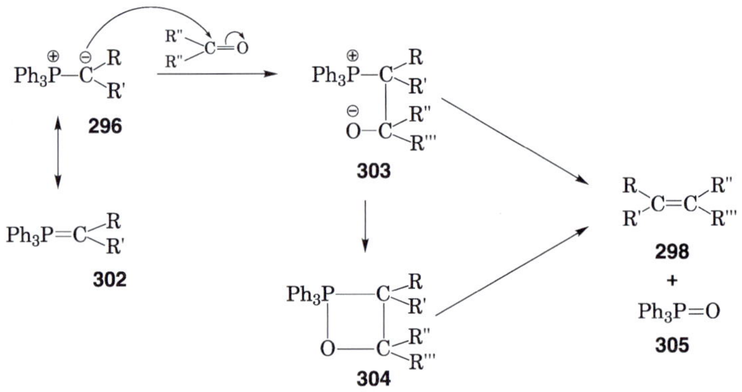

Wittig 反応で生成する二重結合には，**シス**と**トランス**の 2 つの幾何異性体が生じる可能性がある．一般に，不安定イリドを用い，リチウム塩が存在しないときはシス体，安定イリドを用いる場合やリチウム塩が存在するときはトランス体が主成績体となる．次に反応例を示す．

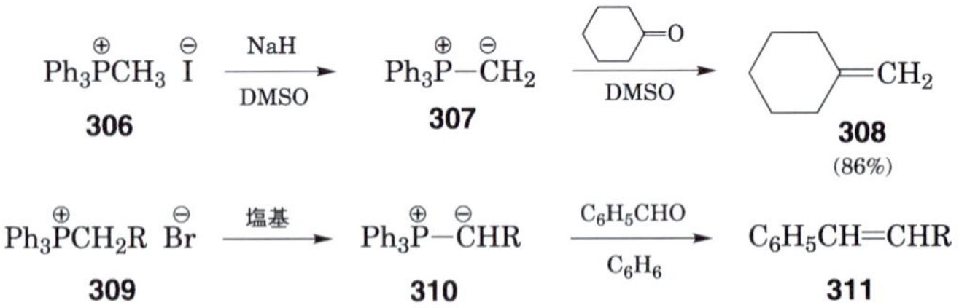

	R	塩基	収率	cis : trans
a:	CH_3	$NaNH_2$, liq.NH_3	98%	87 : 13
b:	C_6H_5	C_6H_5Li, $(C_2H_5)_2O$	82%	30 : 70
c:	$CO_2C_2H_5$	C_2H_5ONa, C_2H_5OH	77%	0 : 100

Wittig 試薬としてメトキシメチリド(**313**)を用いるとアルデヒドを合成できる．

$$\text{CH}_3\text{O-C}_6\text{H}_4\text{-COCH}_3 + \text{Ph}_3\overset{\oplus}{\text{P}}-\overset{\ominus}{\text{C}}\text{HOCH}_3 \xrightarrow{(60\%)} \text{CH}_3\text{O-C}_6\text{H}_4-\underset{\text{CH}_3}{\text{C}}=\text{CHOCH}_3 \xrightarrow[(85\%)]{\text{HCl}}$$

312　　　　**313**　　　　　　　　　　**314**

$$\text{CH}_3\text{O-C}_6\text{H}_4-\underset{\text{H}}{\overset{\text{CH}_3}{\text{C}}}-\text{CHO}$$

315

2) Horner–Emmons 反応

Wittig 反応において，安定イリドは反応性が低いのでアルデヒドとは反応するがケトンとは反応しにくい場合があり，収率も悪い．この欠点を補うため，ホスホニウム塩の代わりにアルキル亜リン酸ジエステル(**316**)を用いる **Horner–Emmons 反応** が開発された．生成するオレフィンは主としてトランスである．

$$(\text{C}_2\text{H}_5\text{O})_2\overset{\text{O}}{\text{P}}\text{CH}_2\text{W} \xrightarrow{\text{塩基}} (\text{C}_2\text{H}_5\text{O})_2\overset{\text{O}}{\text{P}}\overset{\ominus}{\text{C}}\text{HW} \xrightarrow{\underset{\text{R}'}{\overset{\text{R}}{}}\text{C=O}} \underset{\text{R}'}{\overset{\text{R}}{}}\text{C=CHW}$$

316　　　　　　　**317**　　　　　　　**318**　　W=CO₂R″, CN, COR″

試薬のアルキル亜リン酸ジエステル(**316**)は，亜リン酸トリエチル(**319**)に電子求引性基のついたハロゲン化アルキルを作用させると生成する．これを塩基(NaH, C₄H₉Li や C₂H₅OLi)で処理して生じるカルボアニオン(**317**)がケトンのカルボニル基を攻撃してオレフィンを生成する．

$$(\text{C}_2\text{H}_5\text{O})_3\text{P:} + \text{WCH}_2\text{-X} \longrightarrow (\text{C}_2\text{H}_5\text{O})_2\overset{\oplus}{\text{P}}-\text{CH}_2\text{W} \longrightarrow (\text{C}_2\text{H}_5\text{O})_2\overset{\text{O}}{\text{P}}\text{CH}_2\text{W} \xrightarrow{\text{塩基}}$$

319　　**320**　　　　　　　**321**　　　　　　　**316**

$$(\text{C}_2\text{H}_5\text{O})_2\overset{\text{O}}{\text{P}}\overset{\ominus}{\text{C}}\text{HW} \xrightarrow{\underset{\text{R}'}{\overset{\text{R}}{}}\text{C=O}} \text{R-}\underset{\text{R}'}{\overset{\overset{\ominus}{\text{O}}-\text{P(OC}_2\text{H}_5)_2}{\text{C}}}-\text{CHW} \longrightarrow \underset{\text{R}'}{\overset{\text{R}}{}}\text{C=CHW} + (\text{C}_2\text{H}_5\text{O})_2\overset{\text{O}}{\text{P}}-\text{O}^{\ominus}$$

317　　　　　　**322**　　　　　　　　　　**318**　　　　　**323**

次に反応例を示す．

$$\text{シクロヘキサノン} + (\text{C}_2\text{H}_5\text{O})_2\overset{\text{O}}{\text{P}}\text{CH}_2\text{CO}_2\text{C}_2\text{H}_5 \xrightarrow[\text{C}_6\text{H}_6]{\text{NaH}} \text{C}_6\text{H}_{10}=\text{CHCO}_2\text{C}_2\text{H}_5$$

64　　　　　**324**　　　　(67〜77%)　　**325**

$$\underset{\text{C}_3\text{H}_7}{\overset{\text{C}_3\text{H}_7}{}}\text{C=O} + (\text{C}_2\text{H}_5\text{O})_2\overset{\text{O}}{\text{P}}\text{CH}_2\text{CN} \xrightarrow[\text{DMSO}]{\text{NaH}} \underset{\text{C}_3\text{H}_7}{\overset{\text{C}_3\text{H}_7}{}}\text{C=CHCN}$$

326　　　　**327**　　　(74%)　　**328**

329　**330**　**331**

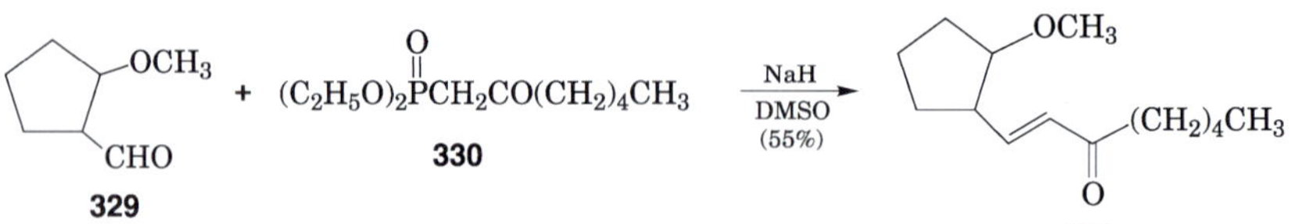

3）硫黄イリドを用いる反応

リンの代わりに硫黄を用いると同様に不安定な**硫黄イリド**を生じる．これらは **Corey 試薬**と呼ばれ，スルホニウム塩（**332**）から生成するジメチルスルホニウムメチリド dimethylsulfonium methylide（**333**）とスルホキソニウム塩（**336**）から生成するジメチルオキソスルホニウムメチリド dimethyloxosulfonium methylide（**337**）の 2 種類がよく用いられる．

332　**333a**　**333b**

333a　**334**　**335**

336　**337a**　**337b**

337a　**338**　**335**

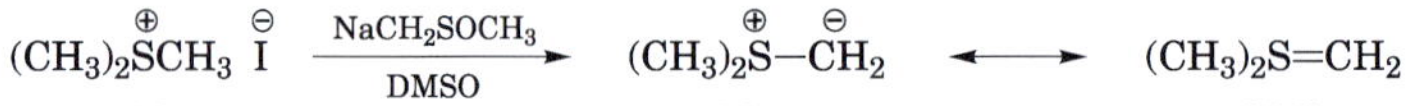

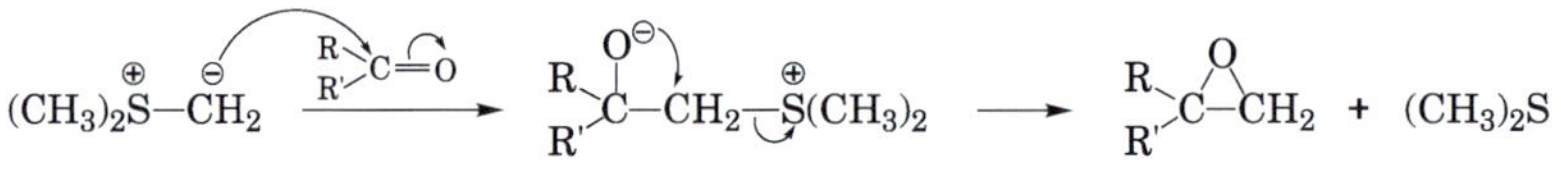

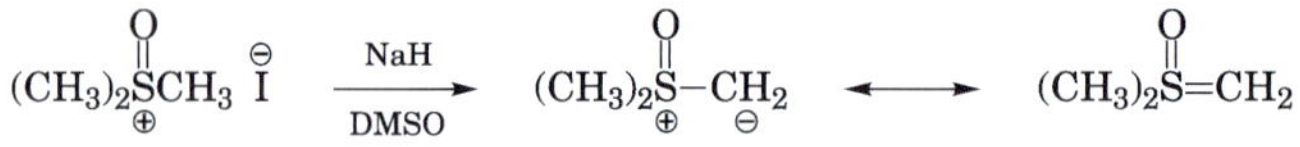

硫黄イリドは，Wittig 試薬と異なり，アルデヒドやケトンと反応して**エポキシド**を与える．これは中間のベタイン（**334** および **338**）が分子内置換反応を起こすためである．

127　**333**　**339**

64　**337**　**340**

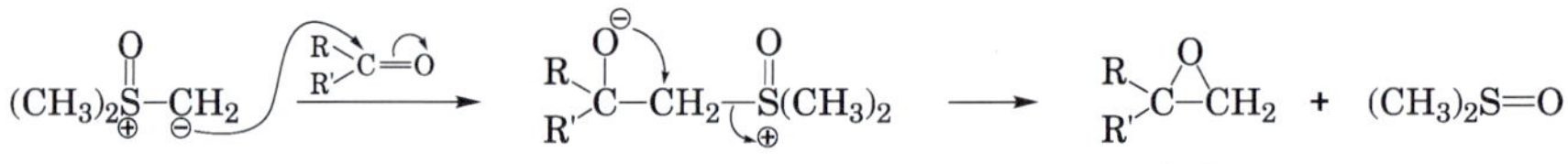

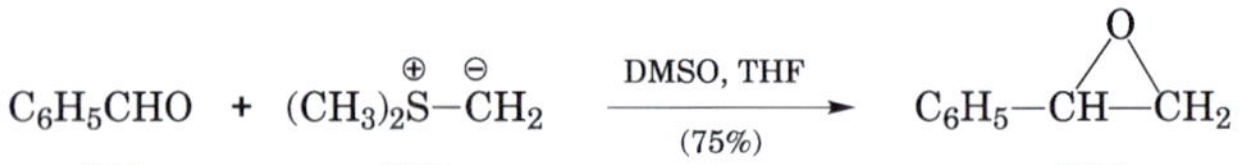

3. 有機金属化合物を用いる反応

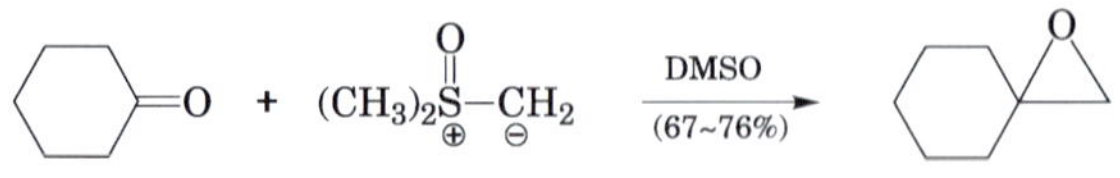

20 世紀初頭，ハロゲン化アルキルやハロゲン化アリールがマグネシウムと反応し，エーテルに

可溶な有機マグネシウム化合物が生成し，これが活性な求核剤として作用し，数々の有用な反応をすることが見出された．これが有名な Grignard 反応である．その後，有機リチウム化合物が開発され，さらに，カドミウム，銅，亜鉛，パラジウム，ニッケル，クロム，コバルトなどを含む多くの有機金属化合物が利用されるようになり，今日では有機合成反応の中で重要な位置を占めるにいたった．

　有機金属化合物においては，金属に隣りあった炭素は金属に比べて電気陰性度が高いため，強い求核性をもっている．このため，カルボアニオンと同様に有力な C–C 結合形成試薬として広く用いられる．

$$>\overset{\delta-}{C}-\overset{\delta+}{Metal}$$
341

A 有機マグネシウム化合物

1) Grignard 試薬の生成

　一般には，(1)有機ハロゲン化物と金属マグネシウムをジエチルエーテル，THF，ジオキサンなどのエーテル系溶媒中で反応させる．これはエーテルがマグネシウムに配位して Grignard 試薬の溶解度を上げるからである．用いるハロゲン化アルキルの反応性は RI＞RBr＞RCl の順である．その他，(2)ハロゲン化アルキルと Grignard 試薬との交換反応や (3)酸性水素と Grignard 試薬との交換反応でもつくることができる．Grignard 試薬を用いた種々の反応を Grignard 反応と呼んでいる．この反応を利用した主な合成法を次に述べる．

(1)　　RX ＋ Mg ⟶ RMgX

(2)　　RX ＋ R'MgX ⟶ RMgX ＋ R'X

(3)　　RC≡CH ＋ R'MgX ⟶ RC≡CMgX ＋ R'H

2) アルコールの合成

　Grignard 試薬はカルボニル化合物と容易に反応してアルコールを与える．副反応として，エノール化や還元が起こることがある．

$$R-MgX + \overset{R'}{\underset{R''}{>}}C=O \longrightarrow R-\underset{R''}{\overset{R'}{\underset{|}{\overset{|}{C}}}}-OMgX \xrightarrow{H_2O} R-\underset{R''}{\overset{R'}{\underset{|}{\overset{|}{C}}}}-OH$$

342　　　　　　　　　　　　　**343**　　　　　　　　**344**

　ホルムアルデヒドからは第一級アルコール，他のアルデヒドからは第二級アルコール，ケトンからは第三級アルコールが生成する．交換反応で生成する Grignard 試薬をケトン(**351**)に反応させて第三級アルコール(**352**)とした後，脱水するとアミトリプチリンとなる*．

---

* クロミフェンクエン酸塩⑯，シプロヘプタジン塩酸塩⑯，メチルテストステロン⑯，レチノール酢酸エステル⑯なども本法を用いて合成される．

345　346　347 (64~69%)

348　349　350 (53~54%)

351　352　353

アミトリプチリン（塩酸塩㊖）

（抗うつ薬［三環系］）

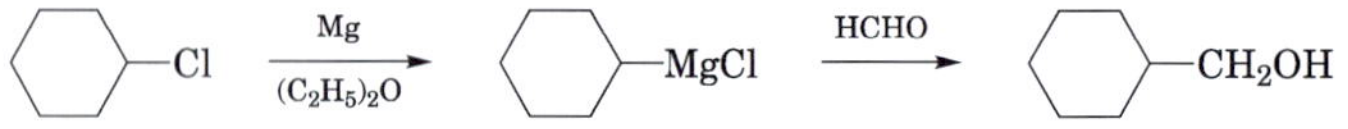

エステルやラクトンへは 2 当量の Grignard 試薬が付加し，第三級アルコールが得られる．中間にケトンが生成するが，ケトンはもとのエステルよりも反応性が高いので，さらに Grignard 試薬と反応してアルコールになる．**エチレンオキシド**（**358**）と反応すると**炭素が 2 個増えた**第一級アルコールを与える．

354　355　356　111　357 (89~93%)

358　359　360

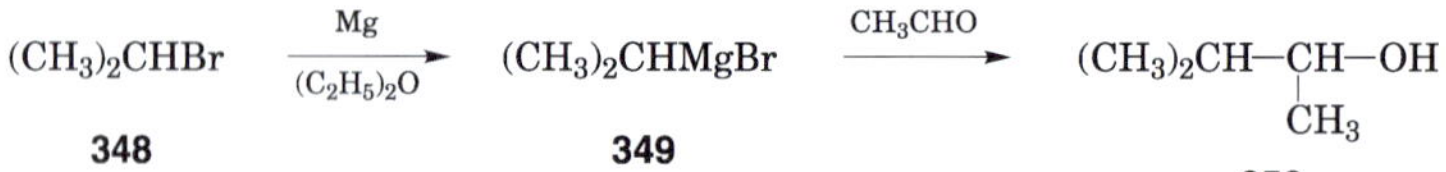

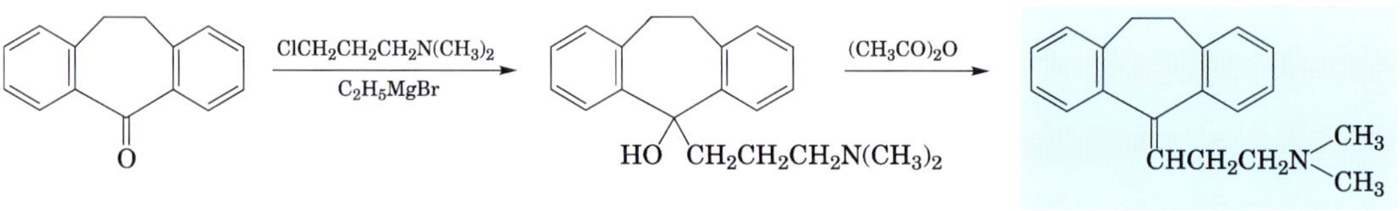

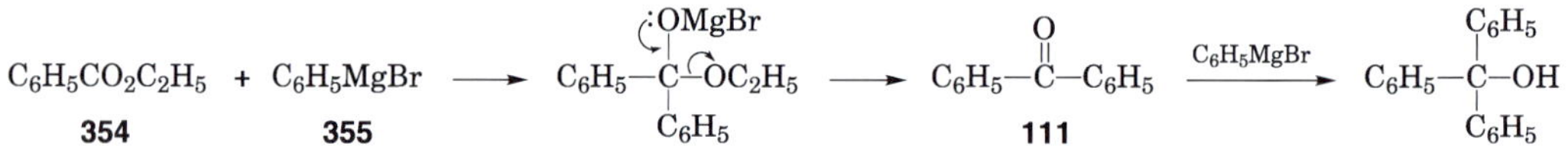

3）アルデヒドおよびケトンの合成

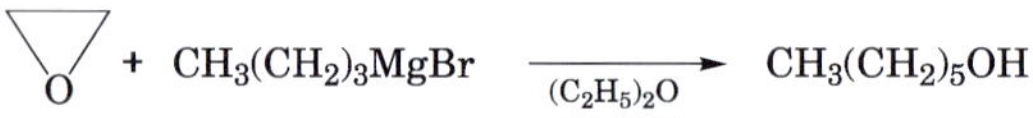

Grignard 試薬はオルトギ酸エステルと反応してアルデヒドを与え，ニトリルと反応してケトンを与える．

$$\underset{\mathbf{361}}{HC(OC_2H_5)_3} + \underset{\mathbf{342}}{RMgX} \longrightarrow \underset{\mathbf{167}}{RCHO}$$

$$\underset{\mathbf{8}}{R'CN} + \underset{\mathbf{342}}{RMgX} \longrightarrow \underset{\mathbf{106}}{RCOR'}$$

反応は中間にそれぞれアセタール（**362**）およびイミン（**363**）が生成するが，これらは後処理で加水分解されアルデヒドおよびケトンになる．

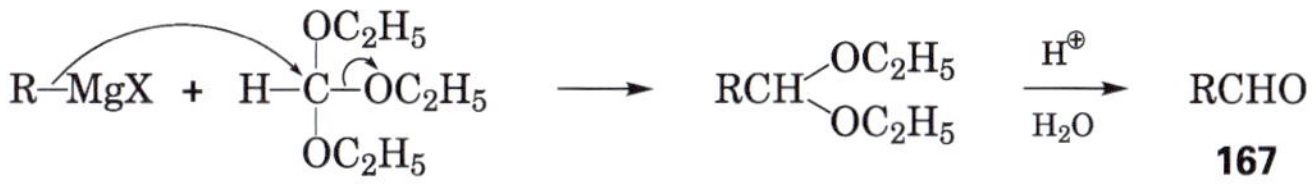

361　　362　　167

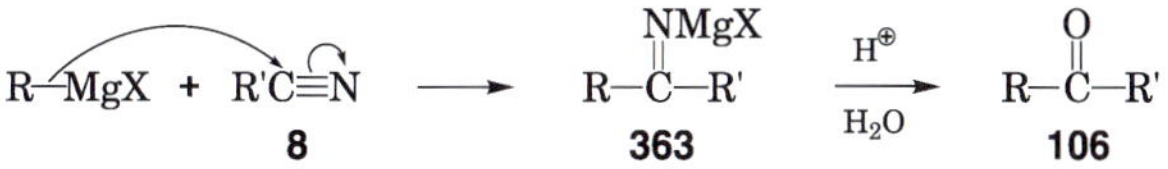

8　　363　　106

次に反応例を示す．ケタミン塩酸塩(**371**)はニトリルからケトン(**370**)を経て合成される*.

$$\underset{\mathbf{364}}{CH_3(CH_2)_4MgBr} + \underset{\mathbf{361}}{HC(OC_2H_5)_3} \xrightarrow[\text{2) } H_2SO_4 \ (45\sim50\%)]{\text{1) } (C_2H_5)_2O} \underset{\mathbf{365}}{CH_3(CH_2)_4CHO}$$

$$\underset{\mathbf{355}}{C_6H_5MgBr} + \underset{\mathbf{366}}{CH_3OCH_2CN} \xrightarrow[\text{2) } H_2SO_4 \ (71\sim78\%)]{\text{1) } (C_2H_5)_2O} \underset{\mathbf{367}}{CH_3OCH_2-C(=O)-C_6H_5}$$

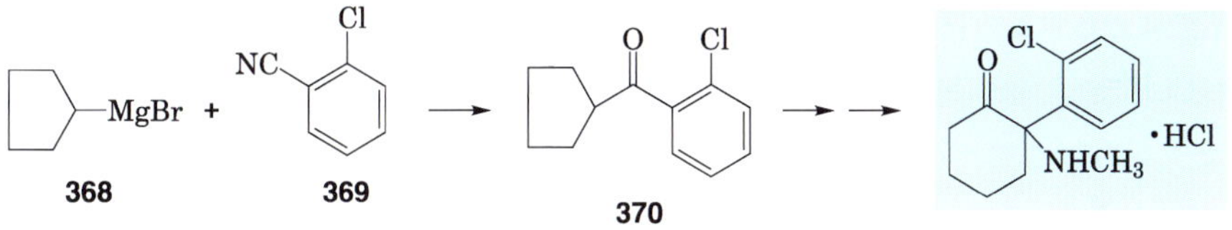

368　　369　　370

371
ケタミン塩酸塩㊫
（筋・静注麻酔薬）

Grignard 試薬は炭素–窒素二重結合やイミニウム塩にも付加して C–C 結合を形成する．デキストロメトルファンの合成に応用されている．

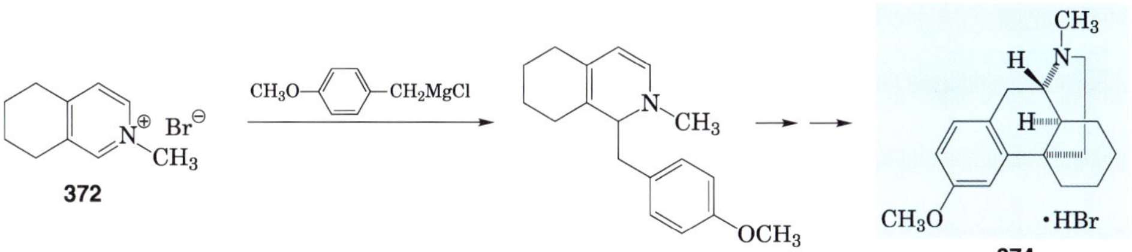

372　　373

374
デキストロメトルファン臭化水素酸塩㊫
（非麻薬性鎮咳薬）

4) カルボン酸の合成

Grignard 試薬は二酸化炭素と反応してカルボン酸を与える．

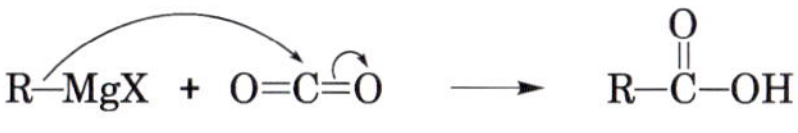

342　　375　　376

次に反応例を示す．スピロノラクトンの合成では，アセチレンの酸性水素と Grignard 試薬との

* プロゲステロン㊫も同様に合成される．

交換反応を利用してエチニル誘導体(**379**)のGrignard試薬をつくり，これを二酸化炭素と反応させて中間体のカルボン酸(**380**)をつくる．

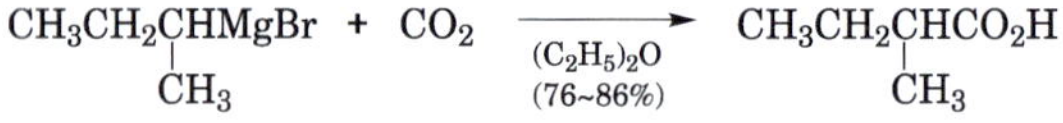

$$CH_3CH_2CHMgBr + CO_2 \xrightarrow[(76\sim86\%)]{(C_2H_5)_2O} CH_3CH_2CHCO_2H$$
$$\hspace{1.2cm}|\hspace{5.5cm}|$$
$$\hspace{1.2cm}CH_3\hspace{5.3cm}CH_3$$
$$\hspace{1.2cm}\textbf{377}\hspace{5.5cm}\textbf{378}$$

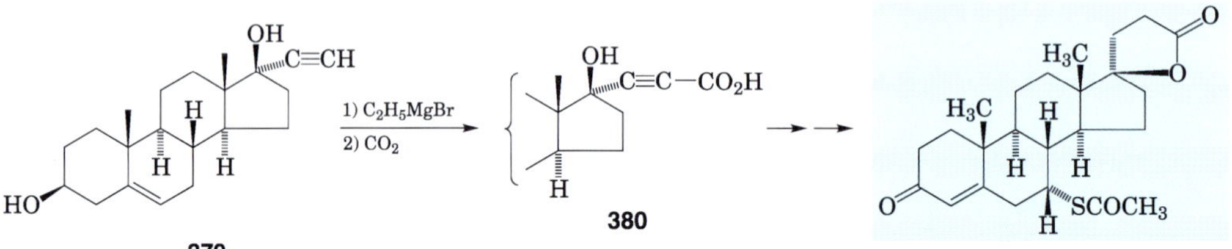

381 スピロノラクトン® (抗高血圧症薬，利尿薬)

5) α,β-不飽和カルボニル化合物への 1,4-付加

CuClやCuBrのような銅塩存在下では，Grignard試薬は α,β-不飽和ケトンやエステルへのMichael型1,4-付加を起こし，β位にC–C結合が形成される．中間に有機銅化合物が生成し，これが反応に関与すると考えられている．

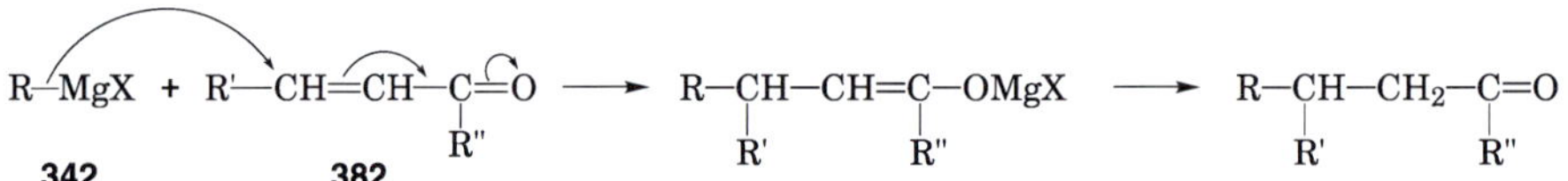

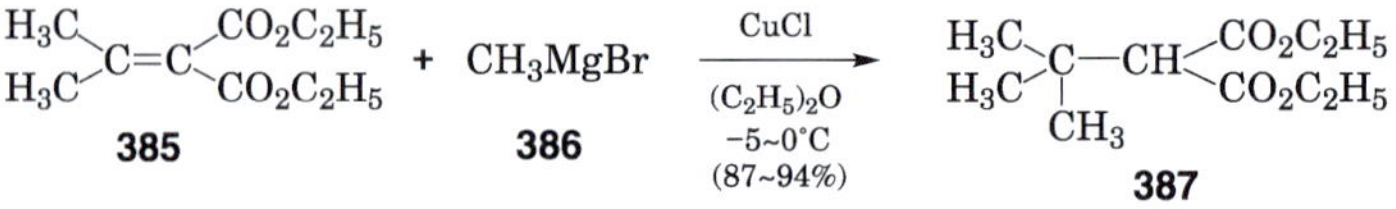

$$R-MgX + R'-CH=CH-C=O \longrightarrow R-CH-CH=C-OMgX \longrightarrow R-CH-CH_2-C=O$$
$$\textbf{342}\hspace{1cm}\textbf{382}\hspace{3cm}\textbf{383}\hspace{4cm}\textbf{384}$$

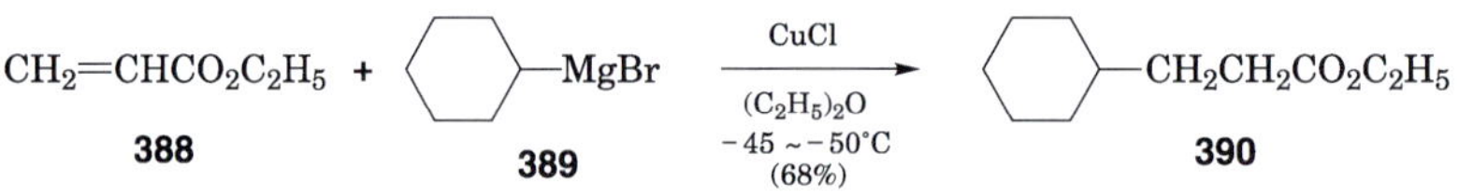

B 有機リチウム化合物

1) 有機リチウム化合物の生成

有機リチウム化合物は次の4つの方法で合成される．(1) ハロゲン化アルキルと金属リチウムの反応 (2) ハロゲン化アルキルと有機リチウムとの交換反応 (3) 酸性水素と有機リチウムとの交換反応 (4) 有機金属化合物と有機リチウムとの交換反応である．(3) の方法でベンゼン環水素を交換する場合，アミド，アルコキシ，スルホニル基のオルト位がリチウム化される．リチウム化剤として，n-C$_4$H$_9$Li，t-C$_4$H$_9$Li や LDA などが用いられる．

$$(1) \quad RX + 2Li \longrightarrow RLi + LiX$$

$$(2) \quad RX + R'Li \longrightarrow RLi + R'X$$

$$(3) \quad RC\equiv CH + R'Li \longrightarrow RC\equiv CLi + R'H$$

[構造式: 2-(ジエチルカルバモイル)ベンゼンに R'Li が反応して o-リチオ体 **391** と R'H を生成]

$$(4) \quad RSnR'_3 + R''Li \longrightarrow RLi + R'_3SnR''$$

2) 有機リチウム化合物の反応

　有機リチウム化合物はGrignard試薬と同じような反応を行うが，カルボニル基への付加はより活性で，還元などの副反応も少ない．

$$RLi + \underset{R''}{\overset{R'}{>}}C=O \longrightarrow R\underset{R''}{\overset{R'}{-}}\underset{}{C}-OH$$
　　　　　392　　　　　　　　　　　　　**344**

[反応式: 2-メチルピリジン **393** → C_6H_5Li / $(C_2H_5)_2O$ → 2-ピリジルメチルリチウム **394** → 1) CH_3CHO 2) HCl → **395** (44〜50%)]

　有機リチウム化合物は，Grignard試薬と違ってカルボン酸とも反応してケトンを与える．中間に比較的安定なジリチウム塩(**396**)が生じ，水で処理することによりケトンが生成する*．

$$2RLi + R'CO_2H \longrightarrow R\underset{R'}{\overset{OLi}{-}}\underset{}{C}-OLi \xrightarrow{H_2O} R\underset{R'}{\overset{OH}{-}}\underset{}{C}-OH \longrightarrow R\overset{O}{-}\underset{}{C}-R'$$
　　　　　376　　　　　　　　　**396**　　　　　　　　**397**　　　　　　**106**

[反応式: シクロヘキサンカルボン酸 **398** → LiH / $(CH_3OCH_2)_2$ → **399** (CO_2Li体) → CH_3Li / $(C_2H_5)_2O$ → シクロヘキシル メチル ケトン **400** (91〜94%)]

　プロパンテリン臭化物は，キサンテン(**401**)のリチウム化，二酸化炭素との反応で生成する**キサンテン-9-カルボン酸**(**403**)を経て合成される．

[反応式: キサンテン **401** → n-C_4H_9Li → 9-リチオキサンテン **402** → CO_2 → キサンテン-9-カルボン酸 **403**]

---

* ジギトキシン⑲合成に応用される．

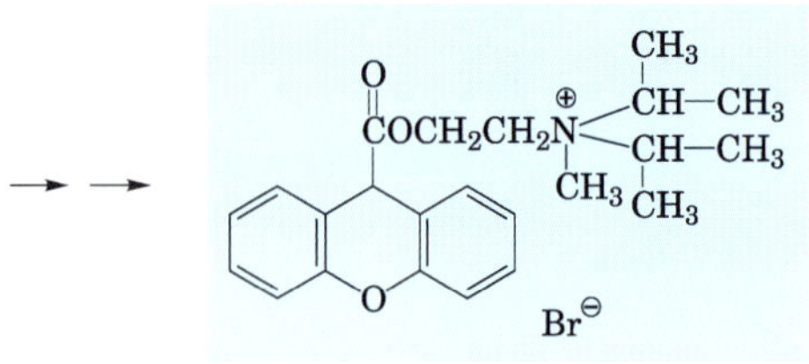

404
プロパンテリン臭化物®
（副交感神経遮断薬，鎮けい薬）

アセチレン水素は Grignard 試薬やリチウム化剤と交換反応をするほか，$NaNH_2$ や KNH_2 とも容易に反応して $NaC≡CH$ や $KC≡CH$ となる．これらのアセチレン金属化合物をカルボニル基と反応させることによって**エチニル基**を導入することができる．これを**エチニル化** ethynylation という．エチニルエストラジオールもこの方法で合成される*．

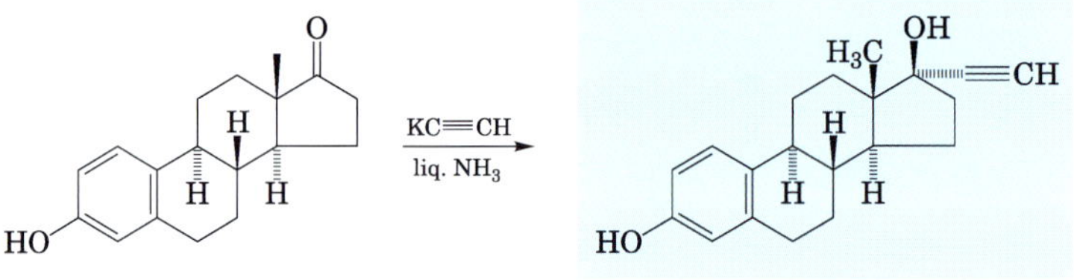

405 → **406**
エチニルエストラジオール®
（合成卵胞ホルモン）

C 有機銅化合物

有機銅化合物は有機リチウム化合物と一価の銅塩から合成されるが，次のような 2 : 1 からなるジアルキル銅リチウム錯体（**407**）が最もよく用いられる．

$$2RLi + Cu^⊕ \longrightarrow R_2CuLi + Li^⊕$$
392 **407**

代表的な反応として，**共役ケトンに対する 1,4-付加反応**がある．銅塩からの電子移動により，ラジカルエノラート（**409**）を経て進行すると考えられている．

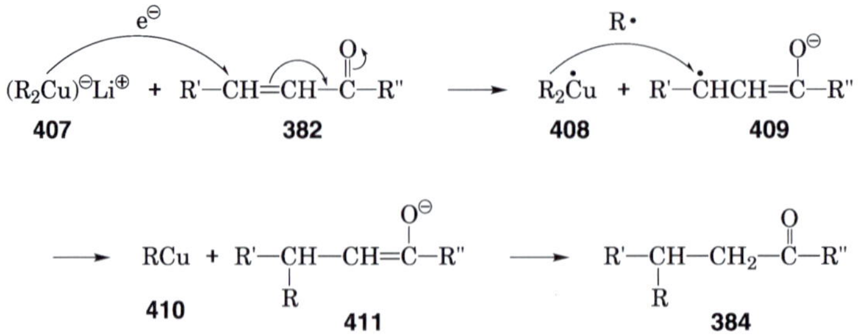

$(R_2Cu)^⊖Li^⊕$ + $R'-CH=CH-\overset{O}{\underset{\|}{C}}-R''$ → $R_2\overset{·}{C}u$ + $R'-\overset{·}{C}HCH=\overset{O^⊖}{\underset{\|}{C}}-R''$
407 **382** **408** **409**

→ RCu + $R'-CH-CH=\overset{O^⊖}{\underset{\|}{C}}-R''$ → $R'-CH-CH_2-\overset{O}{\underset{\|}{C}}-R''$
410 **411** **384**

* ノルエチステロン®合成に応用される．

次に反応例を示す．

$$\text{412} + (CH_3)_2CuLi \xrightarrow{(97\%)} \text{414}$$
413

$$n\text{-}C_6H_{13}CH=CHCO_2C_2H_5 + (CH_3)_2CuLi \xrightarrow{(86\%)} n\text{-}C_6H_{13}\text{-}CHCH_2CO_2C_2H_5$$
415 CH_3
                                416

417 $+ (C_6H_5)_2CuLi \xrightarrow[(67\%)]{(C_2H_5)_2O}$ **419**
     418

一方，酸ハロゲン化物と反応するとケトンを生成する．これまで**有機カドミウム化合物**が用いられてきたが，最近は銅化合物の方がよく利用される．

$$C_6H_5COCl + [(CH_3)_3CCuSC_6H_5]Li \xrightarrow{(84\sim87\%)} C_6H_5\overset{O}{\underset{\|}{C}}\text{-}C(CH_3)_3$$
263   **420**   **421**

$$\underset{H_3C}{\overset{H_3C}{>}}CHCH_2CH_2MgBr \xrightarrow[(C_2H_5)_2O]{CdCl_2} \left(\underset{H_3C}{\overset{H_3C}{>}}CHCH_2CH_2\right)_2Cd \xrightarrow[C_6H_6]{ClCOCH_2CH_2CO_2CH_3}$$
422   **423**

$$\underset{H_3C}{\overset{H_3C}{>}}CH(CH_2)_2CO(CH_2)_2CO_2CH_3$$
            424
           (73~75%)

D 有機亜鉛化合物

亜鉛の存在下，α-ブロモカルボン酸エステル(**425**)はアルデヒドやケトンと縮合してβ-ヒドロキシエステル(**426**)を与える．これを **Reformatsky 反応**という．

$$\underset{R}{BrCHCO_2C_2H_5} + \underset{R''}{\overset{R'}{>}}C=O \xrightarrow{Zn} \underset{R''}{\overset{R'}{>}}\underset{}{\overset{OH}{C}}\text{-}CH\text{-}CO_2C_2H_5$$
    425 R
                     426

中間に亜鉛エノラート(**427**)が生成し，これがカルボニル炭素を攻撃してβ-ヒドロキシエステル(**426**)が生成する．

$$\underset{R}{BrCHCO_2C_2H_5} + Zn \longrightarrow C_2H_5O\text{-}\underset{R}{\overset{\ddot{O}ZnBr}{C}}=CH \xrightarrow{\underset{R''}{\overset{R'}{>}}C=O} \underset{R''}{\overset{R'}{>}}\underset{R}{\overset{OH}{C}}\text{-}CH\text{-}CO_2C_2H_5$$
  425   **427**   **426**

次に反応例を示す．フェニレフリンは β-ヒドロキシエステル(**434**)を経て合成される．

$$C_6H_5CHO + BrCH_2CO_2C_2H_5 \xrightarrow[2)\ H_2SO_4]{1)\ Zn,\ C_6H_6} C_6H_5-\underset{OH}{\underset{|}{C}H}CH_2CO_2C_2H_5$$
127　　　**428**　　　(61～64%)　　　**429**

$$CH_3(CH_2)_3\underset{C_2H_5}{\underset{|}{C}H}CHO + Br\underset{CH_3}{\underset{|}{C}H}CO_2C_2H_5 \xrightarrow[2)\ H_2SO_4]{1)\ Zn,\ C_6H_6} CH_3(CH_2)_3\underset{C_2H_5}{\underset{|}{C}H}-\underset{OH}{\underset{|}{C}H}-\underset{CH_3}{\underset{|}{C}H}CO_2C_2H_5$$
430　　　**431**　　　(87%)　　　**432**

構造式（**433** + BrCH$_2$CO$_2$C$_2$H$_5$ → **434** → **435** フェニレフリン塩酸塩⑮（交感神経興奮薬，昇圧薬，散瞳薬））
R = C$_6$H$_5$CH$_2$

4. カルベン，カルボカチオンおよびラジカルを用いる反応

ここでは電子不足の反応活性種であるカルベン，カルボカチオンおよびラジカルが主役となる反応を取り扱う．C–C 結合形成反応としてはカルボアニオンほど多用されないが，特異な反応を示す例が多い．

A カルベンを用いる反応

カルベン carbene は R_2C: で示される二価の炭素の反応性に富む反応中間体である．反応としては二重結合への付加反応，挿入反応 insertion reaction および転位反応がある．

1) カルベンの発生

代表的なカルベン発生法には次の 2 法がある．(1) ジアゾアルカンの熱分解，光分解および金属イオン触媒反応　(2) ハロゲン化アルキルの強塩基による α 脱離である．

(1) $R_2CN_2 \xrightarrow[\text{または}\Delta]{h\nu} R_2C: + N_2$

(2) $R_2CHX \xrightarrow{\text{塩基}} R_2C: + HX$

カルベンは不安定なので，反応する化合物の共存下に発生させ，ただちに反応させることが多い．

2) カルベンの二重結合への付加反応

カルベンは二重結合に付加してシクロプロパン環を形成する．

4. カルベン，カルボカチオンおよびラジカルを用いる反応   **221**

$$R_2C: + \;\;\; \underset{437}{\text{>C=C<}} \;\;\longrightarrow\;\; \underset{438}{\triangle}$$

436　　**437**　　**438**

次に反応例を示す．**444** は 2 つの**ジアステレオマー**の混合物である．

439 + **440** (N$_2$CHCO$_2$C$_2$H$_5$) $\xrightarrow{\text{CuOSO}_2\text{CF}_3}$ (53%) **441**

442 + HCBr$_3$ (**443**) $\xrightarrow[n\text{-C}_5\text{H}_{12}]{\text{(CH}_3)_3\text{COK}}$ (79%) **444**

3) Simmons–Smith 反応

亜鉛–銅の合金の存在下，ジヨードメタン（**445**）とオレフィンからシクロプロパン環を合成する反応を Simmons–Smith 反応という．

CH$_2$I$_2$ + >C=C< $\xrightarrow{\text{Zn-Cu}}$ シクロプロパン

445　　**437**　　**446**

反応液中で生成したヨウ化ヨードメチル亜鉛（**447**）はメチレンをアルケンに移動させる有効な試薬で，**Simmons–Smith 試薬**といわれる．反応は有機金属からメチレン（CH$_2$）単位がアルケンに直接移動（**448**）して進行するものと思われる．カルベンそのものを生成せずに反応が進行するので，収率がよく便利な方法である．

CH$_2$I$_2$ + Zn–Cu ⟶ ICH$_2$ZnI (**447** ヨウ化ヨードメチル亜鉛) $\xrightarrow{\text{>C=C<}}$ [**448**] ⟶ **446**

次に反応例を示す．ヒドロキシ基をもつ化合物（**451**）では，ヒドロキシ基のついている方向から立体選択的に付加するので，ヒドロキシ基とシクロプロパン環は**シス**の関係になる．

449 + CH$_2$I$_2$ $\xrightarrow[\text{reflux}]{\text{Zn}\atop\text{CH}_2\text{Cl}_2,\;(\text{C}_2\text{H}_5)_2\text{O}}$ (92%) **450**

451　452

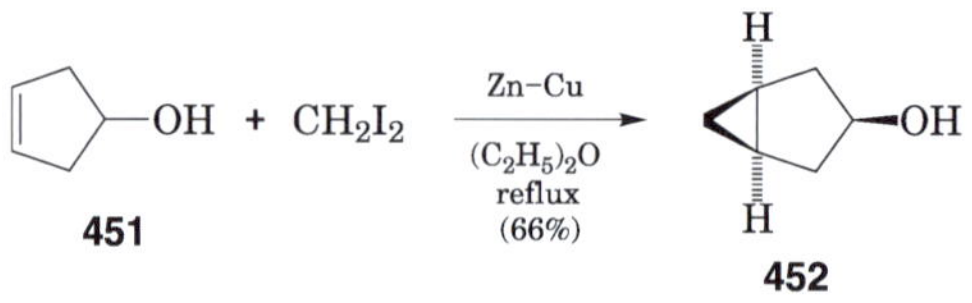

4) Arndt–Eistert 反応（Wolff 転位）

カルボン酸を酸塩化物とした後，ジアゾメタンと反応するとジアゾケトン(**454**)が得られる．これを酸化銀で処理すると窒素を放出して**ケテン** ketene(**455**)を生成する．ケテンを水で処理すると**メチレンが 1 つ増えた**カルボン酸(**456**)が得られる．これを **Arndt–Eistert 反応**という．ケテンがアルコールまたはアミンと反応すると，エステルまたはアミドが生成する．

376　453　454　455　456　458　457

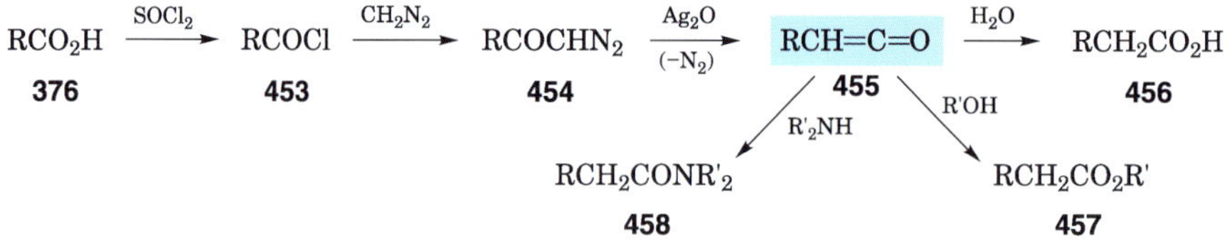

反応はジアゾケトン(**454**)から窒素が脱離してカルベン(**459**)が生成する．このカルベン炭素に隣の置換基 R が転位してケテンとなる．この転位を **Wolff 転位**という．

454a　454b　454c　459　455　456

次に反応例を示す．

460　461

462　463　464

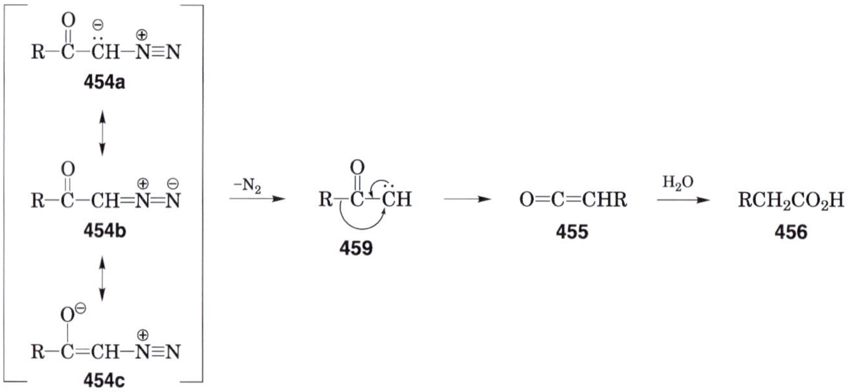

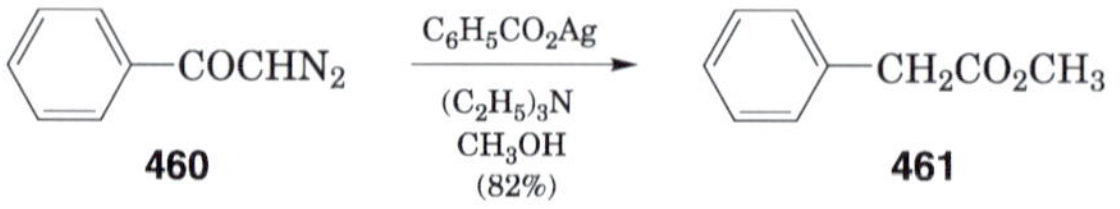

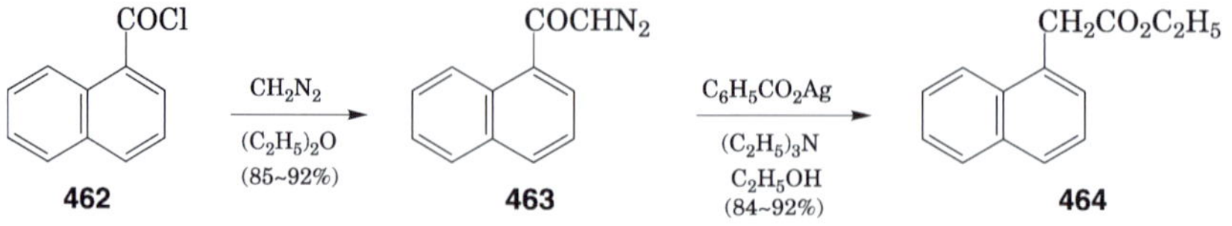

B カルボカチオンを用いる反応

アルキルカチオンやアシルカチオンなどの**カルボカチオン** carbocation を用いる **Friedel–Crafts 反応**は芳香環上への炭素鎖導入法として有名である．これらについては第 3 章で詳述したのでここではその他の二，三の興味ある反応を述べる．

1) カチオン閉環反応

多くの二重結合をもつポリエンはカルボカチオンを経由して一挙に閉環し，多環性化合物を生成する．この反応はステロイドやテルペンの合成に応用されている．カチオン発生源としてヒドロキシ基，エポキシドやアセタールなどが利用されている．次にヒドロキシ基を用いた例を示す．

465 **466** **467**

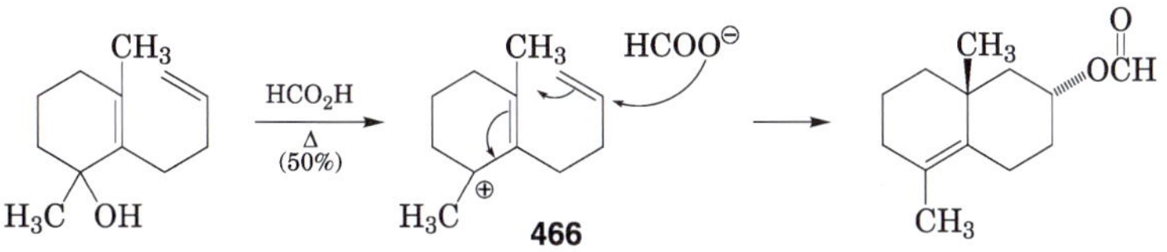

2) ピナコール転位

1,2–ジオールを酸処理すると転位が起こりケトンを生成する．下の例にあるようにピナコール(**472**)からピナコロン(**473**)が生成するので**ピナコール転位** pinacol rearrangement という．

468 **469**

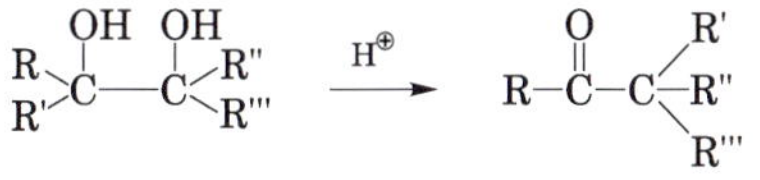

ヒドロキシ基がプロトン化した後，水が脱離して生成するカルボカチオン(**471**)に，隣の炭素から置換基が転位し，同時にヒドロキシ基がケトンになる．

468

469

470 **471**

次に反応例を示す．メチラポンはピナコール転位で合成される．

472 **473**

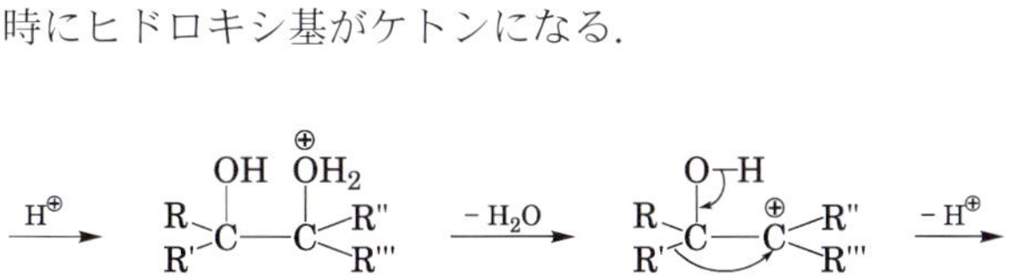

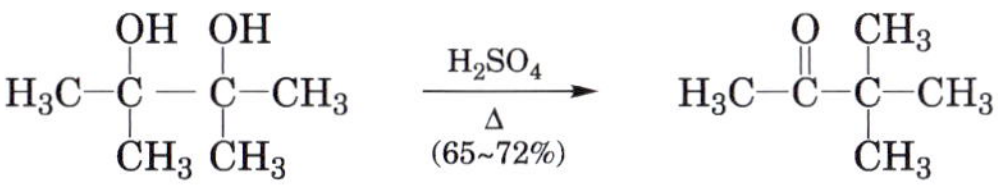

474 **475**
メチラポン(局)
(機能検査薬)

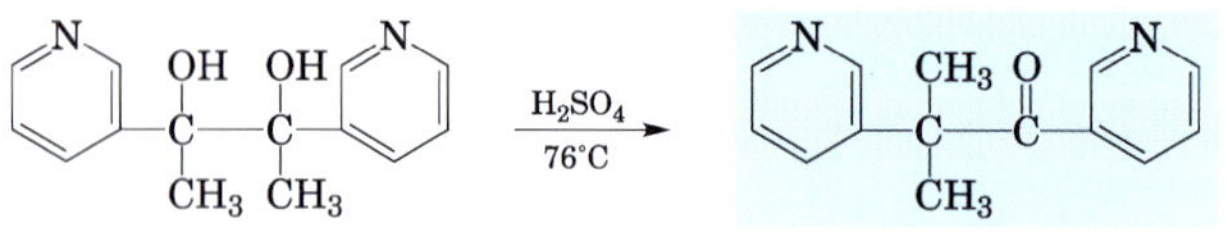

3) Tiffeneau-Demjanov 転位

アミノアルコールに亜硝酸を作用させてジアゾ化すると，窒素を放出してカルボカチオンが生成し，次いで転位が起こりアルデヒドまたはケトンを与える．これを **Tiffeneau-Demjanov 転位**という．**環の拡大や縮小**が起こる．

476 **477** **478** **64**
(75%)

479 **480** **481**
(80%)

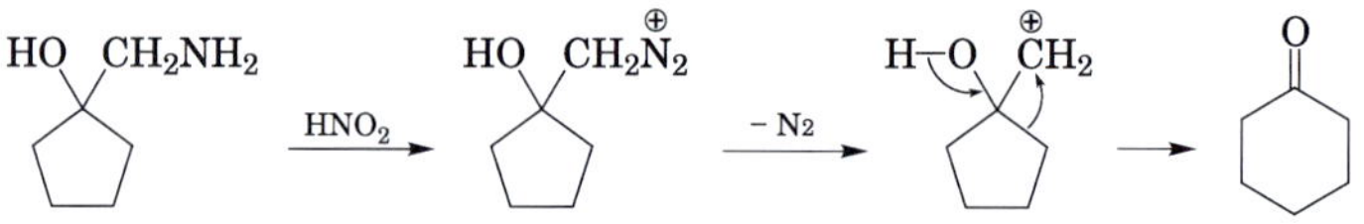

C ラジカルを用いる反応

ラジカル radical は不安定で反応活性が高い．ラジカル反応は工業的にはかなり古くから活用されてきたが，実験室的には反応制御の問題などのためあまり利用されなかった．最近，有用な反応が開発されてきており，C–C 結合形成反応としても有望となりつつある．

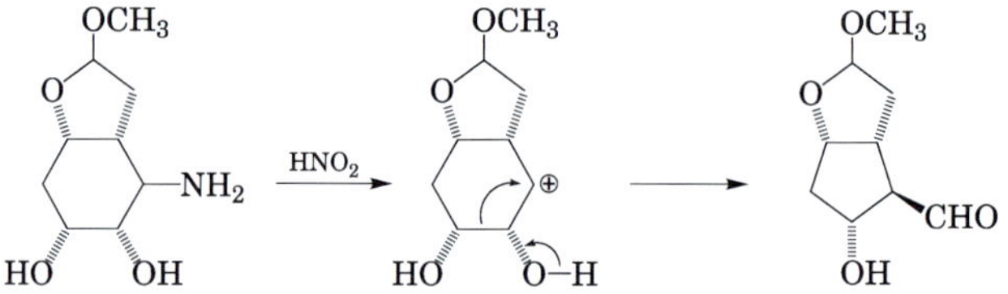

1) フェノールの酸化的カップリング

フェノール類を $K_3Fe(CN)_6$[Fe(Ⅲ)]などの酸化剤で酸化して2つの芳香環を結合させる反応を，**フェノールの酸化的カップリング** phenol oxidative coupling という．フェノラート(**482**)の一電子酸化によりフェノキシラジカル(**483a**)が生成する．これは共鳴によりオルトとパラ位にラジカルをもつジエノン(**483b**〜**d**)となる．これらの炭素ラジカル同士がカップリングして2つの芳香環が結合する．

482　483a　483b　483c　483d

484　485

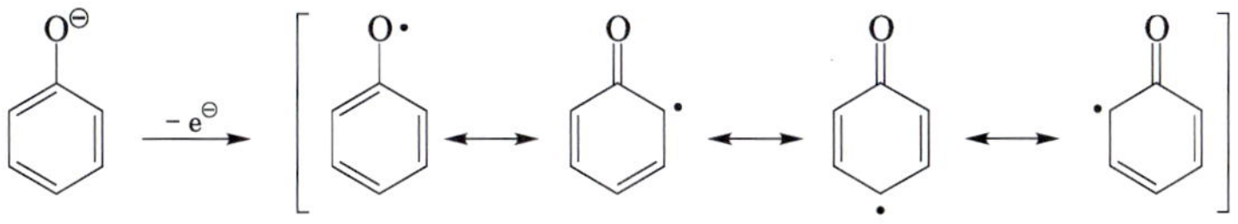

この反応は自然界でもよく起こっており，リグナンやアルカロイドの生合成で重要な反応である．

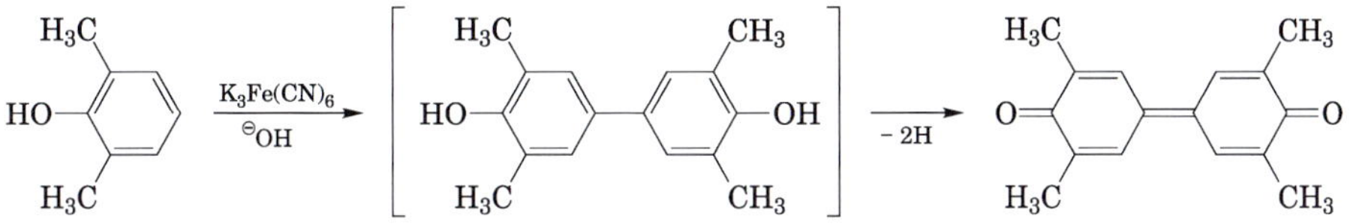

2）アシロイン縮合

エステル2分子が非プロトン性溶媒中金属ナトリウムなどで還元的にカップリングして**α-ヒドロキシケトン**（**487**）が生成する．これを**アシロイン縮合** acyloin condensation という．溶媒としてはジエチルエーテル，ベンゼンまたはキシレンなどが用いられる．

486　487

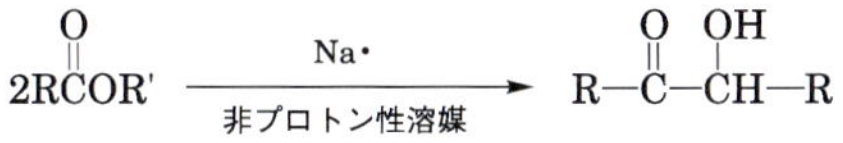

エステルからラジカルアニオン（**488**）が生成し，これがカップリングしてジケトン（**490**）になった後α-ヒドロキシケトン（**487**）を与える．

486　488　489　490

491　487

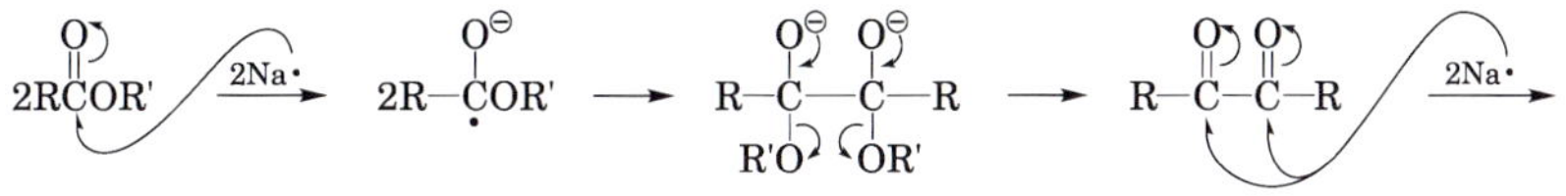

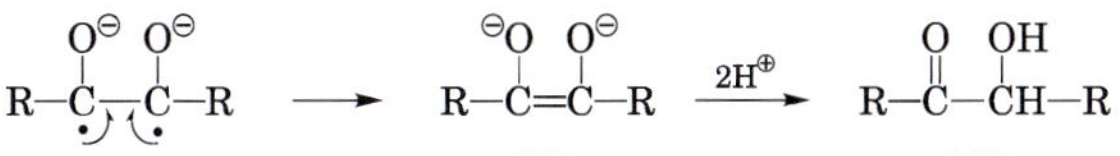

ジエステルが分子内でアシロイン縮合を起こすと環状ヒドロキシケトンを生成する．**大環状ケトンの合成**に応用される．

492　493

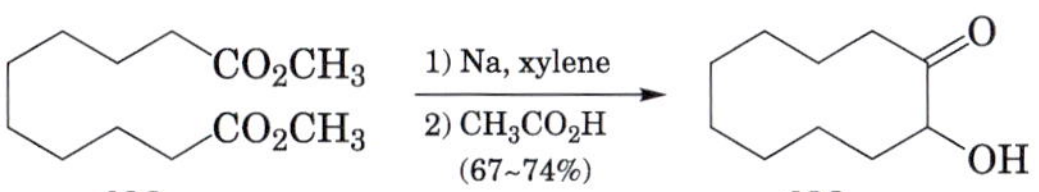

このような還元的カップリングをケトンに応用すると1,2-ジオールが生成する.

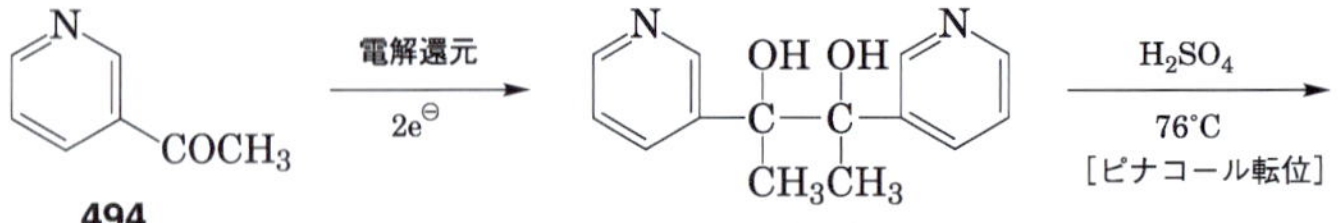

494 → [電解還元, 2e⁻] → **474** → [H_2SO_4, 76°C, ピナコール転位] → **475** メチラポン⑮（p.224参照）

3）トリ n-ブチルスズヒドリドを用いる反応

ハロゲン化アルキルとオレフィンとを**トリ n-ブチルスズヒドリド** tri-n-butyltin hydride $(C_4H_9)_3SnH$ の存在下反応すると **C–C 結合が形成**される.

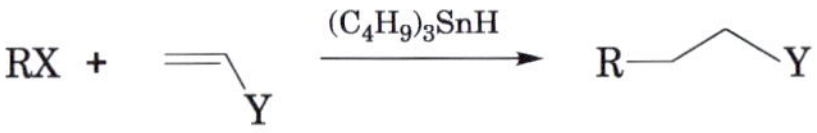

RX (**7**) + CH₂=CHY (**495**) → [$(C_4H_9)_3SnH$] → R–CH₂–CHY (**496**)

ハロゲン化アルキルからまずラジカルが生成し，これが二重結合に付加した後，ヒドリドから水素を受け取り反応が完結する．

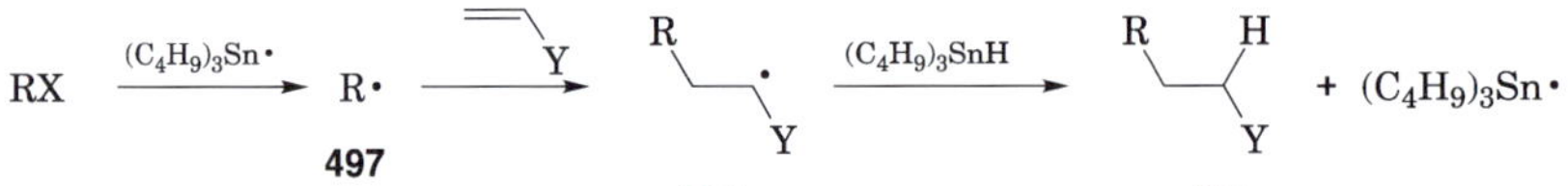

RX → [$(C_4H_9)_3Sn·$] → R· (**497**) → [CH₂=CHY] → R–CH₂–C·HY (**498**) → [$(C_4H_9)_3SnH$] → R–CH₂–CH(H)Y (**496**) + $(C_4H_9)_3Sn·$

反応例を示す．ラジカル開始剤として光または AIBN* が用いられる．分子間および分子内，いずれでも反応は進行する．

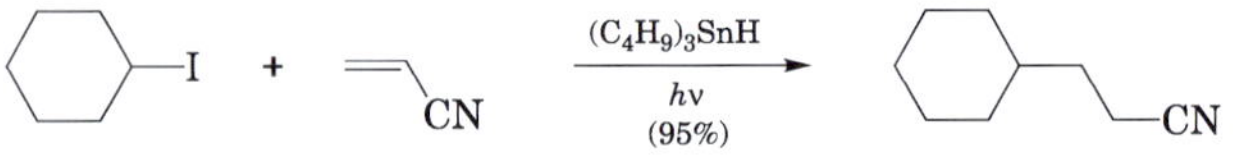

499 (cyclohexyl-I) + CH₂=CH–CN (**227**) → [$(C_4H_9)_3SnH$, hν, (95%)] → cyclohexyl–CH₂CH₂–CN (**500**)

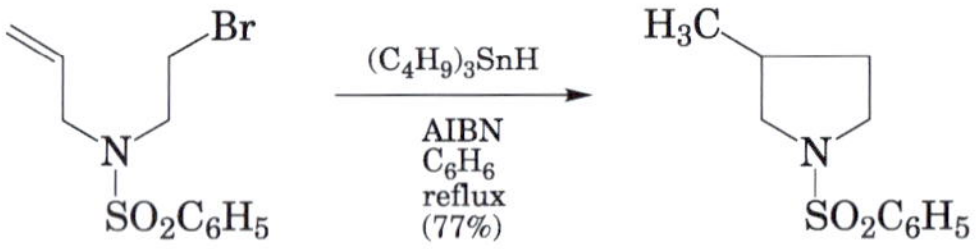

501 → [$(C_4H_9)_3SnH$, AIBN, C_6H_6, reflux, (77%)] → **502**

5. ペリ環状反応

ペリ環状反応 pericyclic reaction には次の3つの反応が含まれる．(1) Diels–Alder 反応のような

---

* アゾビスイソブチロニトリル $(CH_3)_2C(CN)-N=N-C(CN)(CH_3)_2$

付加環化反応 cycloaddition　(2) Claisen 転位のような**シグマトロピー転位** sigmatropic rearrangement　(3) ジエンからシクロブテンができるような**環状電子反応** electrocyclic reaction である．これらの反応はイオン反応でもラジカル反応でもなく，熱や光だけで進行する．主として**協奏反応**で **Woodward–Hofmann 則**に従う．

(1) 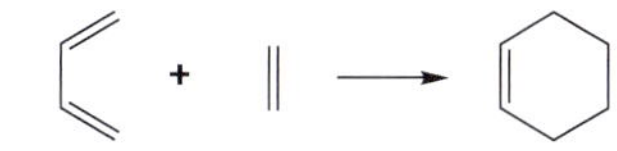 503 + 504 → 449

(2) 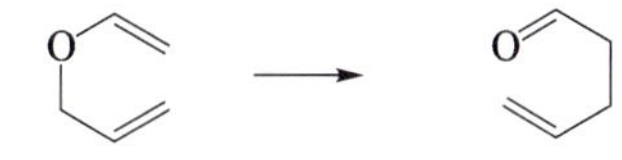 505 → 506

(3) 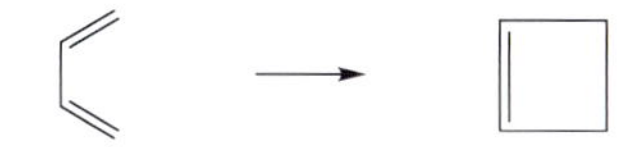 503 → 507

A 付加環化反応

1) [4+2]付加環化（Diels–Alder 反応）

1,3-ジエンとオレフィン（**ジエノフィル**，**親ジエン**と呼ぶ）から 2 つの C–C 結合が一挙に形成し，**シクロヘキセン体**を与える反応を **Diels-Alder 反応**といい，**ジエン合成** diene synthesis とも呼ばれる．六員環をもつ化合物の合成によく用いられる反応である．

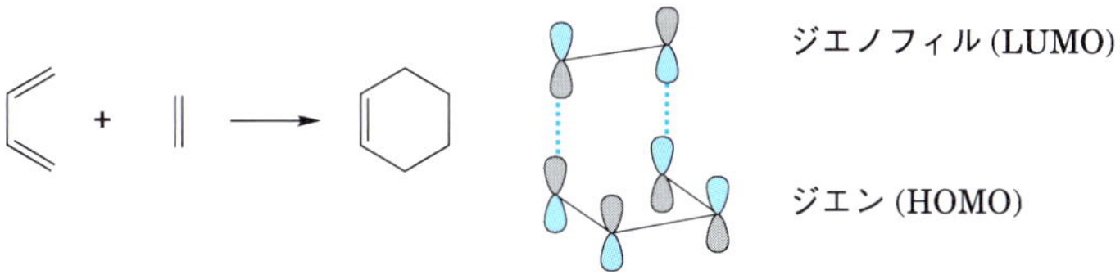

ジエノフィル（LUMO）
ジエン（HOMO）
508

一般に電子供与性基（CH_3, OCH_3, $OSi(CH_3)_3$ など）のついたジエンと電子求引性基（CO_2R, COR, NO_2, CN など）が置換したジエノフィルとの間で反応が起こりやすい．反応は**最高被占軌道** highest occupied molecular orbital（**HOMO**）と**最低空軌道** lowest unoccupied molecular orbital（**LUMO**）の間で起こり，**508** のように，ジエンが HOMO，ジエノフィルが LUMO のとき反応しやすいといわれている．位置選択性は次のとおりで，生成物の置換基（E：電子供与性基，W：電子求引性基）の関係はオルトまたはパラとなり，メタ置換体はできにくい．

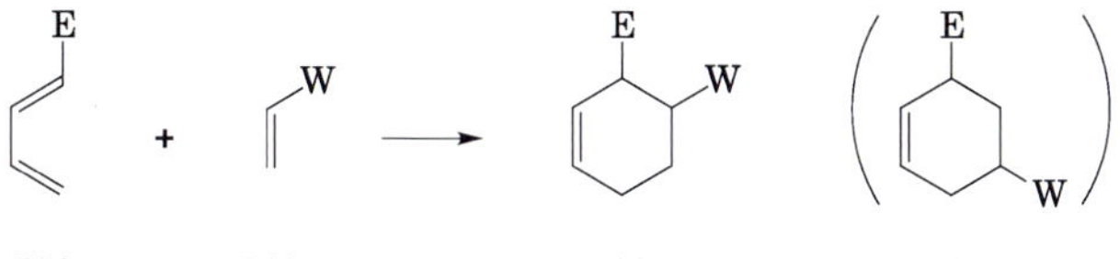

509　+　510　→　511　（512）

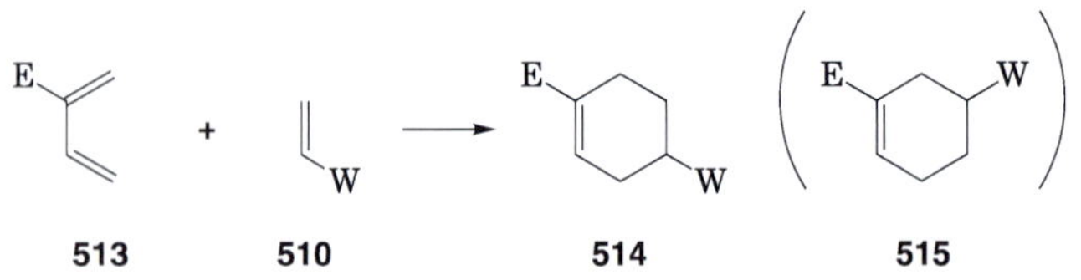

Diels-Alder 反応は高度に立体特異的で，置換基の立体配置が保持されたまま**シン(syn)付加**で進行する．シン付加には**エンド(endo)付加**と**エキソ(exo)付加**の2つの可能性があるが，通常エンド付加で進行する．これを**エンド則**または **Alder 則**という．この理由は，下の例に示すように，遷移状態の HOMO と LUMO の重なりにおいてエンド付加の方がエキソ付加にない置換基の軌道の重なりがプラスされるためである．

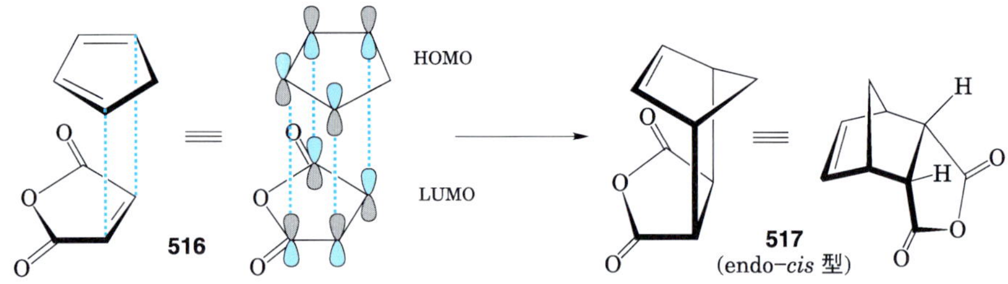

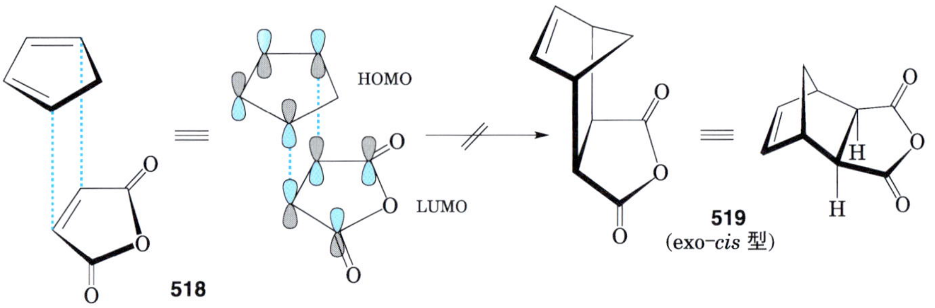

次に反応例を示す．ピリドキシンの合成に応用されている．付加体(**530**)の加水分解でピリジン環となる．

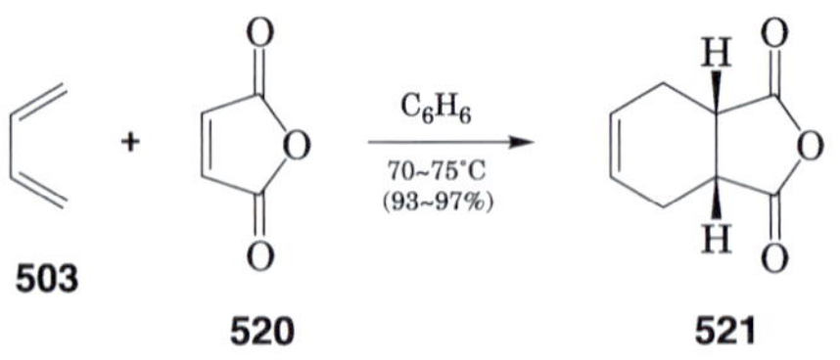

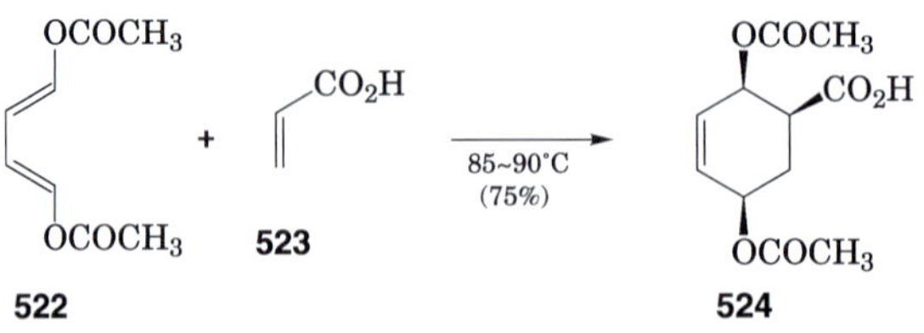

525　526　527

528　529　530　531　532
ピリドキシン塩酸塩㊜
（ビタミンB_6）

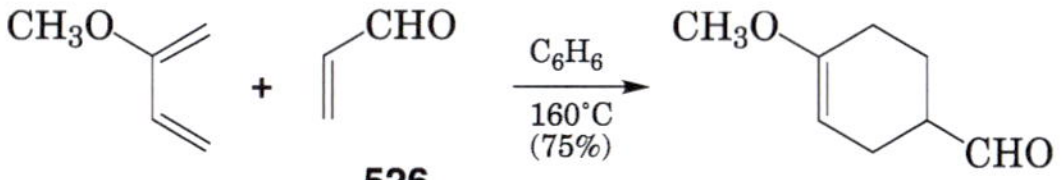

多環性化合物の合成には分子内 Diels–Alder 反応がよく用いられ，ステロイドやテルペンの合成に応用されている．

533　534　535 (78%)

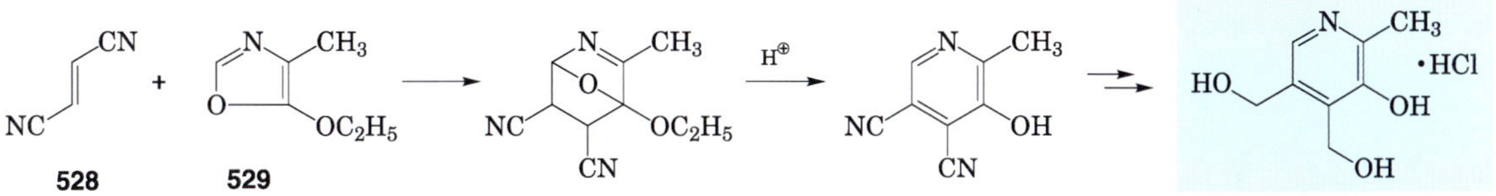

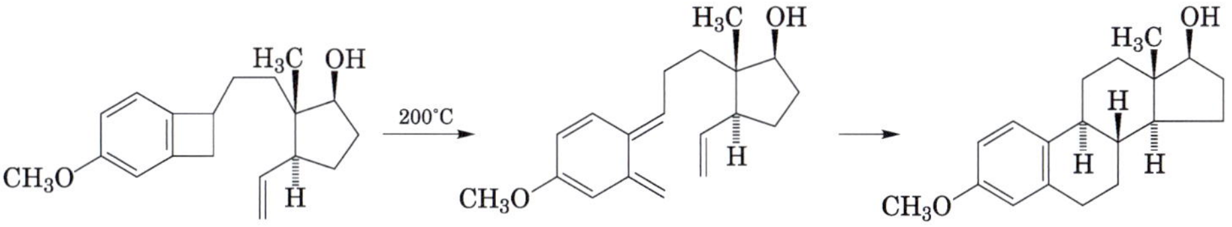

2）1,3–双極子付加環化

アリルアニオンと同じ電子状態をもつヘテロ化合物で，共鳴構造のうちの 1 つが 1 位と 3 位に反対の電荷をもつ化合物を **1,3–双極子** 1,3-dipole と呼ぶ．ジアゾアルカンの場合，**536a** および **536d** の構造がこれに相当する．

$$R_2\overset{\ominus}{C}-N=\overset{\oplus}{N} \longleftrightarrow R_2\overset{\ominus}{C}-\overset{\oplus}{N}\equiv N \longleftrightarrow R_2C=\overset{\oplus}{N}=\overset{\ominus}{N} \longleftrightarrow R_2\overset{\oplus}{C}-N=\overset{\ominus}{N}$$

536a　**536b**　**536c**　**536d**

これらはジエンと同じ 4 π 系なので Diels–Alder 反応と同様，二重結合や三重結合と付加環化反応を起こして**ヘテロ五員環**が合成される．これを **1,3–双極子付加環化** 1,3-dipolar cycloaddition という．

537

次に反応例を示す．メテノロンの 1 位メチル基導入に応用されている．

538　539　540

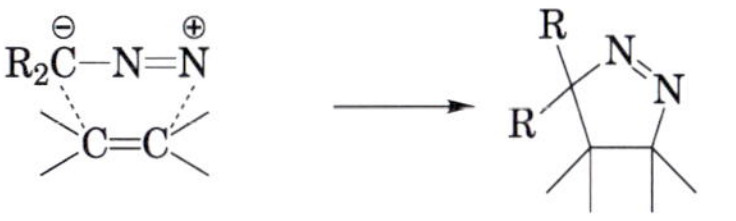

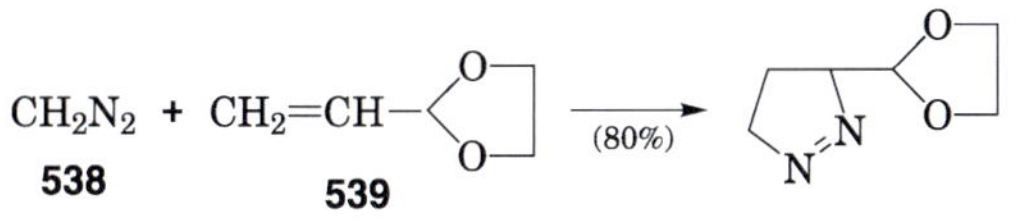

541　227　542

543　544　545

メテノロンエナント酸エステル㊗
（たん白同化ステロイド）

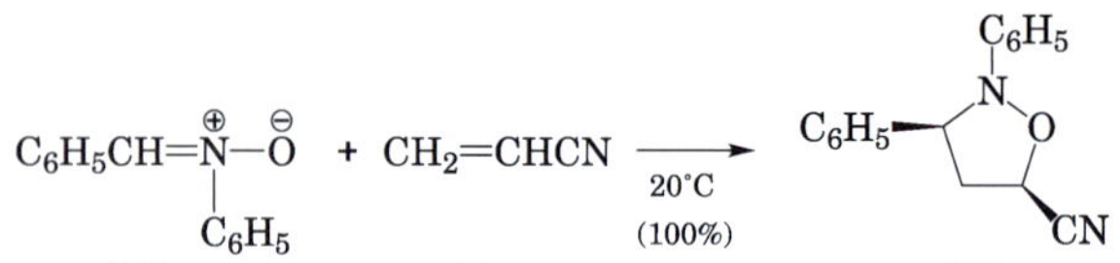

3）[2＋2]付加環化

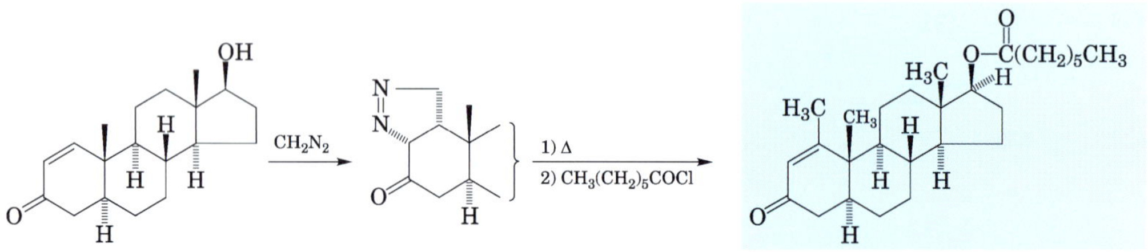

オレフィンとオレフィンとで**四員環のシクロブタン**が生成する．これを**[2＋2]付加環化**という．光反応では励起状態の HOMO と基底状態の LUMO，熱反応では基底状態の HOMO と基底状態の LUMO との間でそれぞれ反応が進行するので，熱ではむずかしく，光の方が起こりやすい．

547

対称許容　対称禁制

546　548

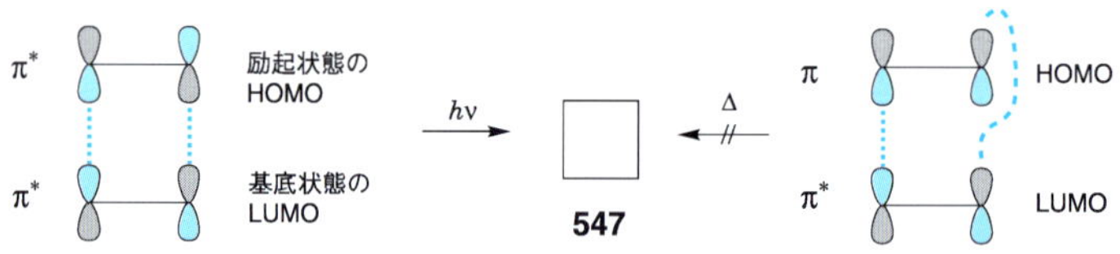

次に反応例を示す．分子内の反応では複雑な**カゴ形化合物**を合成することができる．

549　550

551　552

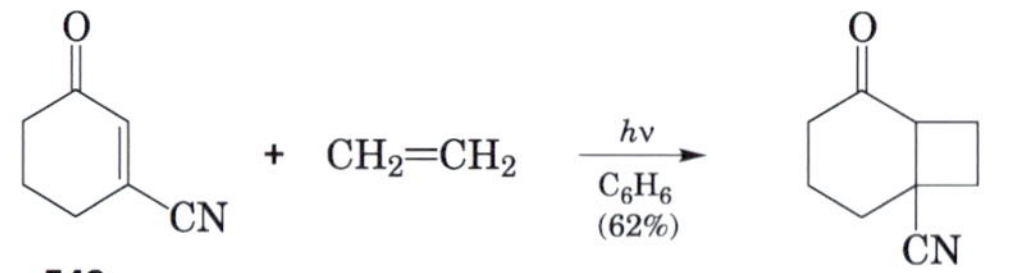

熱反応ではケテンとオレフィンとの反応でシクロブタノンを生成する例は多い．

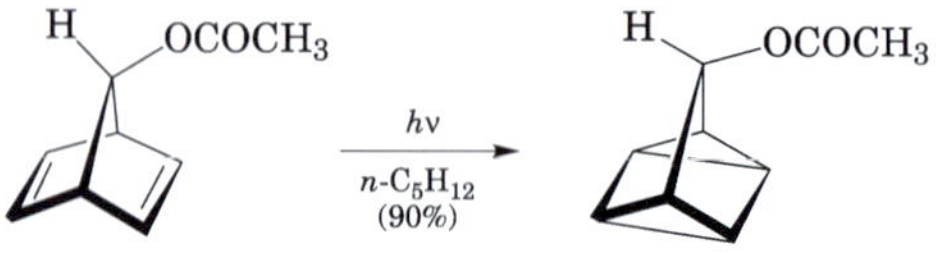

553　554　555

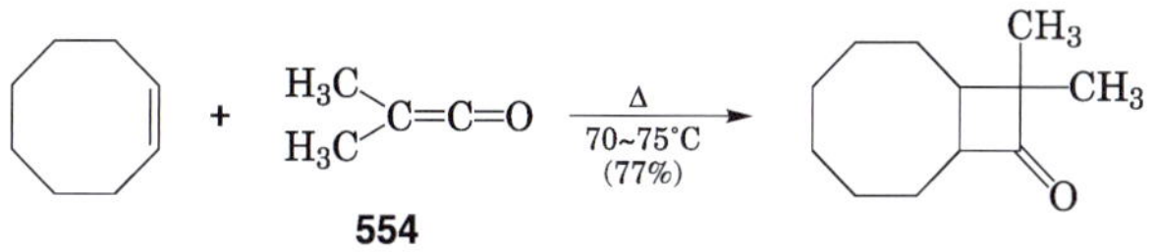

B シグマトロピー転位

共役ポリエン中の二重結合に隣接する炭素原子の σ 結合が，熱や光によってその共役系内の他の炭素原子に協奏的に転位する反応を**シグマトロピー転位** sigmatropic rearrangement といい，[i,j] シグマトロピー転位と書き表す．i は移動基の中の新たに結合する原子が結合が切れるところから何番目の原子にあたるか，j は転位点が結合が切れるところから何番目の原子にあたるかをそれぞれ示す．例えば，**556** から **557** への転位では 1 位の水素原子が 5 位に転位しているので $i=1$, $j=5$ である．したがって [1,5] シグマトロピー転位と表す．**558**→**559** は [3,3] シグマトロピー転位である．

556　557

558　559

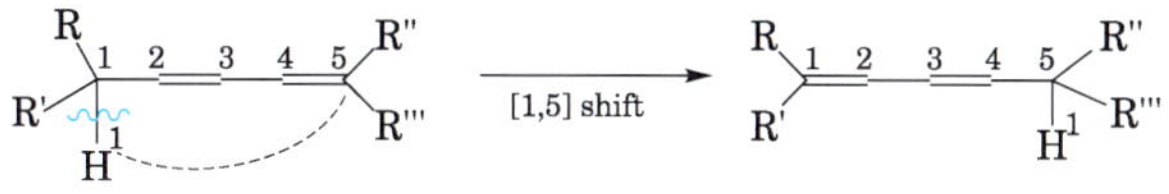

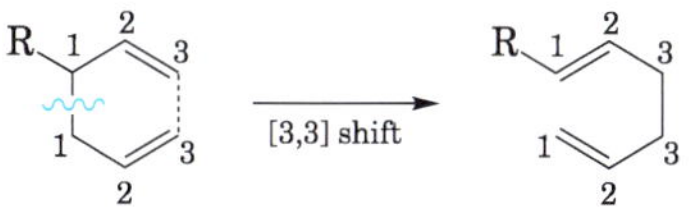

1) Cope 転位

上の [3,3] シグマトロピー転位が **Cope 転位**と呼ばれる．反応の遷移状態は**六員環いす形構造**で進行する．**560** を加熱すると **563** が主として得られる．2 つの遷移状態を比較すると，大きなフェニル基は **561** ではエクアトリアル，**562** ではアキシアルとなるため，安定な **561** を経て **563** を与えたのである．

560　561　562　563　564

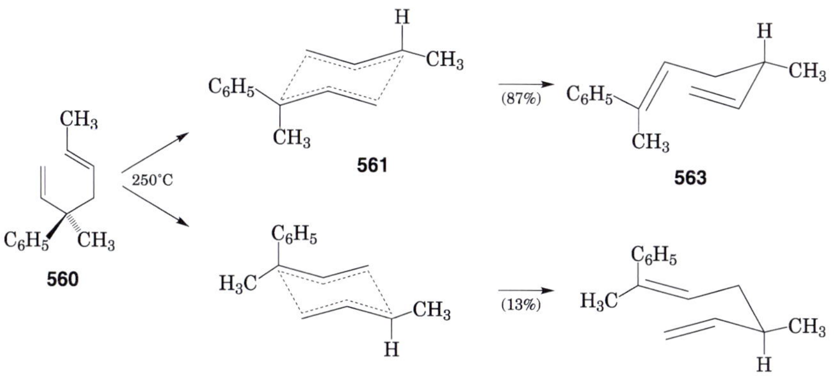

ヒドロキシ基をもつ化合物(**565**)ではエノール(**566**)が生成し，これはただちにケトン(**567**)になる．これを**オキシ Cope 転位**という．アルカリ存在下で反応を行うとオキシアニオンになり，より緩和な条件で反応が進行する．これを**アニオン性オキシ Cope 転位**という．

565　**566**　**567** (90%)

568　**569**　**570** (98%)

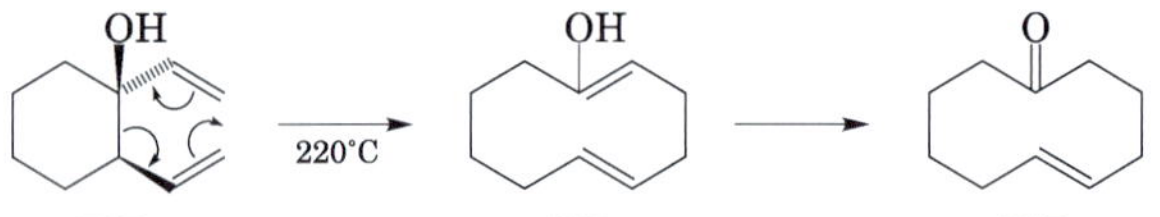

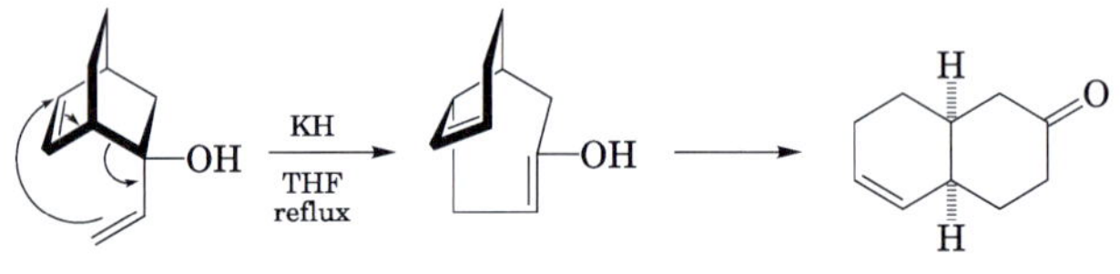

2) Claisen 転位

1,5-ジエンの飽和炭素を酸素に換えた化合物，すなわちアリルビニルエーテルの転位反応を**Claisen 転位**といい，Cope 転位に比べてより低温で反応する．この場合はアルデヒド，ケトンまたはエステルが生成する．反応は**六員環いす形遷移構造**を経て進行する．

505　**506**

次に反応例を示す．**575** の例はベンゼン環上での転位である．

571　**572**　**573**　**574** (94%)

575　**576**　**577** (80~90%)

578　**579**　**66** (85~91%)

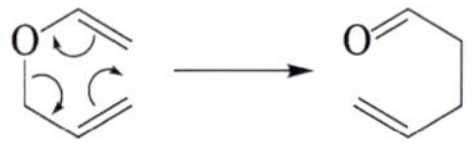

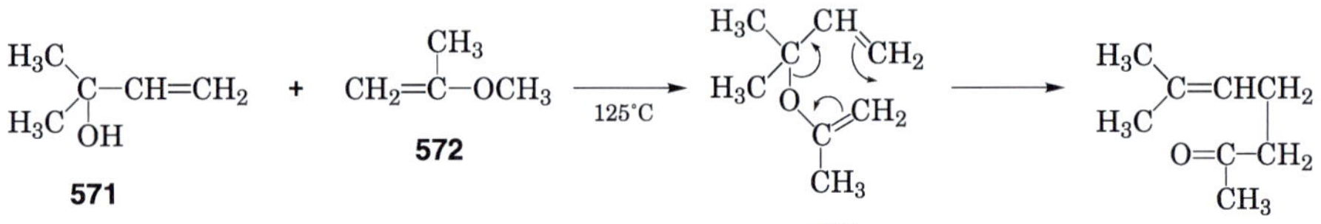

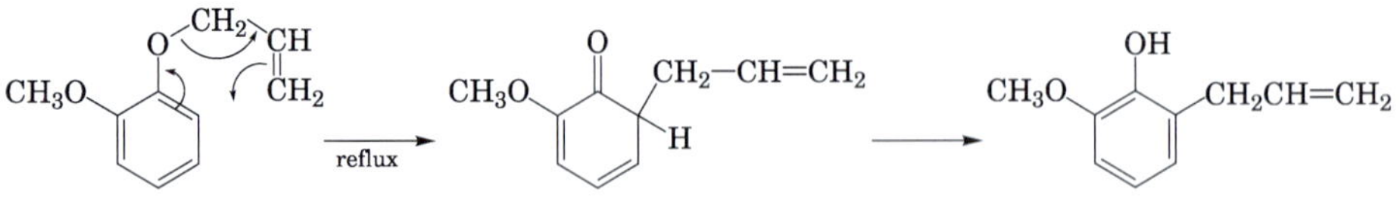

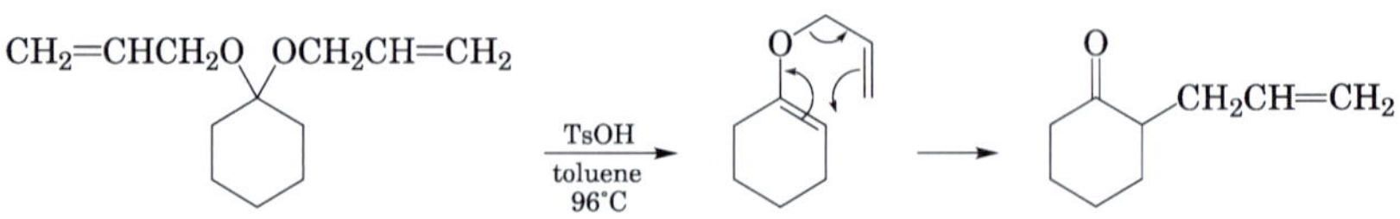

580 581 582

583 584 (74%)

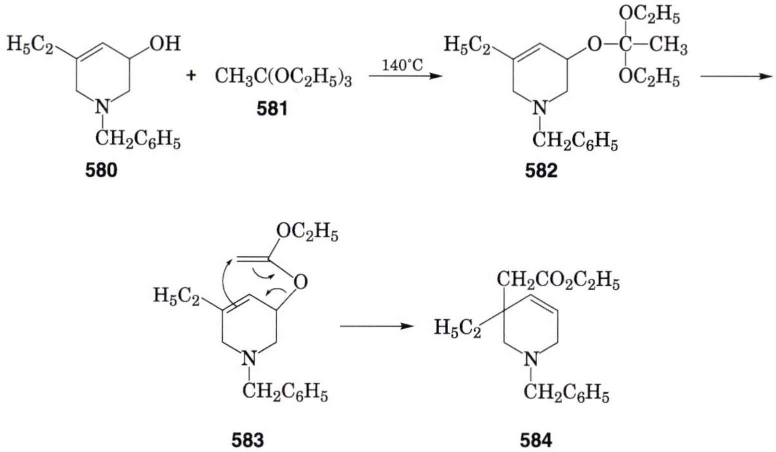

Fischer のインドール合成には[3,3]シグマトロピー転位が含まれている．インドメタシンの合成に利用されている．

585 586 587

588 589

インドメタシン局

（解熱鎮痛薬，非ステロイド性抗炎症薬）

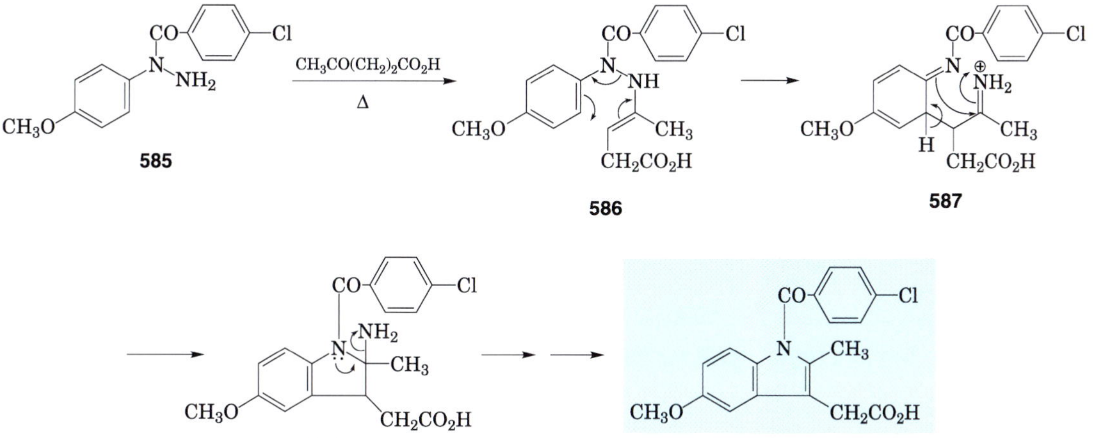

C 環状電子反応

共役ポリエンが熱や光によって閉環したり，逆に環状化合物が共役ポリエンへ開環する反応を**環状電子反応** electrocyclic reaction という．

1,3,5-トリエン(**590**)の場合をみよう．熱反応は HOMO，光反応は LUMO で進行する．結合するとき，両末端の炭素のローブは同符号でなければならないので，HOMO の場合は両端炭素は互いに逆方向へ旋回して結合する．これを**逆旋的** disrotatory という．一方，LUMO の場合，両端炭素は同方向へ旋回すると，ローブは同符号となり結合することができる．これを**同旋的** conrotatory という．したがって光と熱では成績体の立体構造は異なる．

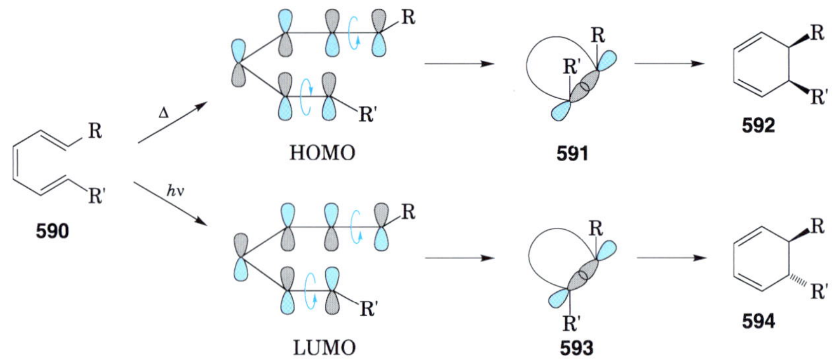

1,3-ジエン(**595**)の場合，HOMO が同旋的，LUMO が逆旋的となり，上の 1,3,5-トリエンの場合とは逆になる．

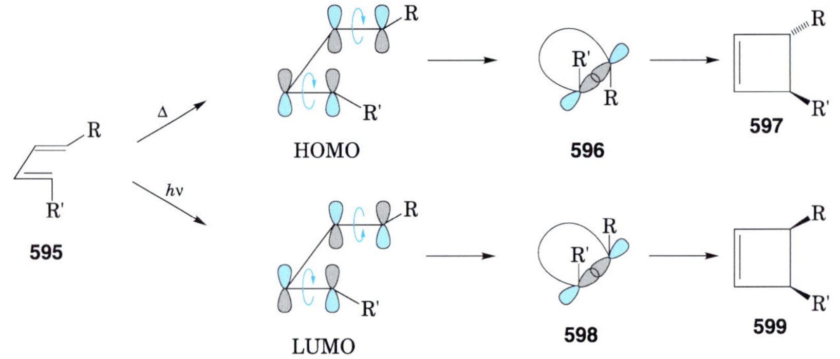

エルゴカルシフェロールおよびコレカルシフェロールは，それぞれエルゴステロール(**600a**)および 7-デヒドロコレステロール(**600b**)の光反応で得られる．まず B 環のシクロヘキサジエンが環状電子反応でトリエン(**601**)に開環した後，メチル基の水素が[1,7]シグマトロピー転位で 9 位へ転位して成績体を与えるのである．

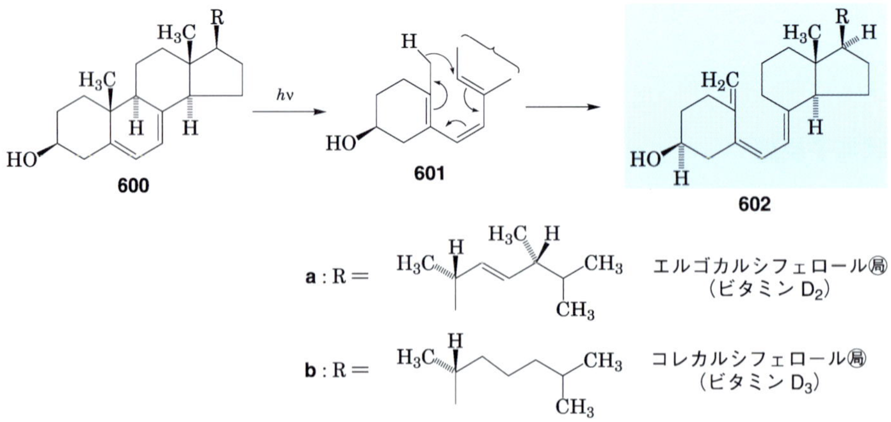

セルフチェック問題

問1 次の合成反応の生成物 A〜D の構造を示せ.

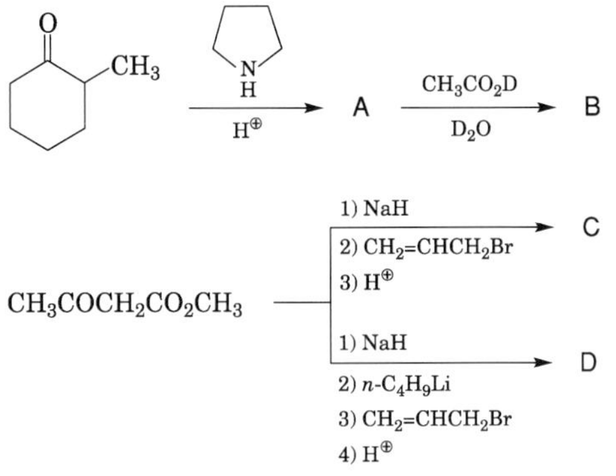

問2 204 ページの化合物 **229** と **230** からワルファリンカリウム(**231**)を合成する反応の機構を示せ.

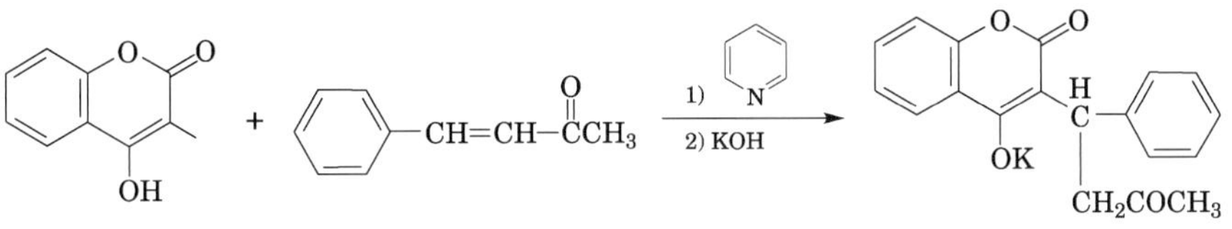

問3 次の合成反応の生成物 A〜C の構造を示せ.

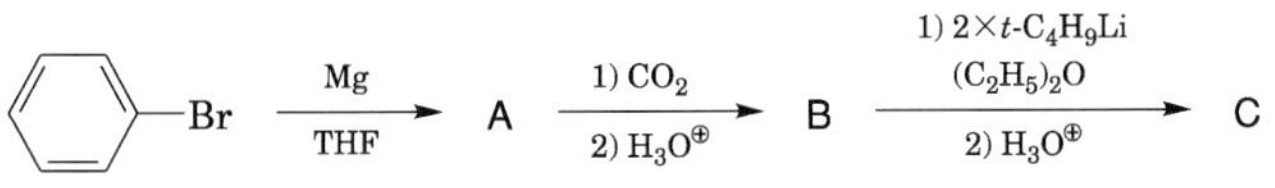

問4 次のスキームの A〜D に適当な試薬または生成物を化学式あるいは構造式で示せ.

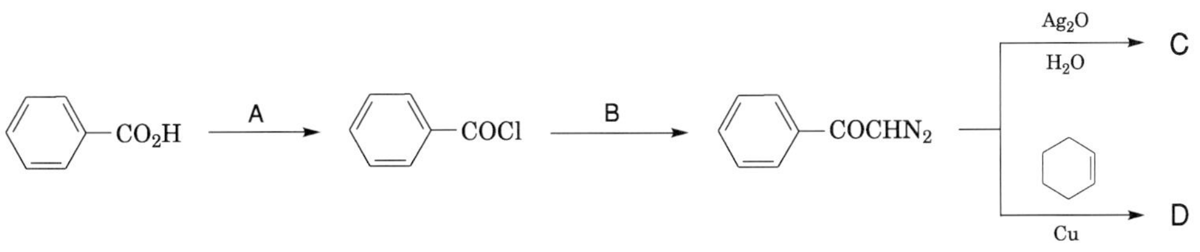

問5 次の反応生成物の構造を示せ. 立体配置についても明示すること.

(1) (CH$_3$)$_3$SiO–C(=CH$_2$)–CH=CH$_2$ + H$_3$CO$_2$C–CH=CH–CO$_2$CH$_3$ $\xrightarrow{130°C}$

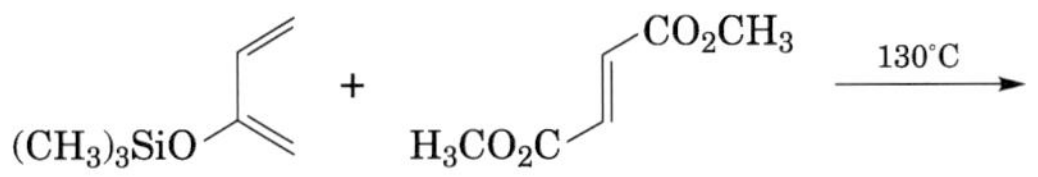

(2) シクロペンタジエン + CH$_2$=CH–CHO $\xrightarrow[\text{[エンド付加]}]{20°C}$

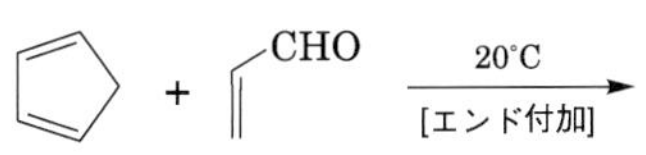

第 7 章
官能基の保護

- ヒドロキシ基の保護
- カルボニル基の保護
- カルボキシ基の保護
- アミノ基の保護
- スルファニル基の保護

複数の活性な官能基をもつ化合物に対して，その中の目的とする官能基のみを選択的に化学変換したい場合には，目的とする官能基のみに選択的に反応する試薬を用いるか，反応条件を選択・制御して行うなどの方法がある．しかし，すべての反応について，そのような試薬や条件が適用できるわけではない．そこで，目的以外の官能基に**保護基** protecting group をつけて不活性化した後，目的の反応を行い，目的達成後にその保護基を緩和な条件下に**除去** removal（**脱保護**）してもとの官能基に再生するという方法がある．これが官能基に対する保護基の導入と脱保護法である．

保護基の活用に関しては，保護基の選択がきわめて重要で，保護基の特性，導入・脱保護の時期と反応条件などに関する知識が必要である．

多段階の合成過程を必要とする医薬品や複雑な化合物の合成においてはとくに保護基の導入は合成化学の重要な手段の 1 つである．近年，高度に選択性のある優れた新しい保護基の開発やそれらの導入・脱保護法の開発が盛んに行われるようになった．今後，医薬品の開発において，官能基の保護はますます重要性を増すと思われる．

本章ではごく一般的に用いられる保護基にしぼってその活用の仕方について解説する．

1. ヒドロキシ基の保護

ヒドロキシ基(以下，HO 基で表わす)を有する化合物は天然に広く存在しており，医薬品としても使用されている．それらの合成を行うには，それぞれの HO 基の反応性と立体化学を自由に制御しつつ反応を進める必要がある．とくに HO 基を多く含む糖類やマクロライド類の合成における保護基の活用は，合成化学の重要な手段の 1 つになっている．

A アルコール性ヒドロキシ基の保護

1) エーテル型保護基

一般にアルコールおよびフェノール性 HO 基は，塩基性条件下にハロゲン化アルキルなどによって容易にアルキル化を受けエーテルを生成する．

$$R^1-OH \xrightarrow{[アルキル化]} R^1-O-R \xrightarrow{[化学修飾]} R^2-O-R \xrightarrow{[脱保護]} R^2-OH$$

1　　　　　　　　　2　　　　　　　　3　　　　　　　　4
エーテル

エーテル型保護基にはベンジルエーテル(p. 243)をはじめいくつかの保護基があるが，ここでは次の2種類について説明する．

トリアリールメチルエーテル
トリチル化

$$R-O-C\begin{smallmatrix}Ar^1\\Ar^2\\Ar^3\end{smallmatrix}$$

トリフェニルメチル(トリチル：Ph_3C-)**基**は，糖類やヌクレオシドなどの第一級アルコールの選択的な保護基として有用である．かさ高さを利用して位置選択的に導入でき，酸加水分解によって容易に脱保護できるので広範囲に使用されている．アルカリや他の求核試薬に対しても安定である．

次は，糖のアセチル化に保護基として活用した例である．**ブドウ糖**(**5**)の第二級 HO 基のみアセチル化したいときに，まず立体障害のない第一級アルコールを選択的にトリチル化して保護し，第二級 HO 基のアセチル化後に脱保護する．

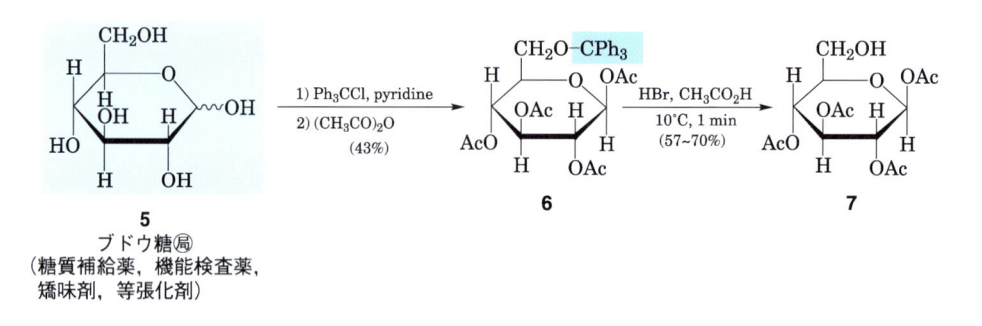

5　　　　　　　　　　　　　6　　　　　　　　　　7

ブドウ糖⓴
（糖質補給薬，機能検査薬，
矯味剤，等張化剤）

反応条件: 1) Ph_3CCl, pyridine; 2) $(CH_3CO)_2O$ (43%); HBr, CH_3CO_2H, 10℃, 1 min (57〜70%)

〈導　入〉　　Ph_3CCl/pyridine; Ph_3CCl/4-(N,N-dimethylamino)pyridine (DMAP)/DMF
〈脱保護〉　　CH_3CO_2H; CF_3CO_2H などによる酸加水分解または接触還元(H_2/Pd-C)

トリアルキルシリルエーテル
トリアルキルシリル化

$$R-O-Si\begin{smallmatrix}R^1\\R^2\\R^3\end{smallmatrix}$$

トリアルキルシリル基は，糖，ステロール，プロスタグランジンや他のアルコールなどの HO 基の保護基としてのみならず，アミノ基やカルボキシ基などの保護基としても広く利用されている．その特徴は，緩和な条件下にトリアルキルシリル基の導入と脱保護が容易に行えることである．

シリル化は化合物の極性や水素結合性を減少して揮発性を増大し，得られたシリル化体は熱にも安定であることからガスクロマト(GC)分析や質量(MS)分析の応用手段としても利用されている．**トリメチルシリル(TMS)エーテル**は，緩和な条件下で加溶媒分解を受けてしまうことがあるので利用する場合は注意を要する．これらのメチル基を他のアルキル基に変えることによって，シリルエーテル結合の安定性や立体的な環境であるかさ高さを変え，導入または脱保護において選択性

をもたすことができる．例えば，酸に対する安定性は次の順となる．

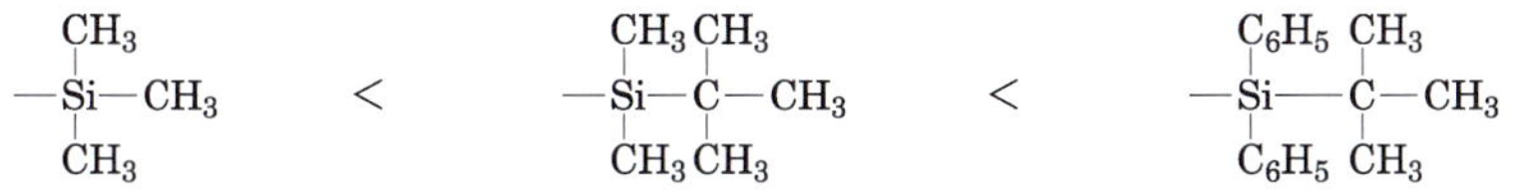

$$\text{トリメチルシリル (TMS)} < t\text{-ブチルジメチルシリル (TBDMS)} < t\text{-ブチルジフェニルシリル (TBDPS)}$$

次は，**プロスタグランジンの合成**において選択的なモノシリル化を利用した例である．化合物（**8**）には第二級 HO 基 2 個と第三級 HO 基 1 個がある．9 位の HO 基だけを酸化したいとき，通常の酸化では両方の第二級 HO 基が酸化されてしまう．そこでトリメチルシリル化すると立体障害の小さい 11 位のみが保護されるので，9 位の HO 基のみを選択的に酸化できる．

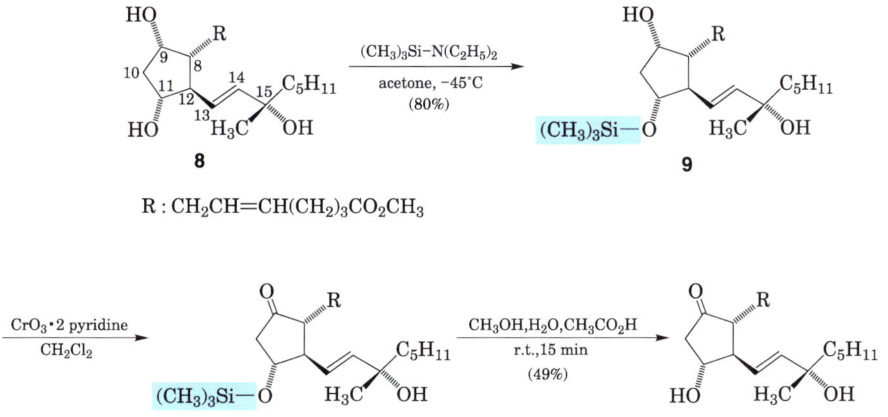

R : $CH_2CH=CH(CH_2)_3CO_2CH_3$

11 (15S)-15-methyl-PG E_2 methyl ester

〈導　入〉　$(CH_3)_3SiCl$/pyridine; $(CH_3)_3Si-N(C_2H_5)_2$/acetone
〈脱保護〉　酸またはアルカリ加水分解，フッ化テトラブチルアンモニウム（TBAF）

2）アセタール型保護基

アセタール acetal **型**の保護基には，酸性触媒存在下にアルコールをビニルエーテル誘導体に付加させて得られるテトラヒドロピラニル（THP）型，O-アルキル化の条件下に得られるアルコキシメチル型（RO–CH$_2$OR^1）などがある．

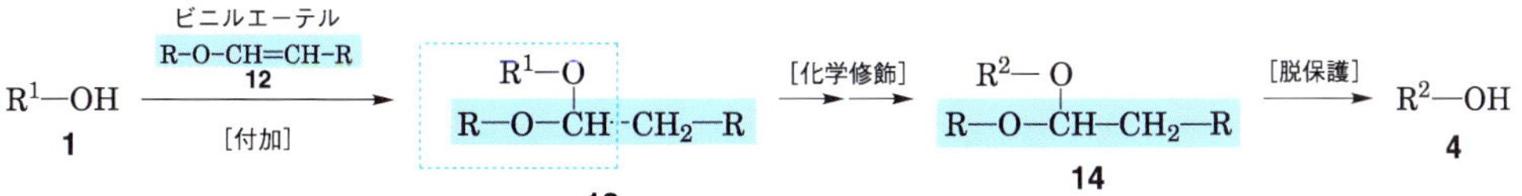

テトラヒドロピラニルエーテル
テトラヒドロピラニル化，THP 化

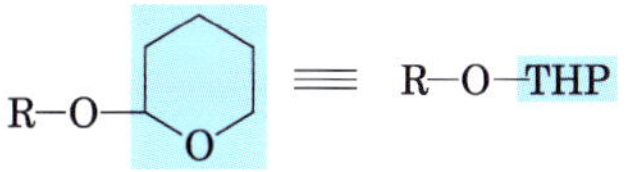

テトラヒドロピラニル基は，第一級～第三級アルコールに広く使用されている保護基の1つである．塩基性条件下の反応，Grignard 試薬やアルキルリチウム (RLi)，$LiAlH_4$ による還元などに対しても安定であり，弱酸によって容易に脱保護できる．さらに，同一分子内に酸に不安定な官能基を有するアルコールの THP 化においては，触媒としてピリジニウムトルエンスルホナート (PPTS) を使用するとよい．これは THP 基の除去にも優れた触媒である．

THP を保護基とした医薬品の合成例として，合成男性ホルモン**テストステロン (21) の合成**がある．原料 (**17**) をテストステロン (**21**) に誘導するには，3 位 HO 基はケトンに，17 位のケトンは HO 基に変換しなければならない．そのまま還元すると第二級 HO 基が 2 個生じ，3 位だけを選択的に酸化することは困難である．そこでまず 3 位の HO 基を THP 基で保護し，17 位を還元する方法がとられる．

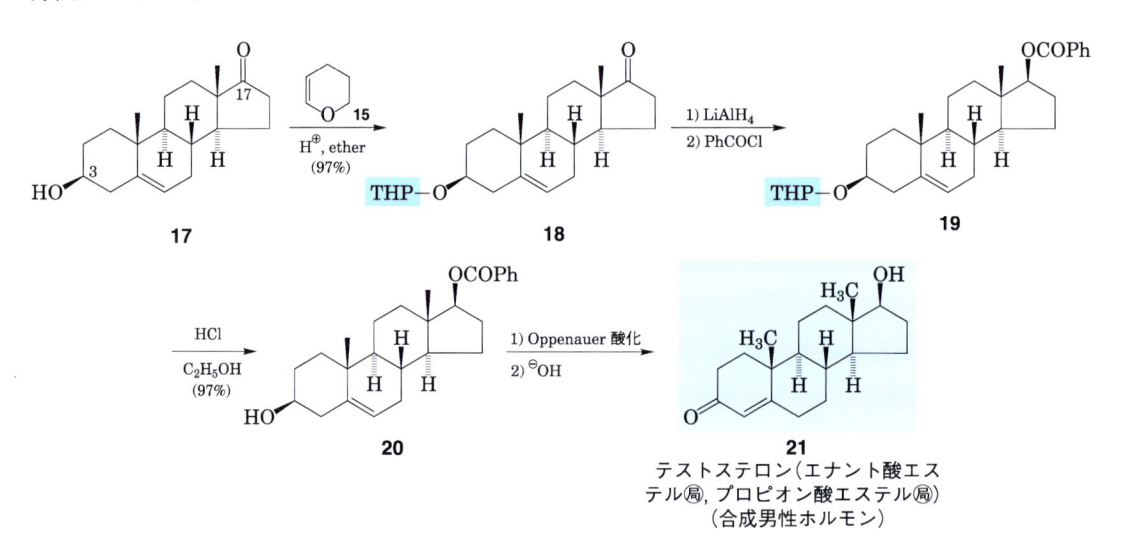

〈導　　入〉　2,3-dihydro-4*H*-pyran/TsOH または PPTS
〈脱保護〉　酸加水分解；PPTS/C_2H_5OH

3) エステル型保護基

エステルは酸に対して比較的安定であるので，中性あるいは酸性条件下で行う反応に際しては有用なヒドロキシ基の保護基とされている．糖，ステロイド，ペプチド，ヌクレオシドなどに広く使用され，一般に，ピリジンあるいは $(C_2H_5)_3N$ などの第三級アミンの存在下に酸無水物あるいは酸ハロゲン化物でアシル化する．通常の方法では困難なアシル化，例えば立体障害の大きい第三級アルコールの場合には，触媒量の 4-(*N*,*N*-ジメチルアミノ)ピリジン (DMAP) を用いると容易に導入

1. ヒドロキシ基の保護

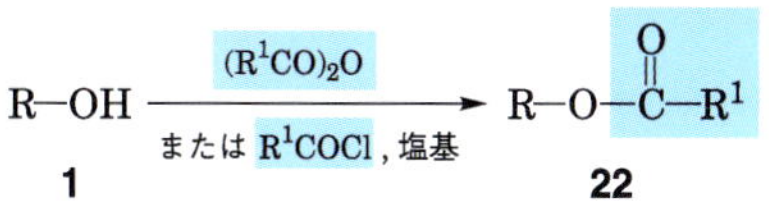

$$R-OH \xrightarrow[\text{または } R^1COCl, \text{ 塩基}]{(R^1CO)_2O} R-O-\underset{\underset{22}{\|}}{\overset{O}{C}}-R^1$$
（1）

カルボン酸エステルとしてギ酸（ホルミル），酢酸（アセチル），安息香酸（ベンゾイル），p-ニトロ安息香酸のエステルがよく用いられる．脱保護は塩基触媒による加水分解が一般的である．加水分解の容易さはホルミル＞アセチル＞p-ニトロベンゾイル＞ベンゾイルの順である．

酢酸エステル
アセチル化

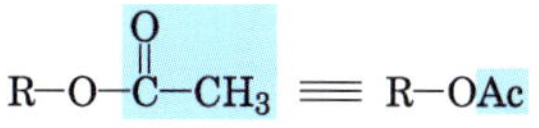

$$R-O-\underset{\|}{\overset{O}{C}}-CH_3 \equiv R-OAc$$

酢酸エステル（アセテート） は最も多く用いられる保護基である．

次に，アセチル基を保護基として用いた例として，副交感神経遮断薬**スコポラミン臭化水素酸塩**（**30**）**の合成**を示す．tropane 骨格の 6,7 位にエポキシド基を導入するためには，まず二重結合を導入しなければならない．そのためには，原料の tropane-3,6-diol（**23**）をひとまずアセチル化してHO 基を保護し，次に 7 位だけを部分加水分解して 3-acetyl-3,6-tropanediol（**24**）とする．さらにこの **24** のトシレートをコリジンで処理すると二重結合が導入される．これをトリフルオロ過酢酸でエポキシ化して 3-acetylscopine（**26**）とする．ここで 3 位の脱保護をし，試薬 **28** を用いてアシル化して **29** とする．**29** は脱アセチル，光学分割の後 HBr で処理してスコポラミン臭化水素酸塩（**30**）とする．

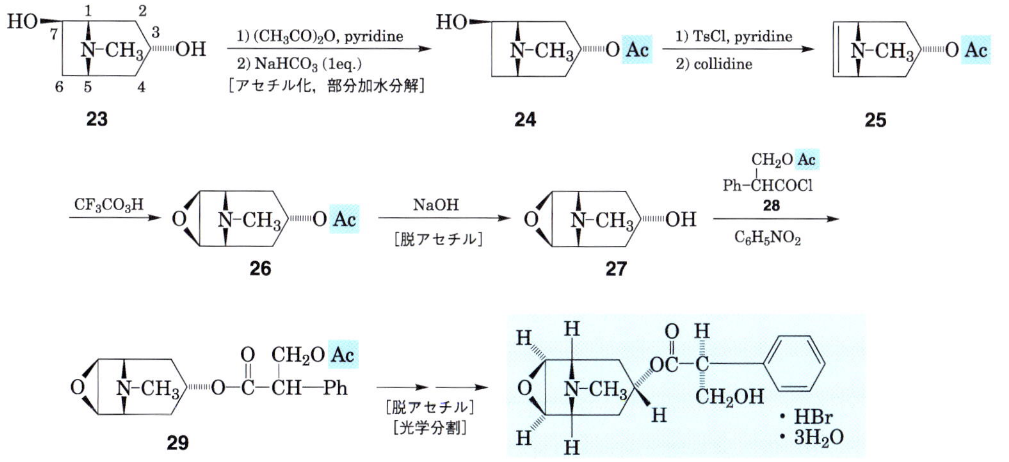

〈導　入〉　$(CH_3CO)_2O$：$(CH_3CO)_2O$ または CH_3COCl/pyridine または DMAP
〈脱保護〉　アルカリ加水分解

アセチル基の水素原子を電子求引性の置換基に置き換えたトリフルオロアセチル，クロロアセチルなどは塩基による加水分解を受けやすくなる．

B グリコール型ヒドロキシ基の保護

1) 環状アセタール型保護基

1,2-または 1,3-ジオール(**グリコール** glycol)の 2 つの HO 基を同時に保護する目的として，環状アセタールすなわちアルキリデンアセタールがあり，糖，ヌクレオシド，ステロイドや多価アルコールなどの HO 基の保護基として用いられている．

アルキリデン型の保護基としては，メチレン($R^1=R^2=H$)，エチリデン($R^1=CH_3, R^2=H$)，イソプロピリデン($R^1=R^2=CH_3$)，ベンジリデン($R^1=C_6H_5, R^2=H$)アセタールなどがある．

$$\text{31 (diol)} + \text{32 カルボニル化合物} \underset{}{\overset{H^\oplus}{\rightleftarrows}} \text{33} + H_2O$$

$$\text{31} + \text{34 アセタール} \underset{}{\overset{H^\oplus}{\rightleftarrows}} \text{33} + 2R-OH$$

一般的には，ジオール体(**31**)とカルボニル化合物(またはアセタール)を酸触媒(HCl, HBr, H_2SO_4, $HClO_4$, TsOH, $ZnCl_2$ など)の存在下に反応させるが，平衡反応なので脱水剤を用いるとアセタールを効率よく生成することができる．酸には不安定であるが，中性および塩基性条件下でのアルキル化やアシル化，$NaBH_4$ や $LiAlH_4$ を用いる還元，CrO_3-ピリジンや $KMnO_4$-アルカリを用いる酸化に対しては安定である．脱保護は酸加水分解によるが，ジオールへの再生の難易は使用したカルボニル化合物によって異なる．

このような環状アセタールは逆にカルボニル基の保護基としても広く利用されている．

イソプロピリデンアセタール
アセトニド生成

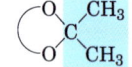

カルボニル化合物としてアセトンを用いると**アセトニド** acetonide が生成する．この保護基は新たな不斉中心を生じないので，グリコールの保護基として最も広く使用されている．

次は，合成局所用副腎皮質ホルモン**フルオシノロンアセトニド**およびそのアセチル誘導体である**フルオシノニドの合成**過程の一部である．ステロイド骨格の B 環にフッ素原子を導入し，A 環を Δ^4-3-ケトン系に変換する過程には酸化反応が含まれている．3 位の HO 基のみを選択的に酸化するためには，16α および 17α の HO 基はあらかじめ保護しておかねばならない．

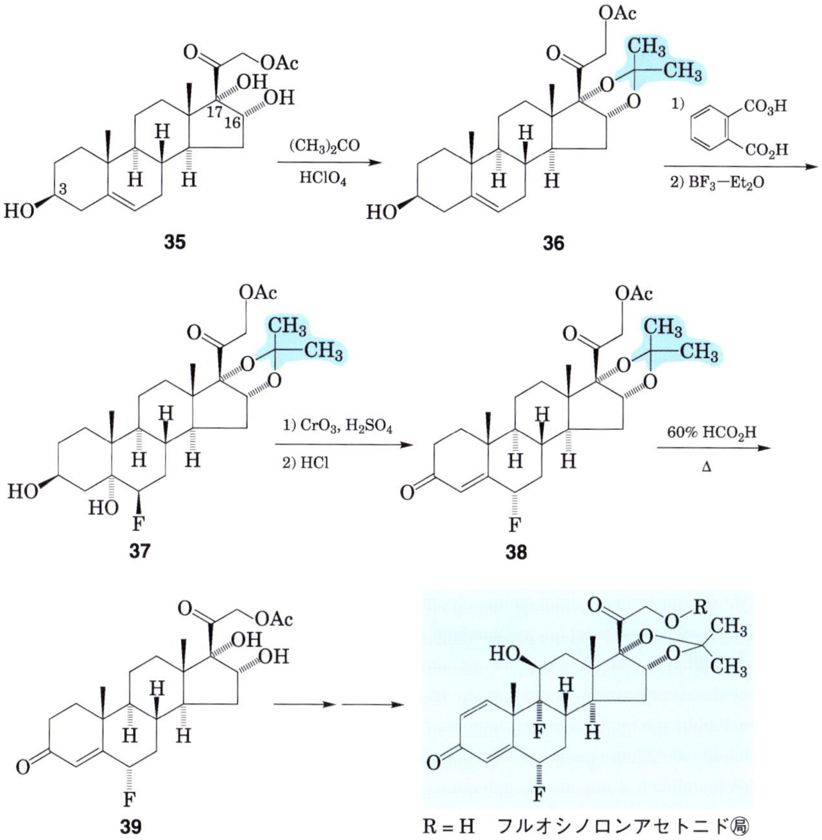

〈導　入〉　(CH₃)₂CO/酸 (TsOH, H₂SO₄, HClO₄, HCl, ZnCl₂) ; (CH₃)₂C(OCH₃)₂/TsOH/DMF
〈脱保護〉　酸加水分解

C フェノール性ヒドロキシ基の保護

　フェノール性のHO基は，アルコール性HO基と同様にアルキル化やアシル化を受けてエーテルやエステルを形成する．したがってフェノール性HO基の保護には，アルコールに対する保護基と同じものが使用される．本項では代表的なエーテル型保護基の1つであるベンジルエーテルについて述べる．

1) エーテル型保護基

ベンジルエーテル　Ar–O–CH₂–C₆H₅

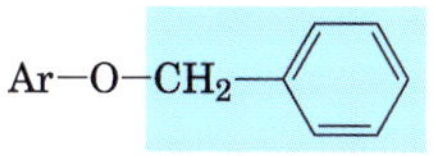

ベンジルエーテルは，糖類，アミノ酸，ステロイド，およびヌクレオシドなどのヒドロキシ基の

保護に用いられ，接触還元で容易に除去できるので有用な保護基である．アルカリに安定で，酸にも比較的安定である．また，環状アセタール型保護基アセトニドなどの脱保護条件下でも安定なので，糖化学においてとくに利用されている．

アリールアルキルエーテル(Ar−O−R)は鉱酸やルイス酸によって切断されるが，その切断の受けやすさは，THP-O->$PhCH_2$-O->$(CH_3)_2$CH-O->CH_3-O- である．

ベンジルエーテルを用いた例として，交感神経興奮薬**フェニレフリン塩酸塩(44)の合成**がある．メチルケトン基のブロム化に際して，副反応を抑制するために酸化されやすいフェノール性 HO 基を保護する必要がある．またアミノ基導入に際しては，ジアルキル化を防ぐためにベンジル基で保護したアミンを使用する．

44
フェニレフリン塩酸塩㊐
(交感神経興奮薬，昇圧薬，散瞳薬)

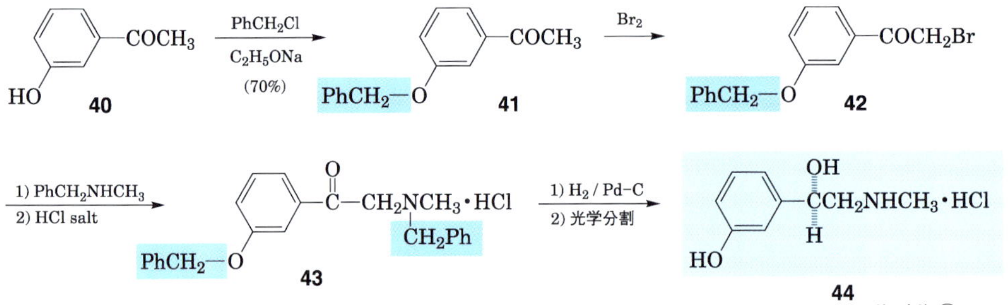

〈導　入〉　$PhCH_2Cl$/KOH または NaOH; $PhCH_2Cl$/NaH

〈脱保護〉　H_2/Pd–C; HCl/CH_3CO_2H

D カテコール型ヒドロキシ基の保護

2 個の HO 基が隣接している**カテコール** catechol (**45**) の保護基として，メチレンアセタール(**46**)，イソプロピリデンアセタール(**47**)，環状炭酸エステル(**48**)，環状ホウ酸エステル(**49**)などがある．それらはグリコールの保護基と同様に，2 つの隣接する HO 基を同時に保護できるので便利である．

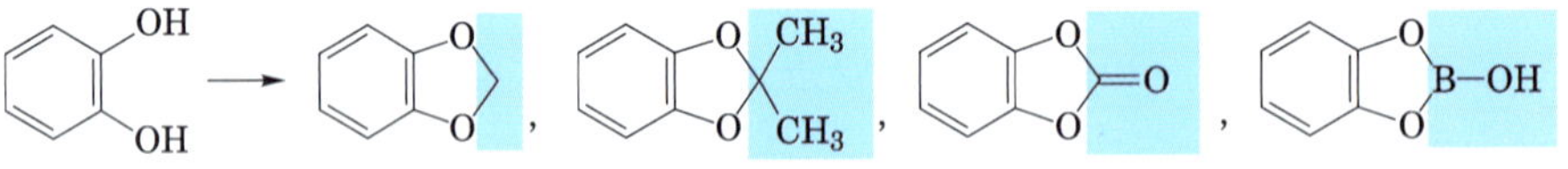

45 カテコール　**46** メチレンアセタール　**47** イソプロピリデンアセタール　**48** 環状炭酸エステル　**49** 環状ホウ酸エステル

1) 環状アセタール型保護基

メチレンアセタール

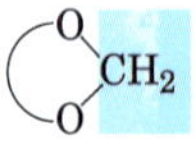

メチレンアセタール(**メチレンジオキシ基**)は，種々の試薬に対して安定である．HIやBCl₃などを使って比較的緩和な条件下にカテコールを再生できる．

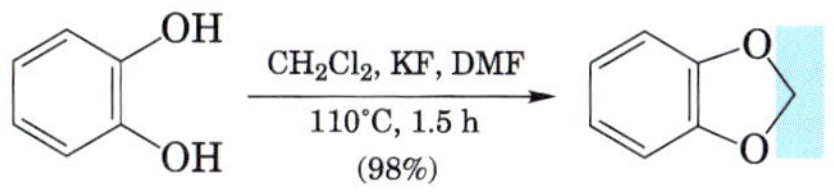

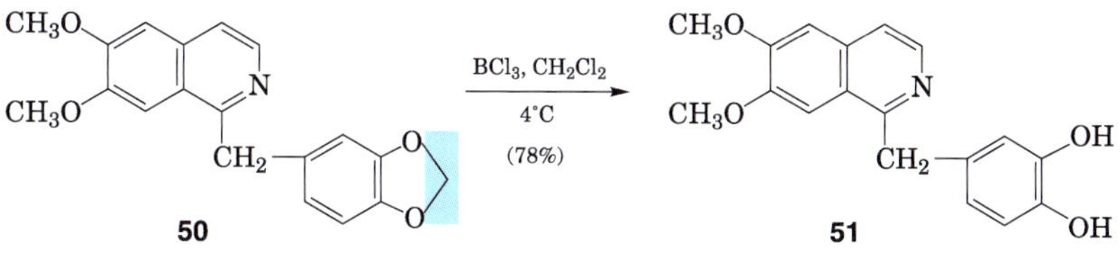

〈導　入〉　CH₂Cl₂(またはCH₂Br₂, CH₂I₂)/NaOH; CH₂X₂/KF/DMF
〈脱保護〉　HI; BCl₃

イソプロピリデンアセタール(**アセトニド**)も広く使用されている保護基の1つである．

2) 環状エステル型保護基

環状ホウ酸エステル

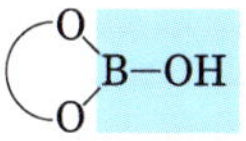

ホウ酸のアルカリ溶液で生成する**環状ホウ酸エステル**はアルカリに安定であるが，酸に対して不安定で容易にもとのカテコールが再生する．

次の例は，日本薬局方試薬**没食子酸** gallic acid のメチルエステル(**52**)のモノ O-メチル化である．3個のHO基が互いに隣接しているので，その中の隣接する2個を保護した後，残りの1個をジメチル硫酸でメチル化する．

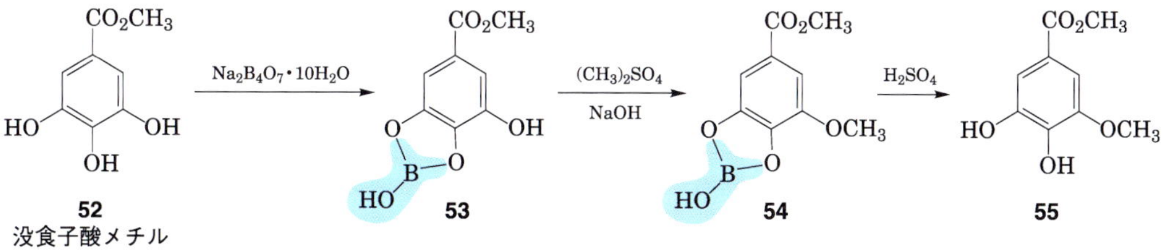

〈導　入〉　Na₂B₄O₇·10H₂O
〈脱保護〉　酸加水分解

2. カルボニル基の保護

カルボニル基は求核試薬の攻撃を受けやすいので,適当な保護基で保護することがとくに合成化学上重要な手段の1つである.

カルボニル基の保護基としては,よく用いられるものにアセタール型保護基,エナミン型保護基,セミカルバゾン型保護基などがある.本項ではこれらについて例をあげて説明する.

1) アセタール型保護基

アセタールは,アルデヒドやケトンとメタノール,エタノール,エチレングリコールなどを酸性条件下に反応させ脱水縮合させると得られる.その生成のしやすさは,アルデヒド＞脂肪族ケトン～シクロヘキサノン＞シクロペンタノン＞α,β-不飽和ケトン＞芳香族ケトンの順である.しかし,これらの反応性は立体的および電子的因子によって大きく左右される.

ケトンのカルボニル基をエチレングリコールやその他のアルコールでアセタールとして保護する方法は,ステロイドの分野でとくに研究されている.その中でもエチレングリコールとの反応によって生成する1,3-ジオキソランが最も代表的なものである.一般に環状アセタールの方が非環状のものより安定であり,ケトンのカルボニル基の保護基として広く用いられている.

環状アセタールとして,1,3-ジオキソラン,ヘミチオアセタール,ジチオアセタールなどがある.

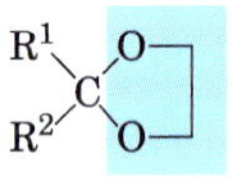

56 1,3-ジオキソラン　　**57** 1,3-オキサチオラン　　**58** 1,3-ジチオラン

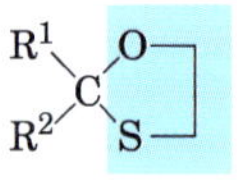

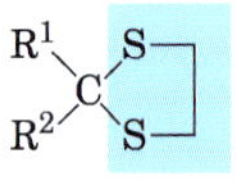

1,3-ジオキソラン

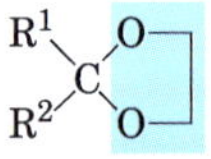

1,3-ジオキソラン 1,3-dioxolan(**56**)は,酸触媒存在下にカルボニル化合物とエチレングリコールから得られる.中性およびアルカリ性で安定であり,接触還元,$LiAlH_4$,$NaBH_4$などの還元やOppenauer酸化,CrO_3-ピリジン,OsO_4酸化などの諸反応にも安定であるので,優れた保護基として広く使われている.

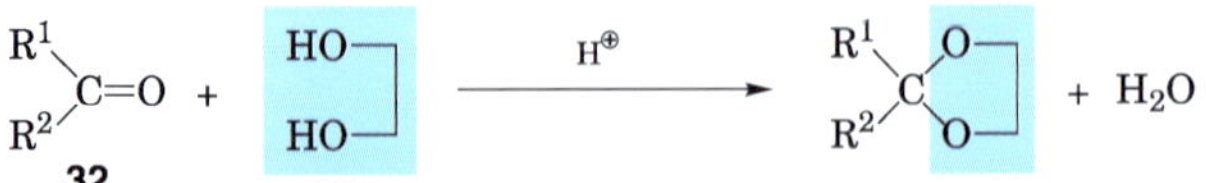

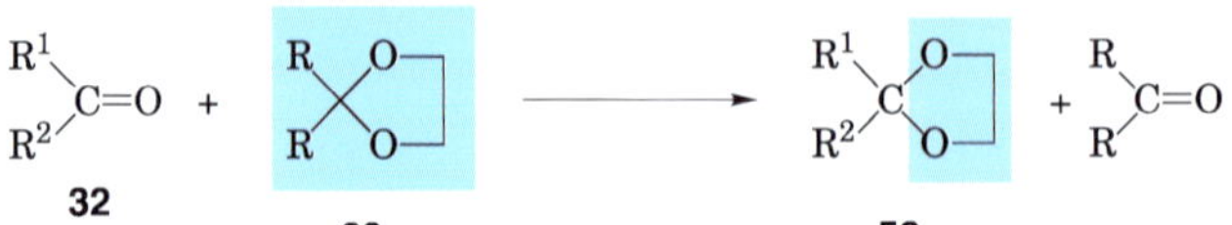

次は，合成黄体ホルモン**ノルエチステロン**(**65**)**の合成**過程の一部である．17 位に**エチニル** ethynyl **基**(−C≡CH)を導入するには 17*β*-OH 基を酸化してケトンにする必要がある．直接酸化をすると，同一分子内に 2 個のケトンが生じる．これでは選択的に 17 位のみにエチニル基を導入することができないので，酸化の前に 3 位を保護しておく必要がある．

61　**62**　**63**　**64**　**65**

ノルエチステロン㊐
(合成黄体ホルモン)

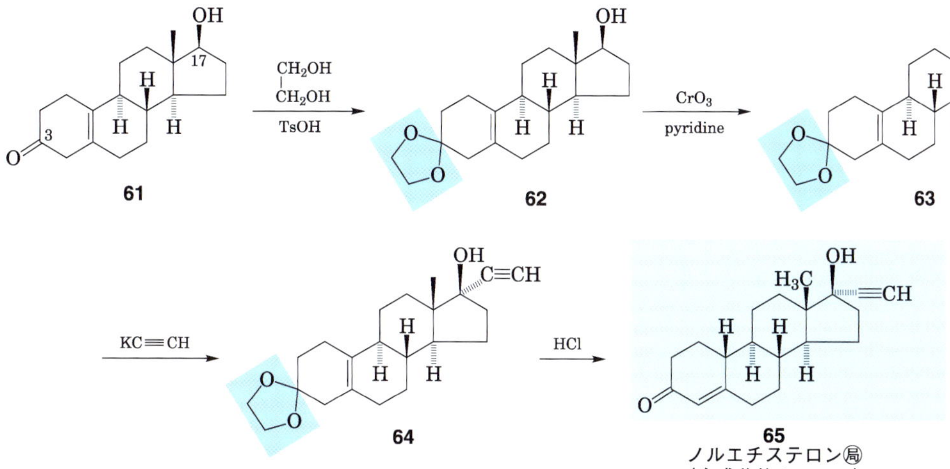

〈導　入〉　$HOCH_2CH_2OH/TsOH/C_6H_6$; $HOCH_2CH_2OH/BF_3\cdot(C_2H_5)_2O/CH_3CO_2H$

〈脱保護〉　酸加水分解

2) エナミン型保護基

カルボニル基の保護基としての**エナミン** enamine は，ステロイドの分野などでよく利用されている．エナミンは，カルボニル化合物と環状第二級アミンを脱水縮合させると得られる．$LiAlH_4$，Grignard 試薬などの有機金属試薬を用いる反応には安定である．脱保護は弱酸性および塩基性条件下で行う．

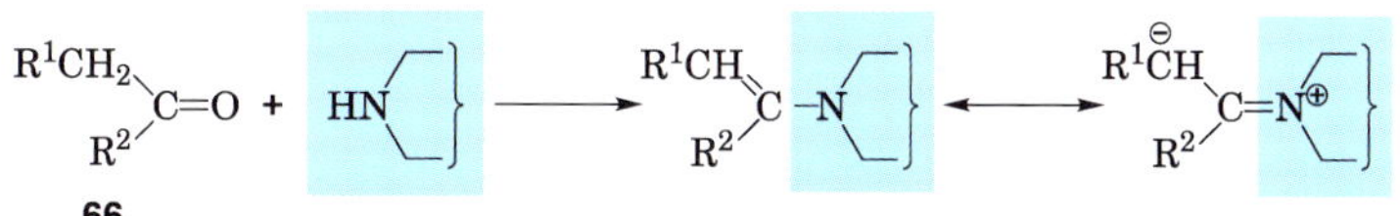

66　**67**　**68**　**69**
エナミン

一般にアルデヒドや *α*,*β*-不飽和カルボニル化合物は，他のカルボニル化合物より容易にエナミンを生成する．次は，この反応性の差を利用した合成副腎皮質ホルモン**メチルプレドニゾロン**(**74**)**の合成**過程の一部である．原料(**70**)には 3 位と 11 位に 2 個のカルボニル基が存在する．11 位のみを選択的に還元して HO 基にするためには，3 位を保護しておかねばならない．そこで当モルのピロリジンを作用させると，反応性の高い 3 位の方がエナミンとなり，うまく保護される．

70　　71　　72

73

74
メチルプレドニゾロン㊞
（合成副腎皮質ホルモン，ステロイド性抗炎症薬）

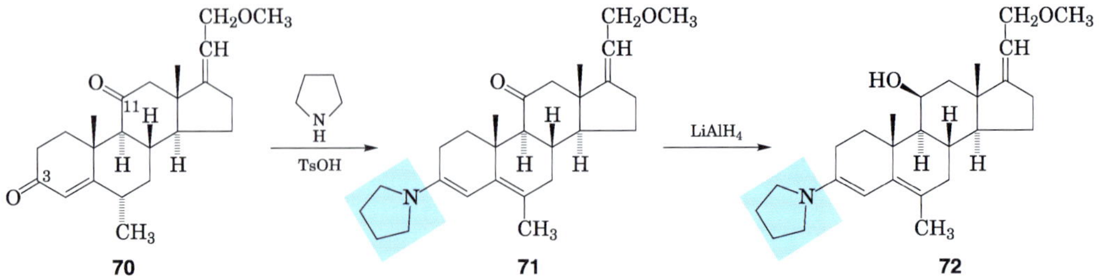

〈導　入〉　pyrrolidine または morpholine/C_6H_6/(TsOH)

〈脱保護〉　酸またはアルカリ加水分解

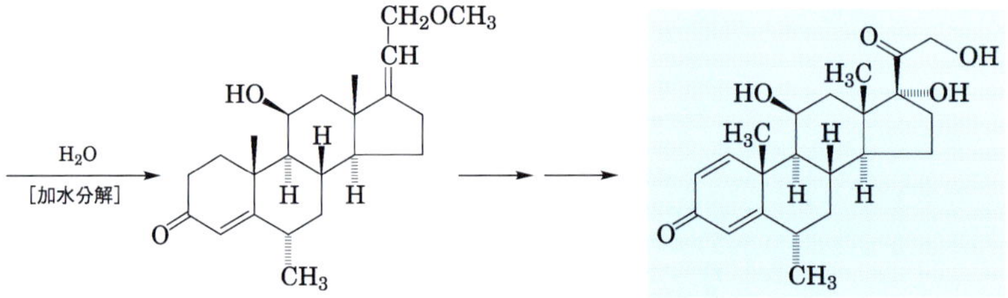

3）セミカルバゾン，オキシムおよびヒドラゾン型保護基

保護基としての**セミカルバゾン** semicarbazone (**75**) はステロイドの分野で使用されているが，オキシムおよびヒドラゾン誘導体は脱保護が比較的困難であるので，保護基として用いられることは少ない．

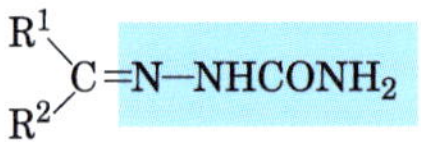

75
セミカルバゾン

76
オキシム

77
ヒドラゾン

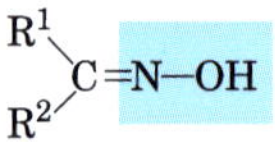

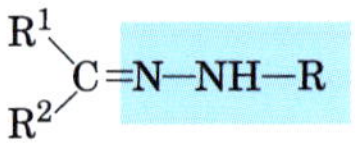

セミカルバゾンは，塩基存在下カルボニル化合物とセミカルバジド (**78**) の脱水縮合により得られる．$NaBH_4$ や $LiAlH_4$ による還元，Oppenauer 酸化，アルカリ加水分解などの反応条件下で安定であるので，カルボニル基の保護基として有用である．

32　**78**　**75**

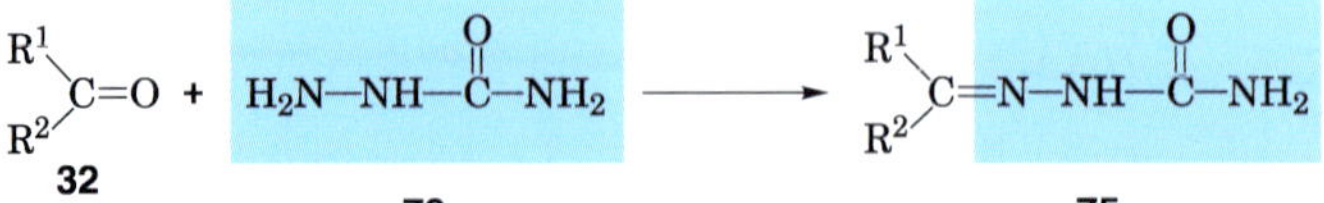

次は，合成副腎皮質ホルモン**プレドニゾロン** (**82**) **の合成**過程の一部である．原料 (**79**) には 3 個のカルボニル基が存在する．11 位のみを選択的に還元するには，3 位と 20 位をあらかじめ保護しておかねばならない．11 位のカルボニル基は，C 環のひずみや立体障害などの影響でカルボニル

試薬に対して不活性であるので，これを利用して 3, 20 位のみをセミカルバゾンとして保護することができる．

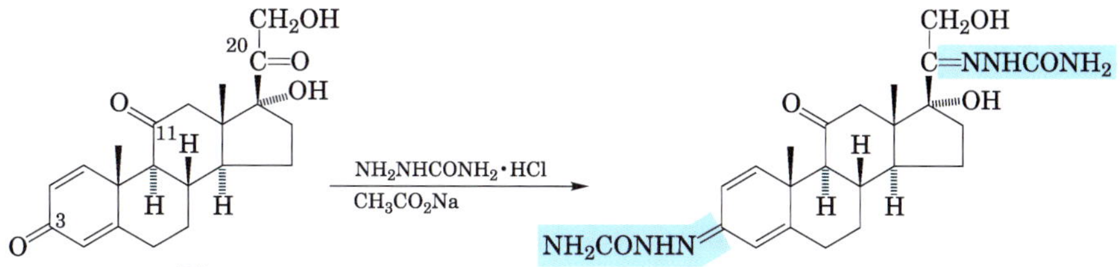

79

80

81

82
プレドニゾロン㊆
(合成副腎皮質ホルモン，ステロイド性抗炎症薬)

〈導　入〉　$H_2NNHCONH_2$・HCl/塩基(CH_3CO_2Na または pyridine)

〈脱保護〉　酸加水分解；HNO_2 による加水分解

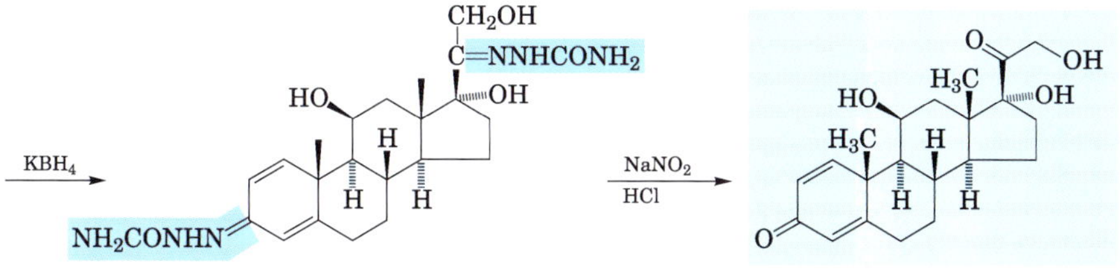

オキシムや 2,4-ジニトロフェニルヒドラゾンの生成は，日本薬局方医薬品の確認試験法に用いられている．

3. カルボキシ基の保護

1) エステル型保護基

カルボキシ基(カルボキシル基ともいう)は，通常エステルとして保護する．

一般にエステル化はカルボン酸と過剰のアルコールを反応させる方法のほかに，酸塩化物や酸無水物に変換してアルコールと反応させる方法などがある．さらに，DCC などのカルボン酸を活性化する縮合剤を用いる方法もある．またジアゾメタン(CH_2N_2)によるメチルエステル化もよく用いられている．エステルは酸または塩基によって容易に加水分解を受けカルボン酸を再生する．

83　　1　　22

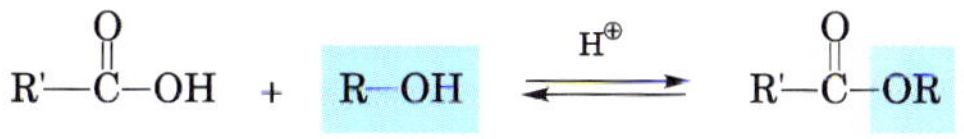

カルボキシ基の最も一般的な保護基はメチルおよびエチルエステルである．*t*-ブチル，ベンジルエステルなども目的に応じて使用される．例えば，選択的な加水分解を必要とする場合は，ベンジルエステルがよく用いられる．とくにペプチド合成において，C 末端 α-アミノ酸のカルボキシ基の保護に利用されている．

ベンジルエステル　R–CO–OCH$_2$–C$_6$H$_5$

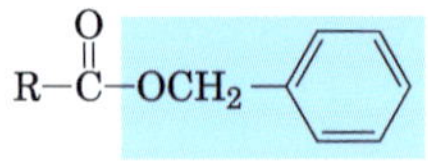

ベンジルエステルの特徴は，接触還元によって容易にカルボン酸を再生できることである．

アミノ酸およびペプチド合成に広く用いられているが，本項では，**ペニシリンの合成**過程においてベンジルエステルがカルボン酸の保護基として用いられている例を示す．合成ペニシリンの原料となる 6-アミノペニシラン酸 (6-APA, **87**) の合成中間体 (**84**) には，2個のアミノ基と2個のマスクされたカルボキシ基がある．**84** を合成する過程でカルボキシ基を保護しておく必要があったからである．両方のカルボキシ基を一挙に再生すると目的のラクタム環形成の際に多くの副反応が予測される．そこで脱保護の容易な t-ブチルエステル化されているカルボキシ基を再生し，さらに第一級アミノ基を保護したうえで N,N'-ジイソプロピルカルボジイミドを用いてラクタム化を行う．

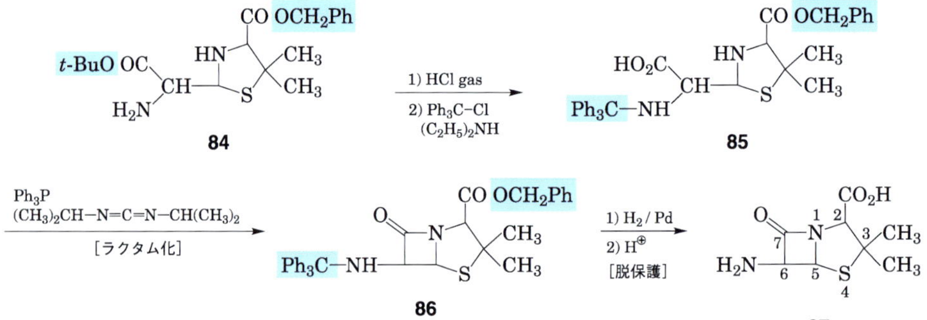

〈導　　入〉　C$_6$H$_5$CH$_2$OH/C$_6$H$_5$SO$_3$H または TsOH
〈脱 保 護〉　H$_2$/Pd–C; Na/NH$_3$

4. アミノ基の保護

アミノ基を含む化合物は天然に広く存在し，医薬品としても数多く使用されている．第一級アミンや第二級アミンは求核性が大きく，酸化や置換反応も受けやすいので，複雑な構造を有するアルカロイドの合成や医薬品の開発においてはアミノ基の保護は重要な課題である．とくに最近発展がめざましいペプチドや核酸合成においては欠くことのできない手法となっている．

アミノ基の保護基としては，アミド型，ウレタン型，アルキルアミノ型などがある．

A 第一級および第二級アミノ基の保護

1) アミド型保護基

第一級アミンや第二級アミンは，*O*-アシル化と同様に酸塩化物または酸無水物などのアシル化剤によって容易に**アミド** amide (**89**) を形成する．また，*N,N'*-ジシクロヘキシルカルボジイミド (DCC) などの縮合剤の存在下カルボン酸を用いて緩和な条件下にアシル化することも可能である．導入されたアシル保護基は酸またはアルカリ加水分解により脱保護される．主なアシル基としては，ベンゾイル基，アセチル基，ホルミル基などが用いられ，その安定性はベンゾイル＞アセチル＞ホルミルの順である．

ベンゾイル基　アセチル基　ホルミル基

88　89 アミド　90　91

アセトアミド
アセチル化

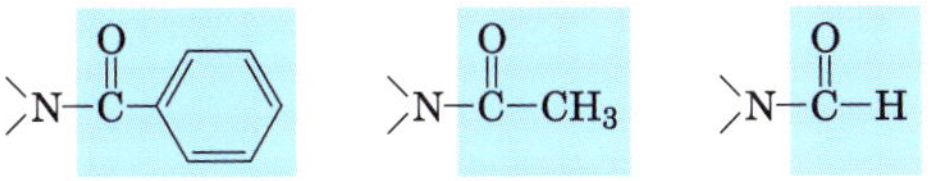

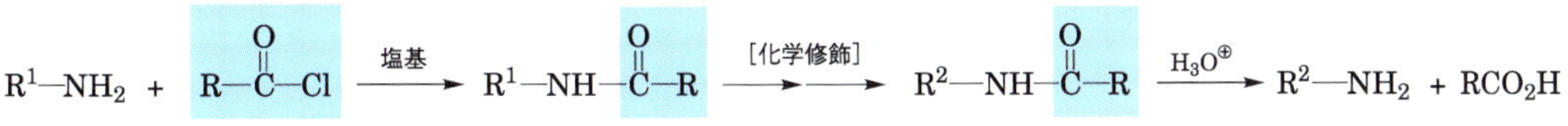

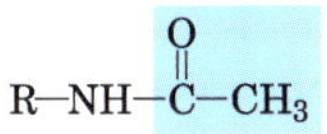

アミノ基を**アセトアミド** acetamide 誘導体として保護する方法は，とくに抗菌薬サルファ剤や α-アミノ酸などの合成によく用いられている．

次に抗細菌薬**スルファメトキサゾール** (**97**) **の合成**例を示す．サルファ剤の合成過程においては，アミノ基のパラ位にスルホンアミド基の導入が必須である．したがって原料であるアニリン (**92**) をまずクロロスルホン酸 ($ClSO_3H$) で処理してクロロスルホニル基を導入しなければならないが，直接反応させるとアミノ基もスルホン化されるので，あらかじめ保護しておかねばならない．

92　93　94　96

97
スルファメトキサゾール㊐
(合成抗菌薬［サルファ剤］)

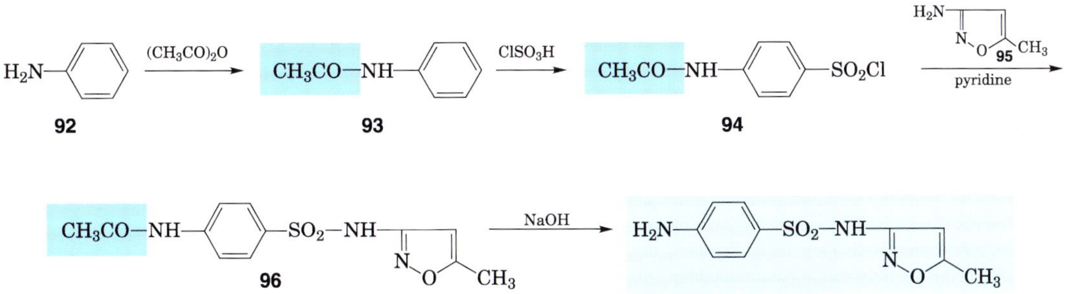

〈導　入〉　CH_3COCl; $(CH_3CO)_2O$
〈脱保護〉　酸またはアルカリ加水分解

2） ウレタン型保護基

ウレタン urethane（**99**）すなわち**カルバミン酸エステル**（**カルバメート** carbamate）は炭酸の誘導体の１つで，炭酸モノエステルとアミンから生じたアミドと考えることもできる．

ウレタン型保護基は，ペプチド合成において N 末端保護基として広く用いられている．通常，**ベンジルカルバメート**（ベンジルオキシカルボニル基，略号は Cbz または Z で表す：$-CO_2CH_2C_6H_5$）や **t-ブチルカルバメート**〔t-ブトキシカルボニル基，略号 Boc：$-CO_2C(CH_3)_3$〕がよく用いられる．試薬としては，主としてクロロ炭酸アルキルが用いられる．脱保護は，緩和な酸分解条件下に，またベンジル誘導体では接触還元の条件下でも行うことができる．

$$R-NH_2 + R'-O-\overset{O}{\underset{\|}{C}}-Cl \xrightarrow{\text{塩基}} R-NH-\overset{O}{\underset{\|}{C}}-OR'$$
　　　　88　　　　　**98**　　　　　　　　**99**

ベンジルカルバメート
Z 化　　$R-NH-\overset{O}{\underset{\|}{C}}-OCH_2C_6H_5$

Z-アミノ酸を用いて段階的にアミノ酸を結合する**ペプチド合成**例を示す．アラニルバリルフェニルアラニン（Ala-Val-Phe, **107**）の合成では，自己縮合を抑えるためにバリンの求核性アミノ基を保護して求核性をなくし，フェニルアラニンと反応させる．次に保護基をはずして求核性を再生させ，アミノ基を保護した L-アラニンと反応させる．

$$\underset{\textbf{100}}{\underset{H_2N-CHCO_2H}{\overset{CH(CH_3)_2}{|}}} + \underset{\textbf{101}}{C_6H_5CH_2O\overset{O}{\underset{\|}{C}}-Cl} \xrightarrow{NaOH} \underset{\textbf{102}}{\underset{Z-NH-CHCO_2H}{\overset{CH(CH_3)_2}{|}}}$$
　　　　　　　　　　　　　　　　　　　　　　　　　　Z-アミノ酸

$$\underset{\textbf{102}}{\underset{Z-NH-CHCO_2H}{\overset{CH(CH_3)_2}{|}}} + \underset{\textbf{103}}{\underset{H_2N-CHCO_2C_2H_5}{\overset{CH_2C_6H_5}{|}}} \xrightarrow{DCC} \underset{\textbf{104}}{\underset{Z-NH-CH-CONH-CHCO_2C_2H_5}{\overset{CH(CH_3)_2\quad CH_2C_6H_5}{|\qquad\qquad\quad|}}}$$

$$\xrightarrow[CH_3CO_2H]{HBr} \underset{\textbf{105}}{\underset{H_2N-CH-CONH-CHCO_2C_2H_5}{\overset{CH(CH_3)_2\quad CH_2C_6H_5}{|\qquad\qquad\quad|}}} \xrightarrow{\underset{\textbf{106}}{\underset{Z-NH-CHCO_2H}{\overset{CH_3}{|}}}}$$

$$\underset{\textbf{107}}{\underset{Z-NH-CH-CONH-CH-CONH-CHCO_2C_2H_5}{\overset{CH_3\quad\quad CH(CH_3)_2\quad CH_2C_6H_5}{|\qquad\qquad|\qquad\qquad\quad|}}}$$

〈導　入〉　$Cl-CO_2CH_2C_6H_5$（Z-Cl）/Na_2CO_3 または NaOH

〈脱保護〉　　H$_2$/Pd–C; HBr/CH$_3$CO$_2$H

B 第三級アミノ基の保護

　天然物や医薬品の中には数多くの第三級アミノ基をもつ化合物があり，それらの合成においては第三級アミノ基を保護する必要が生じる．保護の方法には，プロトン化，第四級アンモニウム塩の生成，N-オキシドの生成などがある．

1）第四級アンモニウム塩型保護基

第四級アンモニウム塩　プロトン化

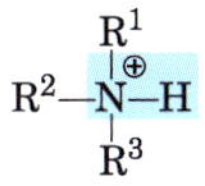

$$R^2-\overset{R^1}{\underset{R^3}{\overset{|}{N}}}-H \quad \oplus$$

　脂肪族第三級アミンが酸性条件下で容易に**プロトン化** protonation され，その求核性を失うことを利用した方法である．反応系をアルカリ性にすることによってもとのアミンが再生する．プロトン化は最も塩基性の強い窒素原子に最初に起こるので，2個以上の第三級アミノ基をもつ場合でも選択的保護ができる．

　次の例は2個の第三級アミノ基をもつ**ニコチンのピリジニウム塩**(**111**)**生成**の例である．ニコチン(**108**)のピリジン環の N を選択的の第四級アンモニウム塩に変換したい場合，直接ヨウ化メチルで処理すると，脂肪族第三級アミンの方が塩基性が強いのでピロリジン環がさきに第四級アンモニウム塩となってしまう．そこで求核性の強い方をプロトン化して保護した後，ヨウ化メチルを反応させる．

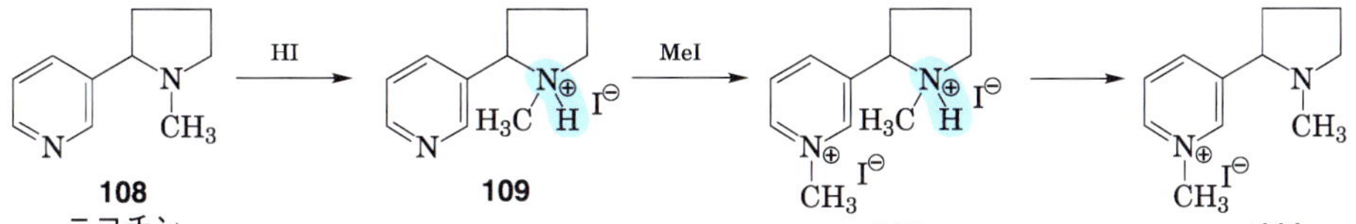

〈導　入〉　　プロトン酸(H$_2$SO$_4$, HI など)
〈脱保護〉　　アルカリ処理

5. スルファニル基の保護

　スルファニル基の保護はペプチド合成において重要である．ヒドロキシ基の保護と同様にアルキル化やアシル化によってチオエーテルまたはチオエステルなどに誘導して保護する．

1) チオエステル型保護基

S-アセチル，S-ベンゾイルなどの**チオエステル** thioester (**113**) は，チオールに酸塩化物または酸無水物を反応させると得られる．チオールは酸化を受けやすいので反応は窒素気流下に行う．脱保護はアルカリ条件下に容易に行われるが，脱離反応を伴うことがあるので注意を要する．

$$R-SH \xrightarrow[\text{または R'COCl, 塩基}]{(R'CO)_2O} R-S-\underset{\underset{\|}{O}}{C}-R'$$

112　　　　　　　　　　**113**

S-アセチル誘導体
アセチル化　　　$R-S-\underset{\underset{\|}{O}}{C}-CH_3$

S-アセチル基が保護基として利用されている例に ACE 阻害性降圧薬**カプトプリル**(**118**)**の合成**がある．原料である L-プロリンの自己縮合を避けるためにカルボキシ基をエステルとして保護し，これに酸化されやすいチオールをアセチル化して保護した試薬 (**115**) を反応させ N-アシル体 (**116**) を得る．次に順次脱保護を行いカプトプリル (**118**) とする．

114 → (試薬 **115**: $CH_3CO-SCH_2CH(CH_3)-CO_2H$, DCC) → **116**

116 → 1) CF_3CO_2H　2) DCHA salt　3) $KHSO_4$ → **117** → 1) NH_3　2) DCHA salt　3) $KHSO_4$ → **118** カプトプリル⊕（抗高血圧症薬）

DCHA: dicyclohexylamine

〈導　入〉　$(CH_3CO)_2O/KHCO_3$
〈脱保護〉　0.2 M NaOH/N_2/r.t.; 5.5 N NH_3/CH_3OH/Ar

セルフチェック問題

問 1　保護基を用いて，化合物 A から B を合成する方法を示せ．

(1) A: 2-オキソシクロペンタン-1-カルボン酸メチル (CO_2CH_3) → B: 2-(ヒドロキシメチル)シクロペンタノン (CH_2OH)

(2) A: 4-ヒドロキシシクロヘキサノン → B: 4-メチレンシクロヘキサノール

問2
(1) 1-エトキシエチル基は，ヒドロキシ基の保護基として用いられる．エチルビニルエーテルとヒドロキシ基が反応して，1-エトキシエチルエーテルが生じる反応機構を書け．

(2) 1-エトキシエチル基は，塩基性条件には安定であるが，酸性水溶液中ではすぐに脱保護される．この理由を説明せよ．

(3) 1-エトキシエチル基と同様，塩基性条件には安定であるが，酸性条件では脱保護されやすいと考えられる保護基を3つあげよ(ヒドロキシ基以外の保護基でもよい)．

問3 分子内に3つのエステル基を持つ化合物を以下に示す2種の反応条件で処理したところ，1つのエステル基のみがカルボン酸に変換された．AおよびBの構造式を書け．

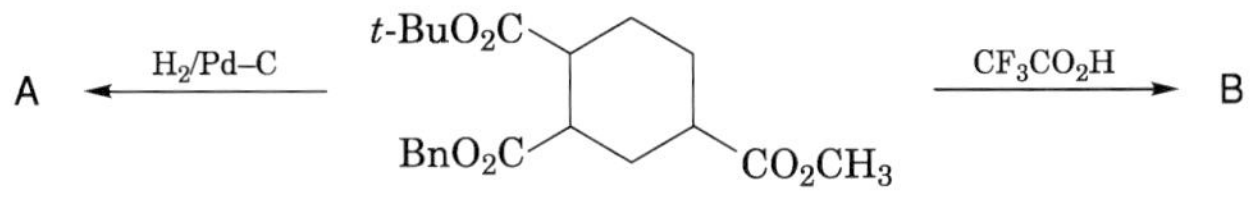

A ←[H$_2$/Pd–C]— (cyclohexane with t-BuO$_2$C, BnO$_2$C, CO$_2$CH$_3$ substituents) —[CF$_3$CO$_2$H]→ B

第8章
有機合成のデザイン—逆合成の考え方—

●有機化合物の合成計画と逆合成解析　●逆合成解析の基礎　●逆合成解析の実際
●医薬品の合成デザイン

　新しい有機化合物の合成にあたっては，まず第一に，何を出発原料とし，どのようなルートで目標化合物に到達するか，最も簡便で合理的かつ容易に，最短の工程で達成できるような合成計画を立案しなければならない．

　本章でその有機合成デザインの考え方や手法を解説する．第1章〜6章までに学んだ種々の結合形成反応を念頭において楽しみながら学んでいただきたい．

1. 有機化合物の合成計画と逆合成解析—その歴史—

　20世紀は，まさに有機合成の世紀であったといえる．人は，天然には得難い有用な有機化合物を合成によって手に入れることができた．

　有機合成の業績によってノーベル賞を受けた先人達は，芸術的ともいえる手法を駆使してさまざまな複雑な構造をもつ有機化合物，とくに天然有機化合物の全合成を完遂させてきた．葉緑素クロロフィル（1960年），造血薬シアノコバラミン⑮（ビタミン B_{12}，1973年）などの全合成はその最も代表的な例である．

　しかし，このような複雑な有機化合物の**合成設計法（合成デザイン）**を歴史的にみてみると，天才的ともいえる一部の才能に恵まれた人達の豊富な知識と経験と勘によって合成計画を立てていた時代から，目標分子から逆に合成ルートを探り出していくという"発想の逆転"により新しいデザイン法が生まれ，それに基づいて論理的かつ組織的に合成計画を押し進める時代に変わってきた．

　本章では，有機合成の新しい**逆合成の考え方**を学ぶことにする．

A 逆合成解析

　分子構造が複雑になればなるほど，従来の手法による合成計画では，個人的な豊かな才能と発想，高度な知識が要求される．

　しかし1960年代から，目標分子から逆に合成ルートをデザインする新しい方法が世界的に始まった．これが**逆合成解析** retro-synthetic analysis である．

　逆合成解析は有機化合物の合成設計に論理性をもたらし，間もなくコンピューターによる支援シ

ステムの開発をみるにいたった．この手法を開拓した Harvard 大学の E. J. Corey 教授は，1990年度ノーベル化学賞を単独で受賞した．

実際に，Corey 教授の研究グループはこの新しい発想と手法を駆使してプロスタグランジン（PG E_2）の最初の全合成を達成し，また実用化にも貢献した．その一部は第 9 章に紹介されている．

このようにして有機合成デザインの領域に，一定の手続きに従って分子をより単純な構造や分子へと切断していく論理的な世界が拓かれたのである．この逆合成解析法を使えば，有機合成の経験や知識の比較的浅い人でも効率的に有機合成をデザインすることができる．素人にもできる合成デザイン，それが逆合成の考え方である．

B 炭素骨格形成法と官能基変換法

合成デザインは，本書の第 1～5 章に述べられている**官能基変換法** functional group interconversion（FGI）と，第 3 章の一部と第 6 章で解説した**炭素骨格形成法** carbon skeletal construction とに大別することができる．

官能基変換は，炭素原子とヘテロ原子との結合法であるのでその合成設計は比較的容易である．合成デザインはこのような官能基変換法に属する部分も重要であるが，炭素−炭素結合形成法による骨格合成がさらに重要となる．

また日本語で単に「合成」といっても，英語では "preparation" と "synthesis" があって，前者は先例にならって物質をつくることに用い，後者は新しいデザインによる創造性の高い合成に用いる．したがって後者では，場合によっては新反応・新試薬の開発・創製も合成デザインの検討課題に含まれる．

2. 逆合成解析の基礎

A 標的化合物の切断と合成素子シントン

逆合成解析では，合成する目的分子を**標的化合物** target molecule（TGT）という．標的化合物を，一定のルールに従って切り刻んでいく過程を**切断** disconnection（**変換** transformation という場合もある）といい，切り刻まれた個々の部分構造を**合成素子**，**シントン** synthon という．シントンは，電荷をもつフラグメントを示すと同時に，H, Cl, OEt……の原子などをつけて原料や試薬に置き換えたものを示すこともある．シントンは，広い範囲の化合物合成に共通して使用できる合成の基本要素であり，合成を考える上で重要な役割を果たす．

B 逆合成解析の記号の使い方

原料から標的化合物にいたる「**合成**」の式では，生成系へ向けた矢印 ⟶ で示されるのに対し，「**逆合成**」の式表示には⟹を用いる．当然のことながら，方向は反応の生成系から原系への逆向きで使用する．

次は，Diels–Alder disconnection の例であり，この式は，シクロヘキセン **1** をつくるには diene **2** と dienophile **3** が必要となることを推論したものである．この過程を逆合成解析といい，**2** や **3** がシントンである．すなわち逆合成解析では，標的化合物をどのように切断していくと手持ちのシントンに導くことができるかを考える．そして，それらを反応機構と構造化学さらには立体化学などの有機化学の原則に従って，正しく標的化合物に復元できるものであるかどうかを解析するわけである．

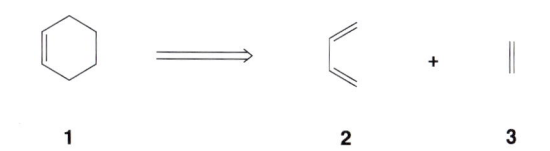

この逆合成解析によって合成計画をデザインすることの長所は，
① 合成設計を論理的かつ効果的に行うことができる．
② 合成ルートの設定が短時間で容易にできる．
③ 誰が行っても，同じ結果が導かれる．
④ どのような新化合物にも適用することができる．
⑤ コンピューターの利用が可能である．
などの点にある．

C 合成等価体

同じシントンを生じる試薬は"合成を考える上では等価"である．このような考えの上に**合成等価体** synthetic equivalent という言葉が生まれた．

カルボン酸をつくるのに，初めシアノ基を導入しておき，あとで加水分解してカルボキシ基に変換する．あるいは，第一級アルコールを酸化してカルボン酸を得る．このように，官能基変換 FGI で結ばれるシントンは等価なものとして取り扱うのである．

$$\text{R–CN} \xrightarrow{\text{FGI}} \text{R–CONH}_2 \xrightarrow{\text{FGI}} \text{R–CO}_2\text{H}$$

$$\text{R–CH}_2\text{OH} \xrightarrow{\text{FGI}} \text{R–CHO} \xrightarrow{\text{FGI}} \text{R–CO}_2\text{H}$$

このことをさらに発展させて考えると，ハロゲン化物，アルコール，アミン，アルデヒド，カルボン酸，アミド，ニトリル……などは，合成設計をする上では等価なものとして取り扱うことがで

きる．なぜなら，簡単な FGI の操作によって相互変換できるからである．

また，次の例のように，アセトンを塩基で処理してアルキル化する代わりに，アセト酢酸エチルを用いて行っても同じ標的化合物に到達することができる．このように，両方のエノラートイオンは合成等価体であるし，原料としてのアセトンとアセト酢酸エチルもこの標的化合物 TGT の合成を考える上では等価であるといえる．

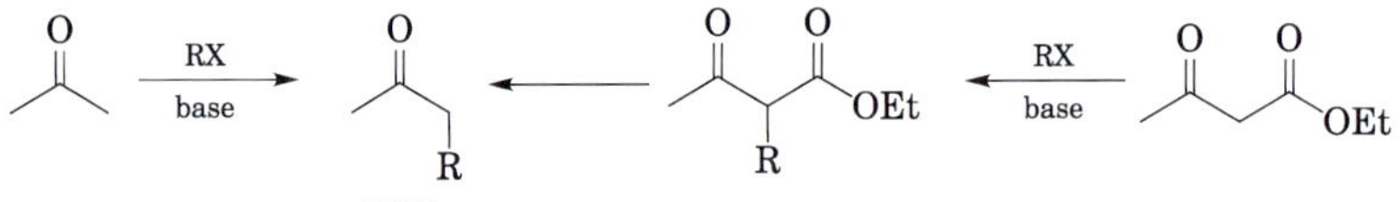

3. 逆合成解析の実際

標的化合物の逆合成解析では，その化合物の数ある結合のうちのどれかを切断し，できたシントンを現実の反応剤（原料，試薬あるいは触媒など）に置き換えて再結合してみる．このようにすると，標的化合物を合成するために必要な反応剤とその反応がわかる．

ここで重要なことは，標的化合物の**どの結合がどのように切断されるか**ということである．

分子中のどの結合を切断してもよいわけではない．分子中には多くの結合があり，考えられる切断の組み合わせは，膨大な数になる．その中で，合成デザインとして使える有効な切断は，ある一定のルールに従って切断されたものである．それは，取りも直さず，「再生しやすい結合を切断していくこと」にほかならない．

そこで，はじめに基本的な切断のタイプをみてみることにする．

A 基本的な切断

本章で用いる切断タイプの名称は，読者の理解を助けるために本書に限り使用するもので，必ずしも一般的な分類ではないことにまず注意していただきたい．

また，切断のタイプはこれら以外にもたくさんあるが，ここでは最も基本的な 4 つの例だけを示す．

1）切断タイプ-1（ヘテロ原子の α 切断）

炭素-ヘテロ原子間の単結合は，炭素が陽イオン，ヘテロ原子が陰イオンになるように切断する．

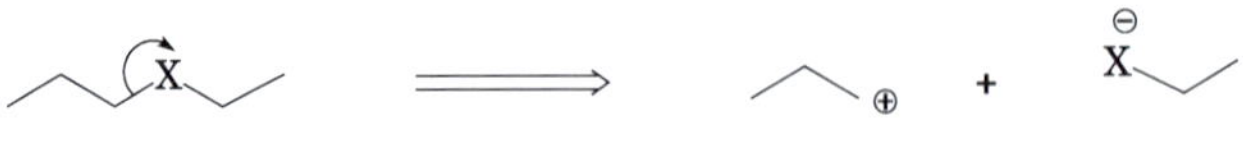

X：O, NR など

2) 切断タイプ-2（ヘテロ原子のβ切断）

ヘテロ原子についた水素はプロトンとしてとり，ヘテロ原子から2番目の原子団を陰イオンとして切断する．炭素-ヘテロ原子間は二重結合となる．

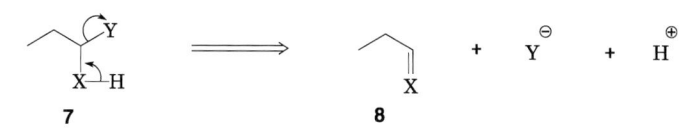

<chemical structure>
7 ⟹ 8 + Y⁻ + H⁺
X:O, NR など　Y:R, Ar, H など
</chemical structure>

ここで注意しなければならないことは，Yが炭素原子の場合はC–C結合の切断となるので骨格合成を考えなければならないということである．すなわちGrignard反応などのC–C結合形成反応を想定する．

3) 切断タイプ-3（カルボニル基のα切断）

炭素-ヘテロ原子間の多重結合のαボンドを切断し，炭素は陽イオン，隣接原子団は陰イオンになるように切断する．

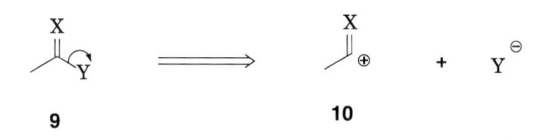

<chemical structure>
9 ⟹ 10 + Y⁻
X:O など　Y:NR₂, OR, Ar, R, ハロゲンなど
</chemical structure>

Yがヘテロ原子の場合は単なるFGIであるが，炭素原子の場合は，Friedel–Crafts反応などの骨格合成が必要となる．

4) 切断タイプ-4（カルボニル基のβ切断）

炭素-ヘテロ原子間の多重結合のβボンドを切断し，ヘテロ原子は陰イオン，3位の炭素が陽イオンになるように切断する．

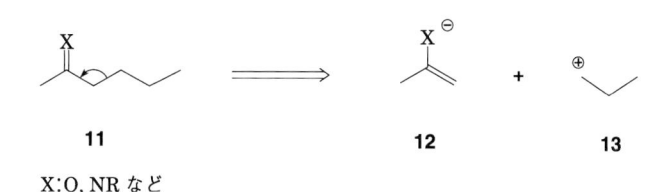

<chemical structure>
11 ⟹ 12 + 13
X:O, NR など
</chemical structure>

B 簡単な標的化合物の切断

1) エーテルの切断

脂肪族エーテルでは，**切断タイプ-1** に従って，カルボカチオンと O-アニオンとに切断する．この切断は Williamson disconnection であり，S_N 反応を想定すればよい．

シントン **15** はハロゲン化アルキルからハロゲンがとれたものであり，シントン **16** はアルコラートを考える．

エーテルの 2 つのアルキル基が同じ場合は切断方法は 1 つだが，異なる場合には 2 種類の切断を考えて，それぞれが原料として得やすいものになるように切断位置を決めることになる．

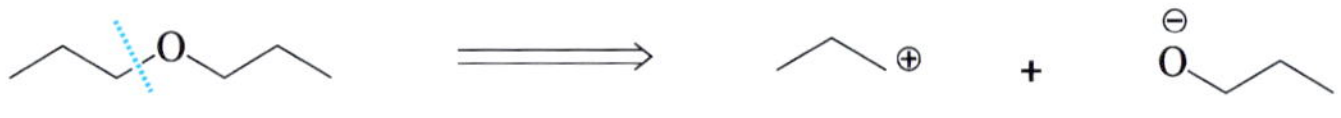

芳香族エーテルでは，次の例のように 2 つの切断が可能だが，必ず酸素のアルキル側を切断する．すなわち，a の切断によるシントン **18** は芳香環上のカチオンであり，このようなものにハロゲンをつけても S_N 反応は期待できない．一方，シントン **21** はアルキル鎖上での S_N 反応を示しており，b の切断が正解である．

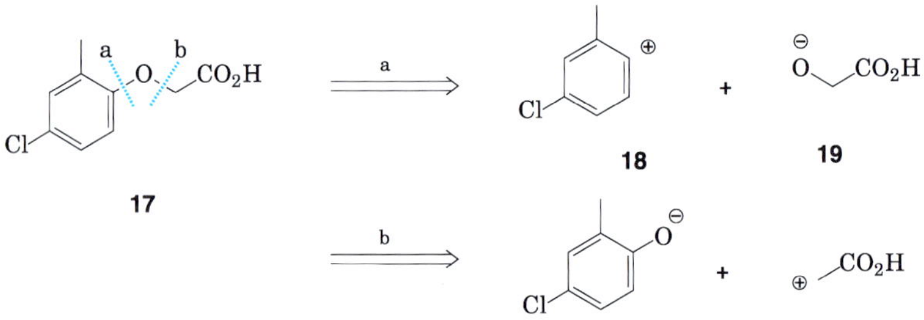

ヒドロキシエーテルの切断では，シントン **25** を純粋につくることはむずかしい．したがって b ルートから推論される合成では副反応が起こるであろう．そこで a を選ぶのが正しい選択だが，シントン **23** にハロゲンをつけた場合，HO 基の電子的効果のため求核試薬の攻撃を受けにくい．このような場合にはエポキシドを用いるとよい．エポキシドは開環によりヒドロキシドを与えるので，**27** と **29** は等価である．不要な Cl 原子がついていないだけ **29** の方が無駄がなく，効率的である．

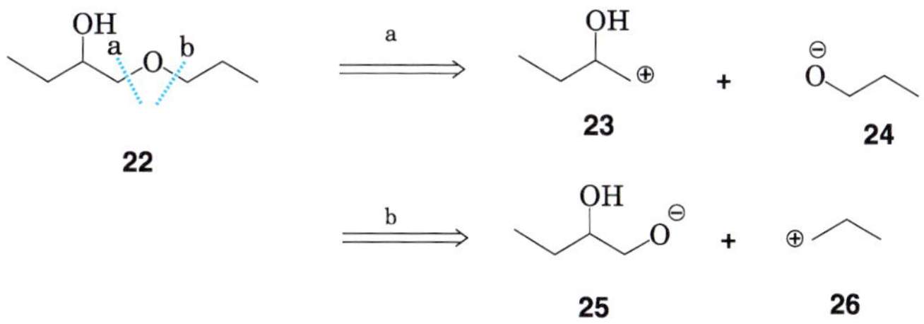

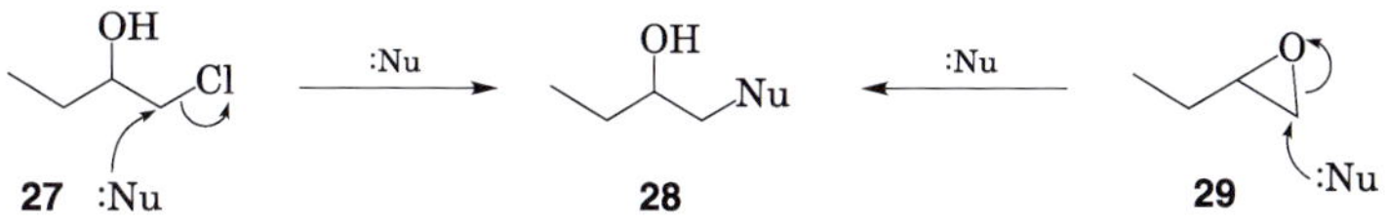

2) アルコールの切断

アルコールの切断は，基本的には**切断タイプ-2**に相当する．シントン **32** や **33** としては Grignard 試薬やリチウム試薬などを考える．

次の例では 2 つの切断様式が可能だが，合成が楽なのは b ルートである．

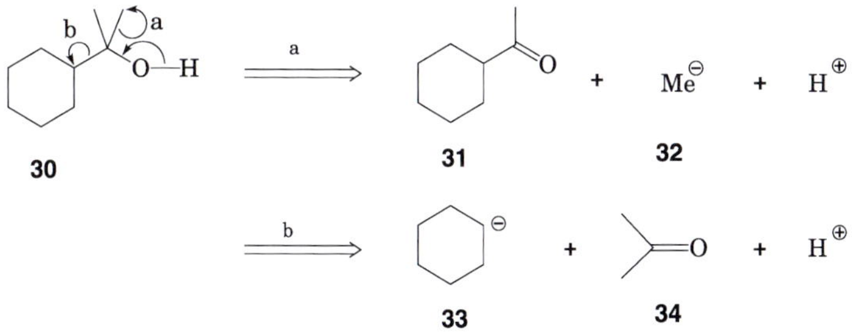

3) 二重結合の切断

アルコールを脱水すれば二重結合が生じる．そこで，二重結合に水を付加して官能基変換し，アルコールとしての切断を応用する．次の例では，2 種類のアルコールが考えられ，どちらも Zaitsev 則から正しい変換といえるが，シントン **36** の方が良い．シントン **37** はさらに切断すると環がこわれる．

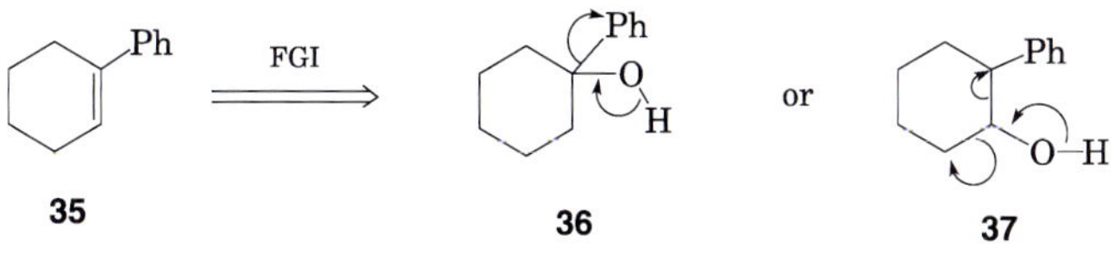

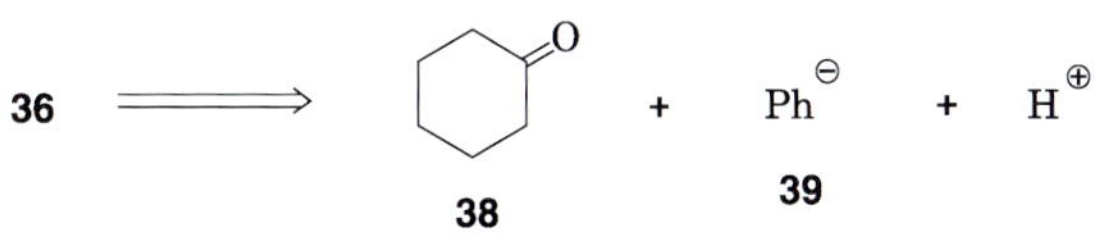

また，二重結合を直接切断する方法もある．次の例は，Wittig disconnection である．考えられる 2 つの切断のうち，原料物質の入手しやすい b ルートが正しい切断といえる．

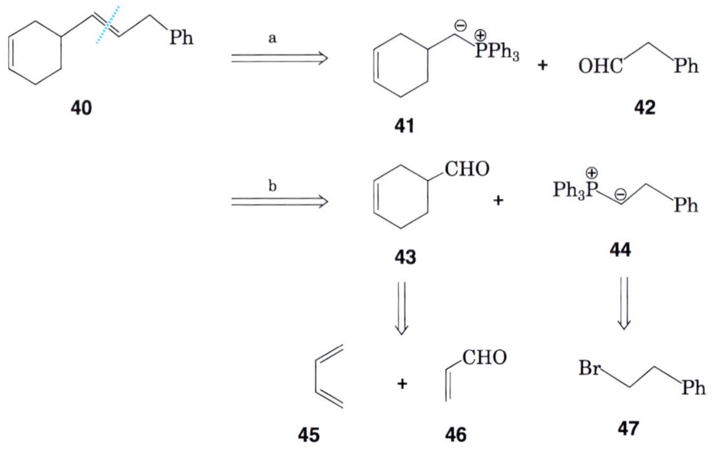

4）ケトンの切断

切断タイプ-3 に相当する a の切断と**タイプ-4** の b の切断が考えられる．どちらも Friedel–Crafts disconnection であるが，シントン **49** の方が **52** に比べて環が活性化されているので，Friedel–Crafts 反応を起こしやすい．さらに，a はアシル化，b はアルキル化の違いがあり，アシル化の方がアルキル化に比べて副反応が起こりにくいので，a の切断を選ぶ．

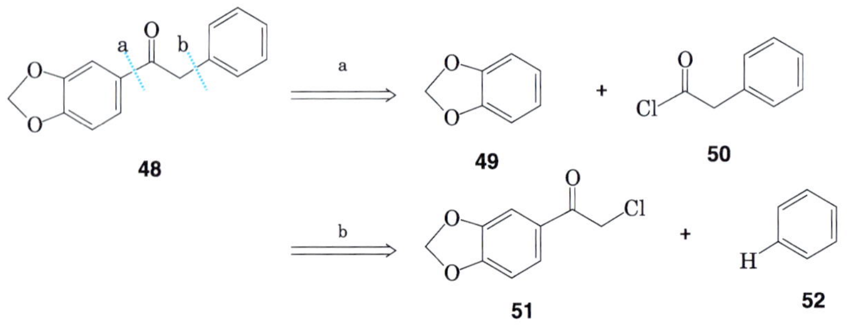

また，次の切断は，どちらも Friedel–Crafts アシル化に相当するが，シントン **57** は不活性化基である NO_2 基がついているため，満足な反応は期待できない．ニトロベンゼンは，Friedel–Crafts 反応の反応溶媒にすることもあるほど求電子剤に対する反応性は低い．それに対してシントン **54** は，充分に活性化されており，a ルートが正しい設計といえる．

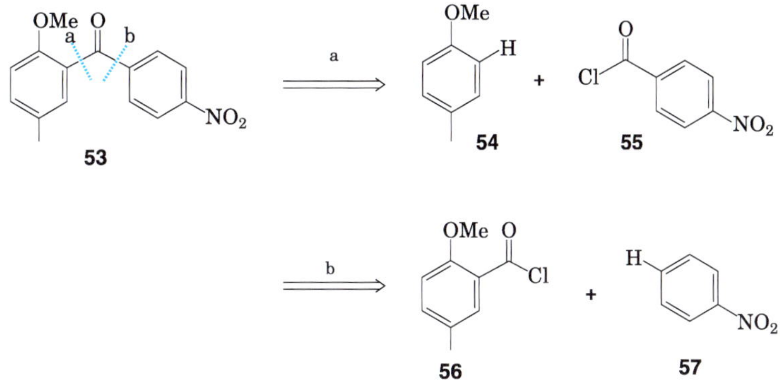

4. 医薬品の合成デザイン

次に日本薬局方医薬品の中から，比較的簡単な構造をもつものをとりあげ，実際に逆合成解析によって切断してみて合成デザインの解析方法に慣れることにする．

なお，これらの医薬品の実際の合成方法については，日本薬局方解説書などの他の成書に記載されているので，省略する．

[解析 1] ハロペリドール⑮（ブチロフェノン系統合失調症治療薬）

切断タイプ-1 に従ってまず C−N 結合を切断する．アニオンやカチオンのままでわかりにくいならば，それぞれ水素やハロゲンをつけておく．第 2 段階は，**59** については Grignard disconnection，**60** では Friedel–Crafts disconnection となる．

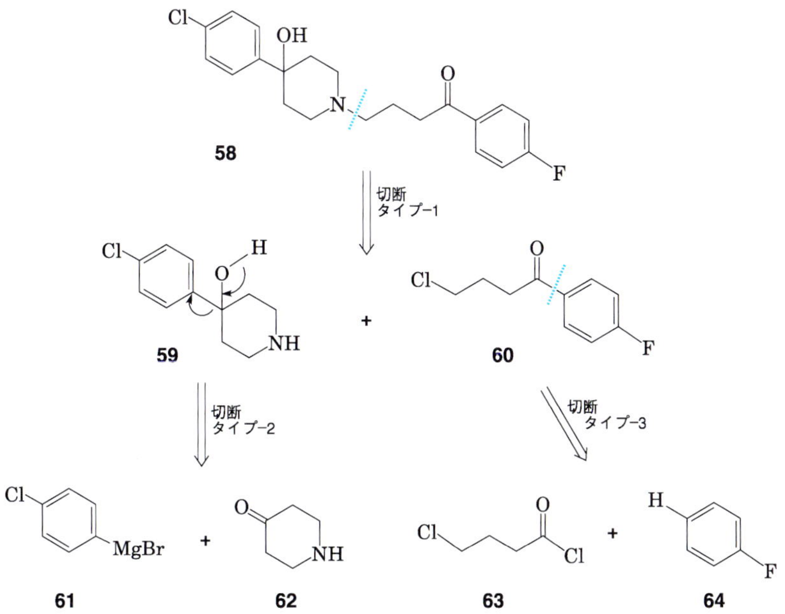

実際の合成では，**62** の合成に工夫を要するところであり，その Grignard 反応においても，NH 基をベンジル基などで保護しておくことが必要となる．

[解析 2] アンチピリン㊬（ピラゾロン系解熱鎮痛薬）

1 位の窒素の隣接位には 4,5 位の二重結合があり，2 位の窒素の隣接位にはカルボニル基があるので，それらを手がかりとして 2 つの C–N 結合の切断を考える．2 位の窒素と 3 位のカルボニル基の間の切断（**タイプ-3**）では，窒素に H，カルボニル炭素に OEt をつける．4,5 位の二重結合への水の付加では，4 位に H，5 位にヒドロキシ基をつけ，**タイプ-2** で 1,5 間の C–N ボンド切断に導く．

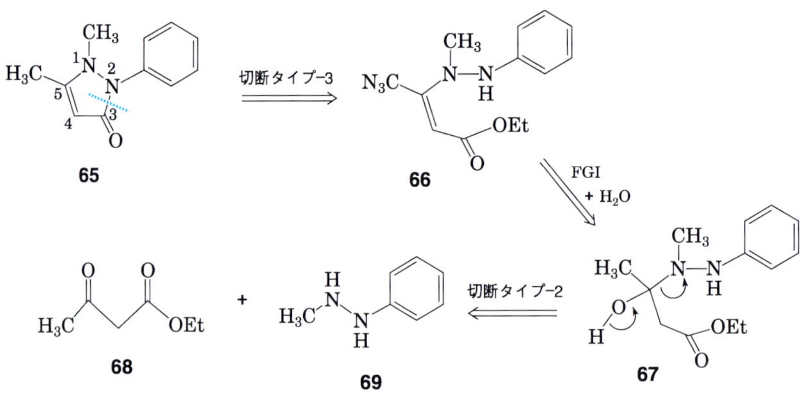

シントン **68** はアセト酢酸エチルで，**69** は 1-methyl-2-phenylhydrazine である．

[解析 3] クロルフェネシンカルバミン酸エステル㊬（中枢性骨格筋弛緩薬）

2-ヒドロキシエーテルに着目して，C–O 結合をまず切断する．この際，さきに述べたようにエポキシド **72** にしておくと便利である．カルバメート部は，アルコール，ホスゲンおよびアンモニアに切断される．

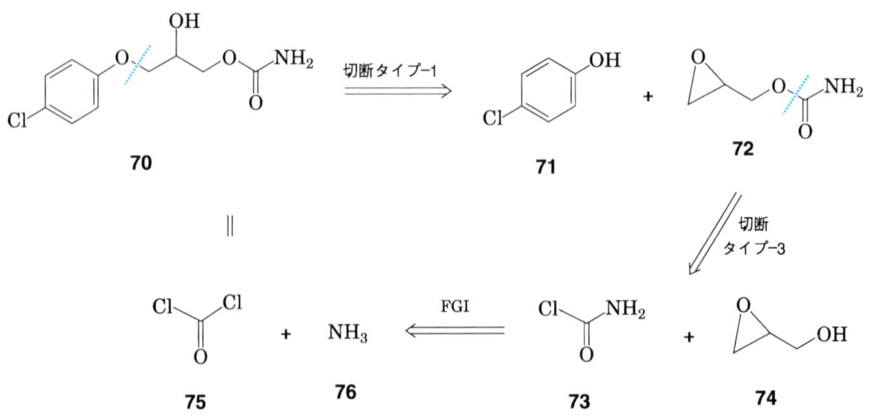

4. 医薬品の合成デザイン　267

実際の合成では，さきに **71** と **74** を反応させてクロルフェネシンとし，最後にカルバメートとする．

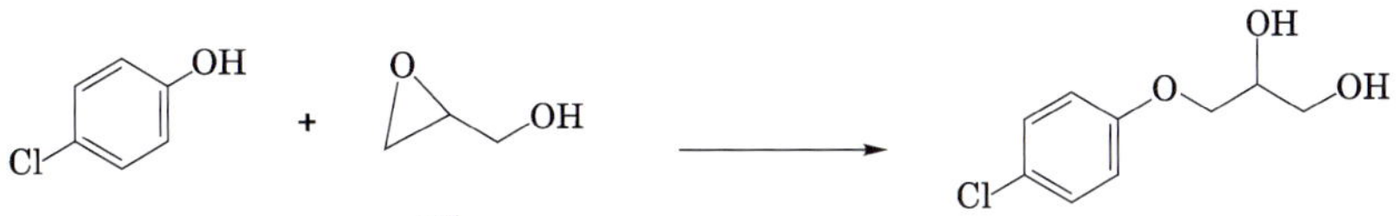

[構造式: 71 (4-クロロフェノール) + 74 (グリシドール) → クロルフェネシン]

[解析4] ニトラゼパム⊕（ベンゾジアゼピン系催眠薬，抗不安薬，抗てんかん薬）

1位の窒素は，隣にカルボニル基があるので，**タイプ-3** の切断，4,5-結合には水を付加して**タイプ-2** の切断とする．シントン **80** は，さらに Friedel–Crafts disconnection を考える．

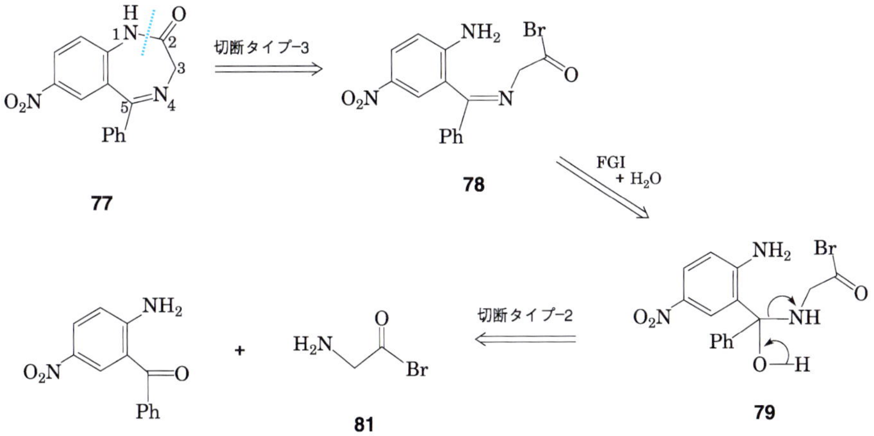

[逆合成スキーム: 77 ⇒(切断タイプ-3) 78 ⇒(FGI + H₂O) 79 ⇒(切断タイプ-2) 80 + 81]

実際の合成では，**81** の代わりにブロモ酢酸ブロミドを **80** にはたらかせて1,2-結合をさきに完成し，これを液体アンモニア中で処理してニトラゼパムに導く．

2-Amino-5-nitrobenzophenone (**80**) は，ニトラゼパムの日本薬局方確認試験において希塩酸とともに加熱した際に生じる芳香族第一級アミンである．このことから，切れやすい結合は，結びやすいということがわかるであろう．

本章では，最小限の標的化合物の合成設計例をあげ，基本的な合成設計の考え方だけを述べた．
実際に本格的な合成をデザインするには，有機反応の豊富な知識の上に巧みな合成戦略をたてていくことが要求される．そのためには，さらに多くの標的化合物について自分で合成法を解析する練習をすることである．そして，それらを解いていくうちに，未知の化合物の合成法についても推論できるようになるのである．

セルフチェック問題

問1 次の(　)に正しい語句を入れよ．

逆合成解析では，合成する目的分子を(ア)といい，(ア)を一定のルールに従って切り刻んでゆく過程を切断という．結合を切断した際に生じる個々の部分構造を(イ)という．(イ)は，電荷をもつフラグメントを示すと同時に，H, Cl, OEt・・・の原子などをつけて原料や試薬に置き換えたものを示すこともある．

問2 次のエーテルの逆合成解析を示せ．

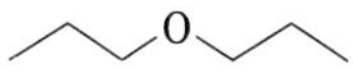

問3 原料にアルケンを用いた 2-ブロモブタンの逆合成解析を示せ．

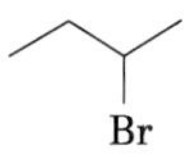

問4 原料のひとつにアセチレンを用いた 1-ブテンの逆合成解析を示せ．

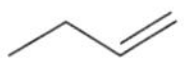

問5 トルエンを原料とする p-アミノ安息香酸の逆合成解析を示せ．

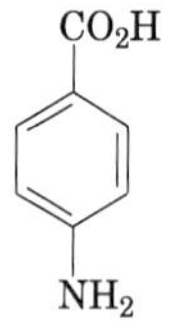

問6 統合失調症治療薬ハロペリドールの逆合成解析を示せ．

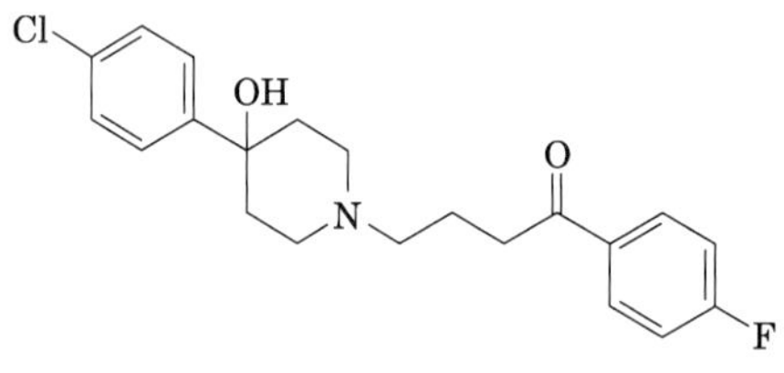

第9章 医薬品の合成

- 複素環式化合物
- アルカロイド
- ステロイド
- プロスタノイド
- アミノ酸・ペプチド
- 核酸

　第1章から第7章までに基礎となる酸化・還元，付加と脱離，ヘテロ原子の導入と変換の方法，炭素骨格の合成法など，有機合成上の主要な反応や手段を学んできた．また第8章では標的化合物から逆合成解析法によって最も合理的な合成計画を立案する考え方の基本も学んだ．これらはいずれも基本的かつ一般的な合成例をあげてわかりやすく解説してきた．

　この章では，複素環式化合物，アルカロイド，ステロイド，プロスタノイド，アミノ酸，ペプチド，核酸などの各分野の実際に行われた合成研究例を通して，すばらしい合成計画のもとにあらゆる合成手段が駆使され目標化合物がみごとに構築されていくさまを学ぶ．

　合成過程の中には新しい反応や新しい試薬なども含まれていて難解な部分もあるが，有機合成の第一線のレベルと楽しさを感じとってほしい．

1. 複素環式化合物

　環式構造をもつ有機化合物のうち，環を構成する元素が炭素以外の原子（ヘテロ原子），酸素，硫黄，窒素，リン，ヒ素などを環内に含むものを**複素環式化合物** heterocyclic compound という．同じ環の中に2個以上のヘテロ原子を含むもの，2種以上のヘテロ原子を含むものもある．環の大きさは三員環から大環状のものまで知られている．医薬品には五・六員環の複素環を有する化合物が多いが，抗不安薬（例えばクロルジアゼポキシド）や抗うつ薬（例えばイミプラミン）には七員環を有する特徴的な化合物群がある．複素環は芳香族とその還元体にあたる非芳香族に分類され，ともに多数の複素環式化合物が医薬品として日本薬局方に収載されている．その基本骨格を次に示す．

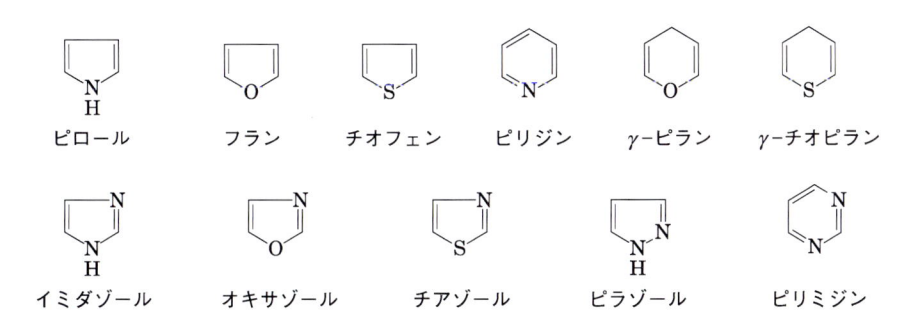

ピロール　フラン　チオフェン　ピリジン　γ-ピラン　γ-チオピラン

イミダゾール　オキサゾール　チアゾール　ピラゾール　ピリミジン

インドール　キノリン　イソキノリン

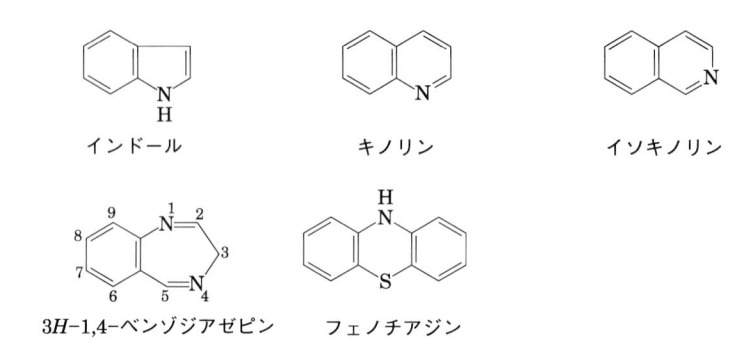

3H-1,4-ベンゾジアゼピン　フェノチアジン

　ヘテロ原子1個を含む五員環化合物は，4個の炭素原子のπ電子とヘテロ原子の非共有電子対とが非局在化することにより芳香族性を有し，ベンゼン誘導体と同様の反応性を示す．環の電子密度は次に示すように，五員環(例えばピロール)はフェノールと同様の電子状態をとり，求電子置換反応を受けやすくα位に優先的に反応が起こる．その反応性はピロール＞フラン＞チオフェンの順である．これに対して，六員環(例えばピリジン)はニトロベンゼンと同様の電子状態をとり，求核置換反応を受けやすく，αおよびγ位に優先的に反応が起こる．四級塩ではより速やかに求核反応を受け，ジヒドロピリジン誘導体を生成する．

　含窒素複素環式化合物の塩基性は脂肪族アミンのそれとは大いに異なる．脂肪族アミンは一般にかなり強い塩基性(メチルアミン：共役酸の酸性度 pK_a 10.64)を示すが，ピリジンは予想されるより弱い塩基性(pK_a 5.19)を示す．ピリジン環が飽和されてピペリジンになると塩基性は強くなる(pK_a 11.13)．これに対し，ピロールは共鳴式でわかるように窒素原子上の孤立電子対が環内に求引されるので，むしろ水素原子をプロトンとして放出しやすくなる．このため，メタノールとほぼ同程度の非常に弱い酸性(pK_a 16.5)を示す．

日本薬局方に収載されている複素環式化合物は多岐にわたるのですべてをあげることができない．ここではその一部を紹介する．

1）アンチピリン㊋（解熱鎮痛薬）

アンチピリン antipyrine (**5**) はキニーネの化学構造研究中に得られたフェニルピラゾロン骨格を有する化合物で，合成的に製造された最初の優れた解熱鎮痛薬である．フェニルピラゾロン骨格を有する解熱鎮痛薬には他にイソプロピルアンチピリン (**6**)，スルピリン (**7**) が日本薬局方に収載されている．

［**合成**］　アセト酢酸エチル (**8**) とフェニルヒドラジン (**9**) を C_2H_5OH–H_2O (3 : 2) 中加熱すると，ヒドラゾン (**10**)，閉環体 (**11**) を経由し 5-methyl-2-phenyl-1,2-dihydropyrazol-3-one (**12**) を生成する．次いでジメチル硫酸〔$(CH_3O)_2SO_2$〕でメチル化するとアンチピリン (**5**) が高収率で得られる．

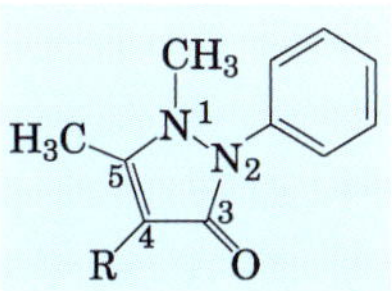

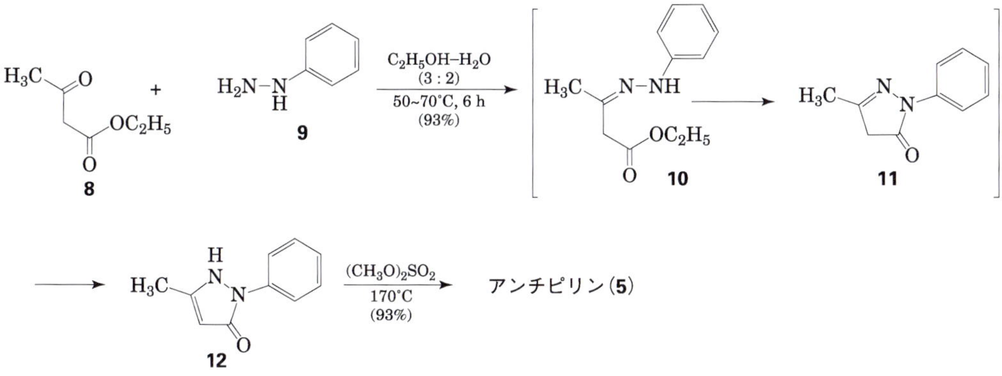

アンチピリン (**5**)　R : H
イソプロピルアンチピリン (**6**)　R : $CH(CH_3)_2$
スルピリン (**7**)　R : $N(CH_3)CH_2SO_3Na$

2）インドメタシン㊋（解熱鎮痛薬，非ステロイド性抗炎症薬，局所性消炎鎮痛剤）

インドメタシン indometacin (**18**) は 350 種のインドール誘導体から見出された低毒性の非ステロイド性抗炎症薬である．その作用はアスピリンやフェニルブタゾンより著しく強く，またステロイド性抗炎症薬ヒドロコチゾンにもまさる．

［**合成**］　*p*-methoxyphenylhydrazine (**13**) とアセトアルデヒド (CH_3CHO) から得られるヒドラゾン (**14**) に *p*-chlorobenzoyl chloride を反応させるとベンゾイルアミド (**15**) が得られる．これを加水分解して得られるヒドラジン (**16**) を酢酸中レブリン酸と加熱するとヒドラゾン (**17**) を経てインドメタシン (**18**) が生成する．この閉環反応を **Fischer インドール合成法**という．

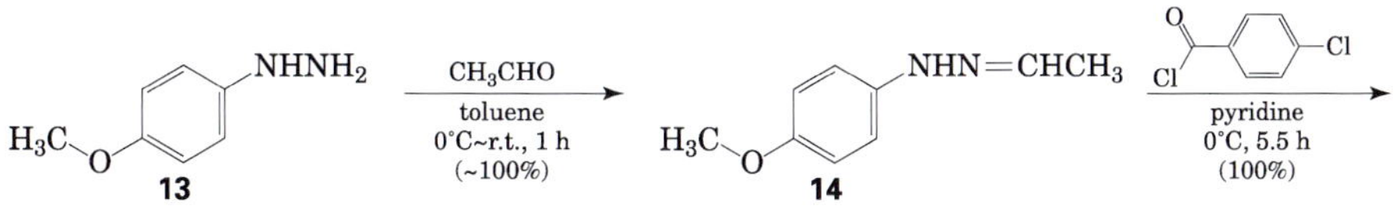

18
インドメタシン

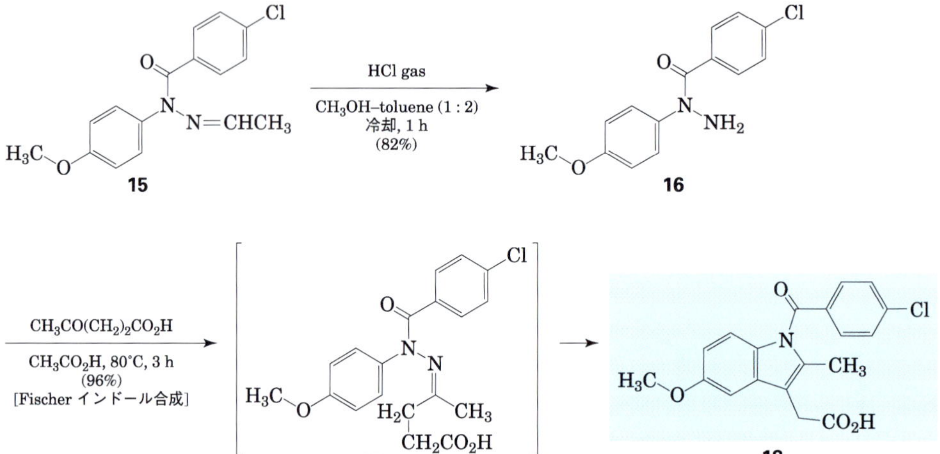

3）クロルフェニラミンマレイン酸塩㊊（抗アレルギー薬[H_1 受容体拮抗薬]）

クロルフェニラミンマレイン酸塩 chlorpheniramine maleate (**23**)は抗アレルギー薬(H_1 受容体拮抗薬)中最も作用が強く，副作用の少ないものの 1 つである．不斉炭素 1 個を有しラセミ体であるが，薬理活性は *d* 体に由来する．局方には *d* 体のみの製品も収載されていて，ラセミ体の 2 倍の作用を有する．

[合成]　*p*-chlorophenylacetonitrile (**19**)と 2-クロロピリジン(**20**)をナトリウムアミド($NaNH_2$)の存在下に反応させ，得られる 1-(*p*-chlorophenyl)-1-(2-pyridyl)acetonitrile (**21**)にジメチルアミノエチルクロリド〔$(CH_3)_2NCH_2CH_2Cl$〕を作用させると 1-(*p*-chlorophenyl)-1-(2-pyridyl)-3-dimethylaminobutyronitrile (**22**)が得られる．**22** を 80％H_2SO_4 で加水分解しクロルフェニラミンとする．この C_2H_5OH 溶液に当量のマレイン酸を加え，マレイン酸塩(**23**)を製する．

23
クロルフェニラミンマレイン酸塩

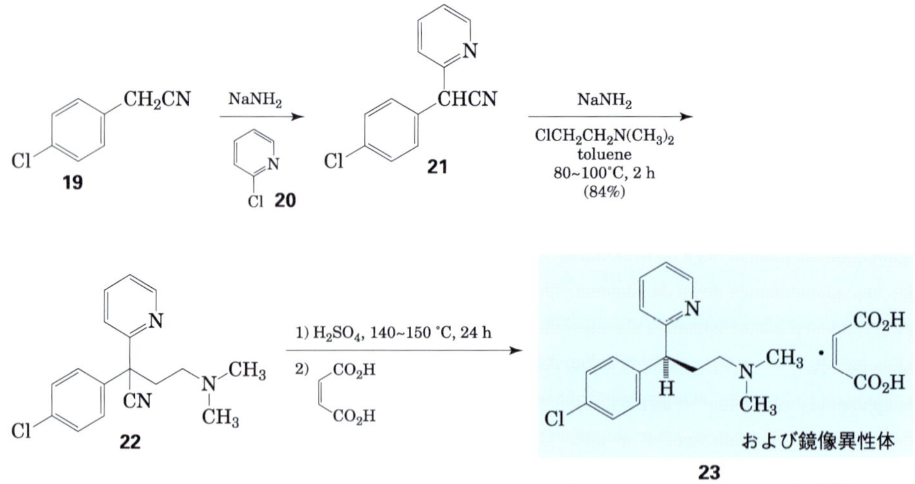

4) クロルジアゼポキシド⑮（抗不安薬）

クロルジアゼポキシド chlordiazepoxide (**30**)はベンゾジアゼピン骨格を有する新しい形のトランキライザーで，一連の化合物の中でとくに向精神作用が優れており，最初に実用化された化合物である．精神安定作用と筋弛緩作用が治療に利用されている．

ベンゾジアゼピン骨格を有する局方収載医薬品には，抗不安薬，催眠鎮静薬，抗てんかん薬として上記のクロルジアゼポキシドのほかに，エスタゾラム，クロナゼパム，ニトラゼパムなど多数があり，ベンゾチアゼピン骨格を有するものとしてはカルシウムイオン拮抗薬塩酸ジルチアゼムがある．

[**合成**] *p*-クロロアニリン(**24**)に塩化亜鉛存在下塩化ベンゾイル(**25**)を反応させ，得られる2-アミノ-5-クロロベンゾフェノン(**26**)に塩酸ヒドロキシルアミン($NH_2OH \cdot HCl$)を反応させるとオキシム(**27**)が得られる．これにアルカリ存在下クロロアセチルクロリド($ClCH_2COCl$)を作用させて 2-chloroacetamido-5-chlorobenzophenone oxime (**28**)とし，次いで HCl–CH_3CO_2H で処理すると閉環し 2-chloromethyl-4-phenyl-6-chloroquinazoline 3-oxide (**29**)が得られる．**29** の塩酸塩にメチルアミンを反応させると転位反応が起こり環が拡大し，クロルジアゼポキシド(**30**)が得られる．

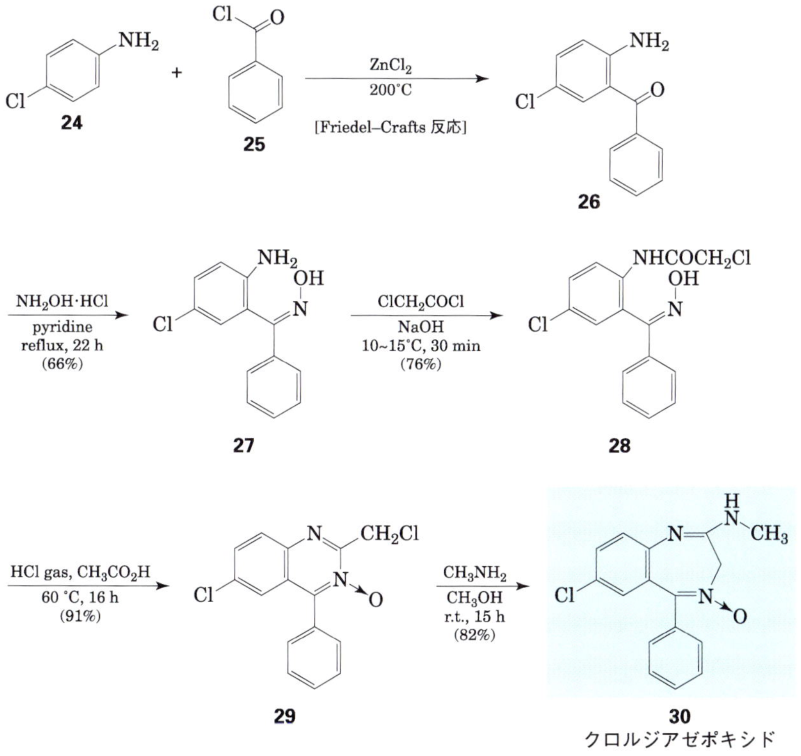

2. アルカロイド

植物成分のうち含窒素塩基性化合物を**アルカロイド** alkaloid（植物塩基）といい，顕著な生理活性

を有するものが多い．近年，動物，海産物，微生物の代謝産物から得られたものもアルカロイドと称するようになった．アルカロイドの名称はアルカリ様のものという意味である．植物体内では有機酸と塩を形成して存在している．アルカロイド含有植物は比較的特定の科に属するものが多く，しかもある植物は一定の化学構造を有するアルカロイドを含有している．

アルカロイドは基本骨格として含窒素複素環を有しているが，エフェドリン(**10**)に代表されるフェニルエチルアミン型の核外塩基を有するものもある．次に日本薬局方収載のアルカロイド系医薬品の主なものを原料生薬名とともに示す．

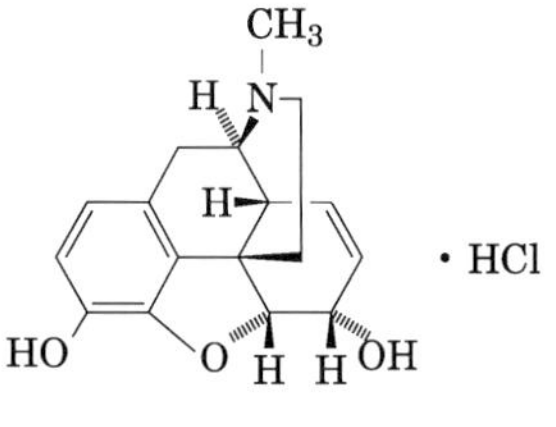

1
モルヒネ塩酸塩（麻・毒）
（麻薬性鎮痛薬）
あへん（ケシ科）

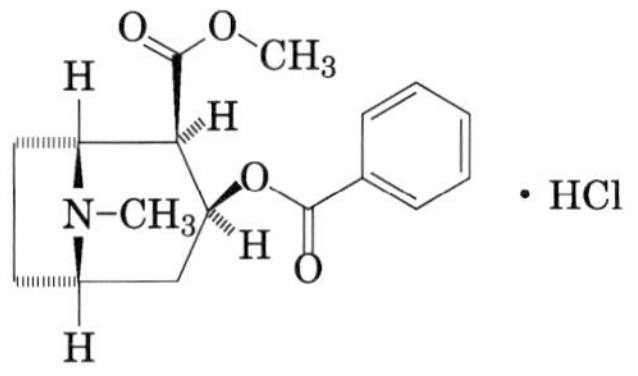

2
コカイン塩酸塩（麻・劇）
（局所麻酔薬[表面麻酔]）
コカ葉（コカノキ科）

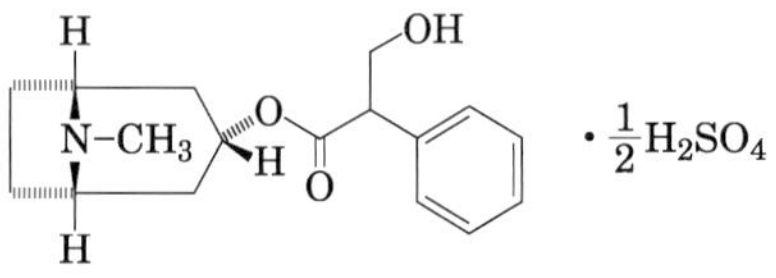

3
アトロピン硫酸塩（毒）
（散瞳薬，鎮けい薬，解毒薬）
ベラドンナ根（ナス科）

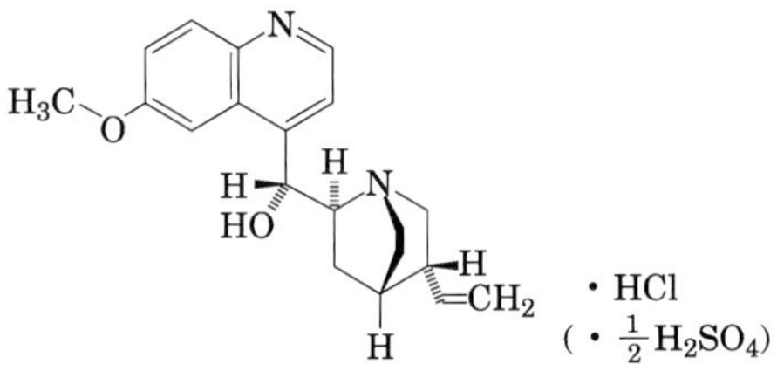

4
キニーネ塩酸塩（キニーネ硫酸塩）
（抗原虫薬[抗マラリア]）
キナ皮（アカネ科）

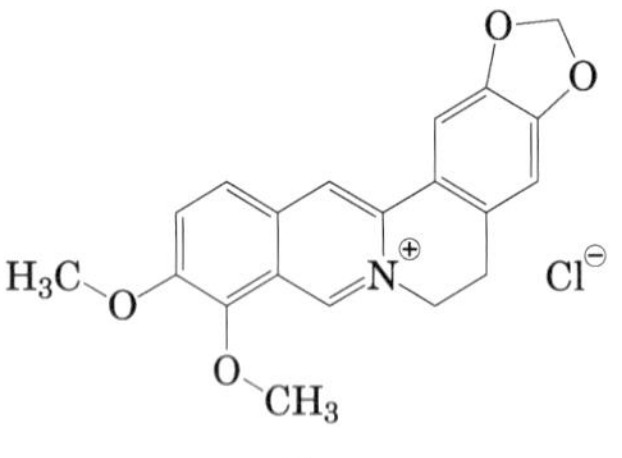

5
ベルベリン塩化物
（非麻薬性止瀉薬）
オウバク（ミカン科）
オウレン（キンポウゲ科）

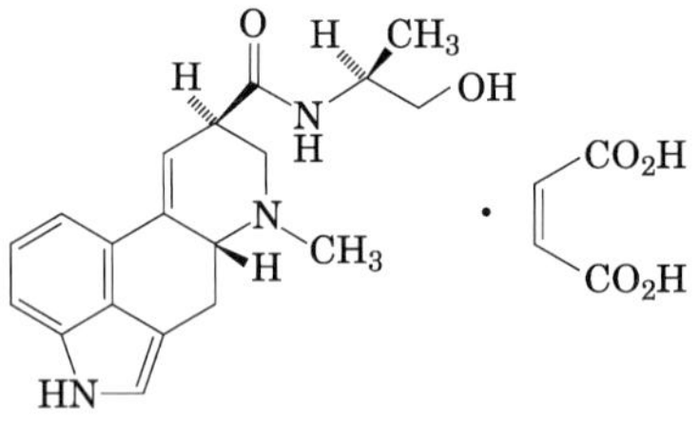

6
エルゴメトリンマレイン酸塩（劇）
（子宮収縮薬，全身用止血薬）
バッカク（バッカクキン科）

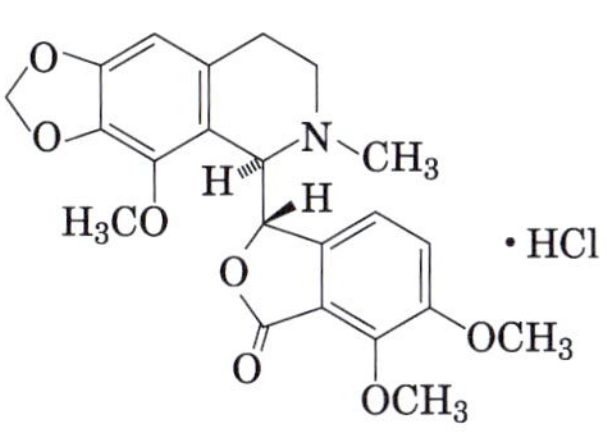

7
ノスカピン塩酸塩
（非麻薬性鎮咳薬）
あへん（ケシ科）

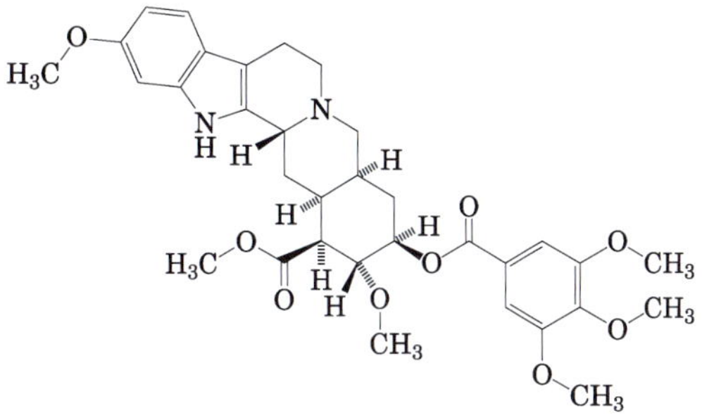

8
レセルピン（劇）
（統合失調症治療薬，抗高血圧症薬）
ラウオルフィア（キョウチクトウ科）

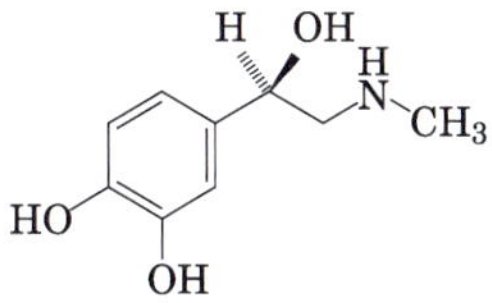

9
アドレナリン（毒）
（昇圧薬，気管支拡張薬，緑内障治療薬）
副腎髄質

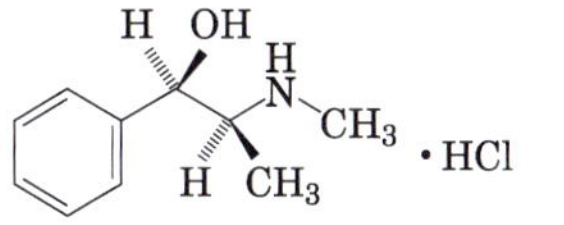

10
エフェドリン塩酸塩（劇・覚原）
（昇圧薬，気管支拡張薬，局所性血管収縮薬）
マオウ（マオウ科）

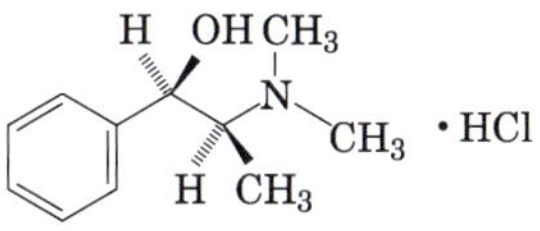

および鏡像異性体
11
dl-メチルエフェドリン塩酸塩（覚原）
（非麻薬性鎮咳薬，気管支拡張薬）
合成品

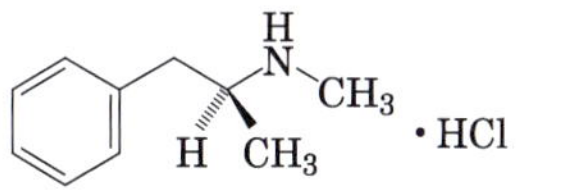

12
メタンフェタミン塩酸塩（劇・覚）
（中枢興奮薬［覚せい剤］）
合成品

A モルヒネおよび関連アルカロイド

　モルヒネ morphine（**1**）はケシより得られるあへんから抽出単離された代表的なあへんアルカロイドである．身体的，精神的依存性（麻薬性）があるにもかかわらず，その強力な鎮痛作用により現在でも最も重要な医薬品の1つである．その優れた鎮痛作用を失うことなく複雑な構造を単純化し，麻薬性のない化合物を合成しようと多くの研究者が試みた．その結果，多くの合成鎮痛薬が開発されると同時に構造活性相関が解明されるようになった．

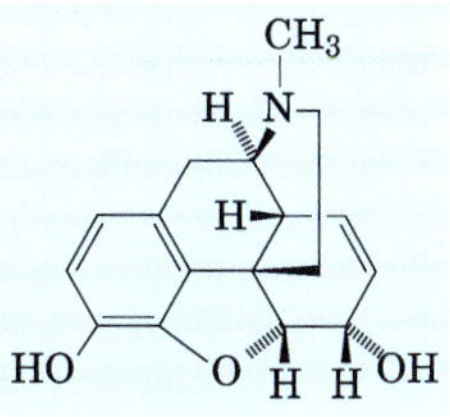

1
モルヒネ（塩酸塩㊂，毒・麻）
（麻薬性鎮痛薬）

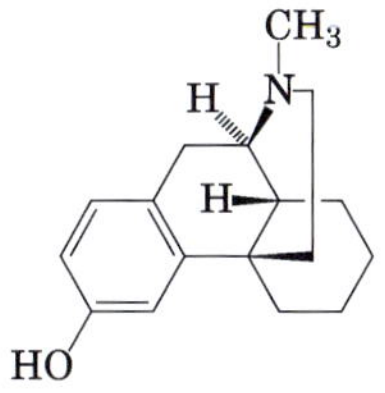

13
レボルファン
［モルヒナン系］

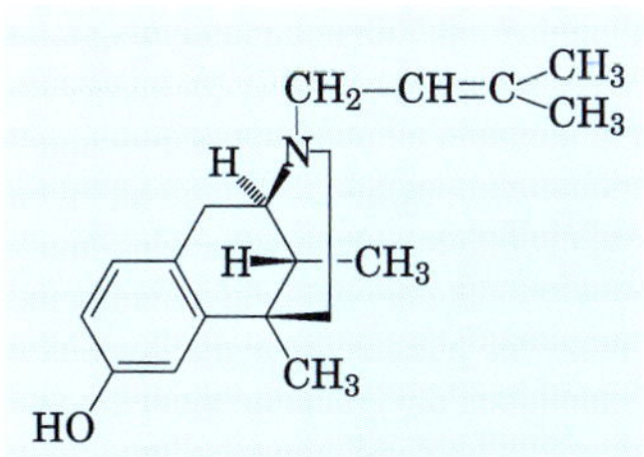

14
ペンタゾシン㊂（劇・習）
（非麻薬性鎮痛薬）
［ベンゾモルファン系］

15 ペチジン（塩酸塩㊟，麻）
（麻薬性鎮痛薬，鎮けい薬）
[4-フェニルピペリジン系]

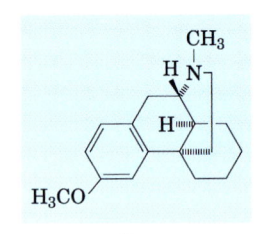

16 デキストロメトルファン（臭化水素酸塩㊟，劇）
（非麻薬性鎮咳薬）

その中で，デキストロメトルファン（**16**）（臭化水素酸塩㊟，劇）は非麻薬性の右旋性のモルヒナン誘導体で，鎮痛作用はほとんどなく鎮咳作用のみを有する．一方，左旋性の異性体レボメトルファンは鎮痛，呼吸抑制，鎮咳作用を有し，麻薬である．

1）パパベリン塩酸塩㊟（鎮けい薬）

パパベリン papaverine（**21**）はアヘンから抽出される代表的ベンジルイソキノリン系アルカロイドで，鎮けい薬として用いられている．需要が多いため抽出以外に合成により製造されている．

[合成] 3,4-dimethoxyphenylethylamine（**17**）と 3,4-dimethoxyphenylacetyl chloride（**18**）を NaOH 存在下反応させ，得られるアミド（**19**）をトルエン中オキシ塩化リン（$POCl_3$）で脱水閉環するとdihydropapaverine（**20**）が得られる．次いで，パラジウムを用いて脱水素を行うと高収率でパパベリン（**21**）が得られる．上記の脱水閉環反応をとくに **Bischler–Napieralski 反応**という．

B フェニルエチルアミン系アルカロイド

この系の代表的局方医薬品としては，アドレナリン adrenaline (**9**) とエフェドリン ephedrine (**10**) がある．アドレナリン（エピネフリン）は副腎髄質ホルモンであり，エフェドリンは植物性アルカロイドである．またメタンフェタミン (**12**) はエフェドリンのデオキシ体で，覚せい剤に指定されている合成品である．

1) エフェドリン塩酸塩⑬（昇圧薬，気管支拡張薬，局所性血管収縮薬）

エフェドリン塩酸塩 ephedrine hydrochloride (**10**) は，1892 年長井長義によりマオウ（麻黄，*Ephedra sinica*）から単離されたアルカロイドで，不斉炭素 2 個をもち 4 種の光学異性体が存在する．そのうち，*erythro* 型の *l*-エフェドリンの塩酸塩が交感神経興奮薬として用いられている．

[**合成**] プロピオフェノン (**22**) を臭素化して得られる α-bromopropiophenone (**23**) にメチルアミン (CH_3NH_2) を加えると，α-methylaminopropiophenone (**24**) が得られる．次いで接触還元すると *erythro* 型の *dl*-エフェドリンと少量の *threo* 型 *dl*-プソイドエフェドリンの混合物が得られる．再結晶により *dl*-エフェドリンのみを得ることができる．*d*-酒石酸を用いて光学分割を行い *l*-エフェドリン (**10**) を単離する．

3. ステロイド

ステロイド steroid は，動植物界に広く分布する最も重要な天然物であり，**1** のような基本骨格を有する化合物群である．動物性のものとしては，性ホルモン (**2, 3, 4**)，副腎皮質ホルモン (**5**) などがあるが，最も普遍的に分布しているのはコレステロール (**6**) であり，ほとんどすべての動物に見出される．植物性のものとしてはジギトキシンや G-ストロファンチン (**7**) などの強心配糖体，エクジソン (**8**) などの昆虫変態ホルモンや植物ホルモンの一種であるブラシノリド (**9**) などが知られている．さらに，最近になって海洋生物からも多数のステロイドが単離されている．

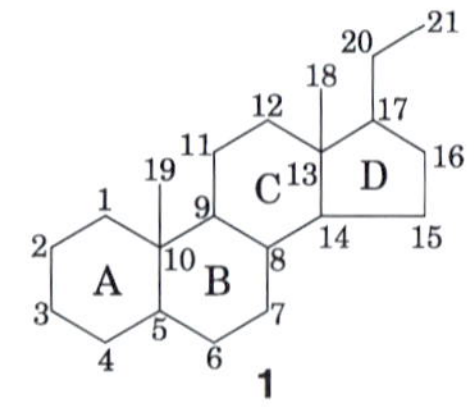

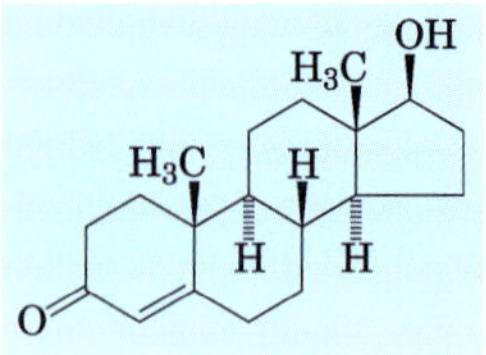

2 テストステロン(エナント酸エステル⑬,プロピオン酸エステル⑬)(合成男性ホルモン)

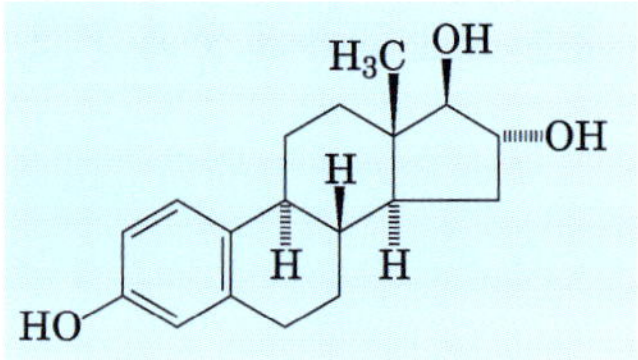

3 エストリオール⑬(卵胞ホルモン,骨粗鬆症治療薬)

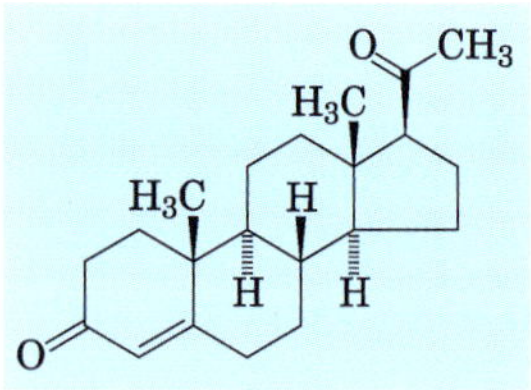

4 プロゲステロン⑬(黄体ホルモン)

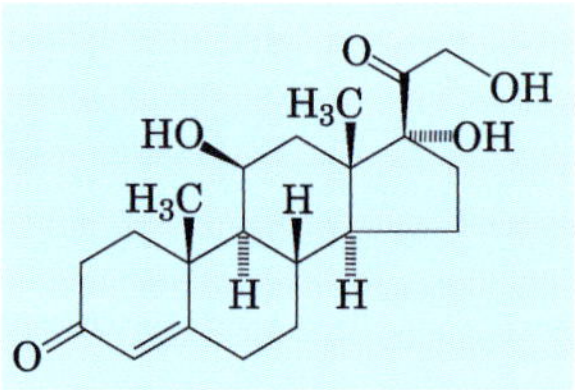

5 ヒドロコルチゾン⑬(全身用・局所用副腎皮質ホルモン)

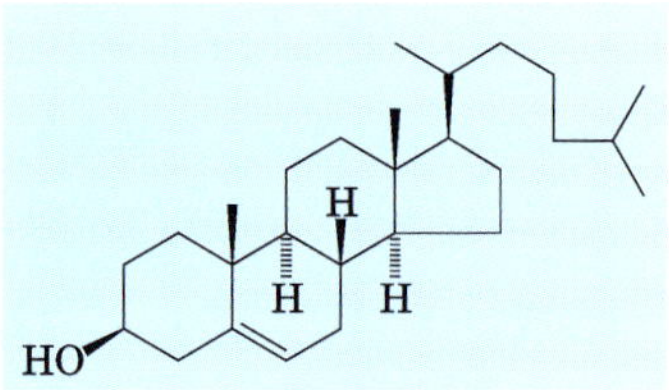

6 コレステロール⑬

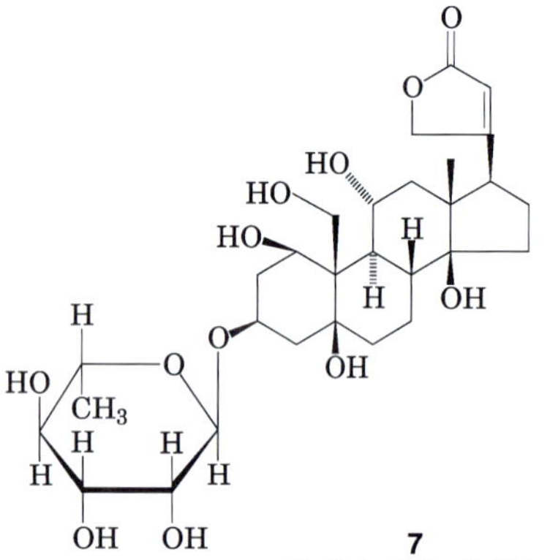

7 G-ストロファンチン

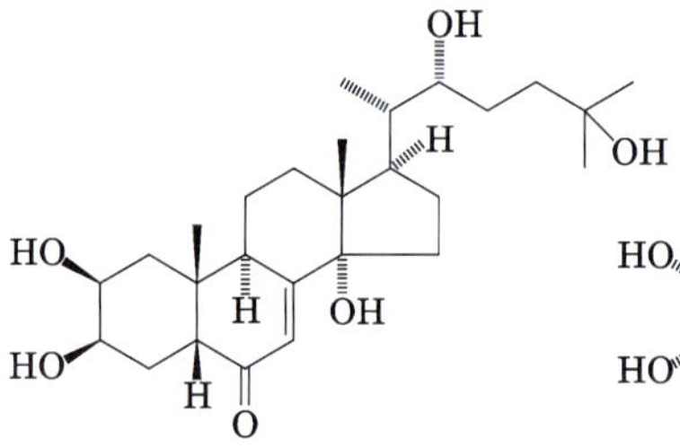

8 エクジソン

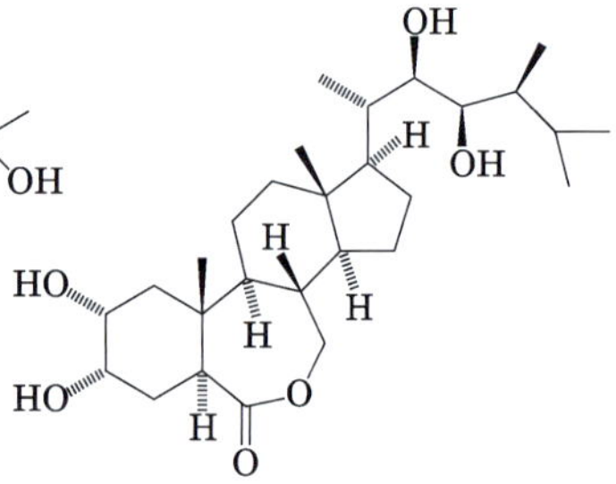

9 ブラシノリド

A ステロイドの合成例

　ステロイドは，生体内において重要な生理活性を発現する化合物であるのみならず多くの不斉中心を有する複雑な化合物であるため，合成化学者の標的化合物として絶えず新しい合成法の開発が試みられてきた．現在使用されているステロイド医薬品は，主として山芋や大豆から抽出されるジオスゲニン diosgenin やシトステロール sitosterol, スチグマステロール stigmasterol などを原料として，発酵と合成による化学変換により製造されているが，ここでは1950年代以降発表された数多くの全合成法の中で注目を集めた方法について紹介する．

1) 11α-ヒドロキシプロゲステロンの合成

　生体内では酢酸から生合成されたスクワレン squalene (**10**)が酵素の作用によりスクワレン-2,3-

エポキシド(**11**)を経て協奏的に閉環し,次いでメチル基および水素が転位してラノステロール lanosterol (**13**)が形成される.

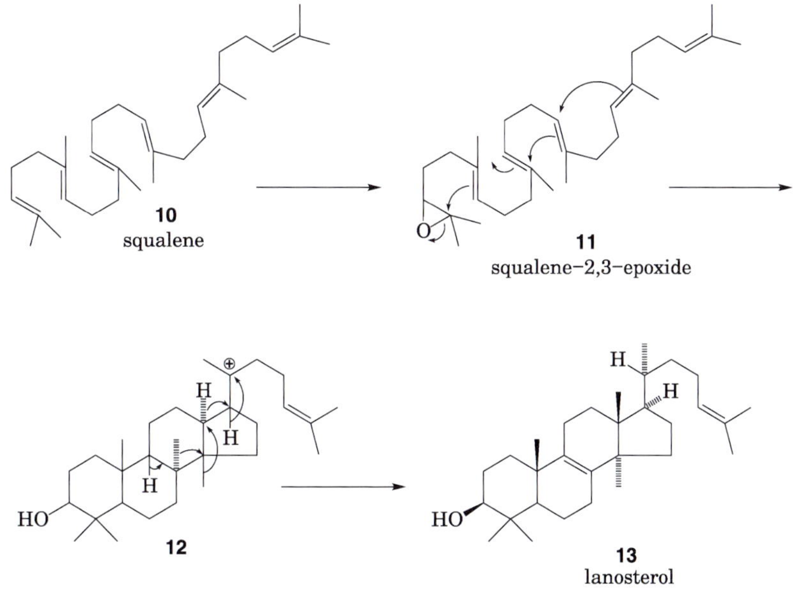

W. S. Johnson らは,この生体内反応をスクワレンの誘導体を用いて種々検討した結果,実験室で生体内類似の閉環反応を起こさせることに成功した.彼らは,この成果をステロイドの合成に応用して一挙に天然ステロイドと同じ立体配置の閉環体(**30**)を合成し,さらにオゾン酸化,分子内アルドール縮合により天然型光学活性の 11α-ヒドロキシプロゲステロン(**32**)を合成した.

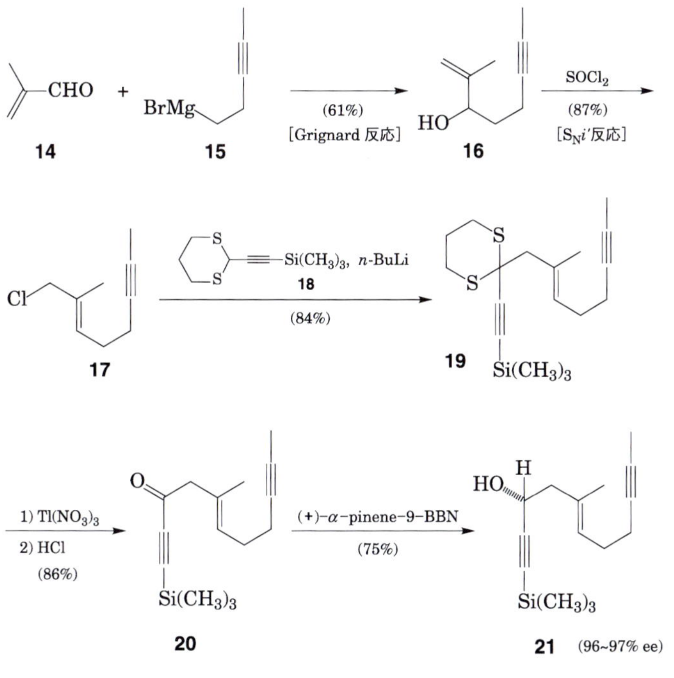

280　第 9 章　医薬品の合成

2) エストラジオールの合成

　ステロイドの全合成法は多数報告されているが，それらのほとんどはステロイドの4個の環を1個ずつ合成していく方法である．**亀谷ら**はベンゾシクロブテン benzocyclobutene 誘導体(**43**)の熱分解により生ずる *o*-キノジメタン *o*-quinodimethane (**44**)の分子内 Diels–Alder 反応を利用してステロイドの B/C 環を一挙に構築し，エストラジオール(**47**)を合成した．

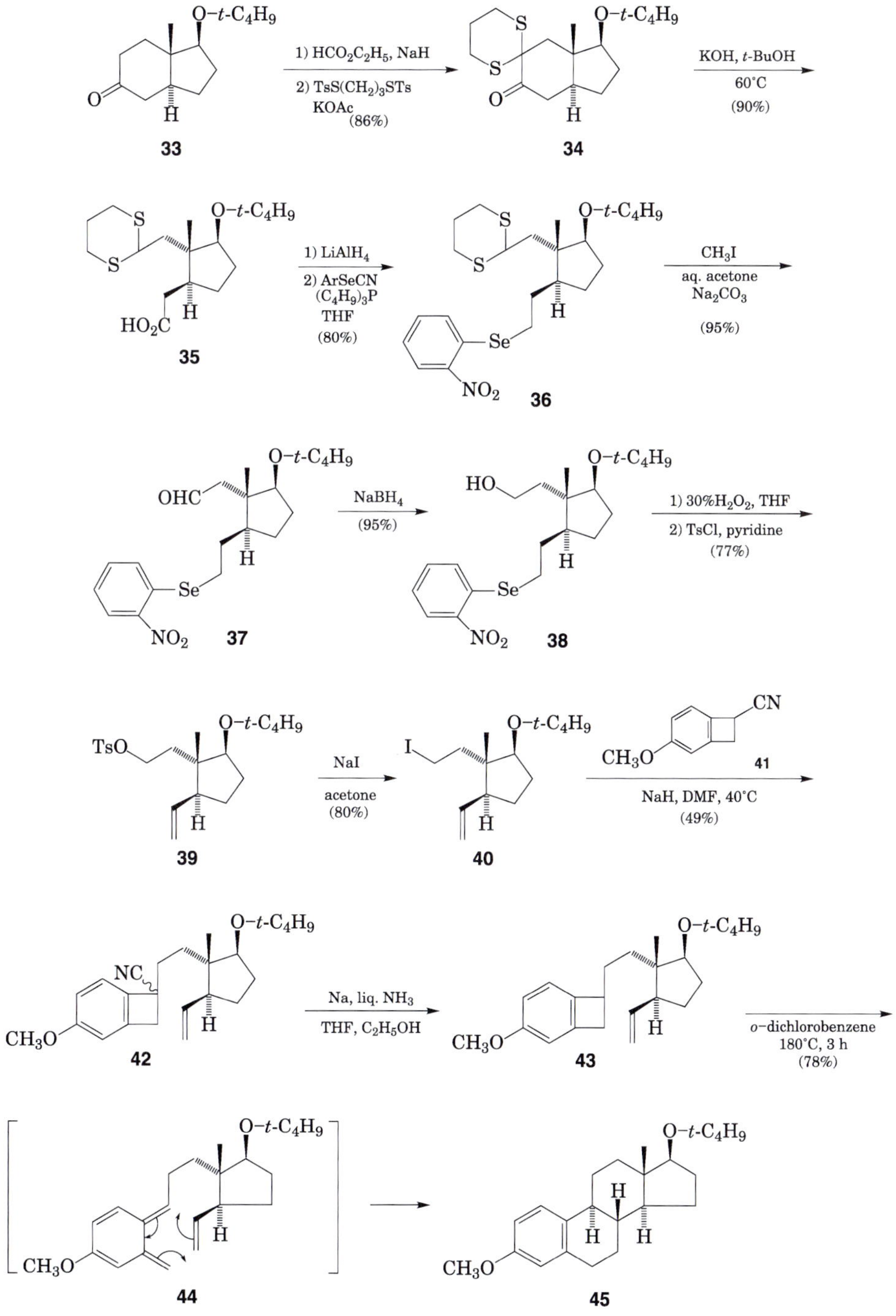

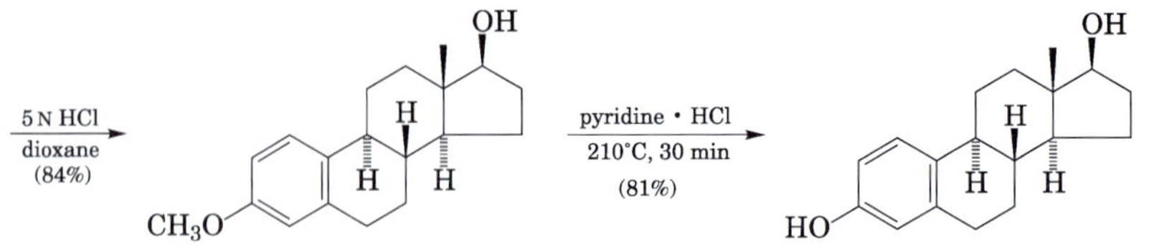

4. プロスタノイド

プロスタグランジン prostaglandin（PG）はヒトの精液の中から発見された生理活性物質であり，プロスタン酸（**1**）を基本骨格とする化合物群である．プロスタグランジンおよびその関連物質を総称して**プロスタノイド** prostanoid という．PG は，ホスホリパーゼの作用によりリン脂質から遊離されるアラキドン酸およびその類縁体を前駆物質として各組織で必要に応じてごく微量合成される．PG は，生体機能の恒常性を維持するためにはたらくオータコイド autacoid（局所ホルモン）であると考えられており，その生理作用は血圧降下，子宮収縮，血小板凝集阻害，胃液分泌抑制など多岐にわたっている．このように PG は，微量で多様な生理活性を示す物質であるため，医薬品としての開発研究も盛んに行われており，血管拡張薬，分娩促進薬，利尿薬などとして使用されている．日本薬局方収載医薬品としては末梢循環障害改善薬アルプロスタジル（PG E_1，**2**），子宮収縮薬ジノプロスト（PG $F_{2\alpha}$，**3**）および末梢循環障害改善薬リマプロスト アルファデクス（経口 PG E_1，**4**）がある．

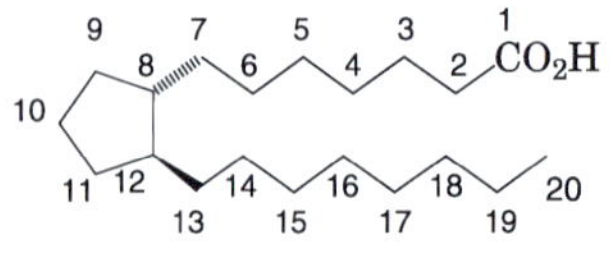

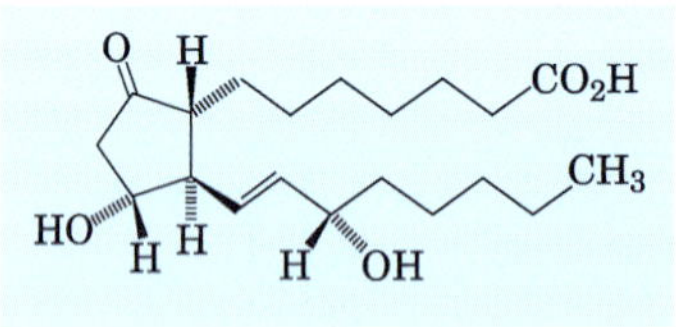

2 アルプロスタジル㊐（PGE_1）
（末梢循環障害改善薬）

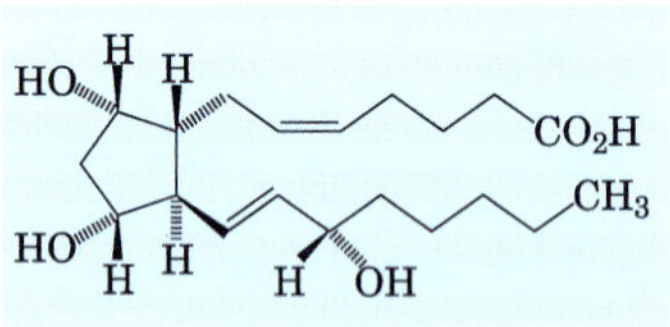

3 ジノプロスト㊐（$PGF_{2\alpha}$）
（子宮収縮薬，消化管機能促進薬，全身止血薬）

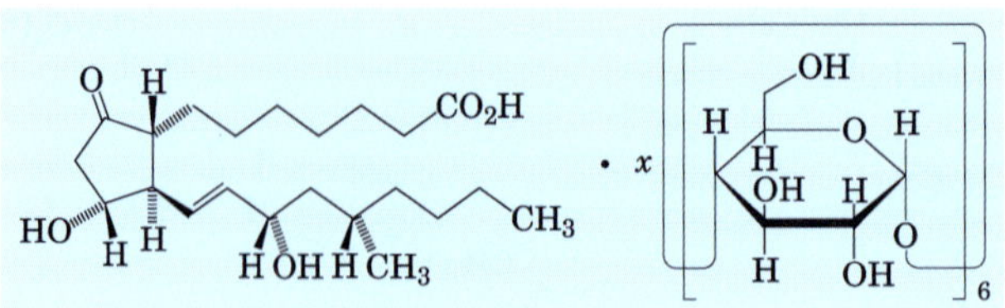

4 リマプロスト アルファデクス㊐
（末梢循環障害改善薬）

A プロスタノイドの合成例

　PG の合成に関する研究報告は 1960 年代以降多数あるが，その代表的な合成法の 1 つは **E. J. Corey ら** が 1969 年に報告した PG $F_{2\alpha}$ および PG E_2 の合成法である．この合成法はその後彼らおよび他の多くの研究グループにより改良され，現在 PG 医薬品の工業的製法として実用化されている．

　もう 1 つは **野依ら** によって報告された方法である．彼らは，PG の 3 つのコンポーネント，すなわち五員環部，α 側鎖部（C_1〜C_7）および ω 側鎖部（C_{13}〜C_{20}）を別々に調製し，それらを **one pot** で結合することによりきわめて短い工程で PG 骨格を合成することに成功した．

　本項では，上記の代表的な 2 つの方法を紹介する．

1）ジノプロスト（PG $F_{2\alpha}$）および PG E_2 の合成（Corey らの方法）

　この合成法は次の点で優れている．① シクロペンタジエン誘導体（**7**）を用いた Diels–Alder 反応および（**14**）のヨードラクトン化反応 iodolactonization により，五員環上の 8, 9, 11, 12 位の立体配置を巧みに制御している．② Wittig 反応および Horner–Emmons 反応を使い分けることにより 5 位と 13 位の二重結合がそれぞれ Z および E 配置に制御されている．③ 15 位カルボニル基の還元の立体選択性が高い．

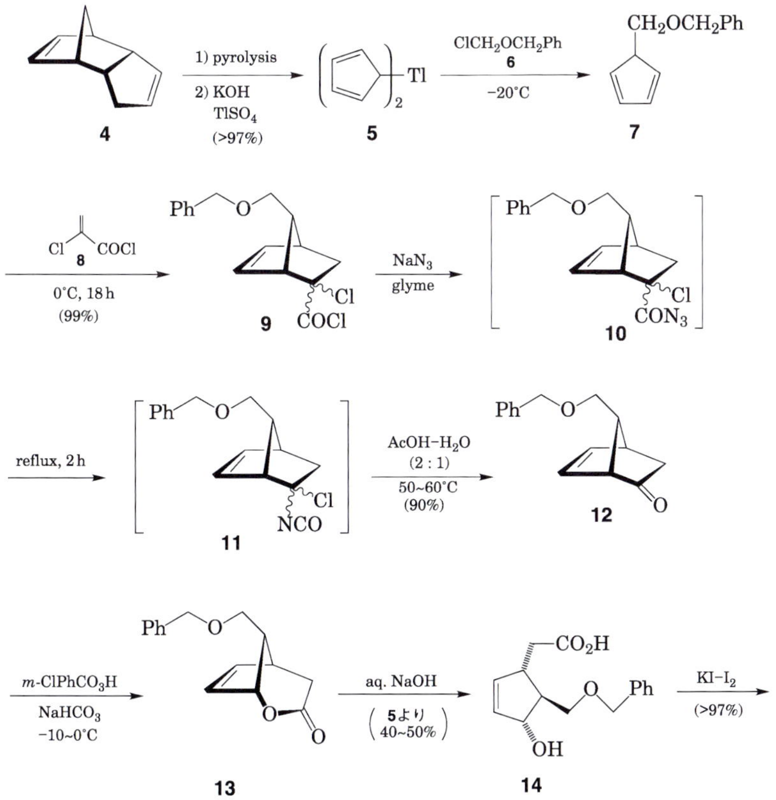

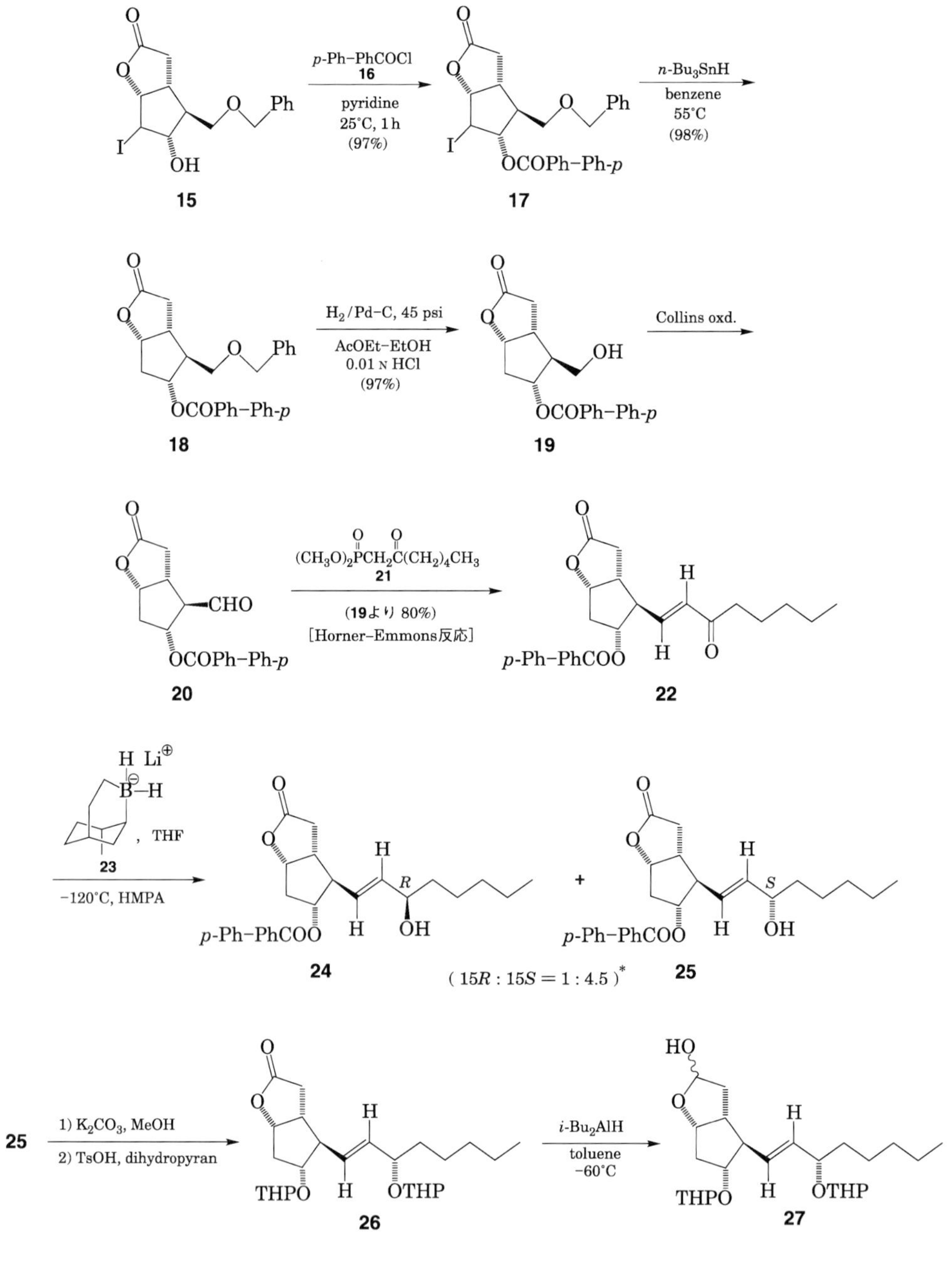

* その後 E. J. Corey らは，**22** の還元において HO 基の保護基を p-Ph-C$_6$H$_4$-CO- から p-Ph-C$_6$H$_4$-NHCO- に置き換えると立体選択性がより高くなり，**24** と **25** の生成比は 1 : 11.5 になることを報告している．

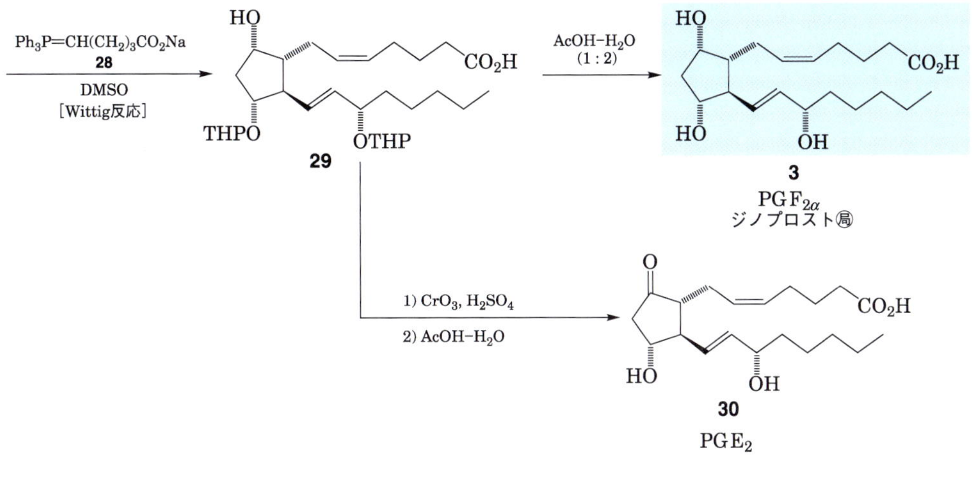

2）アルプロスタジル（PG E₁）の合成（野依らの方法）

　この方法は，**キラル触媒を用いる不斉還元法**をキーステップとする革新的な「3成分連結 PG 合成法」で，現在，最も直接的な PG 合成法となっている．

　五員環部（**32**）および ω 側鎖部（**35**）の合成は，4-シクロペンテン-1,3-ジオン（**31**）および 1-ヨード-1-オクテン-3-オン（**34**）のキラル触媒 BINAL-H による不斉還元により，それぞれ光学純度 94 ％および 97％という高い不斉収率で達成された．次いで **32** および **35** のヒドロキシ基をテトラヒドロピラニル基で保護し，**33** および **36** としたのち，**36** を t-ブチルリチウムでリチオ化し，ヨウ化第一銅とトリブチルホスフィンを加えて有機銅錯体を調製した．この錯体に **33** を加えて共役付加反応を起こさせ，生じたエノラートアニオン enolate anion を 6-カルボメトキシヘキサナール（**37**）で捕捉することにより，一挙に PG 骨格を有する化合物（**38**）の合成に成功した．次いで，**38** をメタンスルホニルクロリドと 4-ジメチルアミノピリジンで処理し，エノン（**39**）としたのち，亜鉛末還元，脱保護により（−）-PG E₁ メチルエステル（**40**）を得た．これをリパーゼで加水分解して（−）-PG E₁（**41**）を合成した．

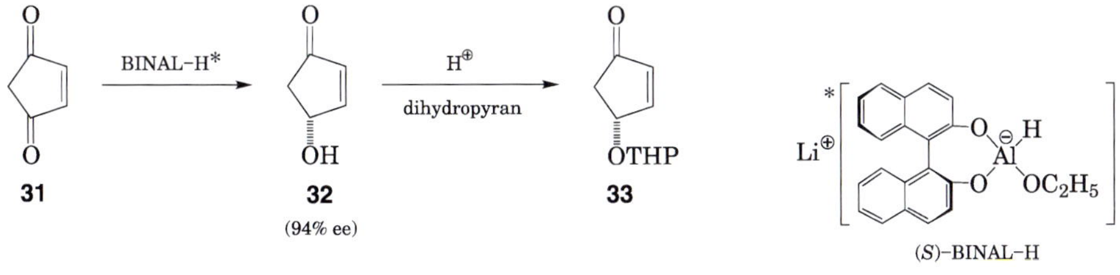

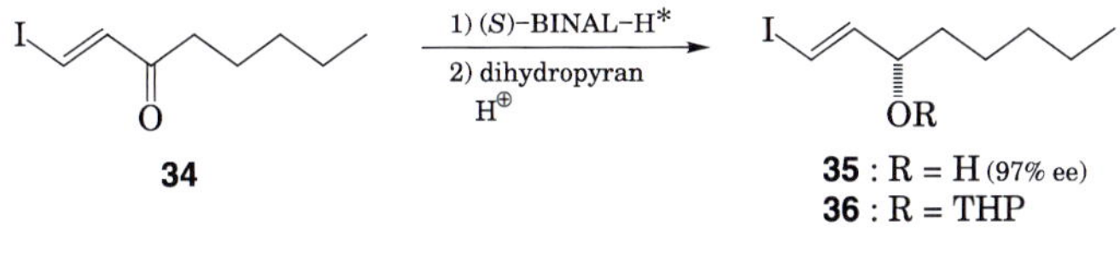

41
PGE$_1$
アルプロスタジル㊖

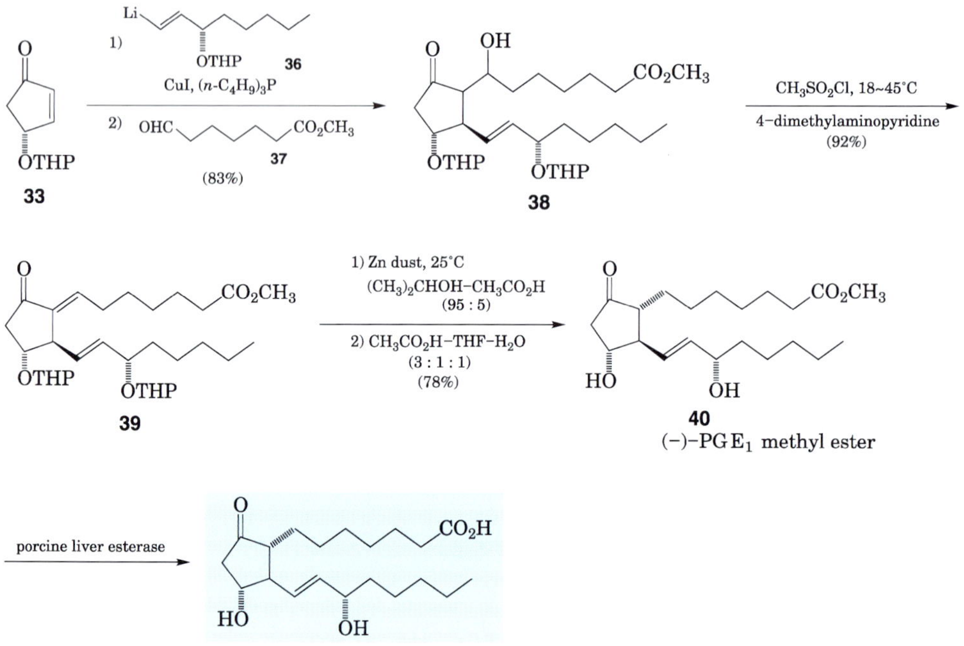

5. アミノ酸・ペプチド

タンパク質と核酸は生体高分子であり生命の有機化学物質といわれている．タンパク質は動物の体の構成物質であり，あるものはホルモンや酵素であり生命の維持に重要な役割をもっており，α位に不斉中心をもつα-アミノ酸が基本となり構成されている．それゆえ，光学活性α-アミノ酸は生命の基本有機化合物といえよう．とくに，生命ある世界ではL型の立体配置をもつ光学活性α-アミノ酸がほとんどであり，なぜD型のアミノ酸が存在しないかについては，地球上での生命の起源に関する興味ある事柄でいまだに解明されていない．この生命の基本有機化合物であるアミノ酸について次に概説する．

A アミノ酸

一般的な天然の**アミノ酸** amino acid は，最も簡単なグリシン(アミノ酢酸)を除くとすべてα位に不斉中心があり，L型の立体配置をもつ光学活性体である．

1
グリシン㊖
(アミノ酸)

2
L-アミノ酸

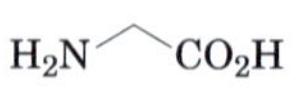

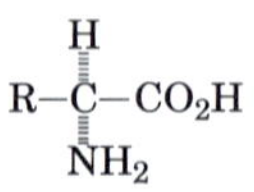

次に日本薬局方に収載されているアミノ酸を示す．

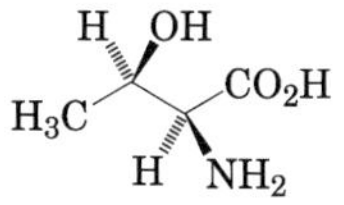

3 L-トレオニン(Thr)（アミノ酸） 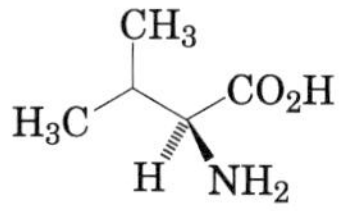
4 L-バリン(Val)（アミノ酸） 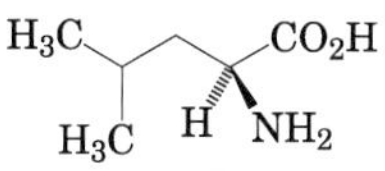
5 L-ロイシン(Leu)（アミノ酸） 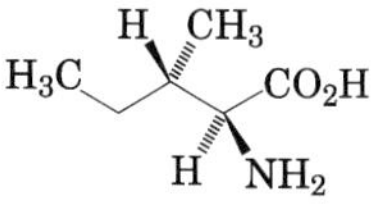
6 L-イソロイシン(Ile)（アミノ酸）

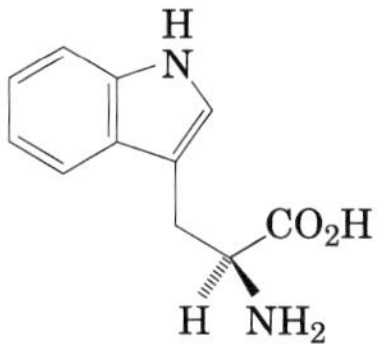

7 L-トリプトファン(Trp)（アミノ酸） 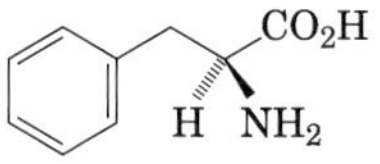
8 L-フェニルアラニン(Phe)（アミノ酸） 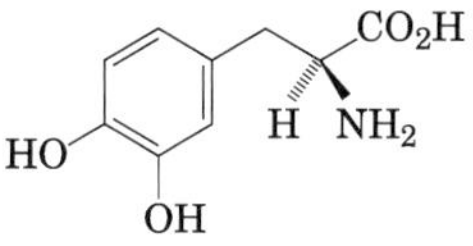
9 レボドパ（抗パーキンソン病薬） 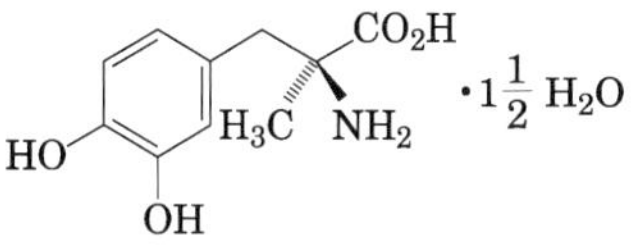
10 メチルドパ水和物（抗高血圧症薬）

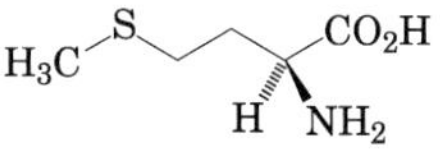

11 L-メチオニン(Met)（アミノ酸，解毒薬） 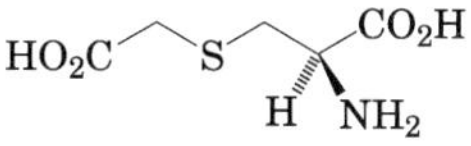
12 L-カルボシステイン（去痰薬，粘膜正常化薬） 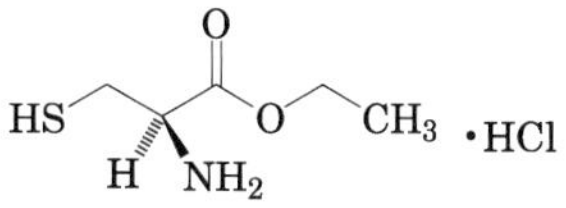
13 L-エチルシステイン塩酸塩（去痰薬，粘膜正常化薬）

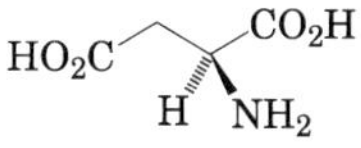

14 L-アスパラギン酸(Asp)（アミノ酸）
15 L-リシン塩酸塩(Lys)（アミノ酸） 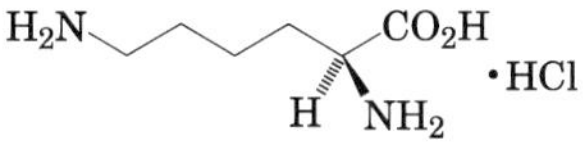
16 L-アルギニン塩酸塩(Arg)（アミノ酸，機能検査薬[下垂体]） 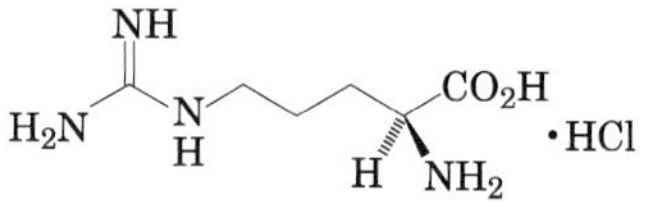

アミノ酸は中性，塩基性および酸性アミノ酸の三系統に分類できる．

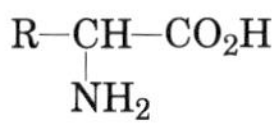

17 中性アミノ酸
18 塩基性アミノ酸 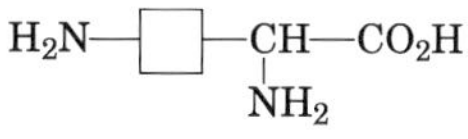
19 酸性アミノ酸 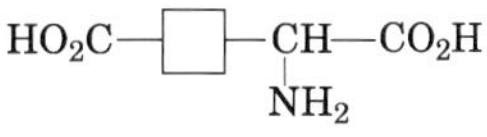

アミノ酸はカルボキシ基とアミノ基の両方をもつ両性化合物であり，分子内酸-塩基反応によりカルボキシ基からアミノ基へ水素イオンが転移できる．このように双性イオンまたは分子内塩として存在することはアミノ酸が無極性有機溶媒に溶けにくく水に比較的溶けやすいこと，一般に高融点の固体であることと関係がある．

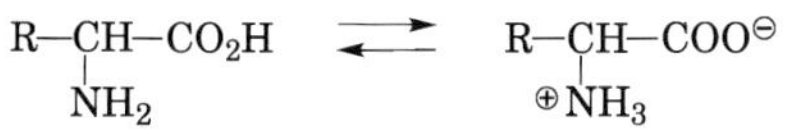

17 非イオン型 ⇌ **20** 双性イオン型

1）アミノ酸の合成

a）ラセミアミノ酸の合成法

（i）α-ブロモカルボン酸とアンモニアの反応

触媒量のリンの存在下カルボン酸と臭素を反応させる Hell–Volhard–Zelinsky 反応により得られる α-ブロモカルボン酸を大過剰のアンモニアで処理すると，対応する α-アミノ酸が得られる．

$$R\text{–}CH_2\text{–}CO_2H \xrightarrow{Br_2/P} R\text{–}CH(Br)\text{–}CO_2H \xrightarrow{NH_3} R\text{–}CH(NH_2)\text{–}CO_2H$$
$$\quad\quad 21 \quad\quad\quad\quad\quad\quad 22 \quad\quad\quad\quad\quad\quad 17$$

（ii）Strecker 合成法

アルデヒドにシアン化水素を付加させるとシアノヒドリンが生成する．アルデヒド，シアン化水素，さらにアンモニアを加えた3成分反応では α-アミノニトリルが生成する．これを酸で加水分解すると，α-アミノ酸が得られる（5章1 **B**，6章2 **A** 参照）．

$$R\text{–}CHO + HCN + NH_3 \longrightarrow R\text{–}CH(NH_2)\text{–}CN \xrightarrow{H_3O^{\oplus}} R\text{–}CH(NH_2)\text{–}CO_2H$$
$$\quad 23 \quad\quad\quad\quad\quad\quad\quad\quad\quad\quad 24 \quad\quad\quad\quad\quad\quad\quad 17$$
$$\quad\quad\quad\quad\quad\quad\quad\quad\quad\quad\quad\quad\quad α\text{-アミノニトリル}$$

b）光学活性アミノ酸の合成法

アミノ酸の1組の対掌体は，無生命の場においては同じ反応性を示し同じ化合物とみなしうる．しかし，生命ある場においてはまったく異なる物質とみなされるので，要求される絶対配置をもつ純度の高い光学活性 α-アミノ酸を合成することが必要である．

（i）抽出法

この方法は，求めるアミノ酸が豊富に含まれているタンパク質を加水分解し，その水溶液中から抽出分離する方法である．L-システインや L-シスチンは人毛から，L-チロシンはまゆから，また L-ロイシンはグルテンから，それぞれ得られている．

（ii）発酵法

一種の生化学反応であり，キラルな有機触媒である酵素を利用しラセミ型アミノ酸のエステル，アミド，N-アシル誘導体などを酵素で不斉加水分解したのちに分離する方法である．工業的には N-アセチル誘導体にアミノアシラーゼを作用させる方法が有名である．この場合，アミノアシラーゼは天然に存在する L 型のアセチル誘導体だけを加水分解する．加水分解されずに残った D-アセチル体はラセミ化させて再び利用する．

$$R\text{–}CH(NHCOCH_3)\text{–}CO_2H \xrightarrow{\text{アミノアシラーゼ}} R\text{–}C(H)(NHCOCH_3)\text{–}CO_2H + R\text{–}C(H)(NH_2)\text{–}CO_2H$$
$$\quad\quad 25 \quad\quad\quad\quad\quad\quad\quad\quad\quad\quad 26 \quad\quad\quad\quad\quad\quad\quad\quad 2$$
$$\text{ラセミ体} \quad\quad\quad\quad\quad\quad\quad N\text{-アセチル D-アミノ酸} \quad L\text{-アミノ酸}$$

［ラセミ化］

(iii) 光学分割法

ラセミ体を何らかの手段によって光学活性体に分離する方法であり，アミノ酸の光学分割ばかりでなく数多くのラセミ体がこの方法により光学分割されている．

分割剤を必要とする光学分割：分割をしようとする DL-アミノ酸またはその誘導体(DL-A)に他の光学活性体(分割剤，(+)-R)を作用させて得られる 2 つのジアステレオマー ［D-A-(+)-R; L-A-(+)-R］の性質の差を利用し分離したのち，分割剤を除去して光学活性アミノ酸またはその誘導体(D-A, L-A)を得る．

$$\text{DL-A} + (+)\text{-R} \longrightarrow \text{D-A}-(+)\text{-R} + \text{L-A}-(+)\text{-R}$$
$$\downarrow \qquad\qquad \downarrow$$
$$\text{D-A} \qquad\qquad \text{L-A}$$

ジアステレオマーの分割は溶解度差を利用する分別結晶法が最も多く用いられている．

分割剤を必要としない光学分割：ラセミ体は 1 対の対掌体の等量混合物であるが，その結晶状態には次の 3 つのタイプがある．

  ラセミ混合物 racemic mixture, conglomerate

  ラセミ化合物 racemic compound, racemate

  ラセミ固溶体 racemic solid solution

このうち，ラセミ混合物は他の 2 つと異なりその結晶は対掌体それぞれの結晶が単に混合したものなので，このラセミ体をある条件下で晶出させると，目的の光学活性体とその対掌体とが別々に析出してくる．パスツールが酒石酸アンモニウムナトリウムの結晶をピンセットで取り分け光学分割した例はこのケースである．また，このラセミ体の過飽和溶液に対掌体のいずれか一方の結晶を接種し，その種晶を成長させることによっても分割できる(優先晶出法)．しかし，一般にラセミ体がラセミ混合物として結晶する確率は 5～10％しかないといわれているので，アミノ酸の光学分割ばかりでなく他の物質の分割法としてもあまり実用的ではない．

(iv) 不斉合成

光学活性化合物を直接合成するいわゆる不斉合成は，理論的には 100％の化学収率および不斉収率が期待できる最も合理的な方法である．

1968 年米国モンサント社の **Knowles ら**は，ロジウム-光学活性ホスフィン錯体(Wilkinson 錯体)(**28**)を用いて α-アシルアミノケイ皮酸誘導体(**27**)の不斉還元を行い，光学活性 L-ドーパ(レボドパ，**9**)を得る優れた方法を開発した．

$$\longrightarrow \longrightarrow$$

9
レボドパ 局
（抗パーキンソン病薬）

B ペプチド

　α-アミノ酸のアミノ基ともう1分子のα-アミノ酸のカルボキシ基とで脱水縮合するとジペプチドが生成し，そのとき生じるアミド結合を**ペプチド** peptide **結合**という．ペプチドを構成するアミノ酸の数が増加するにつれてトリペプチド，テトラペプチドなどと呼ばれ，さらに数が多くなるとポリペプチドと呼ばれる．タンパク質とポリペプチドとの相違点を明確に規定することはむずかしいが，だいたい分子量が 10,000 以上になるとタンパク質と呼ばれるようになる．

　1つのペプチドには環状にならない限り，最低1対のアミノ基とカルボキシ基が残っており，アミノ基の方を N 末端，カルボキシ基の方を C 末端と呼ぶ．ペプチドの表示方法は N 末端を左端にして C 末端を右端に書き表す習慣になっている．ペプチドの個々のアミノ酸成分はアミノ酸残基と呼ばれ，ペプチドはそれらの略語をハイフンでつないで書き表す．

　個々のアミノ酸自体には顕著な生理活性はないが，ペプチドになると特有の立体配座をもつようになり生理活性を示す場合がある．現在種々の生理活性ペプチドが発見されている．次に日本薬局方に収載されているペプチド系医薬品のうち，アミノ酸配列が明確なものを示す．

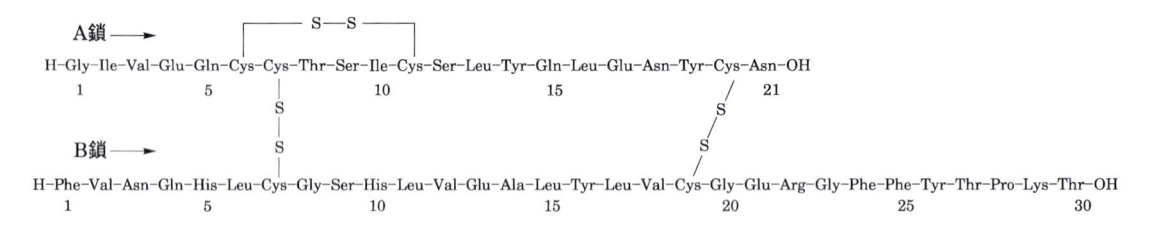

A鎖 ⟶
H-Gly-Ile-Val-Glu-Gln-Cys-Cys-Thr-Ser-Ile-Cys-Ser-Leu-Tyr-Gln-Leu-Glu-Asn-Tyr-Cys-Asn-OH
　　1　　　　5　　　　　　　　　　10　　　　　　　　15　　　　　　　　　21

B鎖 ⟶
H-Phe-Val-Asn-Gln-His-Leu-Cys-Gly-Ser-His-Leu-Val-Glu-Ala-Leu-Tyr-Leu-Val-Cys-Gly-Glu-Arg-Gly-Phe-Phe-Tyr-Thr-Pro-Lys-Thr-OH
　　1　　　　5　　　　　　　　　10　　　　　　　　15　　　　　　　　20　　　　　　　25　　　　　　　30

30
インスリン（インシュリン）（膵臓ホルモン）

32
オキシトシン
(脳下垂体後葉ホルモン, 子宮収縮薬)

Cys-Tyr-Ile-Gln-Asn-Cys-Pro-Leu-Gly-NH$_2$
        └────S—S────┘

31
バソプレシン
(抗利尿薬)

33
コリスチン硫酸塩
(ポリペプチド系抗生物質)

R−CH(CH$_3$)−CH$_2$−…−CO−Dbu-Thr-Dbu-Dbu-Dbu-D-Leu-Leu-Dbu-Dbu-Thr ·2½H$_2$SO$_4$
(環: N^{4}位で閉環)

硫酸コリスチン A: R=CH$_3$
　Dbu=L-α, γ-ジアミノブタン酸

硫酸コリスチン B: R=H
　Dbu=L-α, γ-ジアミノブタン酸

34
コリスチンメタンスルホン酸ナトリウム
(ポリペプチド系抗生物質)

R−Dbu-Thr-Dbu-Dbu-Dbu-D-Leu-Leu-Dbu──Dbu-Thr
　　N^γ-R'　N^γ-R'　N^γ-R'　　　N^γ-R'　N^γ-R'

コリスチン A: R= 6-メチルオクタン酸
　Dbu=L-α, γ-ジアミノブタン酸
　R'= CH$_2$SO$_3$Na

コリスチン B: R= 6-メチルヘプタン酸
　Dbu=L-α, γ-ジアミノブタン酸
　R'= CH$_2$SO$_3$Na

35
ポリミキシンB硫酸塩
(ポリペプチド系抗生物質)

R−Dbu-Thr-Dbu-Dbu-Dbu-D-Phe-Leu-Dbu-Dbu-Thr ·xH$_2$SO$_4$

ポリミキシン B$_1$: R= 6-メチルオクタン酸
　Dbu=L-α, γ-ジアミノブタン酸

ポリミキシン B$_2$: R= 6-メチルヘプタン酸
　Dbu=L-α, γ-ジアミノブタン酸

1) ペプチドの合成

　ペプチド結合はアミド結合なのでその形成自体は容易であるが, アミノ酸自体がアミノ基とカルボキシ基をもつ両性化合物なので, それらの官能基を適当に保護して目的とするペプチド結合を形成させなければならない. さらに, 反応は緩和な条件下で行いアミノ酸のラセミ化を極力避けなければならない.

a) アミノ基およびカルボキシ基の保護

保護基を上手に選択し使用することはペプチド合成に限らず，広く一般の有機合成においても目的とする合成を円滑に成功させるための重要な要素の1つである．

アミノ基の保護には次の2つの保護基がよく用いられる．すなわち，ベンジルオキシカルボニル基（$C_6H_5CH_2O-CO-$，略号 Z-）と t-ブトキシカルボニル基〔$(CH_3)_3CO-CO-$，略号 Boc-〕である．

カルボキシ基は通常メチルまたはエチルエステルとして保護される．加水分解が不都合な場合はベンジルエステルを用いる．

官能基の保護については第7章を参照されたい．

b) ペプチド結合の形成

アミノ基とカルボキシ基をおのおの保護した2つのアミノ酸を縮合してペプチド結合を形成するには，残存するカルボキシ基を活性化して反応しやすいようにする必要がある．活性化は活性エステル（通常 p-ニトロフェニルエステル）に変換するか縮合剤を添加する方法が用いられる．縮合剤としては，N,N'-ジシクロヘキシルカルボジイミド（DCC）が繁用されている．次にその例を示す．

$$C_6H_5CH_2CHCO_2H + RN=C=NR \xrightarrow{CHCl_3} C_6H_5CH_2CHCOOC(=NR)NHR$$

36 Z-フェニルアラニン　**37** DCC (R = シクロヘキシル)　**38** 活性エステル

$$\xrightarrow[CHCl_3]{H_2NCH_2COC_2H_5\ (\mathbf{39})} C_6H_5CH_2CHCNHCH_2COC_2H_5 + RHNCNHR$$

40 (Z-Phe-Gly-OC$_2$H$_5$)　**41**

反応機構的にはまずカルボキシ基は DCC と反応して活性エステル（**38**）を生じ，グリシン（**39**）のアミノ基の求核攻撃を容易にする．

c) 固相ペプチド合成

ペプチド合成はアミノ酸を1つずつ連結していかなければならず，そのたびに保護基のつけはずしや生成物の単離・精製が必要になり大きな労力を必要とする作業である．

R. B. Merrifield は**固相法**と呼ばれる手法を開発しペプチド合成の労力を飛躍的に軽減させた．その方法は，まず最初に合成するペプチドの C 末端となるアミノ酸（N 末端は Boc 化されている）のカルボキシ基をクロロメチル基をもつ固体重合体*（**42**）と反応させてエステルを形成する．アミノ酸と樹脂との結合物は有機溶媒に不溶であるため，未反応物や過剰の試薬などの不要物は洗浄によってすべて除去される．次に，Boc 保護基を常法により除去し，次いで結合させたい Boc 化されたアミノ酸を DCC を用いてアミノ酸-樹脂とカップリングさせる．

---

* ポリスチレン樹脂で，取り扱いやすいようにビーズ状に成型されている．

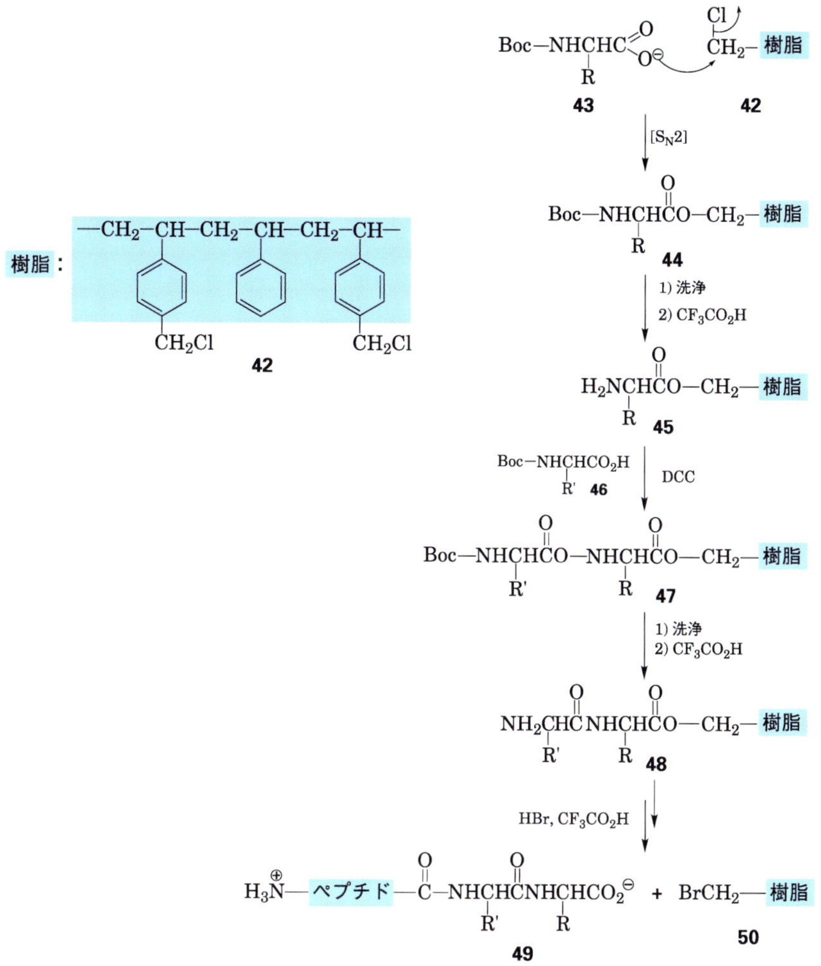

これらの操作を繰り返し行えば，数多くのアミノ酸をつなぐことができる．最後に，トリフルオロ酢酸中で臭化水素酸で処理し，合成できたペプチドを樹脂からはずし合成を終了する．Merrifieldはこの固相ペプチド合成のすべての段階を自動化することによってさらに操作を簡素化したので，アミノ酸100個以上の大きなペプチドでも短時間で合成できるようになった．

6. 核 酸

生物の基本的な三要素とは自己複製，自己保存，適応といわれている．そのうち，最も優先するものは自己複製である．生命の源となる最初の生物単位がどうして地球上に出現したかはいまだ解決されていない謎である．しかし，生命出現の最も基本的な事柄は，核酸が生成し，そのうちにすでに自己複製についての情報がはっきりとした命令の下に組み込まれていたということである．この自己複製のメカニズムは最も単純な生物から高等動物までほぼ一定である．このことは地球上で

表 9-1 核酸の構成成分（糖と核塩基）

核酸の種類	DNA	RNA
プリン系 （プリン）	アデニン	アデニン
		グアニン
ピリミジン系 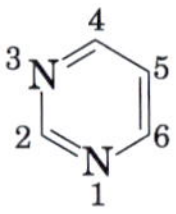 （ピリミジン）	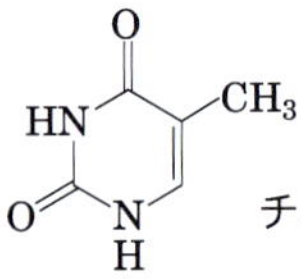 チミン	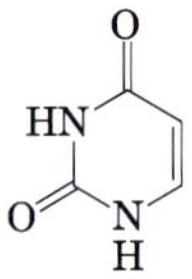 ウラシル
		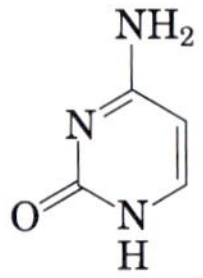 シトシン
糖成分	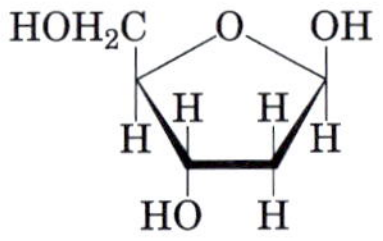 2-デオキシリボフラノース	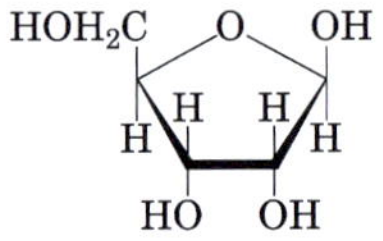 リボフラノース

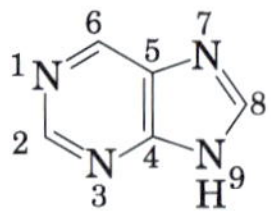

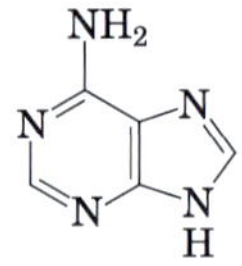

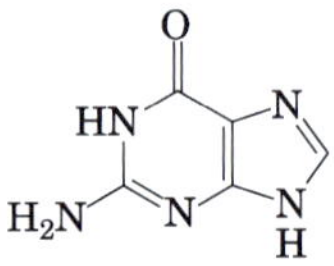

の生命の誕生は単一なものであり，現れ方が種によって千差万別になっていることを意味する．

遺伝情報の伝達とタンパク質生合成に関与する生体高分子，核酸とその関連医薬品について次に概説する．

A ヌクレオシドとヌクレオチド

核酸 nucleic acid は糖部と核塩基部とリン酸部から構成されており，その生物学的機能および化学構造の上から 2 つの型に分けられる．1 つは**デオキシリボ核酸（DNA）**であり，もう 1 つは**リボ核酸（RNA）**である（表 9-1）．核酸を加水分解するとリン酸のほかに RNA からは D-リボースとアデニン（A），グアニン（G），ウラシル（U），シトシン（C）が，DNA からは 2-デオキシ-D-リボースと A, G, C のほかにチミン（T）が得られる．これらの核塩基と糖とが β-グリコシド結合したものを**ヌクレオシド** nucleoside と呼び，ヌクレオシドの糖部（5′位のHO基）のリン酸エステルを**ヌクレオチド** nucleotide と呼ぶ．

1
アデノシン(R = OH)
2'-デオキシアデノシン
(R = H)

2
グアノシン(R = OH)
2'-デオキシグアノシン
(R = H)

3
ウリジン(R = OH, R' = H)
2'-デオキシチミジン
(R = H, R' = CH$_3$)

4
シチジン(R = OH)
2'-デオキシシチジン
(R = H)

ヌクレオシドの構造

次に日本薬局方に収載されている主な核酸関連医薬品を示す.

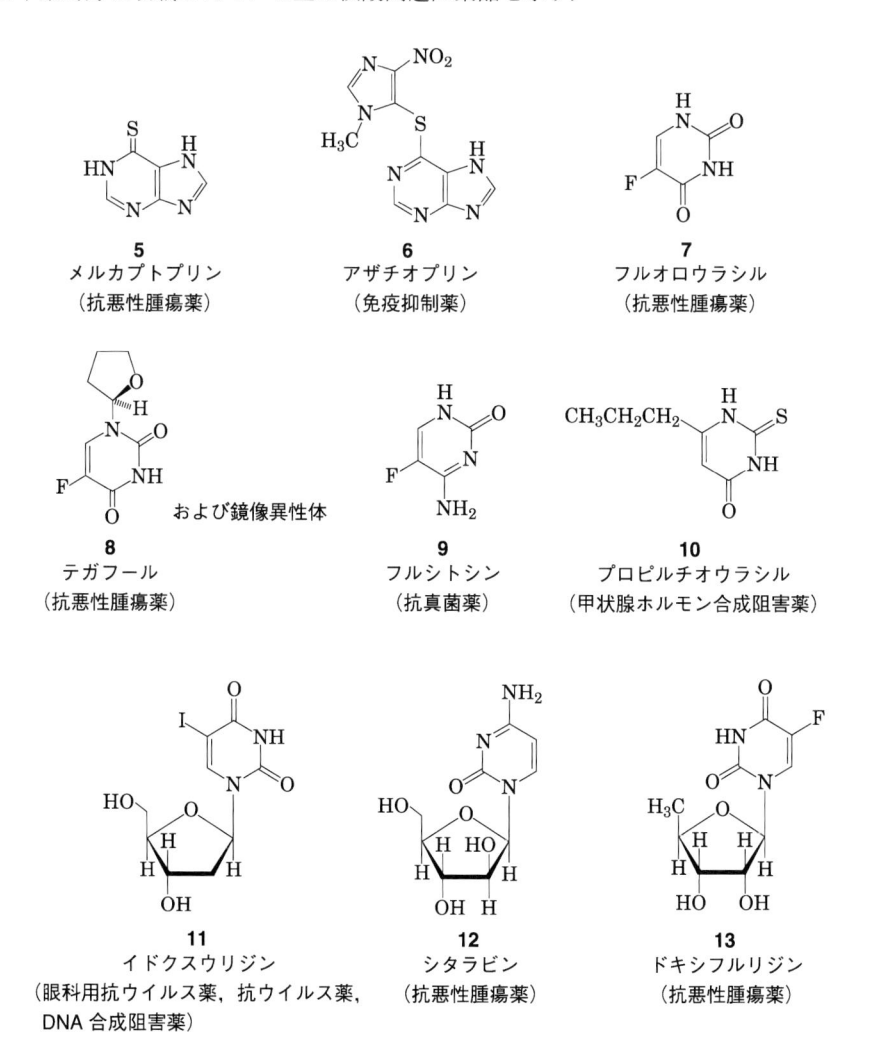

5
メルカプトプリン
(抗悪性腫瘍薬)

6
アザチオプリン
(免疫抑制薬)

7
フルオロウラシル
(抗悪性腫瘍薬)

8
テガフール
(抗悪性腫瘍薬)
および鏡像異性体

9
フルシトシン
(抗真菌薬)

10
プロピルチオウラシル
(甲状腺ホルモン合成阻害薬)

11
イドクスウリジン
(眼科用抗ウイルス薬, 抗ウイルス薬,
DNA合成阻害薬)

12
シタラビン
(抗悪性腫瘍薬)

13
ドキシフルリジン
(抗悪性腫瘍薬)

B 核酸関連物質の合成

1) プリン系化合物

1953年，アデニンのアミノ基がスルファニル基に置換された**メルカプトプリン(6-MP)** に制がん活性が見出された．投与された化合物(6-MP)はそのままでは不活性だが，腫瘍細胞内で活性化合物に変化し核酸生合成の経路の酵素を阻害する．さらに6-MPが抗原抗体反応を抑制することがわかり，種々の誘導体が合成された．その中からイミダゾール誘導体である**アザチオプリン**が免疫抑制薬として登場した．

a) メルカプトプリン㊜とアザチオプリン㊜

チオ尿素とシアノ酢酸エチルを $NaOC_2H_5$ の存在下に縮合させ 4-amino-6-hydroxy-2-mercaptopyrimidine (**16**) とし，これをニトロソ化した後還元してジアミノ体(**18**)を得る．**18** を Raney Ni で脱硫し，得られる **19** をギ酸と加熱閉環し hypoxanthine (**20**) とする．**20** はピリジン中，五硫化リンとともに加熱すると 6-メルカプトプリン(**5**)となる．**5** を無水の溶媒中 5-chloro-1-methyl-4-nitroimidazole (**21**) と加熱すればアザチオプリン(**6**)が得られる．

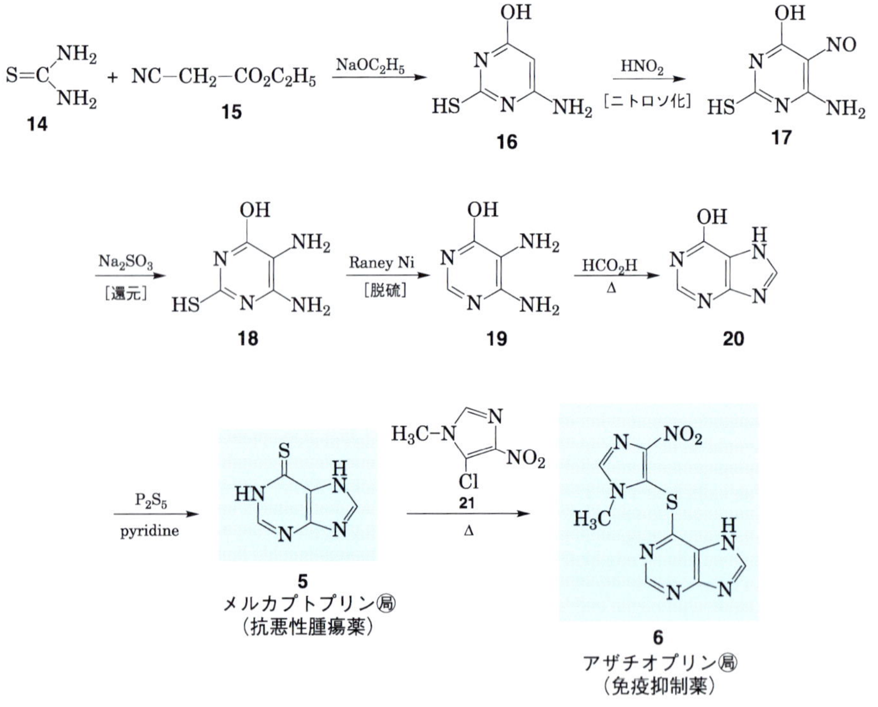

2) ピリミジン系化合物

ウラシルのアナログとして，5位の水素をフッ素で置換した**フルオロウラシル(5-FU)** が強い制癌作用をもつことが1957年にHeidelbergerにより報告された．さらに5-FUの1位窒素原子に

置換基を導入すると副作用が少なくなり，さらに血中濃度が持続するようになることがわかり，テトラヒドロフラニル基を導入した**テガフール**が開発された．

a) フルオロウラシル㊫とテガフール㊫

チオ尿素から導かれる **22** とギ酸メチルとフルオロ酢酸エチルの縮合により得られる **23** をエタノール中 2 時間煮沸して **24** とし，これを塩酸で加水分解してフルオロウラシル(**7**)を得る．**7** と 2,3-ジヒドロフラン(**25**)をピリジン中 $CaCl_2$ とともに加熱反応させるとテガフール(**8**)が得られる．

7
フルオロウラシル㊫
（抗悪性腫瘍薬）

8
テガフール㊫
（抗悪性腫瘍薬）

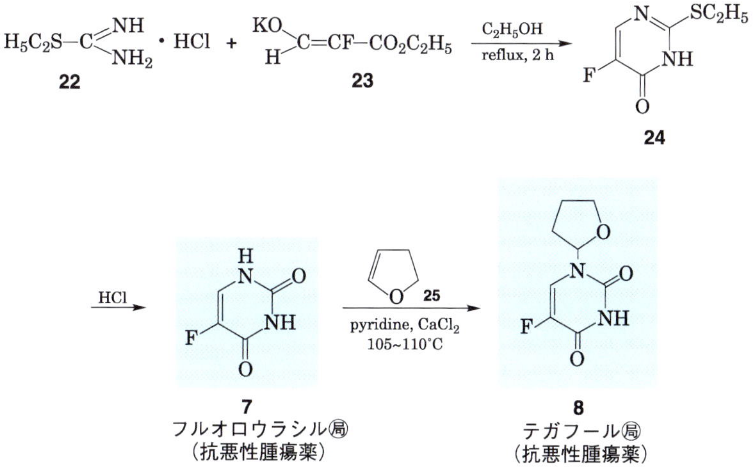

3) ヌクレオシド

1950 年 Bergmann らによって *Cryptotethia* 属の海綿から抽出され，1959 年には Hanter らにより合成された**シタラビン**は，天然の核塩基シトシンと D-アラビノースからなるヌクレオシドである．強い活性を有し抗白血病薬として最もよく用いられている．

a) シタラビン㊫

2,3,5-tri-*O*-benzyl-D-arabinofuranosyl chloride (**26**) と 2,4-dimethoxypyrimidine (**27**) を塩化メチレン中室温で 3 日間反応させて生成物 **28** を得る．**28** は封管中 100 ℃ で NH_3-CH_3OH で処理することによって **29** となる．**29** を Pd-C を触媒とし接触還元して脱ベンジルするとシタラビン(**12**)が得られる．

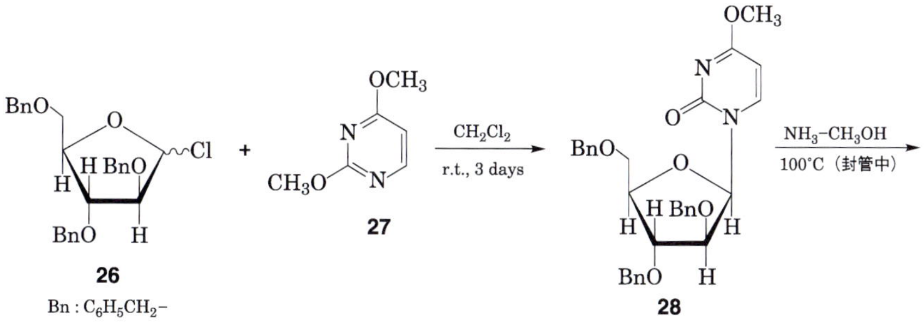

29

12
シタラビン(局)
(抗悪性腫瘍薬)

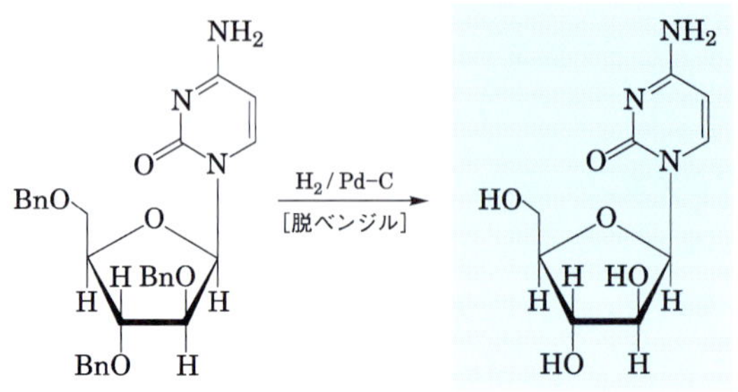

セルフチェック問題

問1 クロルジアゼポキシドの合成における化合物 **1** から化合物 **2** への環拡大反応の反応機構を書け.

1

2
クロルジアゼポキシド

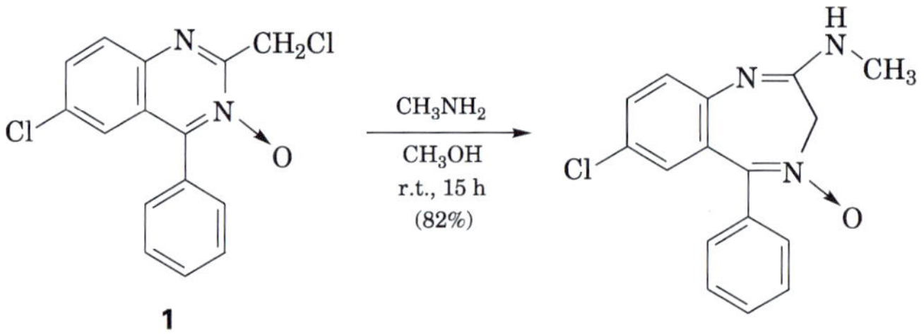

問2 クロルフェニラミンの合成ルートを以下に示す. 生成物 A〜C および反応剤 X を書け.

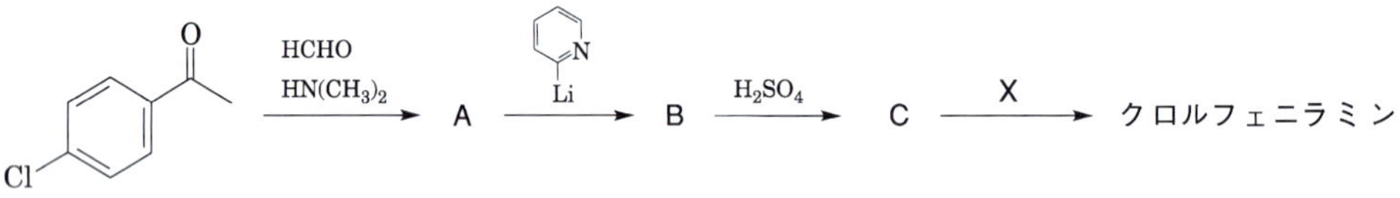

問3 次の反応は, エストラジオールの合成法の一部である. この反応名および反応機構を示せ.

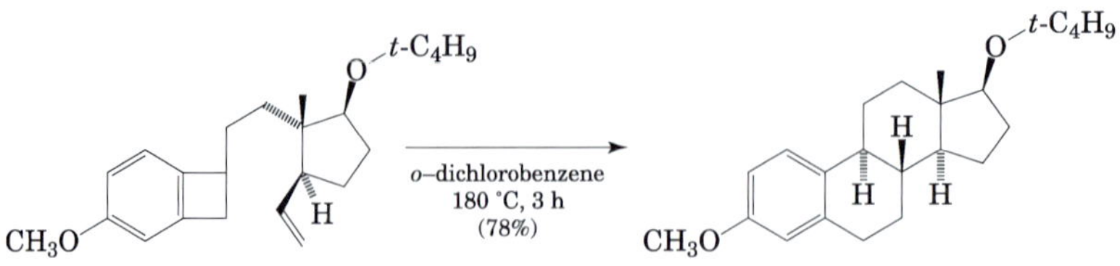

問 4　次の 2 つの反応は，それぞれアルプロスタジル (PG E$_1$) の合成法の一部であるが，いずれも同じ触媒が用いられている．その触媒の名前と構造式を示せ．

[反応式: 4-シクロペンテン-1,3-ジオン → 4-ヒドロキシ-2-シクロペンテノン (94% ee)]

[反応式: I-CH=CH-CO-C$_5$H$_{11}$ → I-CH=CH-CH(OH)-C$_5$H$_{11}$ (97% ee)]

問 5　Strecker 合成法によってアセトアルデヒドから DL-アラニンを合成する方法，およびアクロレインとメタンチオールから DL-メチオニンを合成する方法を書け．

問 6　次の核酸塩基とその関連医薬品に関する問 (1)〜(5) に答えよ．

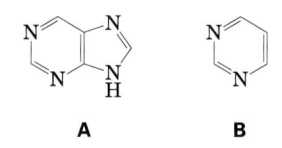

A: 7H-プリン骨格（イミダゾール縮合ピリミジン）　**B**: ピリミジン

(1)　A の骨格を含む核酸塩基を 2 つあげ，名称と構造式を書け．
(2)　B の骨格を含む核酸塩基を 3 つあげ，名称と構造式を書け．
(3)　上記 (2) の 3 つのうち，ヒト DNA に<u>含まれない</u>ものはどれか．
(4)　A の骨格を含む抗悪性腫瘍薬を 1 つあげ，名称と構造式を書け．
(5)　B の骨格を含む抗悪性腫瘍薬を 1 つあげ，名称と構造式を書け．

# 第10章
医薬品の確認試験

- 分解により発生するガスを検出する方法
- 呈色または脱色をみる方法
- 分解生成物による確認試験
- 誘導体生成による確認試験

　種々の複雑な構造をもつ医薬品が数多く収載されている日本薬局方の確認試験は複雑多岐で，これらをもれなく系統的にまとめることはきわめて面倒である．したがって分類方法も多種多様である．本章では薬品製造学の一部としても理解できるように，基本的なものについてできるだけわかりやすく，簡潔にまとめた．国家試験の「基礎薬学」分野に出題される問題の応用例として，また，基礎的な有機反応の応用例として学習していただきたい．

　日本薬局方収載医薬品の確認試験法は，物理的方法によるものと化学的方法によるものとに大別される．化学的方法による確認試験の分類の仕方もいろいろあるが，本章では，次の確認手段別分類に基づいて，それぞれ適用医薬品を例にあげながら解説する．

　　　1　分解により発生するガスを検出する方法
　　　2　呈色または脱色をみる方法
　　　3　分解生成物を確認する方法
　　　4　誘導体の生成を確認する方法

1. 分解により発生するガスを検出する方法

　加水分解やその他の方法によって医薬品を分解する際に，気体が発生したり，強い香気を放つ物質が生成するときは，このガスを検出することによって医薬品を確認することができる．日本薬局方では，分解生成物としてアンモニア，低級アミン，酢酸エチル，低級カルボン酸，ヨウ素ガス，ホルムアルデヒド，フェニルイソシアニド，ヨードホルム，硫化水素，二酸化硫黄，炭酸ガス，およびその他の特種ガス（アセトン，ベンズアルデヒドおよびアクロレイン）の発生を伴う場合にこの方法が確認試験として採用されている．

A アンモニア発生

　アンモニアの発生をみる確認試験は，アルカリ性加水分解またはアルカリ融解の条件下で行い，発生するガスを赤色リトマス紙を用いて検出する．この検出法が採用されている日本薬局方医薬品は非常に多いので，以下に官能基別に紹介する．

1) 環状ウレイドの加水分解

環状ウレイド構造をもつバルビツール酸系催眠鎮静薬アモバルビタールおよびバルビタールは，水酸化ナトリウム水溶液と加熱すると加水分解され，アンモニアを発生する．

$$\text{環状ウレイド} \xrightarrow[\Delta]{5\text{NaOH}} \begin{matrix}R^1\\R^2\end{matrix}\!\!>\!\!\text{CHCO}_2\text{Na} + 2\text{Na}_2\text{CO}_3 + 2\,\text{NH}_3\uparrow$$

（赤色リトマス紙を青変）

	R^1	R^2
アモバルビタール㊁（催眠鎮静薬）	C_2H_5	$CH_2CH_2CH\!\!<\!\!\begin{matrix}CH_3\\CH_3\end{matrix}$
バルビタール㊁（催眠鎮静薬）	C_2H_5	C_2H_5

2) 鎖状ウレイドの加水分解

鎖状ウレイドも環状ウレイドと同様，水酸化ナトリウム水溶液と加熱することによってアンモニアを発生する．

$$\begin{matrix}H_3C\\H_3C\end{matrix}\!\!>\!\!\text{CH--CH--CO--NH--CO--NH}_2 \xrightarrow[\Delta]{3\text{NaOH}} \begin{matrix}H_3C\\H_3C\end{matrix}\!\!>\!\!\text{CH--CH--CO}_2\text{Na} + \text{Na}_2\text{CO}_3 + 2\,\text{NH}_3\uparrow$$

（Br 位置）ブロモバレリル尿素㊁（催眠鎮静薬）　　（赤色リトマス紙を青変）

$$\xrightarrow[\Delta]{\text{d. H}_2\text{SO}_4}\begin{matrix}H_3C\\H_3C\end{matrix}\!\!>\!\!\text{CH--CH--CO}_2\text{H}$$

（Br）α-ブロモイソ吉草酸（吉草酸臭）

3) 酸アミドの加水分解

酸アミドもアルカリ加水分解によってアンモニアを発生する．

この確認試験が適用されている医薬品はニコチン酸アミドである．

ニコチン酸アミドは，水酸化アルカリ水溶液と加熱するとアミド基が加水分解され，発生するアンモニアを潤した赤色リトマス紙で検出する．

$$\text{ニコチン酸アミド} \xrightarrow[\Delta]{\text{NaOH}} \text{ピリジン-3-CO}_2\text{Na} + \text{NH}_3\uparrow$$

ニコチン酸アミド㊁（B 群ビタミン）　　　　　　（赤色リトマス紙を青変）

4) チオアミドの加水分解

チオアミドの加水分解は2段階に起こり，アンモニアおよび硫化水素を放出してカルボン酸と

なる.

　日本薬局方には，チオアミド系抗結核薬としてエチオナミドとプロチオナミドがある．このうちプロチオナミドの確認試験は，まず NaOH 試液と加熱して発生する NH_3 を検出し，さらに酢酸酸性とした後，加熱して発生する H_2S を酢酸鉛(II)紙を用いて検出する．最後にカルボン酸をろ取してその融点を測定する.

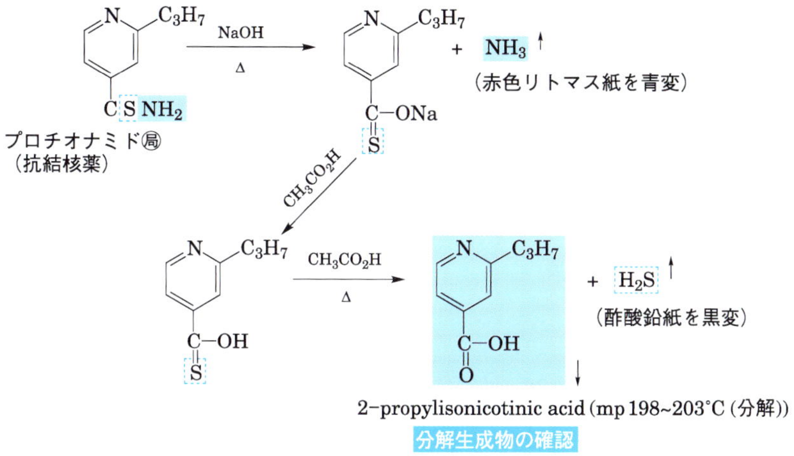

5) イミドの加水分解

　イミドは，アルカリ加水分解によって2分子のカルボン酸とアンモニアを生じる.

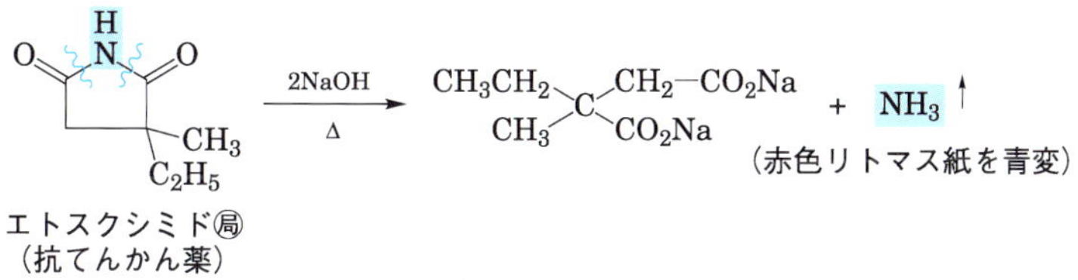

6) アルカリ融解

　固体の無機塩基と加熱融解して発生するアンモニアを検出する医薬品にアラセプリル，フェニトイン，プリミドンおよびヒドロクロロチアジドがある.

　このうち，アラセプリルおよびフェニトインは固体の NaOH を，プリミドンおよびヒドロクロロチアジドは Na_2CO_3 を混ぜて加熱融解(アルカリ溶融)する.

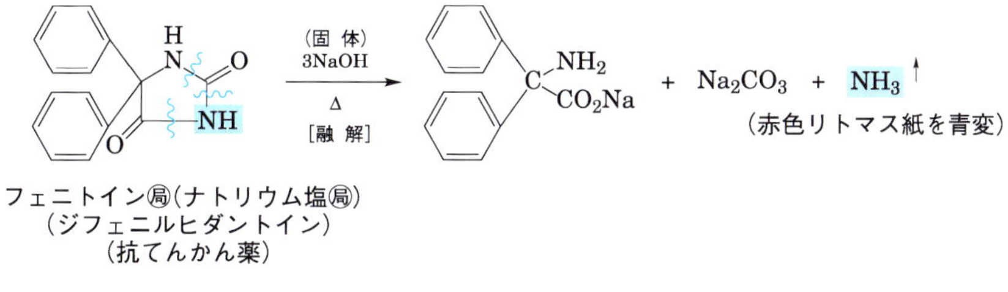

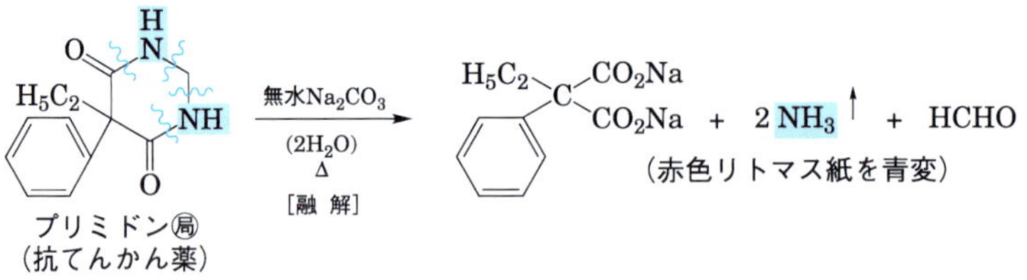

[プリミドン反応式]

プリミドン⑱
(抗てんかん薬)

無水Na₂CO₃ (2H₂O) Δ [融解]

生成物: H_5C_2-C(Ph)(CO_2Na)_2 + 2 NH₃↑ + HCHO
(赤色リトマス紙を青変)

スルホンアミド系のヒドロクロロチアジドの場合は，Na₂CO₃ と加熱融解してアンモニアを検出すると同時に，含有する S と Cl を Na₂SO₃ や NaCl に変えて無機イオンとして検出する．

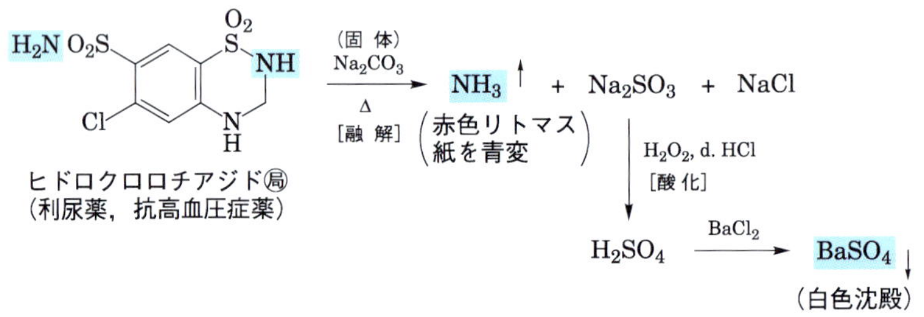

ヒドロクロロチアジド⑱
(利尿薬，抗高血圧症薬)

(固体) Na₂CO₃ Δ [融解] → NH₃↑ + Na₂SO₃ + NaCl
(赤色リトマス紙を青変)

H₂O₂, d. HCl [酸化] → H₂SO₄ —BaCl₂→ BaSO₄↓ (白色沈殿)

7) その他

含硫医薬品であるチオテパは，水酸化アルカリ存在下に Pb(OAc)₂ を加えて分解し，発生するアンモニアを検出するとともに，S を PbS として検出する．

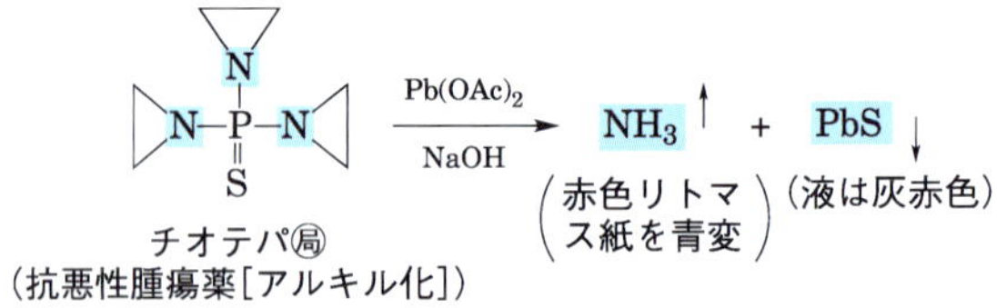

チオテパ⑱
(抗悪性腫瘍薬[アルキル化])

Pb(OAc)₂ / NaOH → NH₃↑ + PbS↓
(赤色リトマス紙を青変) (液は灰赤色)

B 低級アミン臭発生

アルカリ加水分解またはその他の分解反応によって蒸気圧の高い低級アミンを発生する場合には，赤色リトマス紙の青変やそのにおいによって検出する．

1) ウレタン類のアルカリ加水分解

ピリドスチグミン臭化物は，前述のアンモニア検出と同様に，加水分解によって生じるジメチルアミンの不快臭を検出する．

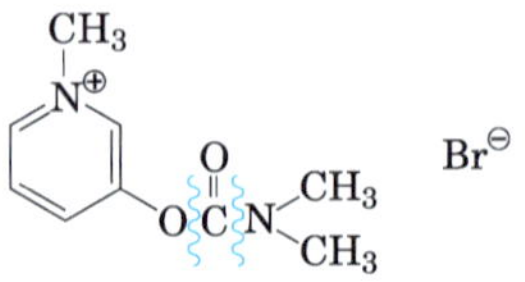

ピリドスチグミン臭化物⑱
(重症筋無力症治療薬)

C 酢酸エチル臭発生

アルコールの酢酸エステルやカルボン酸のエチルエステルは,分子中の不揮発性のエステル基を加水分解し,生じる遊離の酢酸またはエタノールを再びエステル化するか,またはエステル類に直接,酢酸またはエタノールを加えて酸触媒と加熱する**エステル交換**によって**揮発性の酢酸エチル**に変換し,このエステル特有のにおいによって確認する.

1) 酢酸エステルの確認

アスピリンの酢酸エステル基は,炭酸ナトリウム試液を用いてアルカリ加水分解し,生じた酢酸ナトリウムに硫酸とエタノールを加えて加熱し,酢酸エチルを生成する.

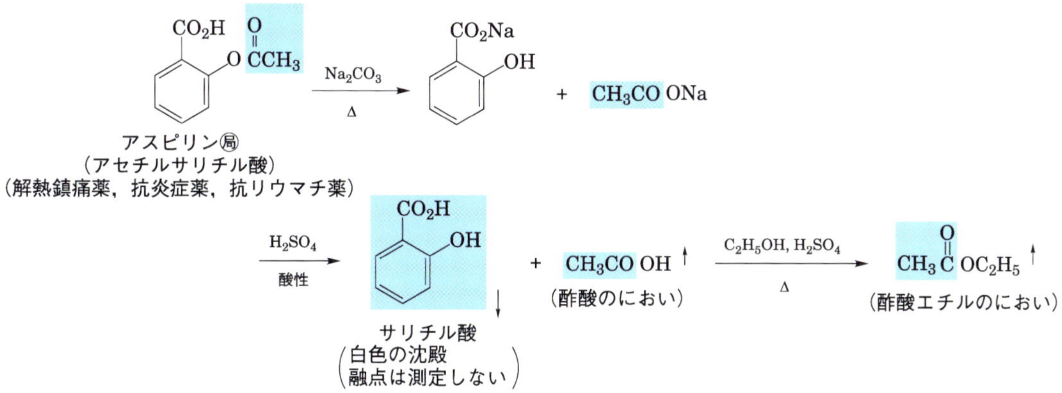

一方,クロルマジノン,ヒドロコルチゾンおよびメテノロンなどの酢酸エステルは,水酸化カリウム・エタノール試液を加えて加熱して加水分解し,生成した酢酸カリウムに硫酸を加えて煮沸して酢酸エチルにする.

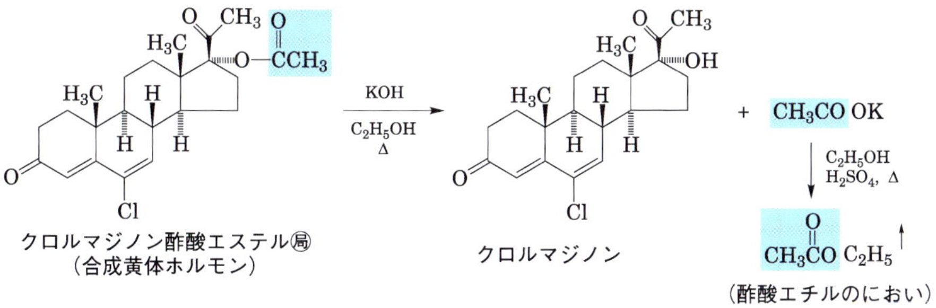

その他,ヒドロコルチゾン酪酸エステルも同様な方法で酪酸のエチルエステルとし,そのにおいで確認する.

2) エチルエステルの確認

エステル類にアルコールやカルボン酸を加えて酸触媒共存下に加熱すると,カルボン酸とアル

コール部の組み合わせが交換して新しいエステルを生成する．この反応を**エステル交換**という．またこの反応で，加えるカルボン酸やアルコールは溶媒でもあるので，このような溶媒が反応する反応を一般に**加溶媒分解**（ソルボリシス solvolysis）という．加水分解は，上記のアルコールの代わりに水を用いた加溶媒分解の 1 つと考えることができる．

カルボン酸のエチルエステルの確認にエステル交換が利用されている．

エステル基の検出にエステル交換反応を利用する目的は，分子量の大きい不揮発性エステルを分子量の小さい揮発性のエステルに変換することにあるから，確認試験では分子量の小さい酢酸を用い，酢酸エステルとする．

アルコール部分が大きいエステル基の場合は，生成する新エステルも分子量が大きく揮発性が小さいので，この方法は不適である．

この確認試験が適用されている局方医薬品は，アミノ安息香酸エチルである．

アミノ安息香酸エチル㊖
（局所麻酔薬［表面麻酔］）

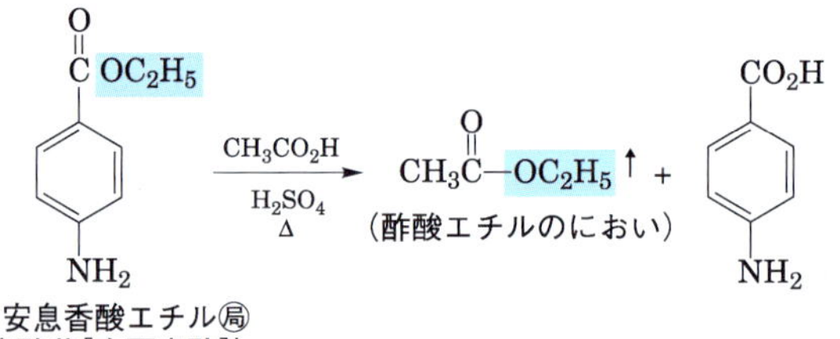

D 低級カルボン酸臭発生

加水分解またはその他の分解反応によって蒸気圧の高い低級カルボン酸が発生する場合には，その特異臭によって検出することができる．日本薬局方には，この方法で確認するカルボン酸として，酢酸および酪酸の 2 種類があり，それぞれ，アスピリン，ブナゾシン塩酸塩に適用されている．アスピリンについては酢酸エチル臭発生の項（1 C）で述べた．

ブナゾシン塩酸塩㊖
（抗高血圧症薬）

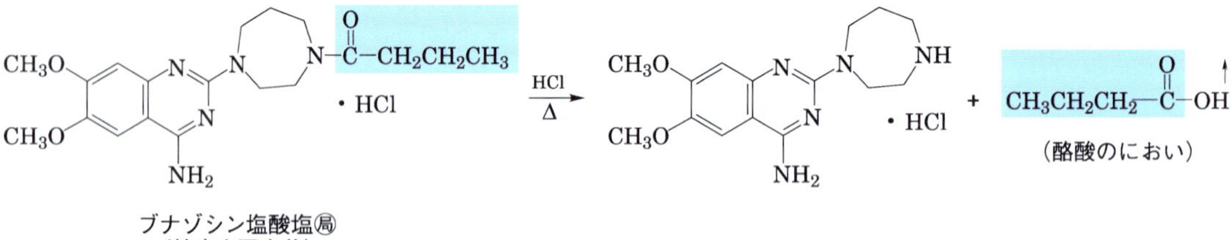

E ヨウ素ガス発生―芳香族ヨード化合物の確認

ヨウ素を含む有機化合物を直接あるいは数滴の濃硫酸を加えて直火で強熱すると，分解して**紫色のヨウ素（I_2）ガスを発生**する．局方の確認試験では主としてベンゼン環に直結したヨウ素を検出する．

適用医薬品は，アミドトリゾ酸をはじめ5種類のトリヨードベンゼン誘導体，イドクスウリジン，リオチロニンナトリウムおよびレボチロキシンナトリウムである．芳香族ではないが，有機ヨウ素系殺菌薬ヨードホルムにもこの確認法が適用されている．

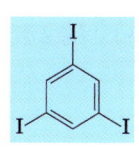

F ホルムアルデヒド臭発生―ヘテロ原子にはさまれたメチレン基の確認

1個のメチレン基の両側にヘテロ原子(O, N, S)が結合していると，そのメチレン基は加水分解を受けてホルムアルデヒドになる．

—O-CH$_2$-O—　　　>N-CH$_2$-N<　　　>N-CH$_2$-SO$_3$H
メチレンジオキシ基　　メチレンジアミノ基　　N-メタンスルホン酸基

局方の確認試験に採用されている発生するホルムアルデヒドの検出法には，**においによる方法**と**クロモトロプ酸試液を加えて呈色をみる方法**とがある．

1) においによるホルムアルデヒドの検出

加水分解によって発生するホルムアルデヒドのにおいを検出する医薬品は，スルピリンとプリミドンである．とくにスルピリンは，下式に示すように順次2種類のガスを検出する．

スルピリン(水和物局)
(解熱鎮痛薬[ピラゾロン系])
→ HCl, Δ → + SO$_2$↑ (初め,二酸化イオウのにおい) + HCHO↑ (次に,ホルムアルデヒド臭) + NaCl

プリミドン局
(抗てんかん薬)
→ H$_2$SO$_4$ (H$_2$O), Δ → H$_5$C$_2$-C(CO$_2$H)$_2$(Ph) + (NH$_4$)$_2$SO$_4$ + HCHO↑ (ホルムアルデヒド臭)
↓ H$^+$, Δ [脱炭酸]
H$_5$C$_2$-CH(Ph)-CO$_2$H + CO$_2$

2) クロモトロプ酸試液によるホルムアルデヒドの検出

クロモトロプ酸試液によるホルムアルデヒドの検出の呈色機構は次のとおりである．クロモトロプ酸試液の硫酸酸性によって加水分解されて生じたホルムアルデヒドが，H$_2$SO$_4$ の存在下にクロ

モトロプ酸と脱水縮合し，さらに酸化されて紫色の色素を生成する．

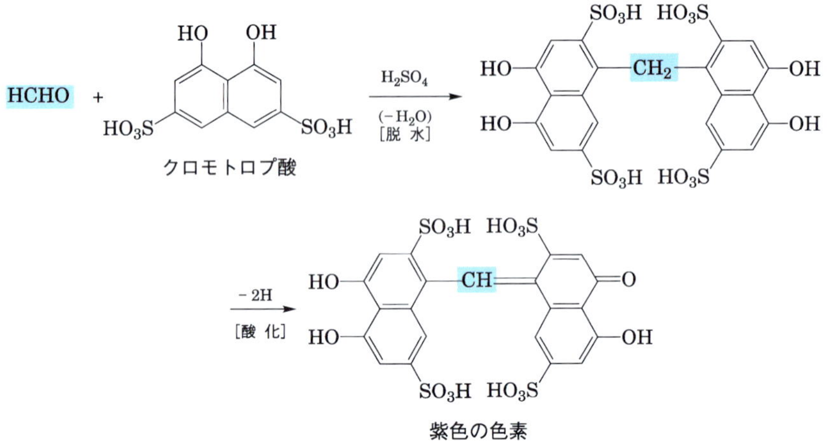

この方法が適用されている医薬品は，ノスカピン，ヒドロクロロチアジド，エタクリン酸，カルメロースカルシウムおよびカルメロースナトリウムである．

ノスカピン(局)
(非麻薬性鎮咳薬)

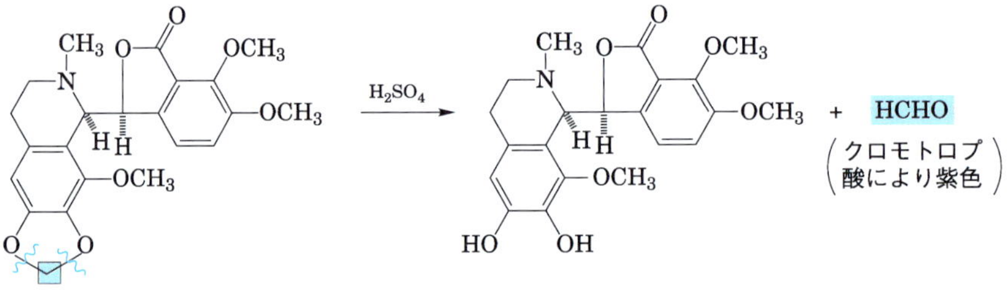

ベンゾチアジド系利尿薬ヒドロクロロチアジドは加水分解されホルムアルデヒドを生じて紫色を呈するが，3位の構造を異にするトリクロルメチアジドは加水分解によってジクロルアセトアルデヒドを生じるため，色素が生成せず紫色を呈しない．

ヒドロクロロチアジド(局)
(利尿薬，抗高血圧症薬)

トリクロルメチアジド(局)
(利尿薬，抗高血圧症薬)

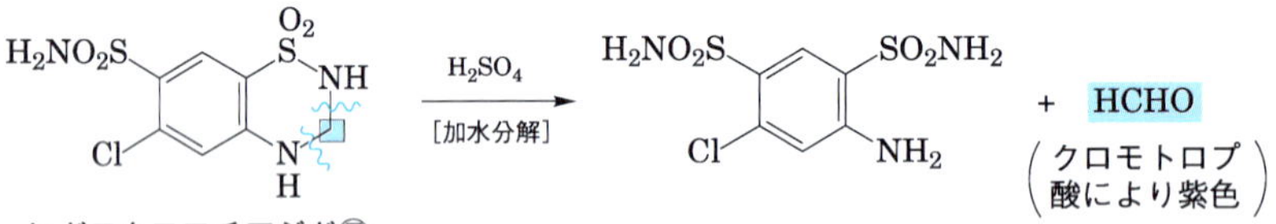

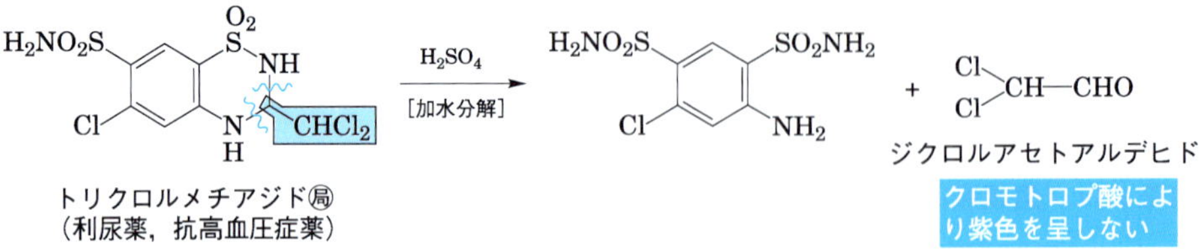

加水分解によってグリコール酸を生成するような医薬品もこの確認試験が適用されている．

$$\underset{\substack{\text{エタクリン酸}\circledR\\(\text{利尿薬})}}{\text{H}_2\text{C=C}-\overset{\text{O}}{\text{C}}-\underset{\text{C}_2\text{H}_5}{}\!\!\!\!\!\!\!\!-\!\!\left\langle\!\!\overset{\text{Cl\ Cl}}{}\!\!\right\rangle\!\!-\text{O}\,\boxed{\text{CH}_2}\,\text{CO}_2\text{H}} \xrightarrow[\Delta]{\text{NaOH}} \text{H}_2\text{C=C}-\overset{\text{O}}{\text{C}}-\!\!\left\langle\!\!\overset{\text{Cl\ Cl}}{}\!\!\right\rangle\!\!-\text{ONa} + \text{HO}\,\boxed{\text{CH}_2}\,\text{CO}_2\text{Na}$$

グリコール酸ナトリウム

$$\boxed{\text{HCHO}} + \text{CO}_2 + \text{H}_2\text{O} \xleftarrow{\text{H}_2\text{SO}_4,\Delta}$$

（クロモトロプ酸により濃紫色）

カルメロース（カルボキシメチルセルロース）の塩も分子中のカルボキシメチル基（グリコール酸基：–O–CH$_2$–CO$_2$H）が同様の加水分解を受けてホルマリンを生成して呈色する．

$$-\text{O}\underset{}{\overset{}{\text{\textasciitilde}}}\boxed{\text{CH}_2}\underset{}{\overset{}{\text{\textasciitilde}}}\text{CO}_2\text{H} \xrightarrow{\text{H}_2\text{SO}_4} -\text{OH} + \boxed{\text{HCHO}} + \text{CO}_2$$

カルボキシメチル基（グリコール酸基）　　　（クロモトロプ酸により赤紫色）

G フェニルイソシアニド臭発生

クロロホルムを水酸化アルカリの存在下，第一級アミンと加熱すると有毒で不快臭を発するイソニトリル（イソシアニド）を生成する．この反応を**イソニトリル** isonitrile **反応**あるいは**カルビルアミン** carbylamine **反応**といい，**クロロホルムの検出**[*]に用いる．

この反応はまずクロロホルムと水酸化アルカリとから不安定な**ジクロロカルベン**（:CCl$_2$）が生成する．これを第一級アミンの窒素が攻撃し，次いで塩化水素が脱離してイソニトリルとなる．

$$\boxed{\text{C}}\text{HCl}_3 + \text{R--NH}_2 \xrightarrow[\Delta]{\text{NaOH}} \text{R--N=C} \quad (\text{または}\ \ \text{R--}\overset{\oplus}{\text{N}}\!\!\equiv\!\!\overset{\ominus}{\text{C}})$$

イソニトリル（イソシアニド）

$$\boxed{\text{C}}\text{HCl}_3 \xrightarrow{^{\ominus}\text{OH}} :\boxed{\text{C}}\text{Cl}_2 \xrightarrow{\text{R--NH}_2} \text{R--}\overset{\oplus}{\text{NH}}_2\!\!-\!\!\overset{\ominus}{\boxed{\text{C}}}\text{Cl}_2 \xrightarrow{-2\text{HCl}} \text{R--}\overset{\oplus}{\text{N}}\!\!\equiv\!\!\overset{\ominus}{\boxed{\text{C}}}$$

ジクロルカルベン

$$\left[\underset{\text{Cl}}{\overset{\text{Cl}}{\text{C}}}\!\!\underset{\text{Cl}}{\overset{\text{H}}{\text{C}}}\ \ {}^{\ominus}\text{OH} \longrightarrow \underset{\text{Cl}}{\overset{\text{Cl}}{\text{C}}}:\ +\ \text{H}_2\text{O}\ +\ \text{Cl}^{\ominus}\right]$$

イソニトリル反応では水酸化ナトリウムを加えて加熱するので，水酸化アルカリと加熱することによってクロロホルムを遊離するものであれば同様の反応が起こって，イソシアニドを発生する．該当する局方医薬品は抱水クロラールとクロロブタノールで，アルカリで分解すると，両者とも水酸化物イオンによる HO 基からの H の引き抜きによってトリクロロメチル基の β 脱離が容易に進行して，クロロホルムとギ酸ナトリウムまたはアセトンを生成する（ハロホルム反応）．

---

[*] 本反応はクロロホルムを用いた第一級アミンの検出反応でもある．

局方の確認試験では第一級アミンとしてアニリンを用いるので，生成するイソニトリルはフェニルイソシアニドである．

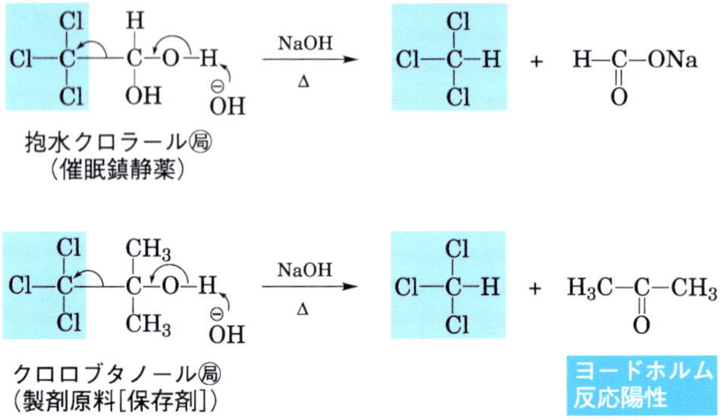

[抱水クロラール（催眠鎮静薬）のアルカリ分解反応式：$Cl_3C-CH(OH)_2 \xrightarrow{NaOH, \Delta} CHCl_3 + HCOONa$]

[クロロブタノール（製剤原料[保存剤]）のアルカリ分解反応式：$Cl_3C-C(CH_3)_2OH \xrightarrow{NaOH, \Delta} CHCl_3 + (CH_3)_2CO$（ヨードホルム反応陽性）]

（共通反応）

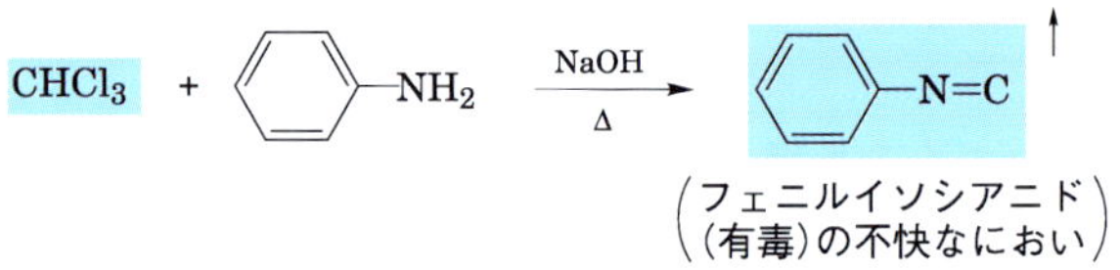

[$CHCl_3$ + $C_6H_5NH_2$ $\xrightarrow{NaOH, \Delta}$ $C_6H_5-N=C$（フェニルイソシアニド（有毒）の不快なにおい）]

クロロブタノールはアルカリ分解によってアセトンを副生するため，イソニトリル反応のみならず，次の項のヨードホルム反応も陽性となるので，注意を要する．

H ヨードホルム臭発生

1） メチルケトンの検出

メチルケトン（一般式 $R-COCH_3$）に水酸化ナトリウム試液とヨウ素試液を加えて加熱すると，ヨードホルム（CHI_3）とカルボン酸のナトリウム塩（RCO_2Na）を生成する．この反応をヨードホルム iodoform 反応といい，メチルケトン基（$-COCH_3$）の検出に用いる．

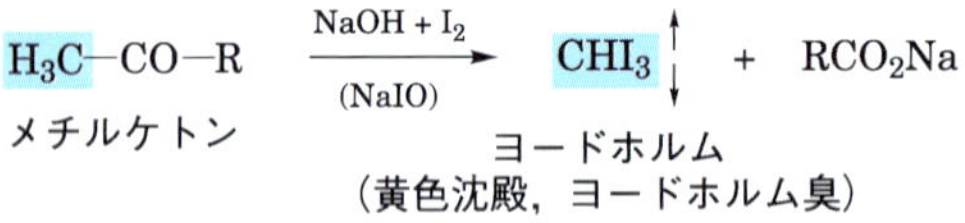

$$H_3C-CO-R \xrightarrow[(NaIO)]{NaOH + I_2} CHI_3\downarrow + RCO_2Na$$

メチルケトン　　　　　ヨードホルム（黄色沈殿，ヨードホルム臭）

反応機構は次のとおりである．まずケトン基の隣のメチル基がハロゲン化されてヨードが3個置換したトリヨウ化メチル基（$-CI_3$）となり，次いでカルボニル基への水酸化物イオンの攻撃によって炭素–炭素結合が切断される．

$$H_3C-\underset{O}{\underset{\|}{C}}-R \xrightarrow[\text{[ハロゲン化]}]{\underset{(NaIO)}{NaOH + I_2}} I_3C-\underset{O}{\underset{\|}{C}}-R \xrightarrow{\text{[加水分解]}} I_3C-\underset{O^{\ominus}}{\overset{OH}{\underset{|}{C}}}-R \longrightarrow$$

$$I_3C^{\ominus} + HO-\underset{O}{\underset{\|}{C}}-R \longrightarrow I_3CH + {}^{\ominus}O-\underset{O}{\underset{\|}{C}}-R$$
ヨードホルム

　ヨードホルムは水に難溶性の黄色沈殿で，特有の臭気があるから容易に検出できる．この反応は I_2 の代わりに Cl_2 や Br_2 などのハロゲンを用いても同様に進行してクロロホルム($CHCl_3$)やブロモホルム($CHBr_3$)などの**ハロホルム***を生成するので，**ハロホルム** haloform **反応**と総称する．

　メチルケトン構造をもつ局方医薬品への適用例はないが，前述のクロロブタノールは，強アルカリ中で容易にアセトンとクロロホルムに分解し，そのアセトンがヨードホルム反応陽性となる．

$$Cl_3C\underset{CH_3}{\overset{CH_3}{\underset{|}{\overset{|}{C}}}}OH \xrightarrow{NaOH} CHCl_3 + CH_3COCH_3$$

クロロブタノール㊁
(製剤原料［保存剤］)

$$CH_3COCH_3 \xrightarrow[\text{[ハロゲン化]}]{NaOH+I_2(NaIO)} I_3CCOCH_3 \xrightarrow[\text{[加水分解]}]{NaOH} CHI_3\downarrow + CH_3CO_2Na$$

(ヨードホルム臭/黄色沈殿)

2）メチルカルビノールの検出

　水酸化ナトリウム水溶液にヨウ素を溶かすと次亜ヨウ素酸ナトリウム(NaIO)が生成する．この試薬は酸化力を有し，アルコールをケトンに酸化する．すなわち，$NaOH+I_2$ または NaIO はここではハロゲン化剤としてのみならず酸化剤としても作用する．したがってメチルケトンに酸化される化合物はヨードホルム反応が陽性となる．メチルカルビノールがそれに該当する．

$$I_2 + NaOH \longrightarrow NaIO + NaI + H_2O$$
次亜ヨウ素酸ナトリウム
(酸化剤，ハロゲン化剤)

$$H_3C-\underset{OH}{\underset{|}{CH}}-R \xrightarrow[\text{[酸 化]}]{NaIO} H_3C-\underset{O}{\underset{\|}{C}}-R \xrightarrow[\text{[ハロゲン化]}]{NaIO} I_3C-\underset{O}{\underset{\|}{C}}-R \xrightarrow[\text{[加水分解]}]{NaOH} CHI_3\downarrow + R-\underset{O}{\underset{\|}{C}}-ONa$$

メチルカルビノール　　　　メチルケトン　　　　　　　　　　　　　　　　　　　(黄色沈殿)

　本反応が適用されている局方医薬品は，**消毒用エタノール**とイソプロパノールである．これらを酸化すると，前者からはアセトアルデヒド，後者からはアセトンを生成するからである．

---

* メタンの水素3原子をハロゲンで置換した化合物 CHX_3 を総称してハロホルム haloform という．

$$\underset{\substack{\text{消毒用エタノール}\text{局}\\(\text{殺菌薬・消毒薬})}}{CH_3CH_2OH} \xrightarrow[\substack{(NaIO)\\[\text{酸 化}]}]{NaOH + I_2} \boxed{CH_3CHO} \xrightarrow[\substack{(NaIO)\\[\text{ハロゲン化}]}]{NaOH + I_2} I_3CCHO \xrightarrow[[\text{加水分解}]]{NaOH} \boxed{CHI_3}\downarrow + HCO_2Na$$
（淡黄色の沈殿）

$$\underset{\substack{\text{イソプロパノール}\text{局}\\(\text{殺菌薬・消毒薬，油性・有機溶剤})}}{CH_3\overset{OH}{\underset{|}{C}HCH_3}} \xrightarrow[\substack{(NaIO)\\[\text{酸 化}]}]{NaOH + I_2} \boxed{CH_3COCH_3} \xrightarrow[\substack{(NaIO)\\[\text{ハロゲン化}]}]{NaOH + I_2} I_3CCOCH_3 \xrightarrow[[\text{加水分解}]]{NaOH} \boxed{CHI_3}\downarrow + CH_3CO_2Na$$
（淡黄色の沈殿）

アセトアルデヒド以外のアルデヒド（RCH_2CHO）やエタノール以外の第一級アルコール（RCH_2CH_2OH）は，すべてヨードホルム反応陰性である．すなわち，エタノールはヨードホルム反応が陽性の唯一の第一級アルコールである．

■ 硫化水素発生—含硫化合物の確認

1）加水分解による方法

含硫医薬品の確認試験の1つに，加水分解によって**発生する硫化水素を酢酸鉛紙を用いて検出**する方法があり，すでにアンモニアガス発生の項（1 **A** 4）で紹介したチオアミド系のプロチオナミド（抗結核薬）に適用されている．

2）アルカリ融解による方法

ザルトプロフェンは，水酸化ナトリウムとともに徐々に加熱して融解し，炭化させる．冷後，薄めた塩酸を加えて発生するガスを潤した酢酸鉛（Ⅱ）紙を用いて検出する．

アラセプリルは同様にアルカリ融解して炭化させた後，酢酸鉛（Ⅱ）試液を加えて褐色〜黒色の沈殿を発生させて確認する．

ザルトプロフェン 局
（非麻薬性鎮痛薬，鎮痛性消炎薬）
および鏡像異性体
1) NaOH, Δ
2) d, HCl
→ $H_2S\uparrow$ （酢酸鉛紙を黒変）

アラセプリル 局
（抗高血圧症薬）
1) NaOH, Δ
2) Pb(OAc)$_2$
→ PbS↓ （褐色〜黒色の沈殿）

3）還元的開裂による方法

ヘテロ環を形成する–S–やスルホンアミド基の–SO_2–などは還元剤を用いて H_2S にまで還元し，これを酢酸鉛（Ⅱ）紙を用いて検出する．この方法はアセタゾラミドに適用されている．

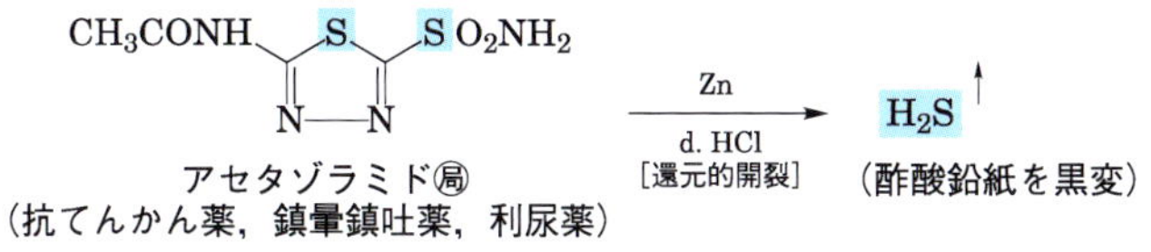

CH3CONH
S
SO2NH2
N
N
Zn
d. HCl
［還元的開裂］
H2S
アセタゾラミド局
（抗てんかん薬，鎮暈鎮吐薬，利尿薬）
（酢酸鉛紙を黒変）

J 二酸化硫黄臭発生—含硫化合物の確認

1）加水分解による方法

スルピリンは塩酸酸性で加水分解すると，**初め二酸化イオウのにおい，次にホルムアルデヒド臭**を発する（1 F ホルムアルデヒド臭発生の項を参照）．

2）熱分解による方法

検体を直接強熱して分解し，発生する SO_2 のにおいを検出する方法もある．プロベネシドがその例である．

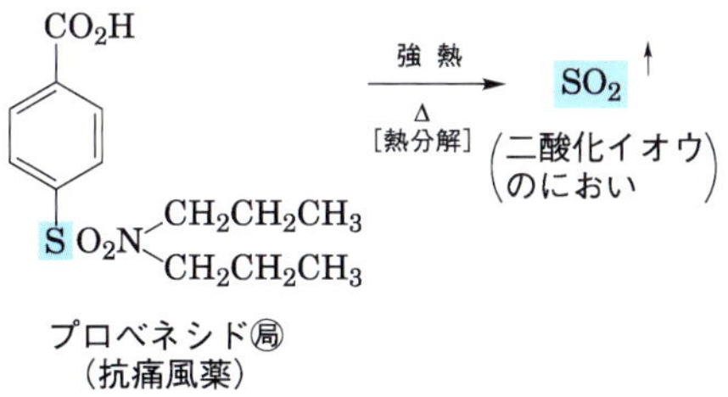

CO2H
SO2N
CH2CH2CH3
CH2CH2CH3
強 熱
Δ
［熱分解］
SO2
（二酸化イオウのにおい）
プロベネシド局
（抗痛風薬）

K その他の特殊ガス発生

日本薬局方の確認試験に採用されているガスの検出には，上記以外に酸化反応によって生じるアセトン臭，ベンズアルデヒド臭，脱水反応によって生じるアクロレイン臭の検出などがある．

1）酸化反応による生成物

a）アセトン臭

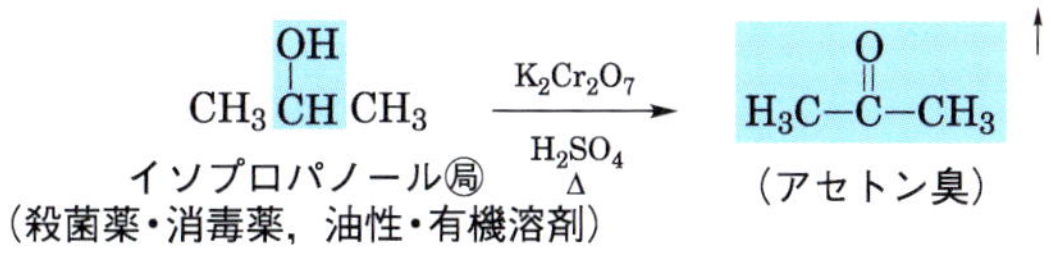

OH
CH3 CH CH3
K2Cr2O7
H2SO4
Δ
O
H3C–C–CH3
イソプロパノール局
（殺菌薬・消毒薬，油性・有機溶剤）
（アセトン臭）

b）ベンズアルデヒド臭

酸化反応によってベンズアルデヒド臭を発する局方医薬品は，安息香酸ベンジルである．

$$\text{C}_6\text{H}_5\text{-CO-OCH}_2\text{-C}_6\text{H}_5 \xrightarrow{\text{Na}_2\text{CO}_3,\ \Delta} \text{C}_6\text{H}_5\text{-CO-ONa} + \text{HOCH}_2\text{-C}_6\text{H}_5$$

安息香酸ベンジル 局（殺だに・殺しらみ薬，溶解補助剤） → 安息香酸ナトリウム ＋ ベンジルアルコール

$$\text{HOCH}_2\text{-C}_6\text{H}_5 \xrightarrow{\text{KMnO}_4,\ \Delta} \text{OHC-C}_6\text{H}_5 \uparrow$$

（ベンズアルデヒドのにおい）

2）脱水反応による生成物—アクロレイン臭

脱水反応によって発生するアクロレイン臭を確認する局方医薬品は，モノステアリン酸グリセリンおよびニトログリセリン錠の2品目である．

$$\begin{array}{c}\text{CH}_2\text{-O-NO}_2\\\text{CH-O-NO}_2\\\text{CH}_2\text{-O-NO}_2\end{array} \xrightarrow{\text{NaOH},\ \Delta} \begin{array}{c}\text{CH}_2\text{-OH}\\\text{CH-OH}\\\text{CH}_2\text{-OH}\end{array} \xrightarrow[\text{［脱水］}]{\text{KHSO}_4,\ \Delta} \text{CH}_2\text{=CH-CHO} \uparrow + 2\text{H}_2\text{O}$$

ニトログリセリン（錠 局）（心疾患治療薬） → グリセリン 局（浣腸薬，局所保護薬，湿潤・保湿剤） → （アクロレインのにおい）

2. 呈色または脱色をみる方法

A ジアゾカップリング反応を利用した確認試験

芳香族第一級アミンを塩酸＊に溶かして亜硝酸ナトリウム試液を加えるとジアゾニウム塩を生じる．芳香族ジアゾニウム塩は脂肪族のジアゾニウム塩より安定ではあるが，やはり比較的不安定な反応種であるから，この反応は冷やしながら行わねばならない．

日本薬局方記載の芳香族第一級アミンの確認試験では，生じたジアゾニウム塩に N,N-ジエチル-N'-1-ナフチルエチレンジアミンシュウ酸塩試液（別名**津田試薬**），N-1-ナフチルエチレンジアミン二塩酸塩（Bratton–Marshall試薬）または2-ナフトール試液等の**カップリング試薬**を加えてアゾ（-N=N-）色素を生成させる．カップリングの位置は試薬によって異なる．津田試薬では，ジアゾニウム塩がこの試薬のアミノ基のパラ位にカップリングを起こし，一般に赤紫色のアゾ色素を生成する．また N-1-ナフチルエチレンジアミンの場合もパラ位にカップリングして紫色のアゾ色素，一方，2-ナフトールの場合はヒドロキシ基の隣の1位（α位）にカップリングして，橙赤色のアゾ色

＊ 局方の確認試験では塩酸を用いているが，他の酸を用いてもよい．

素を生じる.

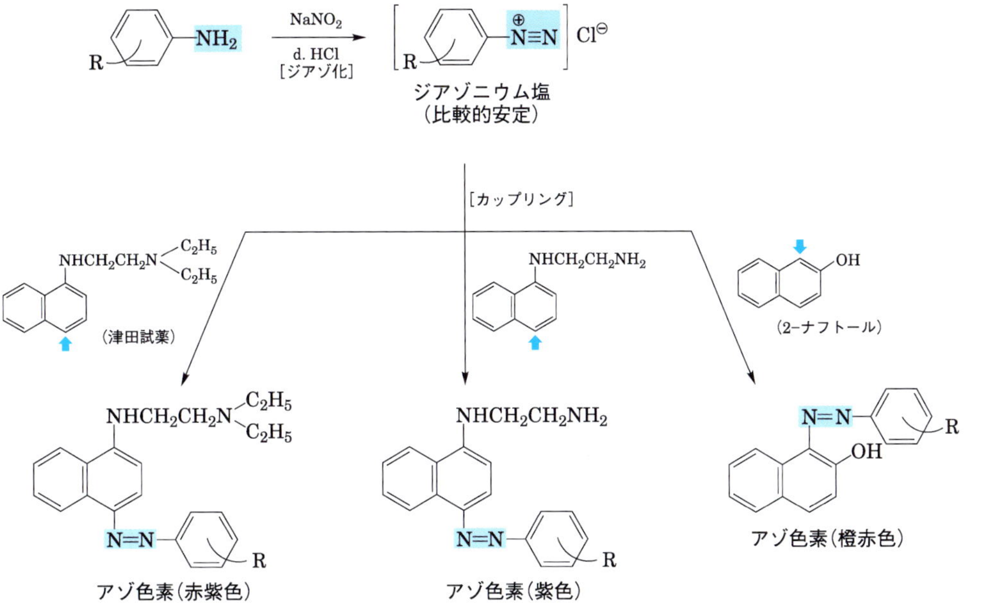

<図: 芳香族第一アミン ($R-C_6H_4-NH_2$) に $NaNO_2$, d. HCl [ジアゾ化] を作用させ, ジアゾニウム塩 (比較的安定) を生成. [カップリング] によって, 津田試薬 (1-(2-ジエチルアミノエチルアミノ)ナフタレン), 1-(2-アミノエチルアミノ)ナフタレン, 2-ナフトール それぞれと反応し, アゾ色素 (赤紫色), アゾ色素 (紫色), アゾ色素 (橙赤色) を生じる.>

第一段階のジアゾ化と第二段階のカップリングを合わせて**ジアゾカップリング反応**という.ジアゾカップリング反応は芳香族第一級アミンの確認試験ばかりでなく定量法としても,また衛生化学の分野でも用いられている.次に日本薬局方一般試験法の**芳香族第一アミンの定性反応**の記述を示す.

> 芳香族第一アミンの酸性溶液に氷冷しながら亜硝酸ナトリウム試液3滴を加えて振り混ぜ,2分間放置し,次にアミド硫酸アンモニウム試液1 mLを加えてよく振り混ぜ,1分間放置した後, N,N-ジエチル-N'-1-ナフチルエチレンジアミンシュウ酸塩試液1 mLを加えるとき,液は赤紫色を呈する.

上記操作の中でアミド硫酸アンモニウム($NH_4OSO_2NH_2$)を加えるのは,過剰の亜硝酸イオン($NO_2^\ominus$)を分解するためである.亜硝酸イオンが残っているとそれ自身が一過性に赤紫に着色することがあり,アゾ色素の呈色を妨害する.

$$NO_2^\ominus + NH_2SO_2O^\ominus{}^\oplus NH_4 \longrightarrow {}^\oplus NH_4 + SO_4^{2\ominus} + H_2O + N_2 \uparrow$$
　　　　　アミド硫酸アンモニウム

津田試薬などのナフチルアミン類を用いる場合は,ジアゾ化した酸性溶液のままでカップリングできるので,アルカリ性にする必要がない.その代わりアミド硫酸アンモニウムを加えて放置し,過量の $NO_2^\ominus$ を分解しておかねばならない.

2-ナフトールを用いるジアゾカップリングの場合はカップリングに際して十分にアルカリ性に

しなければならない．その代わり，過剰の亜硝酸イオンをアミド硫酸アンモニウムで分解する操作は不要である．一般に，芳香族ジアゾニウム塩とフェノール類とのカップリングはアルカリ性で有利に進行する．フェノールがアニオンの形で反応するためである．

1) 芳香族第一級アミノ基の確認

日本薬局方医薬品の中には，アミノ安息香酸エチルのように芳香族第一級アミンを官能基としてもっていて直接ジアゾカップリング反応で確認される医薬品と，医薬品それ自身には芳香族第一級アミンはなくても加水分解などの適当な処理をすれば芳香族第一級アミンを生成する，いわゆる「マスクされた芳香族第一級アミン」とがある．後者は適当な処理をして芳香族第一級アミンに変えた後，ジアゾカップリング反応で確認する．

a) 遊離の芳香族第一級アミン

直接ジアゾカップリング反応（一般試験法：芳香族第一アミンの定性反応）で確認される医薬品は，アミノ安息香酸エチル，オキシブプロカイン塩酸塩，プロカインアミド塩酸塩（錠および注射液），スルフイソキサゾール，セフジトレン ピボキシル，トリアムテレンおよびメトクロプラミドである．

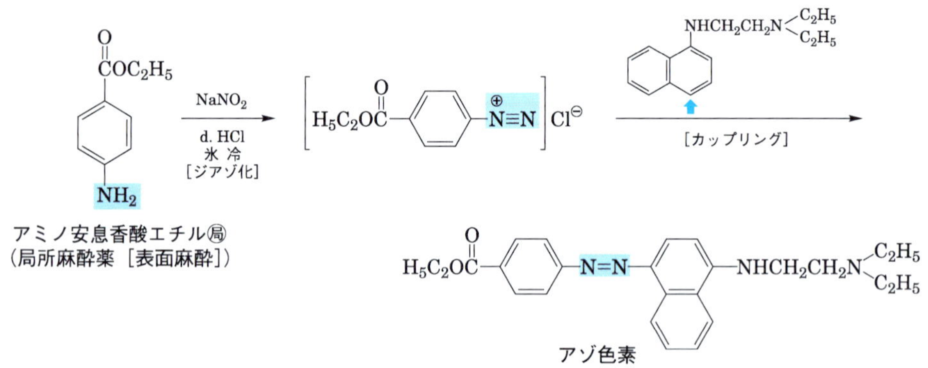

N-1-ナフチルエチレンジアミン二塩酸塩とジアゾカップリングさせて確認する医薬品は，セフピロム硫酸塩である．

b) マスクされた芳香族第一級アミン

マスクされた芳香族第一級アミンから遊離の第一級アミンを生成する日本薬局方の処理方法は，加水分解とニトロ基またはアゾ基（–N=N–）の還元とに大別される．

(i) 加水分解による遊離アミンの生成

マスクされた芳香族アミンにはアミンの部分がアシル化されているものが多く，塩酸と煮沸すれば加水分解されて芳香族第一級アミンの塩酸塩を生じるので，その液を水で希釈し，冷却してそのままジアゾカップリングに使用する．適用医薬品はアセタゾラミド，イオパミドールおよびヨーダミドである．

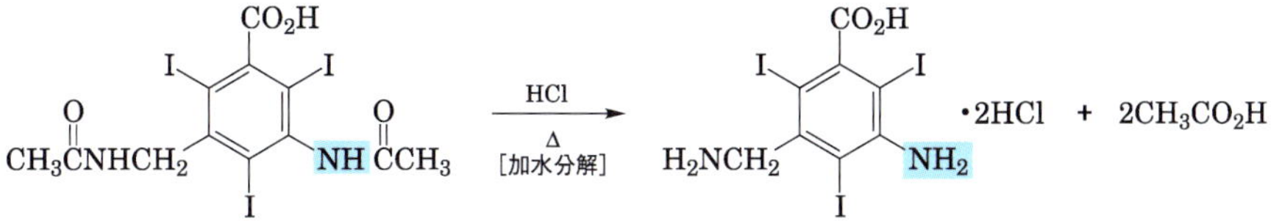

[ヨーダミド⑬ (X線造影剤) の加水分解反応式: HCl, Δ により芳香族第一アミン（・2HCl ＋ 2CH₃CO₂H）を生じる　→　芳香族第一アミンの定性反応]

芳香族第一級アミンの部分がアシル基以外の置換基で置換されていても塩酸で加水分解すると，同様に芳香族第一級アミンを生じるものがある．これらも反応液をそのまま冷却してジアゾカップリング反応を行う．該当医薬品はベンゾジアゼピン類の中のニトラゼパム，ロラゼパム，オキサゾラム，クロキサゾラムの4種とフロセミドである．

上記4種のベンゾジアゼピン類は，希塩酸と加熱することによっていずれも1,4-ベンゾジアゼピン骨格が開裂して2-アミノベンゾフェノン誘導体を生じる．

ニトラゼパムは，ベンゾジアゼピン環の開裂によってベンゾフェノン誘導体とグリシン（アミノ酢酸）を生じるので，確認試験としては芳香族第一アミンの定性反応とニンヒドリン反応を実施する．

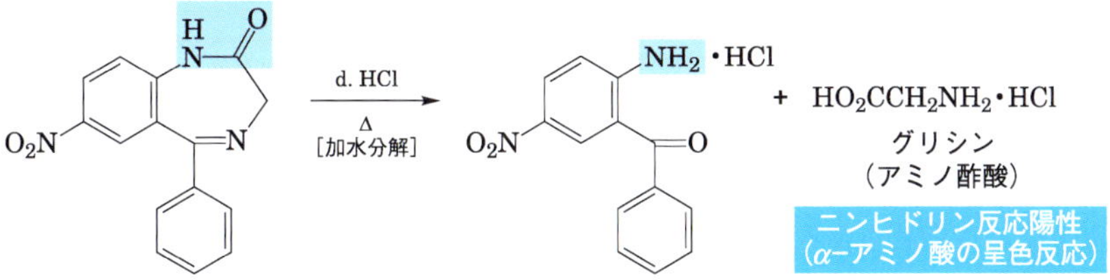

[ニトラゼパム⑬（催眠鎮静薬，抗不安薬，抗てんかん薬） → d.HCl, Δ [加水分解] → 2-アミノ-5-ニトロベンゾフェノン ＋ HO₂CCH₂NH₂・HCl グリシン（アミノ酢酸）：ニンヒドリン反応陽性（α-アミノ酸の呈色反応）；芳香族第一アミンの定性反応]

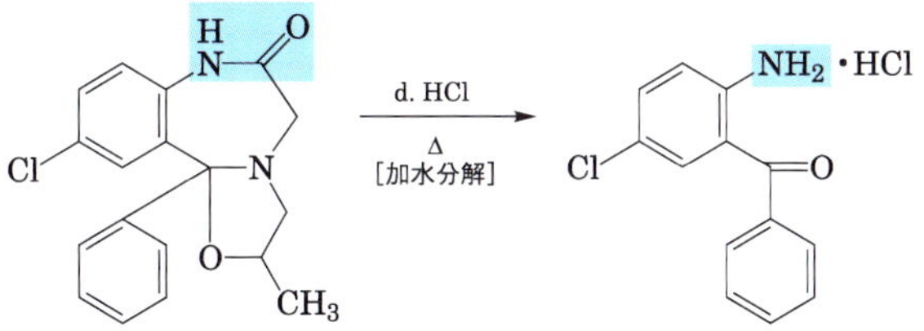

[オキサゾラム⑬（抗不安薬） → d.HCl, Δ [加水分解] → 2-アミノ-5-クロロベンゾフェノン (mp 96~100℃)：芳香族第一アミンの定性反応；オキサゾラムとクロキサゾラムの場合は，芳香族第一アミンの定性反応と生成したアミンの融点測定]

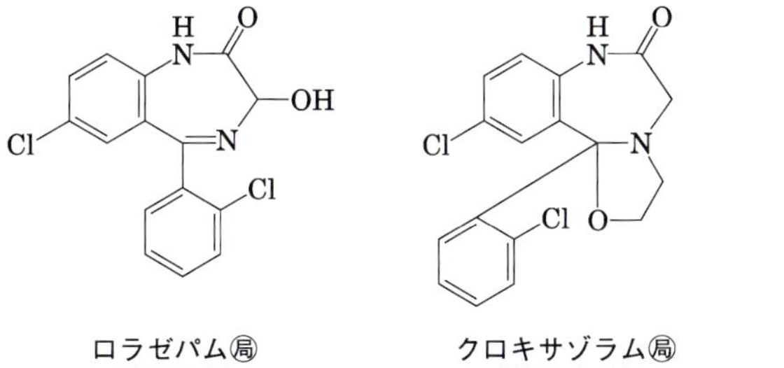

[ロラゼパム⑬（抗不安薬）構造式；クロキサゾラム⑬（抗不安薬）構造式]

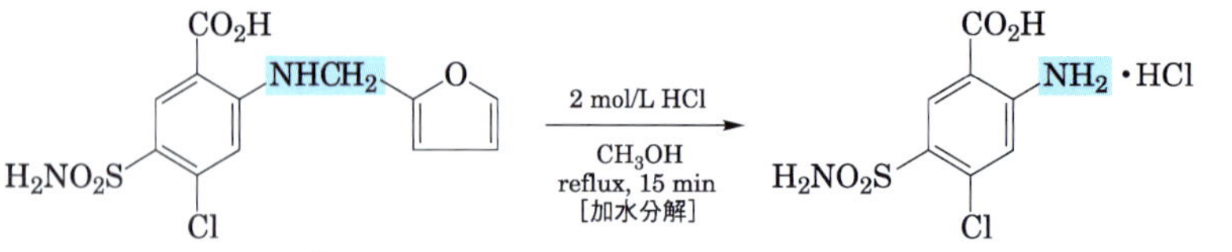

[フロセミドの加水分解反応式]

フロセミド㊙
(ループ利尿薬，抗高血圧症薬)

芳香族第一アミンの定性反応

日本薬局方収載のベンゾジアゼピン系医薬品は17種類あり，上記4種以外は，クロナゼパム，クロルジアゼポキシドおよびハロキサゾラムを除きいずれも1位がN-アルキルまたは複素融合環となっていて，加水分解を受けないかまたは加水分解されても第二級アミンを生成するものばかりである．クロナゼパム，クロルジアゼポキシド，ハロキサゾラムおよびブロマゼパムはマスクされた芳香族第一級アミノ基を有するが，**例外的に芳香族第一アミンの定性反応は適用されていない**．

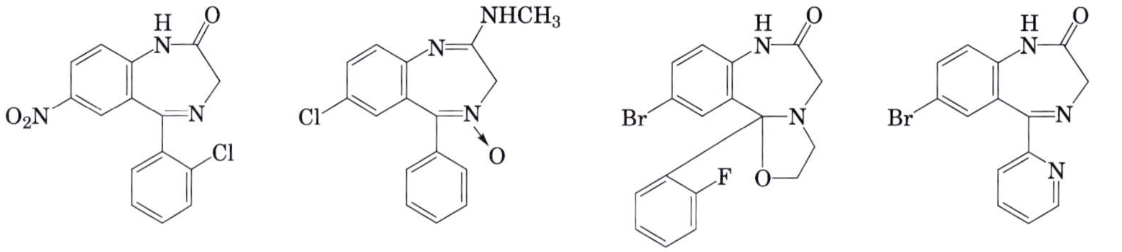

クロナゼパム㊙（抗てんかん薬）　クロルジアゼポキシド㊙（抗不安薬）　ハロキサゾラム㊙（催眠鎮静薬）　ブロマゼパム㊙（催眠鎮静薬，抗不安薬）

フェニルブタゾンを氷酢酸-塩酸で加水分解すると，ピラゾリジンジオン環の開裂(2個のアミド結合が切断)が起こりヒドラゾベンゼンが生成するが，塩酸酸性下の加熱によってさらに**ベンジジン転位**を起こしてベンジジン（4,4′-ジアミノジフェニル）となる．これは芳香族第一級アミンであるから，2-ナフトールを用いてジアゾカップリング反応を行う．

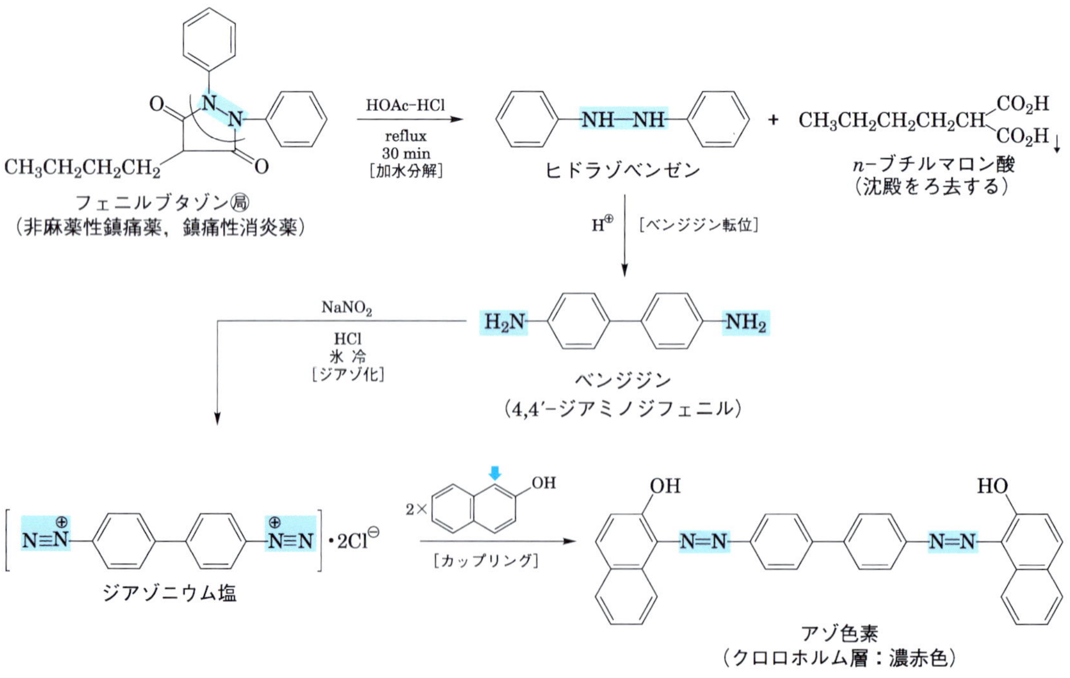

フェニルブタゾン㊙
(非麻薬性鎮痛薬，鎮痛性消炎薬)

ヒドラゾベンゼン ＋ n-ブチルマロン酸 (沈殿をろ去する)

[ベンジジン転位]

ベンジジン（4,4′-ジアミノジフェニル）

ジアゾニウム塩

アゾ色素（クロロホルム層：濃赤色）

(ii) **芳香族アゾまたはニトロ化合物の還元**

アゾ化合物を還元すると，ヒドラゾ体を経て窒素-窒素結合の切断が起こり，2個の芳香族第一級アミンを生じる．還元剤としては，一般に金属と酸，$SnCl_2$ と塩酸，$Na_2S_2O_4$，硫化物または接触還元が用いられる．局方の確認試験では，亜ジチオン酸ナトリウム($Na_2S_2O_4$)が使用されている．

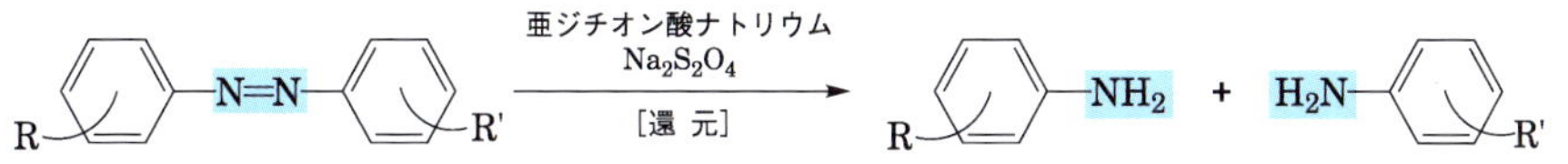

分子内にアゾ基を有する局方医薬品にはサラゾスルファピリジンがあり，水酸化ナトリウム溶液は赤褐色を呈する．それは本品がアゾ色素であるからアルカリにより深色効果を示すためである．しかし亜ジチオン酸ナトリウムを加えると，アゾ結合が還元されて2個の芳香族第一級アミンとなるので，液の赤褐色は退色する．

得られた2種類の第一級アミンは，芳香族第一アミンの定性反応とフェノール性 HO 基の検出やサルファ剤共通の**銅ピリジン錯体形成試験**(スルホンアミド基($-SO_2NH-$)の検出)によって確認される．

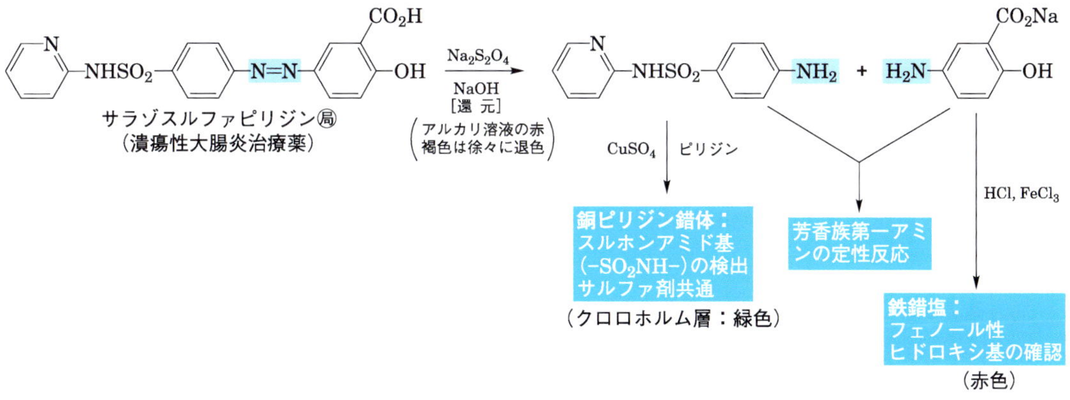

芳香族ニトロ化合物は，還元によって芳香族第一級アミンとなる．したがって，還元反応を組み合わせて芳香族第一級アミンとして検出することができる．局方の確認試験では，ニトロ基の還元に亜鉛末または亜鉛末と塩酸を用いている．芳香族ニトロ化合物でこの確認試験が適用されている局方医薬品は，アザチオプリンとニフェジピンの2種である．

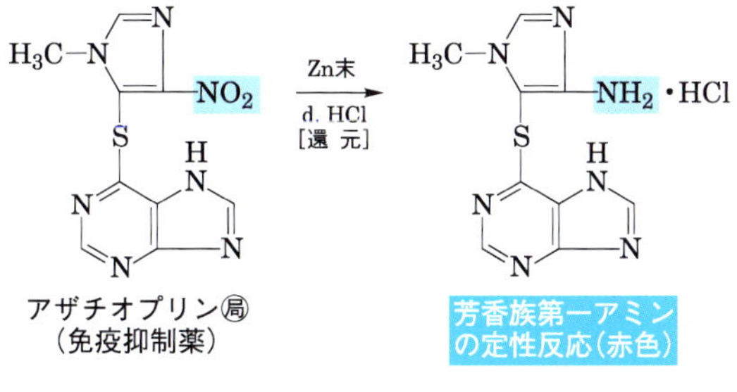

なお，ニトラゼパム，クロナゼパム，チニダゾールなどは分子内に芳香族ニトロ基を有するが，

ニトロ基の還元を利用する確認試験は適用されていない．

(iii) 芳香環へのニトロ基の導入とその還元

ベンゼン環の検出法として，適当な官能基をもたないベンゼン環をニトロ化，さらに還元して芳香族第一級アミンとして検出する方法がある．局方の確認試験では，硝酸ナトリウム（または硝酸カリウム）と硫酸，または発煙硝酸（HNO_3）を用いてニトロ基を導入する．

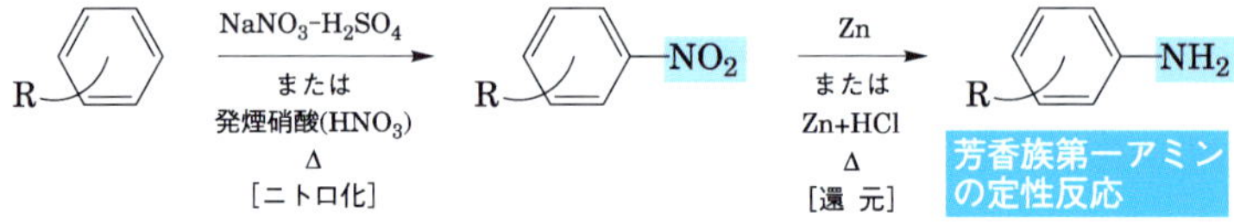

ニトロ化と還元の２段階反応によって芳香環（ベンゼン環）の検出をする局方医薬品にはベンザルコニウム塩化物とベンゼトニウム塩化物およびクレマスチンフマル酸塩の３種がある．

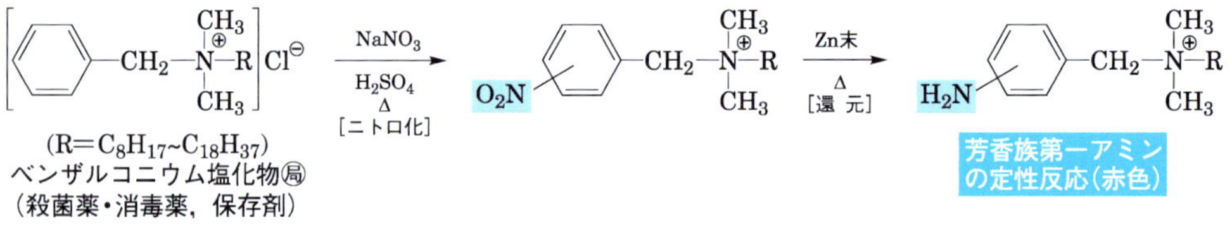

2）フェノール性ヒドロキシ基の確認

芳香族ジアゾニウム塩はフェノールや芳香族アミン類とカップリングして呈色するので，既知のジアゾニウム塩を試薬として使用すれば，未知のフェノール類や芳香族アミン類を検出することができる．

局方確認試験の試薬として使用されるジアゾニウム塩は 4-ニトロベンゼンジアゾニウムフルオロボレートとジアゾベンゼンスルホン酸である．後者は長時間保存できないので，用時，スルファニル酸をジアゾ化して製する．

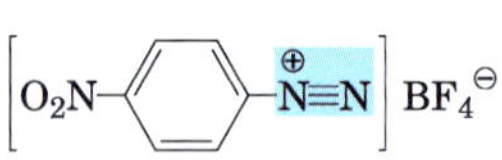

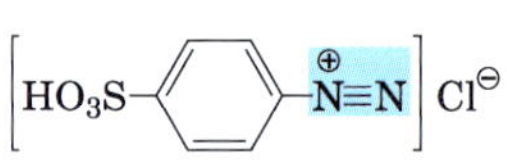

対象となるフェノール類には，分子内に遊離のフェノール性 HO 基をもつものと，フェノール性 HO 基がアシル化されていたり環を形成したりして，いわゆるマスクされている医薬品とがある．マスクされている場合は，加水分解などの処理をしてフェノール性 HO 基にしなければならない．

ジアゾ試薬のカップリング部位は電子供与性基であるフェノール性 HO 基のパラ位である．しかしパラ位に置換基があれば，オルト位にカップリングが起こる．

a) 遊離フェノール

フェノール性 HO 基を有しかつこの確認試験が適用されている医薬品には，交感神経興奮薬バ

メタン硫酸塩がある．

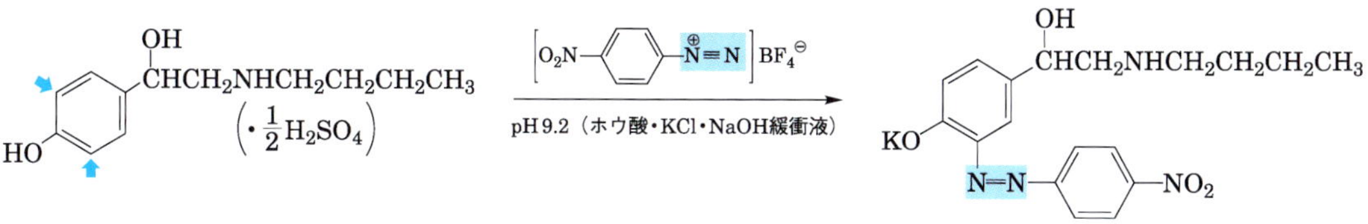

バメタン（硫酸塩）局
（鎮暈鎮吐薬，末梢循環障害改善薬）

アゾ色素（赤色）

b）マスクされたフェノール

フェノール性 HO 基がエステルや γ-ピロン γ-pyrone 環を形成している場合には，まず加水分解して遊離フェノールにした後，ジアゾカップリング反応を行う．

適用医薬品は，クロモグリク酸ナトリウムである．クロモグリク酸ナトリウムは，アルカリ加水分解によって γ-ピロン環が開裂してフェノール性 HO 基が遊離し，ジアゾベンゼンスルホン酸と反応して暗赤色のアゾ色素を生成する．カップリングは立体障害の少ないオルト位に優先的に起こると考えられる．

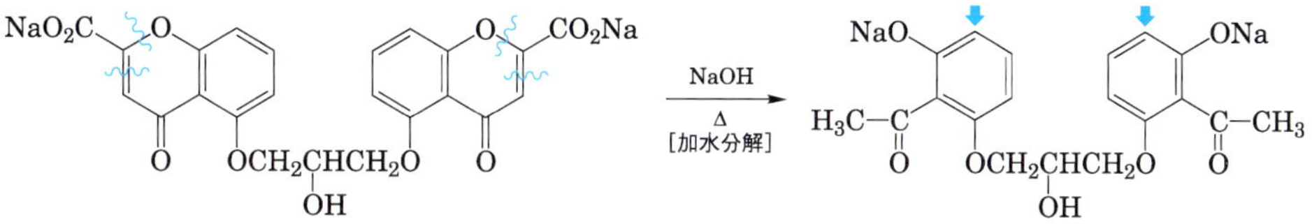

クロモグリク酸ナトリウム局
（抗アレルギー薬，抗喘息薬）

アゾ色素生成によるフェノールの確認

3）芳香族第二級アミンの確認

既知のジアゾニウム塩を試薬として使用すれば未知の芳香族アミンを検出することができることはすでに述べた．この確認試験が適用されている局方医薬品はメフェナム酸（芳香族第二級アミン）である．

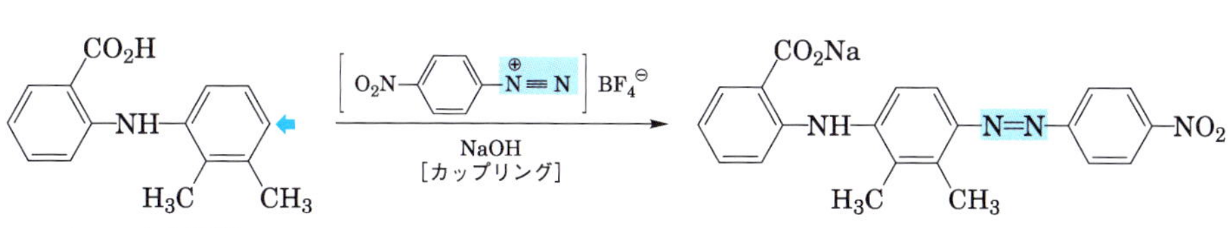

メフェナム酸局
（非ステロイド性抗炎症薬，解熱鎮痛薬）

アゾ色素（だいだい赤色）

複素芳香環にジアゾニウム塩がカップリングする例として，プロチレリン酒石酸塩の確認試験がある．構成アミノ酸であるヒスチジンのイミダゾール基が pH 9.2 でジアゾ化合物とカップリングし，赤色のアゾ色素を生成する．

3. 分解生成物による確認試験

加水分解生成物の確認法には，生成物を単離してその融点を測定する方法と不溶性の沈殿が析出するのを確認する方法とがある．

A 加水分解生成物の融点測定

加水分解生成物を捕捉して融点を測定し，その構造を確認する局方医薬品としては，すでにアンモニア発生の項(1 A)でプロチオナミドについて解説した．本節では，トルブタミドおよびその他の適用医薬品を示す．

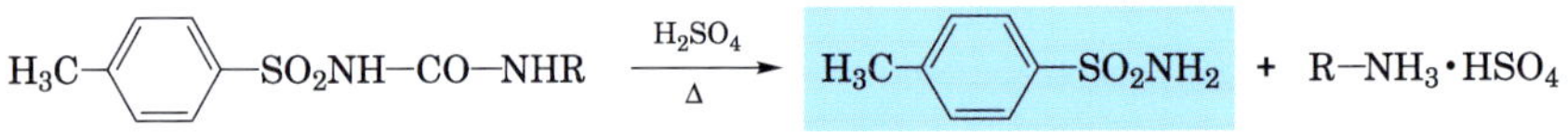

$$H_3C-\text{C}_6\text{H}_4-SO_2NH-CO-NHR \xrightarrow[\Delta]{H_2SO_4} H_3C-\text{C}_6\text{H}_4-SO_2NH_2 + R-NH_3 \cdot HSO_4$$

トルブタミド⑱ (R=butyl)　　　　　　　　　　p-トルエンスルホンアミド
（経口抗糖尿病薬）　　　　　　　　　　　　　（mp 135～139℃）

適用医薬品	薬理作用	確認される構造
メチルベナクチジウム臭化物	副交感神経遮断薬，鎮けい薬	ベンジル酸
プロパンテリン臭化物	副交感神経遮断薬，鎮けい薬	キサンテン-9-カルボン酸
プロクロルペラジンマレイン酸塩	統合失調症治療薬，鎮吐薬	2-クロロフェノチアジン
テストステロンエナント酸エステル	合成男性ホルモン，抗悪性腫瘍薬	テストステロン
メテノロンエナント酸エステル メテノロン酢酸エステル	たん白同化ステロイド	メテノロン

B 加水分解による白色沈殿の生成

加水分解後に反応液の液性を変え，分解生成物を不溶性の沈殿として析出させる方法で融点は測定しない．適用医薬品にはアスピリンがあるが，すでに酢酸エチル臭発生の項(1 C)で説明した．

4. 誘導体生成による確認試験

局方医薬品の確認試験では，医薬品の化学構造中に存在するケトン，アルコールまたはアミンなどの官能基をオキシムやヒドラゾン，エステルやアシルアミノ誘導体として確認する方法がよく用いられる．得られる誘導体の方が結晶性がよく，融点も高くなるからである．

A カルボニル基の検出

1) オキシムの生成

アルデヒドやケトンのカルボニル基は,塩酸ヒドロキシアンモニウムと脱水縮合して対応するオキシムを生成する.この確認試験が用いられている局方医薬品は,ノルエチステロンである.ステロイドA環にΔ^4-3-ケトン系を有するので,3位ケトンのオキシムの融点を測定する.

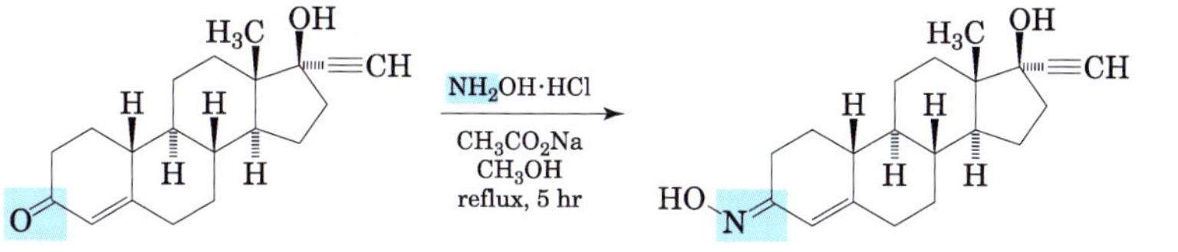

ノルエチステロン⑲
（合成黄体ホルモン）
→ ノルエチステロン-3-オキシム
（mp 112～118℃）

試薬: $NH_2OH \cdot HCl$, CH_3CO_2Na, CH_3OH, reflux, 5 hr

2) 2,4-ジニトロフェニルヒドラゾンの生成

アルデヒドやケトンは,ヒドラジンと脱水縮合してそれぞれ対応するヒドラゾンを生成する.局方の確認試験に用いられているヒドラゾン生成試薬は,フェニルヒドラジンと2,4-ジニトロフェニルヒドラジンである.前者はヒドラゾンの吸収スペクトルを測定するために,また後者はヒドラゾン誘導体を黄色～だいだい赤色の沈殿として確認（一部融点測定）するためである.本節では後者について述べる.

生成した2,4-ジニトロフェニルヒドラゾンの沈殿を確認する試験法は,ステロイド以外の医薬品に適用されている.さらにこれらは,分子内に遊離のケトン基を有しているグループと加水分解や酸化反応によってはじめてアルデヒドやケトンを生じるグループに分けられる.以下,これらを分けて解説する.

a) 直接ヒドラゾンを生成させる医薬品

分子内にケトン基を有する適用医薬品は,d-カンフルおよびdl-カンフルである.

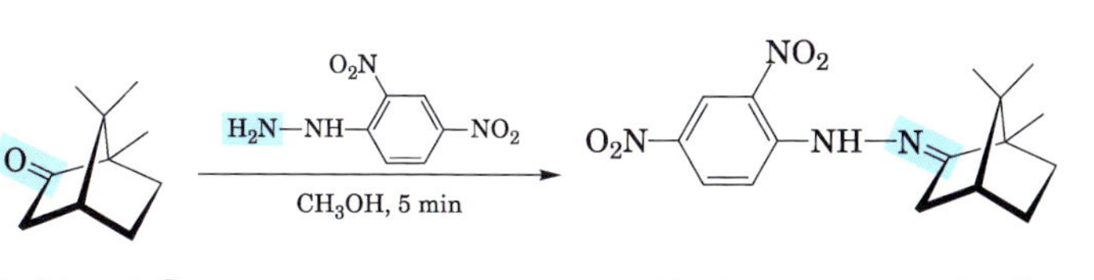

d-カンフル⑲
（局所刺激薬,局所消炎鎮痒薬）
→ 2,4-ジニトロフェニルヒドラゾン
（だいだい赤色の沈殿
融点は測定しない）

試薬: H_2N-NH-(2,4-$(NO_2)_2C_6H_3$), CH_3OH, 5 min

b) 加水分解によって生じるアルデヒドまたはケトンのヒドラゾンを生成する医薬品

分子内に存在するケタール基を加水分解してケトンを遊離させ,そのケトンに2,4-ジニトロフェニルヒドラジン試液を加えてヒドラゾンを生成させる局方医薬品にメピチオスタンがある.

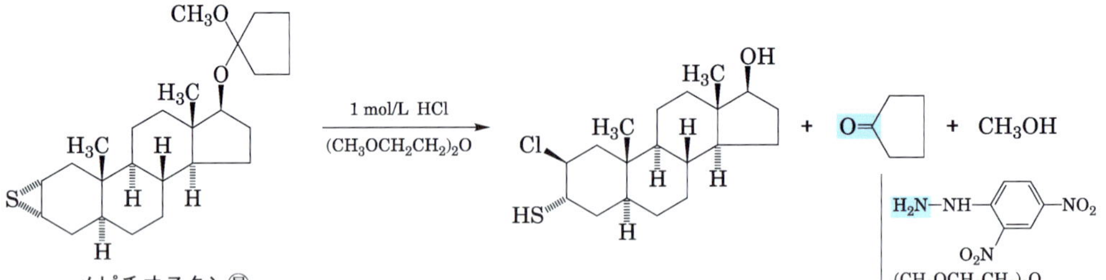

メピチオスタン㊙
(抗悪性腫瘍薬, 増血薬)

(だいだい黄色の沈殿
mp 144～149℃)

c) 酸化によって生じるケトンのヒドラゾンを生成する医薬品

エステルを加水分解して生じる第二級アルコール性 HO 基を酸化してケトン基とし，その 2,4-ジニトロフェニルヒドラゾンを生成する例は硝酸イソソルビドである．この場合も融点は測定しない．硝酸イソソルビドの加水分解によって生じるイソソルビドも同様の確認試験が適用されている．

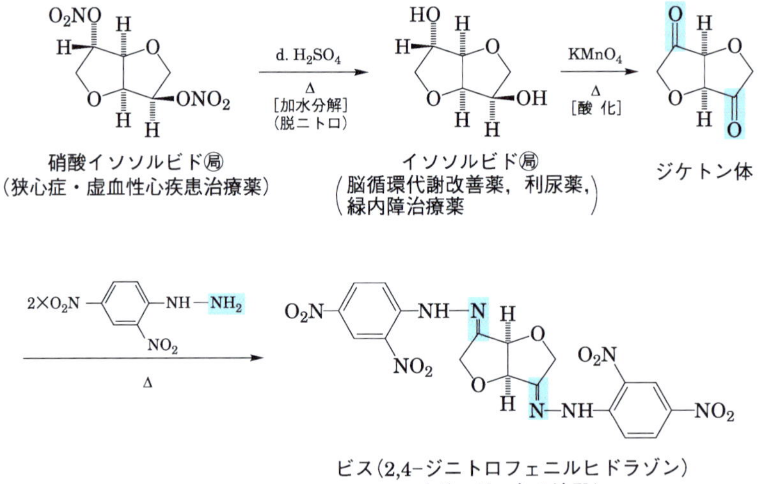

硝酸イソソルビド㊙
(狭心症・虚血性心疾患治療薬)

イソソルビド㊙
(脳循環代謝改善薬, 利尿薬,
緑内障治療薬)

ジケトン体

ビス(2,4-ジニトロフェニルヒドラゾン)
(だいだい色の沈殿
融点は測定しない)

3) 酸ヒドラジドを用いるアシルヒドラゾンの生成

酸ヒドラジド(RCO–NH–NH$_2$)はヒドラジンのアシル誘導体であるから，ヒドラジンと同様にアルデヒドやケトン基と脱水縮合してシッフ塩基を生成する．

局方の確認試験に，局方医薬品であるイソニアジド(抗結核薬)が試薬として用いられていることは興味深いことである．

この試験法が適用されている局方医薬品はベタメタゾンジプロピオン酸エステルだけである．

本品の分子中には，A環とD環側鎖に2個のケトン基が存在するが，D環側鎖の >C=O の付近は立体的に混雑しているので，立体障害のためにこの >C=O とイソニアジドの間には反応が起こらず，A環の不飽和ケトンのみがヒドラゾンを生成する．

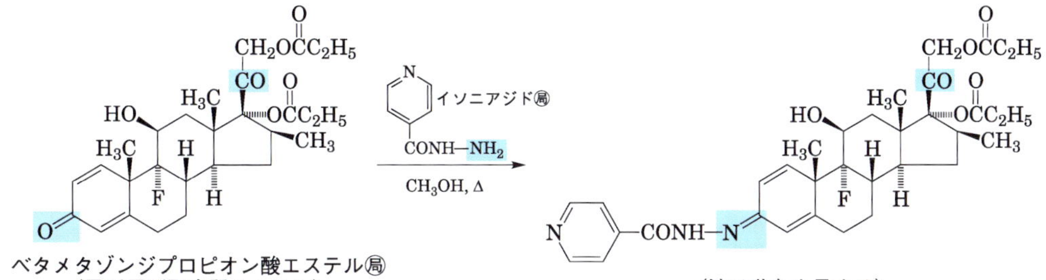

ベタメタゾンジプロピオン酸エステル⑬
（局所用副腎皮質ホルモン）

→ （液は黄色を呈する）

B ヒドロキシ基またはアミノ基の検出

1) ベンゾイル誘導体の生成

局方医薬品の確認試験に使用されているベンゾイル化剤は塩化ベンゾイルのみで，アルカリ水溶液中(**Schotten-Baumann法**)またはピリジン中で反応させる．

a) アルコールの安息香酸エステル

同一分子内に2個のアルコール性HO基を有するイソソルビドは，ピリジンと塩化ベンゾイルを加えて煮沸してジベンゾイル誘導体とし，その融点を測定する．

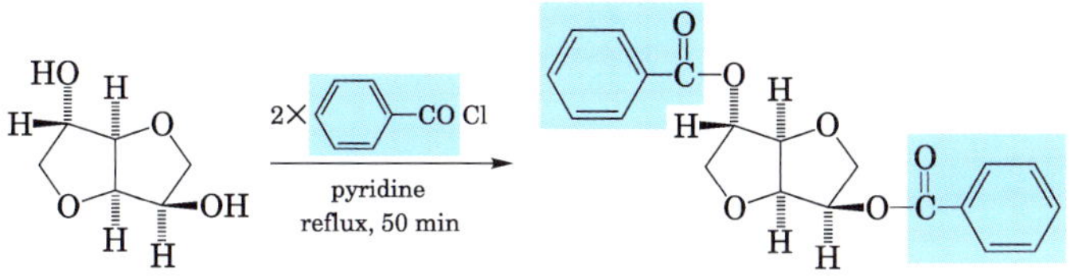

イソソルビド⑬
（脳循環代謝改善薬，
緑内障治療薬，利尿薬）

ジベンゾイルイソソルビド
(mp 102~103℃)

b) フェノールの安息香酸エステル

同一分子内にフェノール性HO基とアルコール性HO基を1個ずつ有するエチニルエストラジオールはSchotten-Baumann法を用いて，より反応性が高いフェノール性HO基のみを選択的にベンゾイル化して，その融点を測定する．

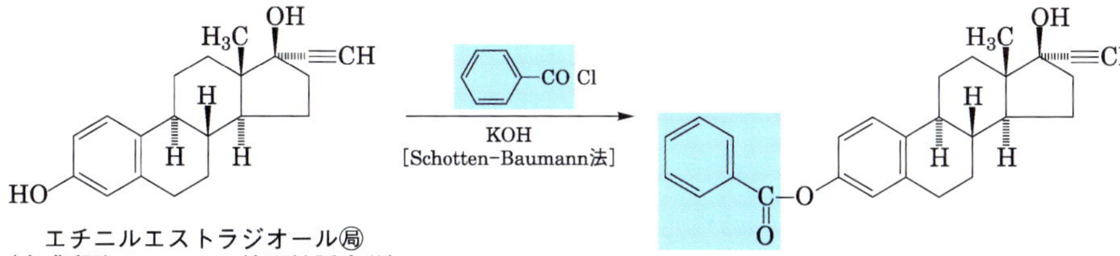

エチニルエストラジオール⑬
（合成卵胞ホルモン，抗悪性腫瘍薬）

安息香酸エチニルエストラジオール
(mp 200~202℃)

c) 脂肪族第一級アミンの N-ベンゾイル誘導体

N-ベンゾイル誘導体を生成して確認する医薬品には，脂肪族第一級アミンとしてエチレンジアミンがあり，Schotten-Baumann 法が用いられている．

$$H_2NCH_2CH_2NH_2 \xrightarrow[2\times NaOH, \Delta]{2\times C_6H_5COCl} C_6H_5CO\text{-}NHCH_2CH_2NH\text{-}COC_6H_5$$

エチレンジアミン㊁　[Schotten-Baumann 法]　　N,N'-ジベンゾイルエチレンジアミン
（溶解補助剤）　　　　　　　　　　　　　　　　　（mp 247～251℃）

2) アセチル誘導体の生成

局方の確認試験に用いられているアセチル化の条件は，ピリジン中無水酢酸と加熱するか氷酢酸中無水酢酸と煮沸（還流冷却器を付けて加熱）する方法である．

a) 糖アルコールの酢酸エステル

D-ソルビトールなどの糖アルコールは，分子内の HO 基のすべてをアセチル化して，対応するヘキサアセチル誘導体とし，その融点を測定して確認する．

D-ソルビトール㊁　　　　　　　　　　　　ヘキサアセチル-D-ソルビトール
（糖質補給薬，矯味剤）　　　　　　　　　　　　（mp 97～101℃）

b) 脂肪族第一級アミンの N-アセチル誘導体

アマンタジン塩酸塩は，第一級アミノ基をアセチル化し，その融点を測定して確認する．

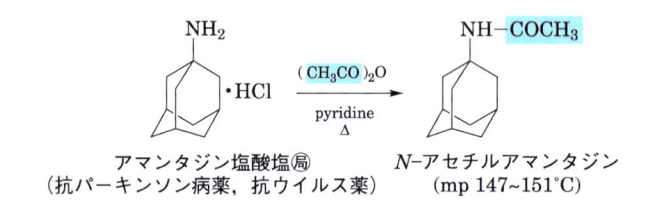

アマンタジン塩酸塩㊁　　　　　　　　　N-アセチルアマンタジン
（抗パーキンソン病薬，抗ウイルス薬）　　　（mp 147～151℃）

c) 芳香族第一級アミンの N-アセチル誘導体

局方収載サルファ剤の確認方法の 1 つは，その分子中の芳香族第一級アミノ基のアセチル誘導体を生成し，その融点を測定する方法である．

サルファ剤（スルファミン類）は，氷酢酸と無水酢酸を加えて煮沸するとアセチル誘導体となり，水を加えると析出する．アセチル体の大部分は目的の N^4-アセチル体であるが，少量ながら N^1-アセチル体および N^1,N^4-ジアセチル体の生成も考えられる．これらの副生成物が混在すると融点が低下するので，これらを除去する操作が必要である．

局方収載サルファ剤にはスルファジアジン銀，スルファメチゾール，スルファメトキサゾール，スルファモノメトキシンおよびスルフイソキサゾールの 5 種類があるが，スルフイソキサゾール

についてこの確認試験法が適用されている．

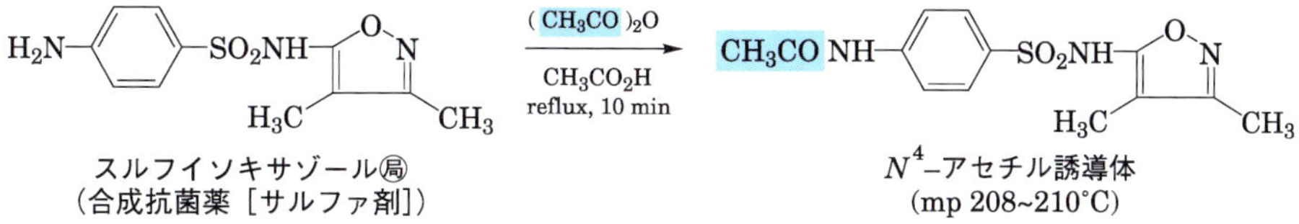

スルフイソキサゾール⑮
（合成抗菌薬［サルファ剤］）
→ N^4-アセチル誘導体
(mp 208~210℃)

試薬：$(CH_3CO)_2O$ / CH_3CO_2H，reflux, 10 min

C バルビツール酸骨格の確認—p-ニトロベンジル誘導体の生成

アモバルビタール，バルビタールなどバルビツール酸系催眠鎮静薬の確認試験法の1つに，バルビツール酸の N,N'-ジ-4-ニトロベンジル誘導体を生成し，その融点を測定する方法がある．試薬としては4-ニトロ塩化ベンジルを使用する．

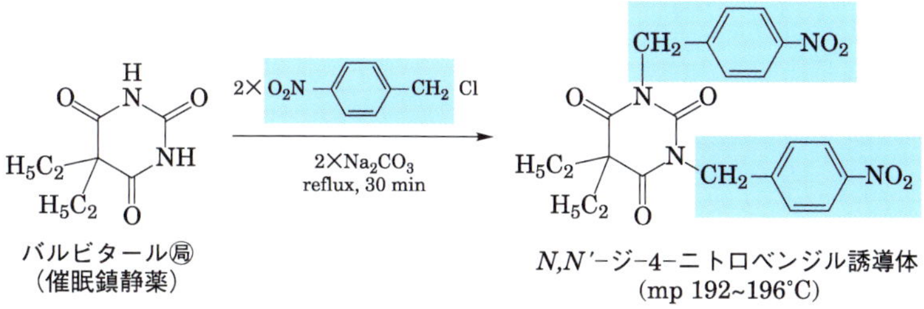

バルビタール⑮
（催眠鎮静薬）
＋ $2× O_2N-C_6H_4-CH_2Cl$
→ N,N'-ジ-4-ニトロベンジル誘導体
(mp 192~196℃)

試薬：$2×Na_2CO_3$，reflux, 30 min

おわりに

紙面の都合で割愛した確認試験の中には，冠名反応，酸化-還元系が関与する反応，銅錯体形成反応，特殊試薬を用いる呈色・沈殿反応など，多くの重要な試験法がある．これらについては他の成書で補っていただくほかはないが，局方の確認試験の骨子をなす本章を，複雑多岐にわたる試験法の仕組みを理解するための一助としていただきたい．

セルフチェック問題

問1　次の記述は，アンチピリンの確認試験に関するものである．（　　　）内に入れるべき字句は何か．

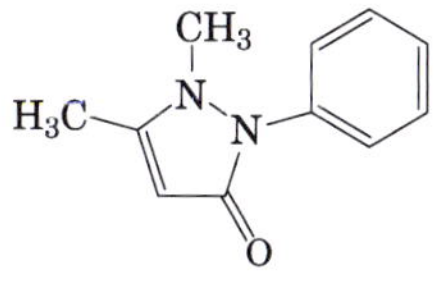

本品の水溶液（1→100）5 mL に（　　　）試液2滴および希硫酸1 mL を加えるとき，液は濃緑色を呈する．

問2 次の記述は，トルブタミドの確認試験に関するものである．これに関して各問に答えよ．

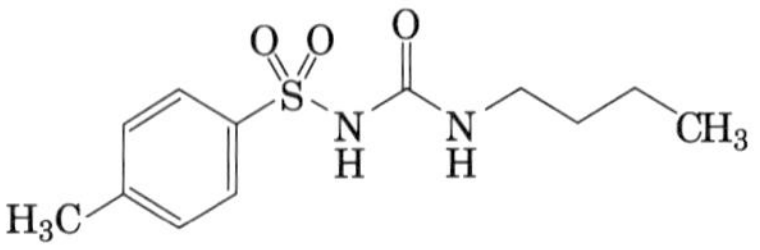

本品 0.2 g に薄めた硫酸(1→3) 8 mL を加え，還流冷却装置を付け，30 分間煮沸する．この液を氷水中で冷却し，析出した結晶をろ取し，水から再結晶し，105℃で 3 時間乾燥するとき，その融点は 135～139℃である．

上記のろ液に水酸化ナトリウム溶液(1→5)約 20 mL を加えてアルカリ性とし，加熱するとき，（　　　　）．

(1) この試験で生成する融点 135～139℃の化合物の構造式はどれか．

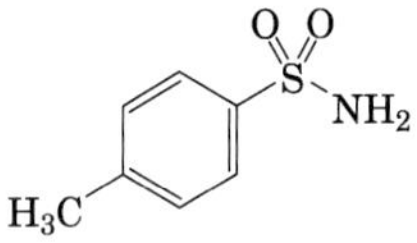

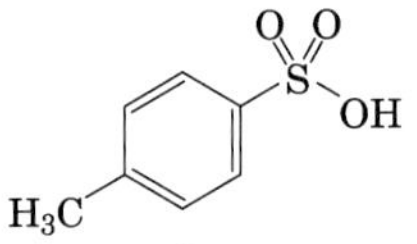

(2) （　　　）内に入れるべきものはどれか．
   1. 白色沈殿を生じる　　　　　2. トルエンのにおいを発する
   3. 黄色沈殿を生じる　　　　　4. アンモニアようのにおいを発する
   5. 酢酸エチルのにおいを発する　6. 二酸化イオウのにおいを発する
   7. 液は 2 層に分かれ，上層は緑色，下層は青紫色を呈する

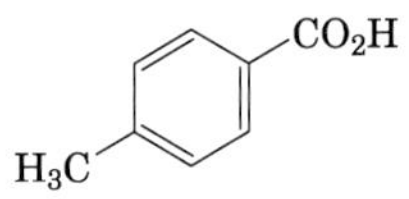

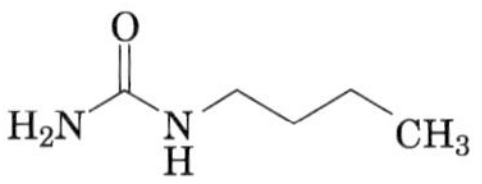

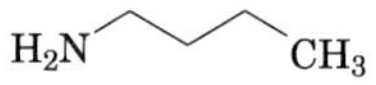

問3 次の記述は，クロロブタノールの確認試験に関するものである．（　　　）内に入れるべき字句はどれか．

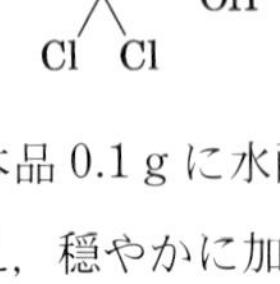

本品 0.1 g に水酸化ナトリウム試液 5 mL を加えてよく振り混ぜ，（　(1)　）3～4 滴を加え，穏やかに加温するとき，（　(2)　）(有毒)の不快なにおいを発する．
この確認試験に用いられる反応は，（　(3)　）反応である．

(1) 1. ホルマリン・硫酸試液　　2. フェリシアン化カリウム試液　　3. 酢酸鉛試液
    4. クロモトロプ酸試液　　　5. アニリン

(2) 1. ホルムアルデヒド　2. 二酸化イオウ　3. フェニルイソシアニド
    4. ヨードホルム　　　5. アクロレイン

(3)　1. ニンヒドリン反応　　2. イソニトリル反応　　3. トレンス反応
　　　4. ヨードホルム反応　　5. マルキス反応

問4　芳香族第一級アミンの定性反応は次のとおりである．これに関して各問に答えよ．

　　　芳香族第一アミンの酸性溶液に氷冷しながら亜硝酸ナトリウム試液3滴を加えて振り混ぜ，2分間放置し，次にアミド硫酸アンモニウム試液1 mLを加えてよく振り混ぜ，1分間放置した後，*N*,*N*-ジエチル-*N*′-1-ナフチルエチレンジアミンシュウ酸塩試液1 mLを加えるとき，液は赤紫色を呈する．

(1)　*N*,*N*-ジエチル-*N*′-1-ナフチルエチレンジアミンの構造式はどれか．

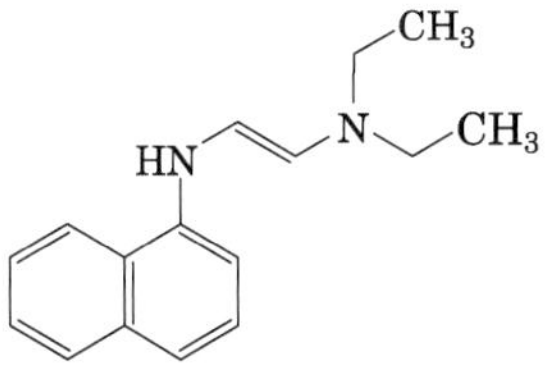

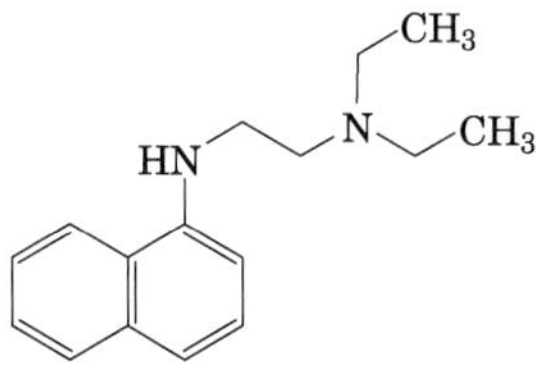

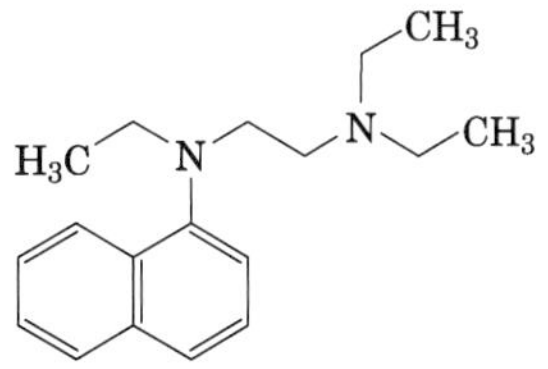

(2)　アミド硫酸アンモニウムの示性式はどれか．
　　1. $HOSO_2NH_2$　　2. NH_4SCN　　3. $H_2NSO_3NH_4$
　　4. $(NH_4)SO_4$　　5. $H_2NC_6H_4SO_2NH_2$

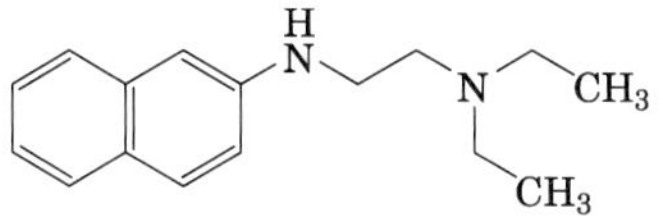

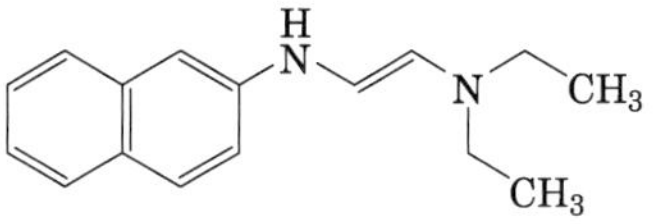

(3)　アミド硫酸アンモニウム試液を加える正しい理由はどれか．
　　1. 過量のジアゾニウム塩を分解するため
　　2. 過量の*N*,*N*-ジエチル-*N*′-1-ナフチルエチレンジアミンシュウ酸塩を分解するため
　　3. 過量の芳香族第一級アミンを分解するため
　　4. 過量の硝酸イオンを分解するため
　　5. 過量の亜硝酸イオンを分解するため

問5 次の記述は，日本薬局方医薬品の確認試験の一部である．これにより試験される医薬品は1～5のうちどれか．

(1) 本品の水溶液(1→1000) 5 mL にニンヒドリン試液 1 mL を加え，水浴中で3分間加熱するとき，液は紫色を呈する．

(2) 本品の水溶液(1→5000) 2 mL に 4-アミノアンチピリン試液 10 mL を加えて振り混ぜるとき，液は赤色を呈する．

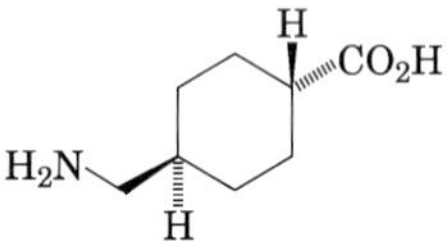

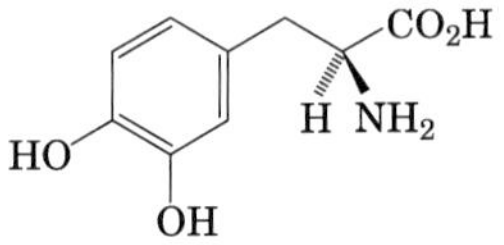

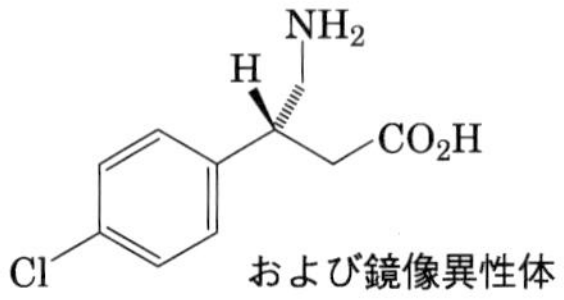

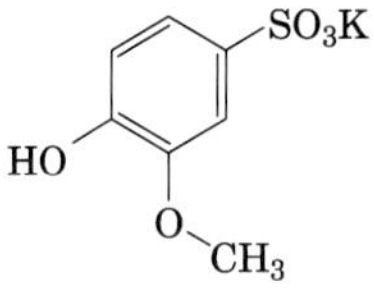

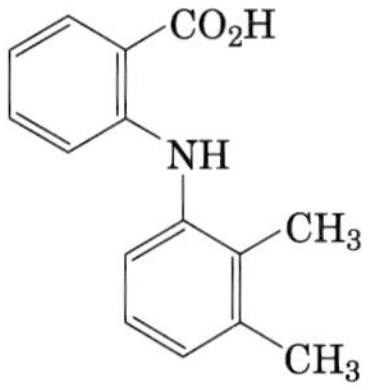

セルフチェック問題の正解と解説

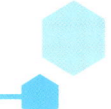

総論　有機合成と医薬品の創製

(1) KMnO$_4$，(2) Sn/HCl，(3) EtOH/H$_2$SO$_4$，(4) Br$_2$/赤リン［Hell–Volhard–Zelinsky 反応］，(5) NH$_2$CONH$_2$，(6) PhCOCl/AlCl$_3$［Friedel–Crafts 反応］，(7) BrCOCH$_2$Br，(8) NH$_3$，(9) PhNHNH$_2$，(10) Δ，(11) (CH$_3$)$_2$SO$_4$/Δ，(12) CH$_3$CH$_2$Br/EtONa，(13) NH$_2$CONH$_2$/EtONa，(14) piperidine acetate/Δ［Knoevenagel 反応］，(15) KCN，(16) HCl/Δ，(17) NH$_3$，(18) 2,3-epoxypropan-1-ol，(19) ClCOCl，(20) NH$_3$，(21) (EtO)$_3$Al［Meerwein–Ponndorf–Verley 還元］，(22) 1) POCl$_3$，2) Na$_2$CO$_3$，(23) cyclopropylmagnesium bromide/Et$_2$O/Δ［Grignard 反応］，(24) HCl，(25) 1) CH$_3$NH$_2$，2) HCl

第 1 章　酸化と還元

問 1

(1) Clemmensen 還元

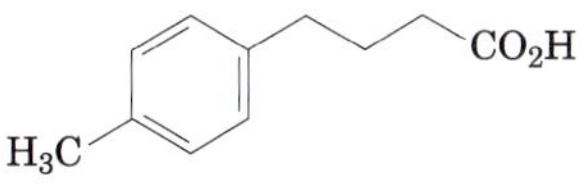

(2) Baeyer–Villiger 酸化

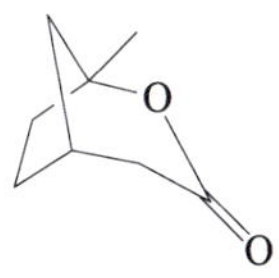

(3) Oppenauer 酸化

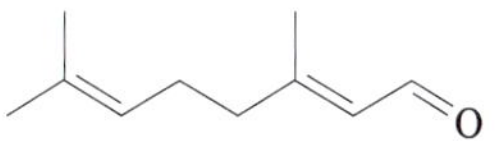

(4) Wolff–Kishner 還元

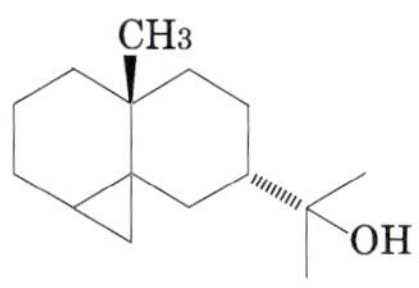

(5) Swern 酸化

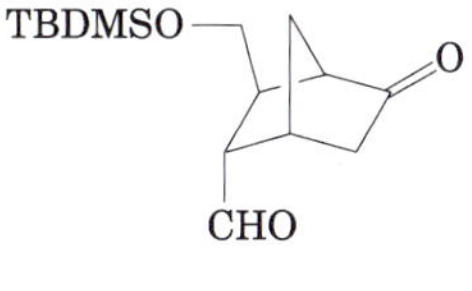

(6) Meerwein–Ponndorf–Verley 還元

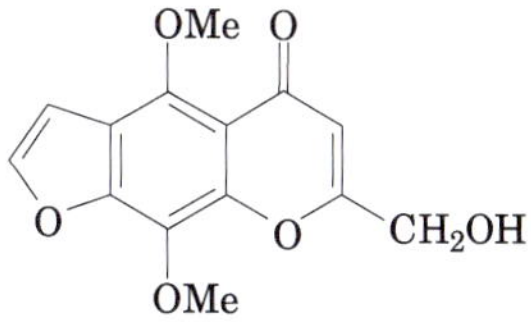

問 2

(1) シクロヘキセノン + H$_2$O$_2$, NaOH → エポキシシクロヘキサノン

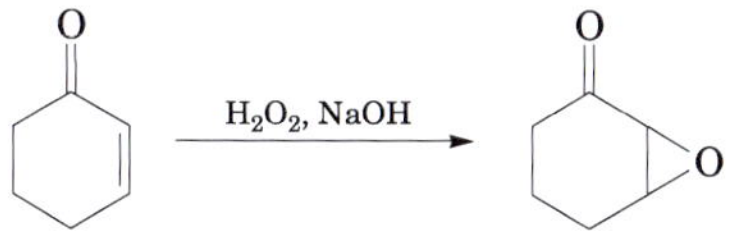

(2) [反応式: ラクトン → ラクトール, (i-Bu)₂AlH, toluene, −60°C, OTHP基を保持]

(3) CH₃(CH₂)₅CHO ←[Collins 試薬 (CrO₃·2C₅H₅N)]— CH₃(CH₂)₅CH₂OH —[Jones 試薬 (H₂CrO₄, H₂SO₄)]→ CH₃(CH₂)₅CO₂H

(4) trans-1,2-シクロヘキサンジオール ←[H₂O₂–HCO₂H]— シクロヘキセン —[OsO₄]→ cis-1,2-シクロヘキサンジオール

(5) t-Bu-O-CH₂-CH(CH₃)-CH(OH)-C≡C-CH₃
　　—[Na, liq. NH₃, t-BuOH]→ trans-アルケン体
　　—[H₂/Pd-BaSO₄, Pb(OCOCH₃)₂]→ cis-アルケン体

(6) シクロヘキサン-1,2-ジカルバルデヒド ←[O₃/(MeO)₃P]— シクロヘキセン —[O₃/H₂O₂]→ アジピン酸 (HO₂C(CH₂)₄CO₂H)

(7) [cis-デカロン体 (CH₃, H 同じ側)] ←[H₂/Pd]— オクタロン体 (エノン) —[Li/liq. NH₃]→ [trans-デカロン体]

問 3

(1) 2-Methylcyclohexanone の場合，カルボニル基のエクアトリアル方向からの大きな還元剤の接近は 2 および 6 位のアキシアル水素による立体障害を受けるため，アキシアル方向からの接近が優先される．これに対し，3,3,5-trimethylcyclohexanone の場合では，還元剤と基質との 1,3-ジアキシアル立体障害が生じるので，試薬の接近はエクアトリアル方向からが優先される．

(2) Bicyclo[2.2.1]heptan-2-one の場合は，エンド側が立体的に混み合っているため，小さなヒドリド型還元剤でもエキソ側から優先的に接近する．したがって，endo-OH が主生成物として得られる．一方，3 つのメチル基で置換された 4,7,7,-trimethylbicyclo-[2.2.1]heptan-2-one は，エキソ側がこのメチル基によって遮蔽されているため，ヒドリド型還元剤はエンド側からの接近を余儀なくされる．したがって，exo-OH が優先して得られる．

問 4

(1) 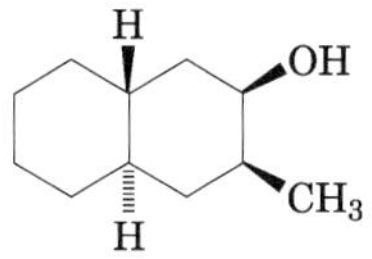 [構造式: trans-デカリン, 2-OH, 3-CH₃]

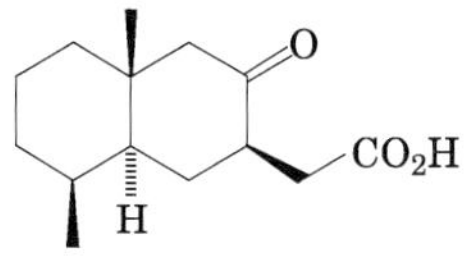

(2) [構造式: デカロン誘導体, CH₂CO₂H側鎖]

(3) [構造式: ビシクロ[3.3.0]オクタノン, CH₃置換]

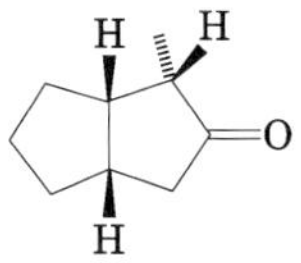

(4) 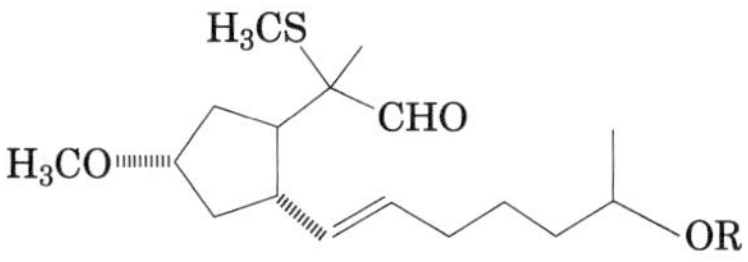 [構造式: シクロペンタン誘導体, H₃CO, SCH₃, CHO, OR側鎖]

第 2 章　付加と脱離

問 1

(1) アルケンに NBS/H₂O を作用させると，アンチ付加でブロモヒドリンが生成する．

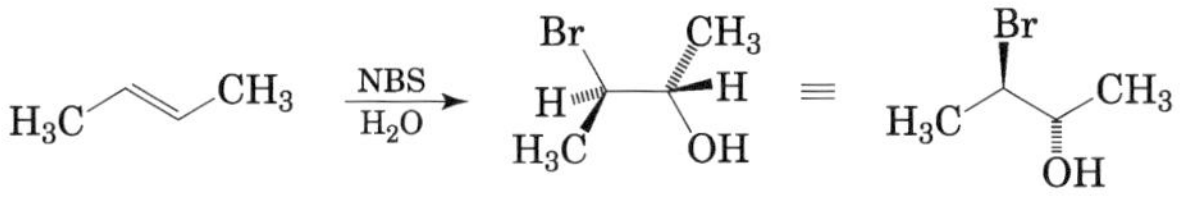

[反応式: 2-ブテン + NBS/H₂O → ブロモヒドリン（ラセミ体）]

(2) 代表的な E2 反応の例である．

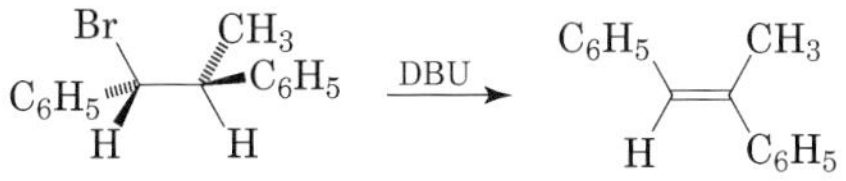

[反応式: ジブロモ体 + DBU → アルケン]

(3) ハロゲン間化合物では，電気陰性度の大きな原子が脱離基となる．

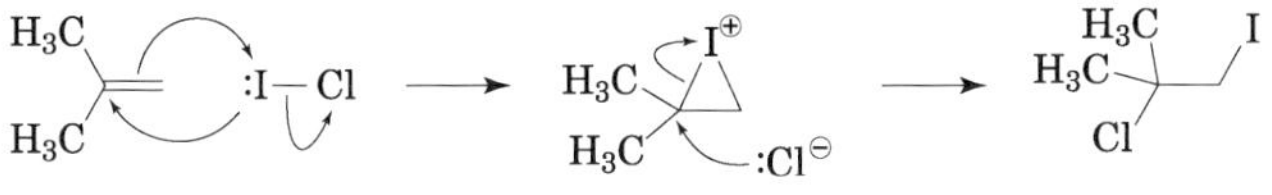

[反応式: 2-メチル-2-ブテン + ICl → ヨードニウムイオン中間体 → クロロヨード付加体]

(4) *trans*-デカリン構造をイス形配座で書き表すと，水素と臭素がアンチペリプラナーをなすことが分かる．この配座から E2 脱離が進行するため，重水素は生成物中に残る．

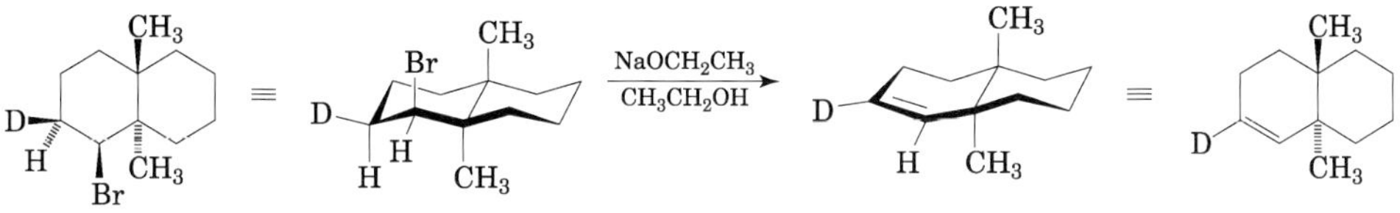

[反応式: ジュウテリウム化ブロモデカリン → NaOCH₂CH₃/CH₃CH₂OH → ジュウテリウム化アルケン]

問2

(1) [reaction mechanism: cyclobutyl-CH=CH2 + HI → ring-expanded cyclopentyl cation → 1-iodo-2-methylcyclopentane]

(2) [reaction mechanism: 3-bromocyclohexene + HBr → bromonium ion intermediate → trans-1,2-dibromocyclohexane]

(3) [reaction mechanism: 2-(dimethylaminomethyl)cyclohexanone + CH3I, then OH⁻ → enolate → 2-methylenecyclohexanone (Hofmann elimination)]

(4) [reaction: iodo-tetrahydropyran methyl ether + Zn → pent-4-enal (CH2=CH–CH2–CH2–CHO)]

問3

(1) 臭素化により得たジブロモ化合物をKOHで脱HBrした後に，Lindlar触媒を用いる接触還元によって目的物を得る．

C_6H_5CH=CHC_6H_5 (trans) $\xrightarrow{Br_2}$ C_6H_5CHBr–CHBrC_6H_5 $\xrightarrow{KOH}$ C_6H_5–C≡C–C_6H_5 $\xrightarrow[\text{Lindlar 触媒}]{H_2}$ cis-C_6H_5CH=CHC_6H_5

(2) 酸ハロゲン化物は，ハロゲン化アルキルよりも求核剤との反応性に富む．また，2-アミノフェノールのアミノ基はヒドロキシ基よりも求核性が高い．

H_3CCH$_2$COOH $\xrightarrow[P(赤リン)]{Br_2}$ H_3CCHBr–COBr $\xrightarrow[\text{pyridine}]{\text{2-aminophenol}}$ [2-hydroxyphenyl amide of 2-bromopropanoic acid] $\xrightarrow{K_2CO_3}$ [3,4-dihydro-2-methyl-2H-1,4-benzoxazin-3(4H)-one]

(3) ヨードラクトン化によってラクトンを得るが，この際，ヨウ素の接近は立体的にすいたβ面から起こる．引き続くDBUを用いるHIのE2脱離はアンチ脱離であるため，

位置選択的に進む．LiAlH₄ によるエステル（ラクトン）の還元で対応するアルコールが得られる．

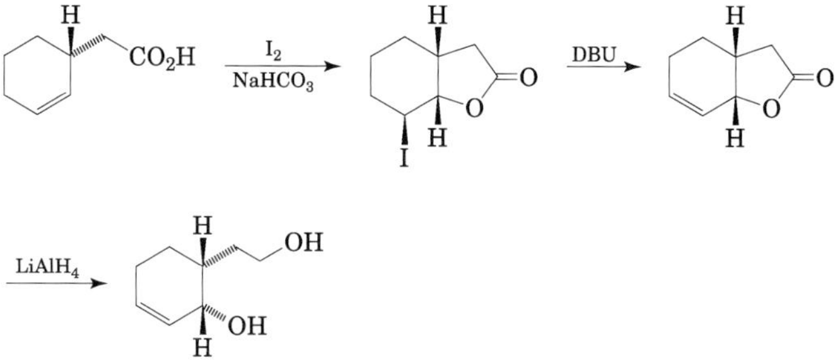

第3章　芳香族置換反応

問1　芳香族化合物の反応性や配向性は，ニトロ化を中心に学んだが，他の置換反応でも同様であることを確認する問題である．

(1) 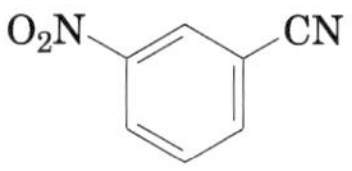 3-ニトロベンゾニトリル (O₂N, CN)

(2) 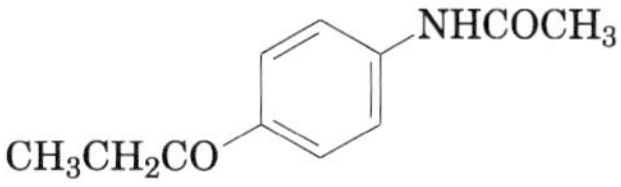 4-プロピオニルアセトアニリド

(3) O₂N, Br, H₃CO 置換ベンゼン

(4) 2,4-ジクロロベンゼンスルホン酸

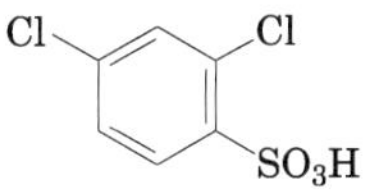

(5) 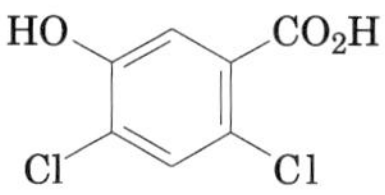 HO, CO₂H, Cl, Cl 置換ベンゼン

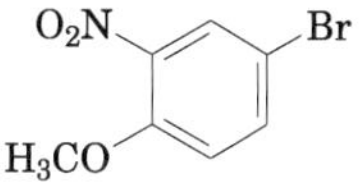

(6) 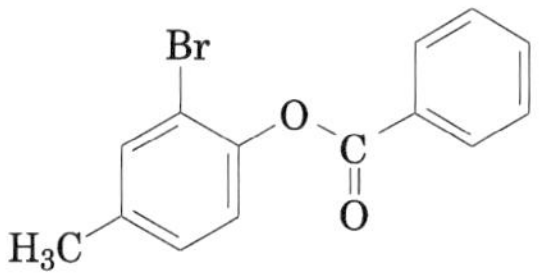 2-ブロモ-4-メチルフェニル ベンゾアート

(7) 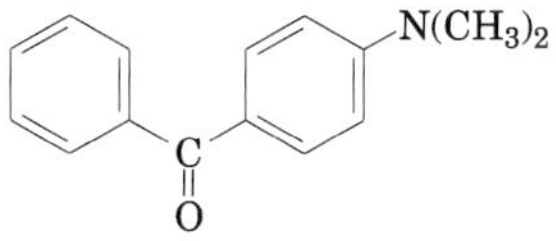 4-(ジメチルアミノ)ベンゾフェノン

(8) 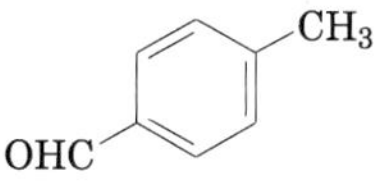 4-メチルベンズアルデヒド

問2

(1) 脱スルホンは硫酸からのプロトン($H^{\oplus}$)が求電子剤になってスルホ基と置換する．

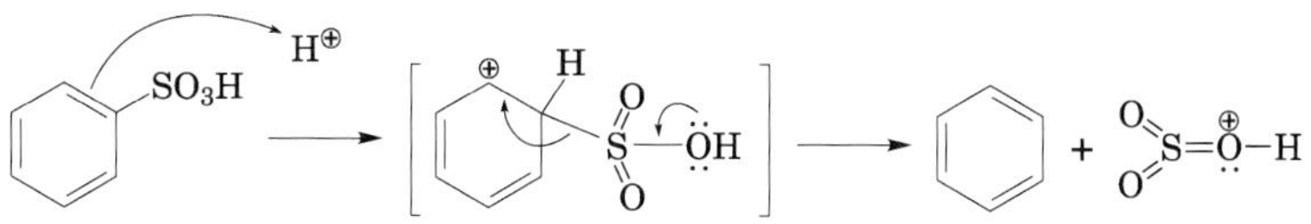

(2) ニトロ基以外による Meisenheimer 錯体を経由する求核置換反応の例である．

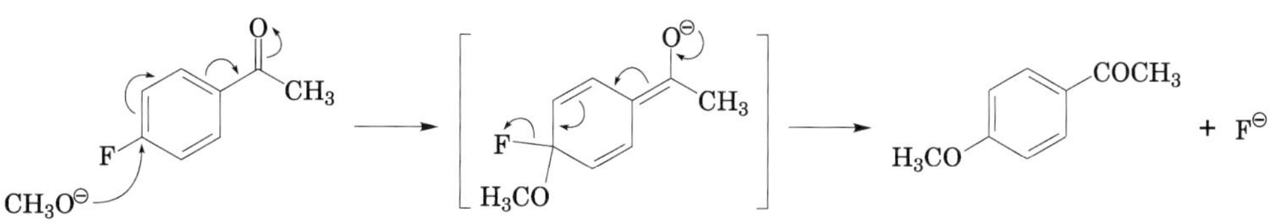

(3) ベンザインへの求核剤の反応点は2箇所になるが，混み合っているメチル基のオルト位では反応しにくい．

問3
(1) 反応の順番を逆にすると Friedel–Crafts 反応が起こらない．

(2) ニトロ化とブロモ化の順を逆にするとメタ体が得られない．

(3) ジアゾ化，Sandmeyer 反応でシアノ基を導入する．

第4章　炭素–酸素結合の合成

問1
(1) a. ヨウ化物イオンのほうがよい脱離基である．
(2) b. S_N2 反応なので，a の第三級ハロゲン化物とメトキシドイオンの組み合わせでは脱離反応が優先する．
(3) a. アルキル鎖上での S_N 反応は容易に進行するが，b の芳香環上のハロゲンでは S_N 反応が期待できない．
(4) b. オルト，パラ位に電子求引性基をもつ芳香環は付加—脱離の機構により容易に置換反応が起こる．

問 2　(1)　H$_2$O/H$_2$SO$_4$ [水和]，(2)　1) B$_2$H$_6$，2) H$_2$O$_2$，NaOH [ヒドロホウ素化-酸化]，(3) 1) MCPBA [エポキシ化]，2) H$_2$O [加水分解]，(4)　OsO$_4$ [酸化]，(5)　HgSO$_4$, H$_2$O [水和]，(6)　PdCl$_2$, H$_2$O, CuCl$_2$, O$_2$ [Wacker 反応]，(7)　MCPBA [Baeyer-Villiger 酸化]，(8)　H$_3$O$^{\oplus}$ [不飽和カルボン酸のラクトン化]

問 3　酸性条件下では，まず H$^{\oplus}$ が付加したカルボカチオン中間体 A を生成するが，このカチオンは第二級カチオンであり，隣のメチル基がカルボカチオンに転位すれば第三級カチオン B となる．カルボカチオンの安定性は B＞A であるため A→B への転位は容易に起こり，B に水が付加すると 2,3-ジメチル-2-ブタノールを与える．一方，オキシ水銀化では架橋イオン中間体を経て反応が進行する．この場合，水は δ+ 性が大きな多置換の炭素を攻撃する．オキシ水銀化の場合，完全なカルボカチオンが生成しないため転位は起こらない．

第 5 章　炭素-窒素結合の合成

問 1　a：NaNH$_2$, b：Br$_2$, c：NaN$_3$, d：NH$_2$OH, e：NaBH$_3$CN, f：HCO$_2$NH$_4$, g：HCHO, h：CH$_3$ONO, i：NOCl, j：N$_3$CO$_2$C$_2$H$_5$

問 2

(1)　CH$_3$CH$_2$CH$_2$CO$_2$H $\xrightarrow{\text{SOCl}_2}$ CH$_3$CH$_2$CH$_2$COCl $\xrightarrow{\text{NH}_3}$ CH$_3$CH$_2$CH$_2$CONH$_2$

$\xrightarrow{\text{LiAlH}_4}$ CH$_3$CH$_2$CH$_2$CH$_2$NH$_2$

(2)　(1) より　CH$_3$CH$_2$CH$_2$CONH$_2$ $\xrightarrow{\text{Br}_2, \text{NaOH}}$ CH$_3$CH$_2$CH$_2$NH$_2$

(3)　CH$_3$CH$_2$CH$_2$CO$_2$H $\xrightarrow{\text{LiAlH}_4}$ CH$_3$CH$_2$CH$_2$CH$_2$OH $\xrightarrow{\text{PBr}_3}$ CH$_3$CH$_2$CH$_2$CH$_2$Br

$\xrightarrow{\text{NaCN}}$ CH$_3$CH$_2$CH$_2$CH$_2$CN $\xrightarrow{\text{LiAlH}_4}$ CH$_3$CH$_2$CH$_2$CH$_2$CH$_2$NH$_2$

(4) (1) より CH₃CH₂CH₂CH₂NH₂ $\xrightarrow[\text{LiBH}_3\text{CN}]{\text{C}_6\text{H}_5\text{CHO}}$ CH₃CH₂CH₂CH₂NHCH₂C₆H₅

(5) (1) より CH₃CH₂CH₂CH₂NH₂ $\xrightarrow[\text{HCO}_2\text{H}]{\text{HCHO}}$ CH₃CH₂CH₂CH₂N(CH₃)₂

問3

(1) CH₃CHN-C(CH₃)(CH₂C₆H₅)-CO₂C₂H₅ (acetamido ester with methyl and benzyl substituents)

(2) 7-amino-propyl-1,2,3,4-tetrahydro-1,8-naphthyridine

(3) 2-pyridyl-NHCO₂t-Bu

(4) piperidin-2-one (δ-valerolactam)

(5) 2-(dimethylaminomethyl)cyclohexanone·HCl

(6) 1-methyl-1-aminocyclohexane

問4

(A) C₆H₅CH₂CONHNH₂

(B) C₆H₅CH₂CON₃

(C) C₆H₅CH₂N=C=O

(D) C₆H₅CH₂NHCO₂C₂H₅

(E) N-n-C₄H₉-phthalimide

(F) n-C₄H₉NH₂

(G) n-C₄H₉-N(CH₃)-SO₂CH₂COC₆H₅

(H) n-C₄H₉NHCH₃

(I) CH₃CH₂CH(NHCH₃)CH₃

(J) CH₃CH₂CH=CH₂

(K) CH₃CH₂CH(O-CH₂)- (epoxide)

(L) CH₃CH₂CH(OH)CH₂NHCH(CH₃)₂

第6章 炭素–炭素結合の合成

問1

(A) 1-(pyrrolidin-1-yl)-6-methylcyclohex-1-ene

(B) 2-methyl-6-deuterocyclohexanone

(C) CH₃COCH(CO₂CH₃)CH₂CH=CH₂

(D) CH₂=CHCH₂CH₂COCH₂CO₂CH₃

問 2

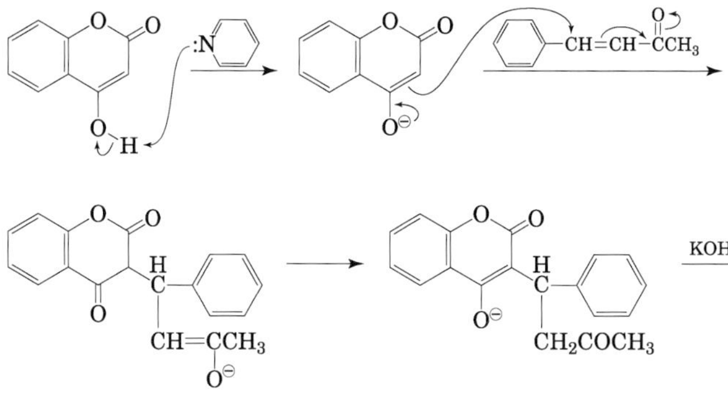

問 3

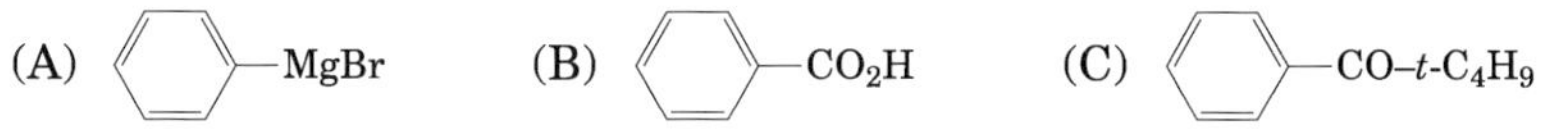

(A) C₆H₅—MgBr (B) C₆H₅—CO₂H (C) C₆H₅—CO–t-C₄H₉

問 4

(A) SOCl₂ (B) CH₂N₂ (C) C₆H₅—CH₂CO₂H (D) (ノルカラン-7-イル フェニルケトン)

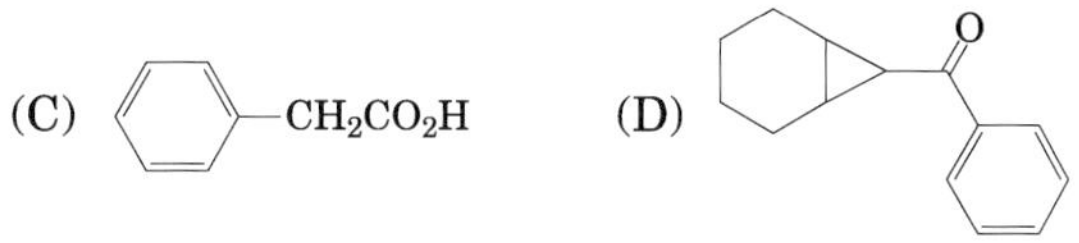

問 5

(1) (CH₃)₃SiO基を持つシクロヘキセン-1,2-ジカルボン酸ジメチル (2) ノルボルネン-2-カルバルデヒド

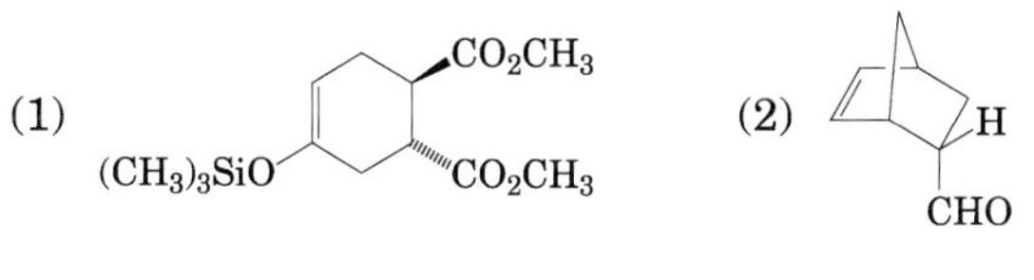

第 7 章　官能基の保護

問 1

(1) A (2-オキソシクロペンタンカルボン酸メチル) → (HO-/HO-, TsOH でケタール化) → (ケタール体) → (LiAlH₄) → (ケタールアルコール) → (HCl/H₂O) → B (2-ヒドロキシメチルシクロペンタノン)

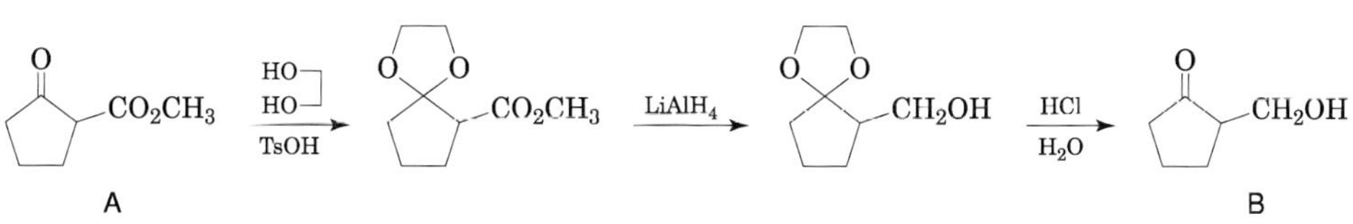

(2)

[Scheme: cyclohexanone with 4-OH (A) → TBDMS-Cl/imidazole → 4-OTBDMS cyclohexanone → Ph₃P=CH₂ → 4-methylene-OTBDMS → TBAF → 4-methylenecyclohexanol (B)]

[Scheme: 4-hydroxycyclohexanone → (CH₃CO)₂O/pyridine → 4-OAc cyclohexanone → Ph₃P=CH₂ → 4-methylene-OAc → NaOH → 4-methylenecyclohexanol]

[Scheme: 4-hydroxycyclohexanone → dihydropyran/H⁺ → 4-OTHP cyclohexanone → Ph₃P=CH₂ → 4-methylene-OTHP → CH₃OH/H⁺ → 4-methylenecyclohexanol]

問 2

(1)

$$CH_3CH_2-O-CH=CH_2 + H^\oplus \rightleftharpoons \begin{matrix}CH_3CH_2-\overset{\oplus}{O}-CHCH_3 \\ \updownarrow \\ CH_3CH_2-\overset{\oplus}{O}=CHCH_3\end{matrix} \xrightarrow{R-\ddot{O}H} \begin{matrix}R-\overset{\oplus}{O}-H\\ |\\ CH_3CH_2-O-CHCH_3\end{matrix}$$

$$\rightleftharpoons CH_3CH_2-O-\overset{R-O}{\underset{|}{C}H}CH_3 + H^\oplus$$

(2) アセタール化は平衡反応であるため，酸性条件で水が存在すると，加水分解が起こりもとのアルコール，アセトアルデヒドおよびエタノールに加水分解される．

[機構図: アセタールの加水分解機構]

$$CH_3CH_2-O-\overset{R-\ddot{O}:}{\underset{|}{C}HCH_3} + H^\oplus \rightleftharpoons CH_3CH_2-\ddot{O}-\overset{R-\overset{\oplus}{O}-H}{\underset{|}{C}HCH_3} \xrightarrow{-ROH} CH_3CH_2-\overset{\oplus}{O}=CHCH_3$$

$$\xrightarrow{H_2O} CH_3CH_2-\ddot{O}-\overset{H-\overset{\oplus}{O}-H}{\underset{|}{C}HCH_3} \rightleftharpoons CH_3CH_2-\overset{\oplus}{O}-\overset{O-H}{\underset{H}{C}HCH_3} \rightleftharpoons CH_3CH_2OH + CH_3CHO$$

(3) テトラヒドロピラニル基　イソプロピリデンアセタール基　アセタール

[構造式: RO-テトラヒドロピラン]　[構造式: R¹,R² ジオキソラン-ジメチル]　[構造式: R¹,R² ジオキソラン]

問 3

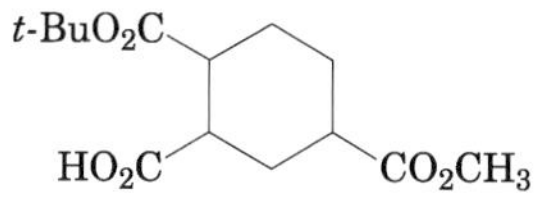

A: シクロヘキサン環に t-BuO₂C, HO₂C, CO₂CH₃ の三つの置換基

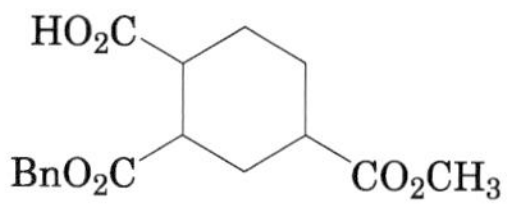

B: シクロヘキサン環に HO₂C, BnO₂C, CO₂CH₃ の三つの置換基

第 8 章　有機合成のデザイン―逆合成の考え方―

問 1　ア：標的化合物　　イ：シントン（または合成素子）

問 2　ジプロピルエーテル ⟹ プロピルカチオン + プロポキシドアニオン
（プロピルブロミド）（NaOプロピル）

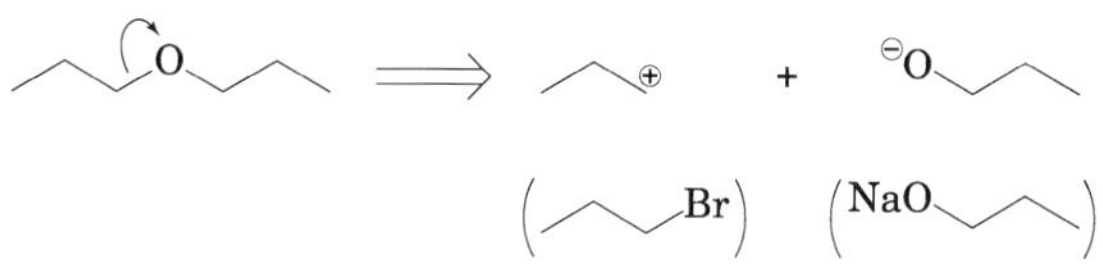

問 3
a) 2-ブロモ-3-メチルブタン ⟹ 対応するカルボカチオン + Br⁻
（2-メチル-2-ブテン）(HBr)

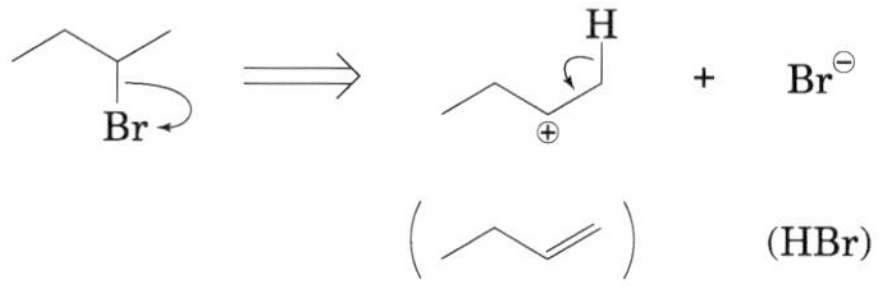

b) 2-ブロモブタン ⟹ 対応するカルボカチオン + Br⁻
（2-ブテン）(HBr)

問 4　プロペン ⟹ プロピン + H₂
⟹ エチルブロミド + NaC≡CH（HC≡CH + NaNH₂）

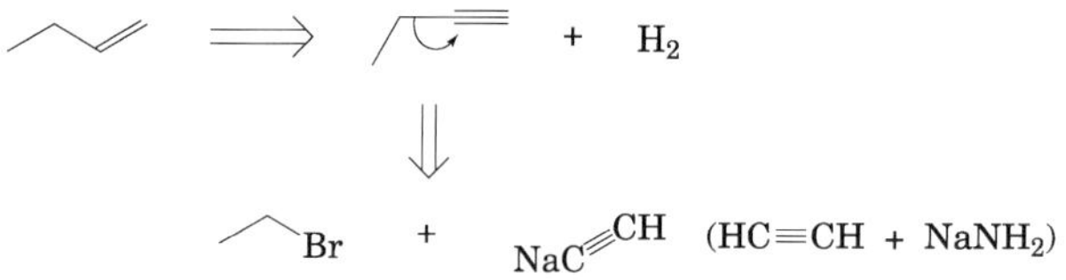

問 5
a) 4-アミノ安息香酸 →[FGI] 4-ニトロ安息香酸 →[FGI] 4-ニトロトルエン →[芳香族求電子置換] トルエン中間体 + NO₂⁺
(toluene)（HNO₃ + H₂SO₄）

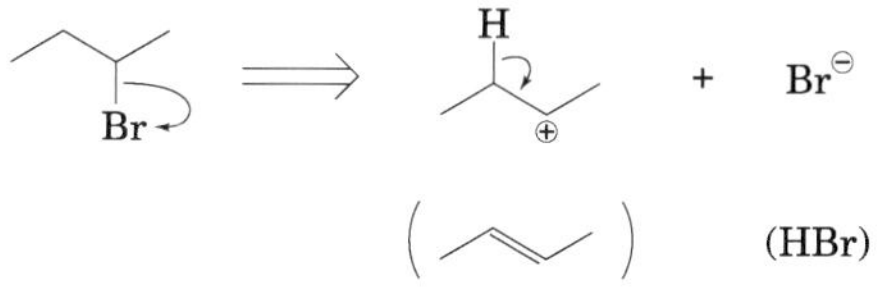

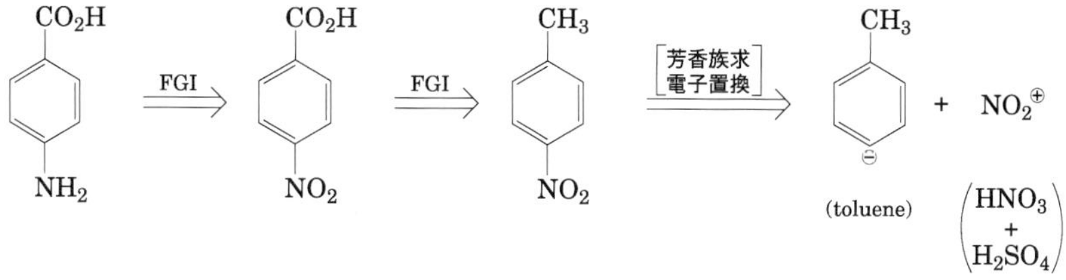

b)

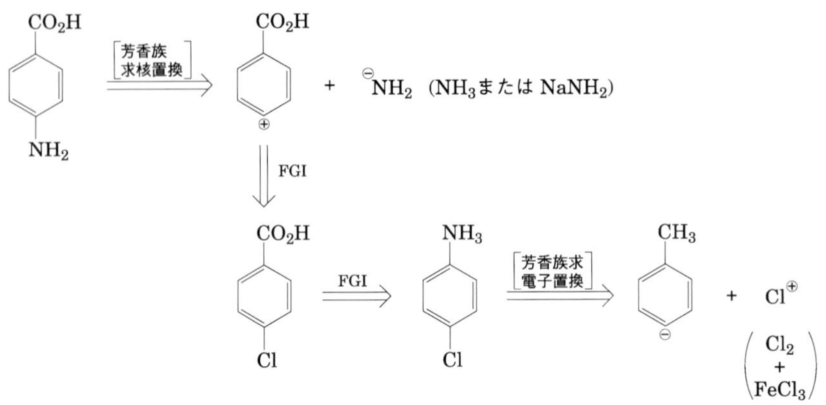

[Scheme showing retrosynthesis of 4-aminobenzoic acid via aromatic nucleophilic substitution to give benzoic acid cation + $^-NH_2$ (NH_3 or $NaNH_2$); FGI to 4-chlorobenzoic acid; FGI to 4-chloroaniline; aromatic electrophilic substitution from toluene + Cl^+ (Cl_2 + $FeCl_3$).]

問 6

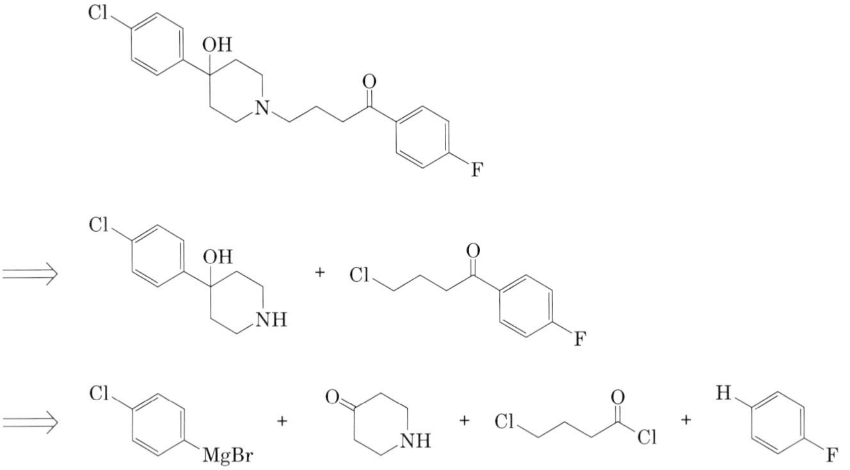

[Retrosynthesis of haloperidol: target molecule → 4-(4-chlorophenyl)-4-hydroxypiperidine + 4-chloro-1-(4-fluorophenyl)butan-1-one → 4-chlorophenylmagnesium bromide + 4-piperidone + 4-chlorobutanoyl chloride + fluorobenzene.]

第 9 章　医薬品の合成

問 1

[Mechanism: 1 + CH_3NH_2 ⇌ intermediate (methylamine adds to give :NH attacking CH_2–Cl); $-Cl^-$ gives protonated cyclized intermediate; $-H^+$ → 2.]

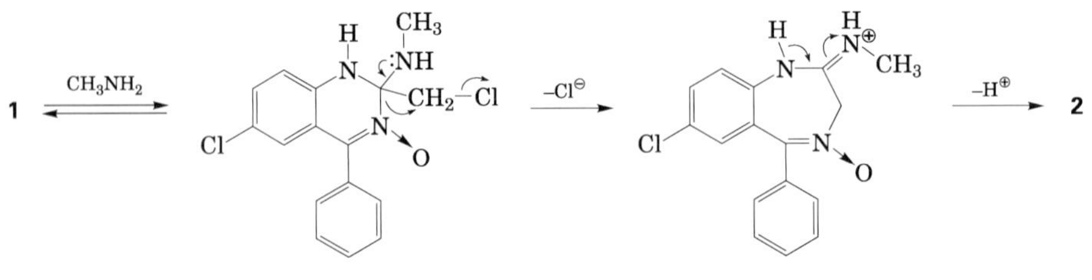

問 2

(A) 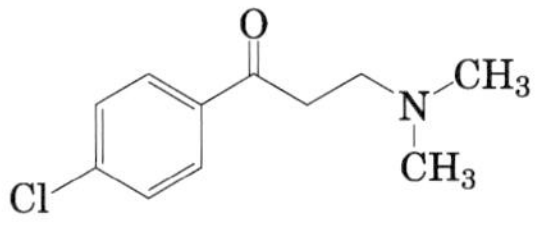 4-クロロフェニル-CO-CH₂CH₂-N(CH₃)₂

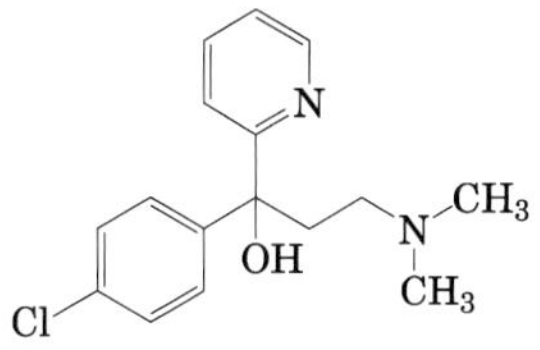

(B) 4-クロロフェニル, 2-ピリジル, OH, CH₂CH₂N(CH₃)₂ が中心炭素に結合

(C) (4-クロロフェニル)(2-ピリジル)C=CH-N(CH₃)₂ (E/Z 混合)

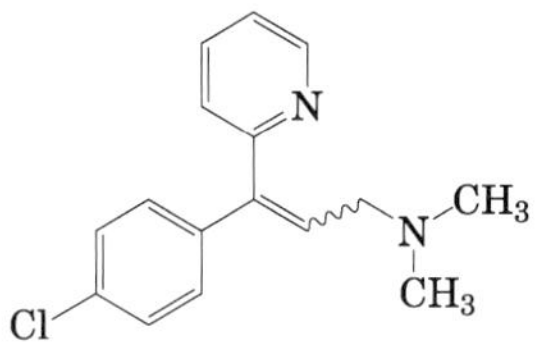

(X) H₂/Pd-C

問 3　反応名：分子内 Diels–Alder 反応
　　　反応機構：

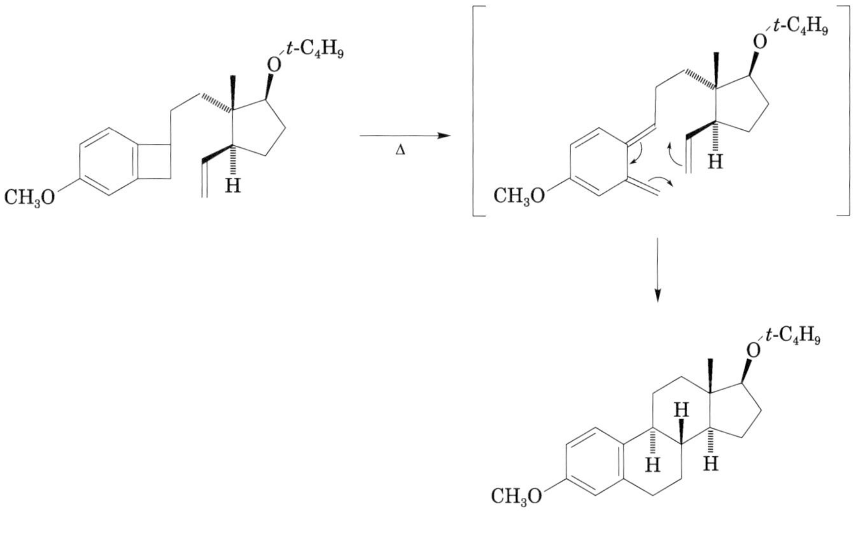

[構造式：ベンゾシクロブテン型の出発物 (CH₃O 置換、側鎖に t-C₄H₉O 基をもつシクロペンタン環とビニル基) が Δ により開環して o-キノジメタン中間体となり、分子内 Diels–Alder 反応によりエストラジオール 3-メチルエーテル 17-t-ブチルエーテル型ステロイド骨格を生成する]

問 4　触媒名：(S)-BINAL-H
　　　構造：

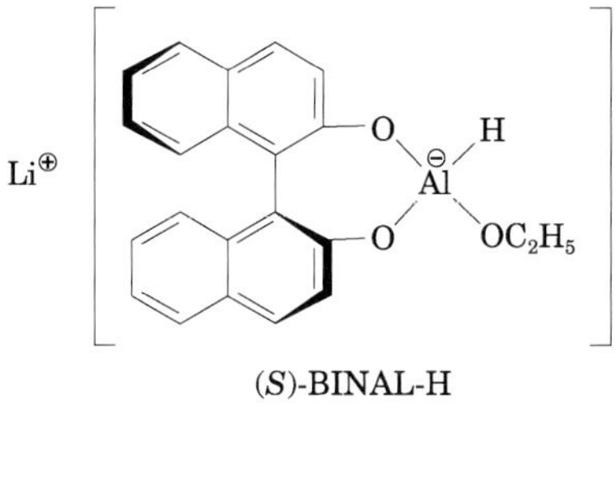

$$\left[\text{Li}^{\oplus} \quad \underset{(S)\text{-BINAL-H}}{\overset{\displaystyle \text{binaphthyl}}{\begin{array}{c} O \\ O \end{array}} \overset{\ominus}{\text{Al}} \begin{array}{c} H \\ OC_2H_5 \end{array}} \right]$$

問 5

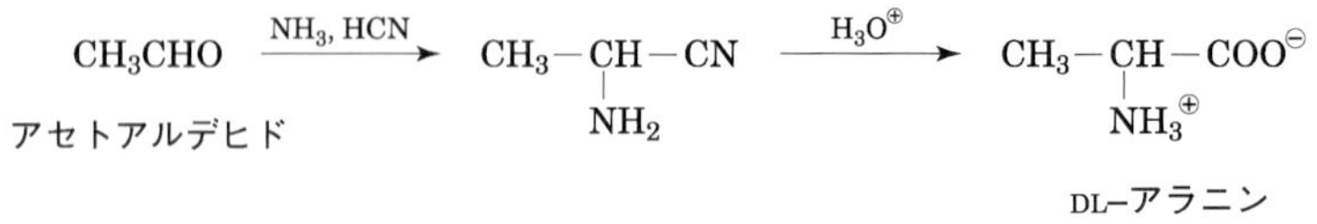

$$CH_3CHO \xrightarrow{NH_3, HCN} CH_3-\underset{NH_2}{\underset{|}{CH}}-CN \xrightarrow{H_3O^{\oplus}} CH_3-\underset{NH_3^{\oplus}}{\underset{|}{CH}}-COO^{\ominus}$$

アセトアルデヒド　　　　　　　　　　　　　　　　　　　　　DL-アラニン

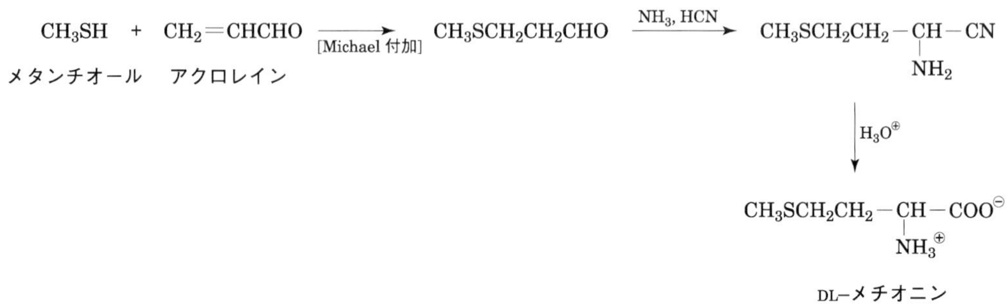

$$CH_3SH + CH_2=CHCHO \xrightarrow{\text{[Michael 付加]}} CH_3SCH_2CH_2CHO \xrightarrow{NH_3, HCN} CH_3SCH_2CH_2-\underset{NH_2}{\underset{|}{CH}}-CN$$

メタンチオール　アクロレイン

$$\xrightarrow{H_3O^{\oplus}} CH_3SCH_2CH_2-\underset{NH_3^{\oplus}}{\underset{|}{CH}}-COO^{\ominus}$$

DL-メチオニン

問 6

(1) アデニン 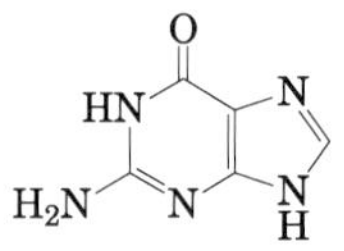　グアニン　(2) ウラシル 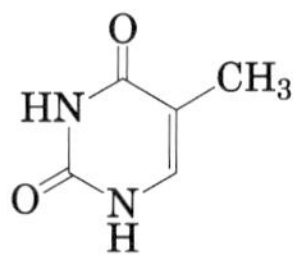　チミン 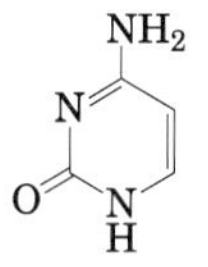　シトシン

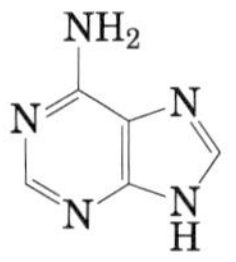

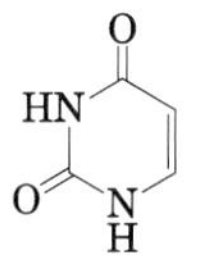

(3) ウラシル　(4) メルカプトプリン　(5) フルオロウラシル

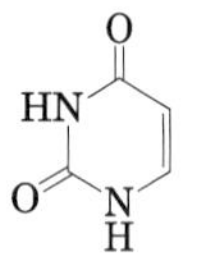

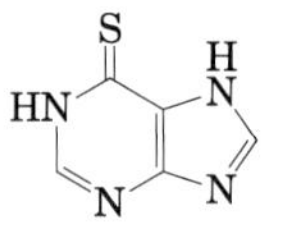

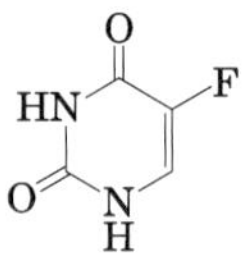

第 10 章　医薬品の確認試験

問 1　亜硝酸ナトリウム

　　　アンチピリンは亜硝酸ナトリウムと硫酸でニトロソ化され，4位にニトロソ基が導入される(p. 103)．

問 2　(1) 1　(2) 4

　　　アリールスルホニル尿素系の経口糖尿病薬の酸加水分解により生成する分解物の融点をはかり，ブチルアミンのにおいを確認する方法である(p. 322)．

問 3　(1) 5　(2) 3　(3) 2

　　　クロロブタノールに水酸化ナトリウムを加えて過熱分解し，発生したクロロホルムをアニリンと反応させてイソニトリルとし，不快なにおいを確認する方法である(p. 309)．

問 4　(1) 2　(2) 3　(3) 5

　　　芳香族第一級アミンのジアゾ化およびカップリングによるアゾ色素の生成である．冷

却下ジアゾ化し，過剰の亜硝酸イオンをアミド硫酸アンモニウム（スルファミン酸アンモニウム）で分解する．カップリング試薬としては，局方では3種類が使われる（p. 315）．

問5　2

(1) はニンヒドリン試液によるアミノ酸の確認試験（p. 317）．アミノ酸，ペプチド，タンパク質はニンヒドリン試液と煮沸すると赤紫色〜青紫色，プロリンやカイニン酸のようなイミノ酸は黄色を呈す．

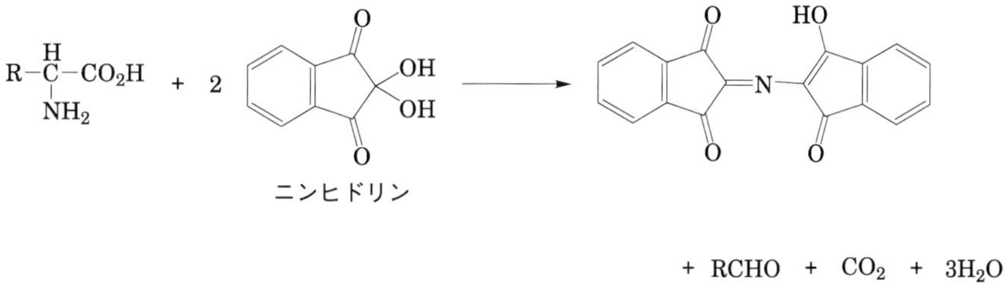

(2) は4-アミノアンチピリン試液によるフェノール類の確認試験．ヒドロキシ基のパラ位に置換基をもたないフェノール類は，4-アミノアンチピリンと縮合反応によりインドフェノール系赤色色素を形成する．

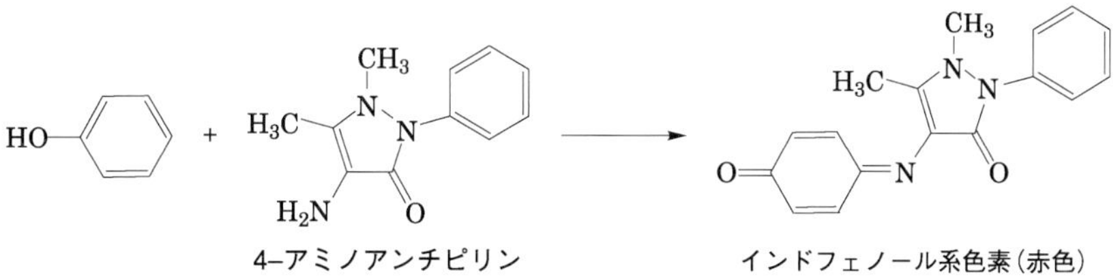

アミノ酸でパラ位の空いたベンゼン環構造をもつものは，2：レボドパ（抗パーキンソン病薬）である．なお，その他の構造式は，1：トラネキサム酸（止血薬），3：バクロフェン（骨格筋弛緩薬），4：グアヤコールスルホン酸カリウム（去痰薬），5：メフェナム酸（解熱鎮痛・抗炎症薬）である．

◆◆◆参考書◆◆◆

1) 谷田　博, 池上四郎, 奥　彬, "有機医薬品化学", 化学同人, 1989.
2) 矢島治明, 廣部雅昭(編), "医薬品の開発, 第4巻, 合成医薬品", 廣川書店, 1990.
3) H.O. House, "Modern Synthetic Reactions", 2nd ed., W. A. Benjamin, USA, 1972.
4) 野崎　一, 向山光昭, 野依良治(編), "高選択的反応", 化学同人, 1981.
5) 大塚齋之助, 向山光昭(編), "不斉合成と光学分割の進歩", 化学同人, 1982.
6) 日本化学会(編), "新実験化学講座, 第15巻, 酸化と還元", 丸善, 1977.
7) 三井生喜雄, "講座有機反応機構13, 接触還元反応", 東京化学同人, 1970.
8) F. A. Carey, R. J. Sundberg, "Advanced Organic Chemistry", 2nd ed., Plenum Press, 1984.
9) M. Hudlicky, "Oxidation in Organic Chemistry", ACS Monograph 186, American Chemical Society, 1990.
10) 日本公定書協会(編), "第十六改正日本薬局方", ㈱じほう, 2011.
11) 山川浩司, 栗原拓史(編), "有機薬品製造化学", 廣川書店, 1997.
12) W. Carruthers, "Some Modern Method of Organic Synthesis", 3rd ed., Cambridge University Press, 1986.
13) 太田俊作, "薬品製造学", さんえい出版, 1999.
14) 亀谷哲治(編著), "有機合成化学Ⅰ～Ⅹ", 南江堂, 1975.
15) 山田俊一(監修), "薬学生のための有機合成化学", 廣川書店, 1997.
16) C. A. Buehler and D. E. Pearson, "Survey of Organic Syntheses," Vol. 1 and Vol. 2, John Wiley & Sons, New York, 1970, 1977.
17) H. O. House, "ハウス最新有機合成反応", 後藤俊夫, 江口界次(訳), 廣川書店, 1986.
18) 上尾庄次郎, 入江　寛, "有機合成反応〔下〕", 廣川書店, 1977.
19) W. Carruthers, "有機合成法", 野村祐次郎, 友田修司(訳), 東京化学同人, 1984.
20) 山本嘉則, 成田吉徳, "有機化学講座6 有機金属化学", 丸善, 1983.
21) 後藤俊夫(編), "現代の有機化学 カルベン・イリド・ナイトレンおよびベンザイン", 廣川書店, 1976.
22) 稲本直樹(編), "現代の有機化学 ラジカル反応", 廣川書店, 1977.
23) 井本　稔, "ウッドワード・ホフマン則を使うために", 化学同人, 1980.
24) 日本化学会(編), "新実験化学講座, 第14巻, 有機化合物の合成と反応〔Ⅴ〕", 丸善, 1978.
25) T. W. Greene, P. G. M. Wuts, "Protective Groups in Organic Synthesis", John Wiley & Sons, New York, 1991.
26) J. F. W. McOmie, ed., "Protective Groups in Organic Synthesis", Plenum Press, 1973.
27) E. J. Corey, X.-M. Cheng, "The Logic of Chemical Synthesis", John Wiley & Sons, New York, 1989.
28) 高橋　浩, "標的化合物の有機合成", 三共出版, 1984.
29) S. Warren, "プログラム学習有機合成化学", 野村祐次郎・友田修司(訳), 講談社サイエンティフィク, 1989.
30) 津田恭介, 吉田　茂, 久保陽徳, "医薬品合成化学, 上・下", 南江堂, 1989.
31) 津田喜典, 二宮一弥, 金戸洋, 佐野武弘, 内藤猛章, 久保孝夫(編著), "薬品化学", 第8版, 南江堂, 2007.
32) 化学大辞典編集委員会(編), "化学大辞典", 共立出版, 1987.
33) 後藤俊夫, "有機化学講座10, 天然物化学", 丸善, 1984.
34) 寺島孜郎, 酒井　浄, 山本尚三, "プロスタグランジンと関連生理活性物質", 講談社, 1981.
35) 鹿取　信, 山本尚三, 佐藤和雄, 阿部圭志, "プロスタグランジン最近の研究の進歩", 講談社, 1989.

◆◆◆事項名索引◆◆◆

◆和文索引

あ

亜鉛　219
亜鉛アマルガム　53
亜鉛-銅の合金　221
アキシアル配位　131
アクリロニトリル　177
アクロレイン臭　314
アザチオプリン　295, 296, 319
アジ化アシル　169, 170
アジ化アルキル　158
　　──の還元　158
アジ化水素酸　171
アジ化ナトリウム　158
亜ジチオン酸ナトリウム　319
亜硝酸イオン　315
亜硝酸エステル　179, 180
　　──の光分解反応　180
亜硝酸ナトリウム試液　315
アジリジン環　159
アジリジンとアミンの反応　159
アシル化　110
N-アシル化　164
アシル化剤　8, 72, 165
アシルナイトレン　168
アシルヒドラゾンの生成　324
アシル誘導体　324
アシロイン縮合　225
アスコルビン酸　139, 146, 147
L-アスパラギン酸　287
アスピリン　115, 144, 305, 306, 322
アセタゾラミド　313, 316
アセタール　139, 239, 242
アセタール化　139
アセタール型保護基　239, 246
N-アセチルアマンタジン　326
N-アセチル D-アミノ酸　288
アセチル化　241, 251, 254
アセチルコリン塩化物　144
アセチルサリチル酸　305
N^1-アセチル体　326
N^4-アセチル体　326
N-アセチル-L-フェニルアラニン　14
S-アセチル誘導体　254
N^4-アセチル誘導体　327
アセチル誘導体の生成　326
アセチレン　151
　　──からの変換　151

アセチレン金属化合物　218
アセチレン合成　85
アセテート　241
アセトアニリド　171
アセトアミド　251
アセトアミノフェン　99
アセトアルデヒド　30
α-アセトキシケトンの生成　40
アセト酢酸エステル　188
アセト酢酸エステル合成法　188
アセト酢酸エチル　208
アセトニド　242, 245
アセトニド生成　242
アセトフェノン　171
アセトヘキサミド　118
アセトン　30, 309
アセトン臭　313
アゼライン酸　33
アゾ化合物　6
アゾ色素　314, 315, 318, 319, 321
アゾビスイソブチロニトリル　6, 226
アデニン　294
アデノシン　295
アドリアマイシン　15
アドレナリン　111, 199, 275, 277
アトロピン硫酸塩　274
アニオン性オキシ Cope 転位　232
アニソール　96
アニリンのスルホン化　107
アヘン　17
あへんアルカロイド　275
アマンタジン塩酸塩　326
アミド　251
　　──の N-アルキル化　158
アミド化　164
アミド型保護基　251
アミド基の加水分解　128
アミド結合　128
アミドトリゾ酸　307
アミトリプチリン塩酸塩　213, 214
アミド硫酸アンモニウム　315
アミド硫酸アンモニウム試液　315
p-アミノアゾベンゼン　120
β-アミノアルコール　32, 194, 198
アミノ安息香酸エチル　100, 142, 306, 316
アミノ化　155
アミノ化法　155

アミノ基
　　──の検出　325
　　──の保護　250, 251, 292
2-アミノ-5-クロロベンゾフェノン　317
アミノ酸　286
　　──の合成　288
L-アミノ酸　288
アミノニトリル　195, 288
　　──の生成　195
2-アミノ-5-ニトロベンゾフェノン　317
2-アミノピリジン　164
6-アミノペニシラン酸　250
2-アミノベンゾフェノン誘導体　317
アミノメチル化　115, 176, 205
γ-アミノ酪酸　157
アミン　174
　　──の N-メチル化　176
アミンオキシド　89
　　──の熱分解　89
アミン分解　167
アミン類への還元　56
アモバルビタール　188, 302, 327
アラセプリル　303, 312
L-アラニン　252
D-アラビノース　297
アリルアルコール　26, 134
　　──の酸化　35
アリルアルコール類のエポキシ化　26
アリル位
　　──の酸化　39
　　──のハロゲン化　77
アリールカチオン　118, 127
アリルヒドロペルオキシド　29, 134
アリーン　123
亜リン酸トリエチル　211
アルカリ融解　303, 312
アルカロイド　273
L-アルギニン塩酸塩　287
アルキリデンホスホラン　210
アルキル亜リン酸ジエステル　211
アルキル化　109, 155
アルキル化剤　8
アルキルヒドロペルオキシド　6
N-アルキルフタルイミド　157
アルキルベンゼン類　40

アルキルボラン　30, 132
アルコキシスルホニウム塩　36
アルコキシルラジカル　141, 180
アルコール
　——とアミンの反応　159
　——のアシル化　142
　——のアルキル化　135
　——の安息香酸エステル　325
　——の合成　213
　——の酸化　34
　——の切断　263
　——の脱水反応　81
　——への還元　56
アルコール結合　125
　——の生成　125
アルコール結合生成反応　135
アルコール性ヒドロキシ基の保護　237
アルコール類のハロゲン化　68
アルデヒド
　——のアルコールへの還元　49
　——の合成　214
　——の酸化　38
　——への還元　56
アルデヒド間の反応　197
アルドステロン酢酸エステル　180
アルドール　197
アルドール型反応　199
アルドール反応　197, 204
アルプロスタジル　282, 285, 286
　——の合成　285
アンジオテンシン　19
アンジオテンシン変換酵素（ACE）　19
安息香酸エチニルエストラジオール　325
安息香酸ナトリウム　314
安息香酸ベンジル　314
アンチ形　172
アンチ脱離　79, 83, 86, 87
アンチピリン　103, 266, 271
アンチ付加　28, 48, 63, 131
アンチペリプラナー　79, 84
安定配座モデル　50
アントラサイクリノン　15
アントラニル酸　164
アンモニア発生　301
Adams 触媒　43
Alder 則　228
Arndt–Eistert 反応　129, 222

い

硫黄イリド　212
　——を用いる反応　212
イオパノ酸　201
イオパミドール　316

錨効果　44
異性化　129
イソ吉草酸　76
イソキノリン　270
イソシアナート　168, 169, 170
イソシアニド　309
イソソルビド　324, 325
イソニアジド　167, 324, 325
イソニトリル　309
イソニトリル反応　309
イソプロパノール　75, 311, 312, 313
イソプロピリデンアセタール　242, 244, 245
イソプロピルアンチピリン　271
L-イソロイシン　200, 287
一重項　134
一重項酸素　29
位置選択的合成　10
1分子脱離　79
1分子反応　2
イドクスウリジン　295, 307
イブプロフェン　39, 203, 208
イミダゾール　269
イミダゾール基　321
イミド　128, 303
　——の加水分解　303
イミニウム塩　149, 205
イミノエーテル　145
イミノ基の加水分解　149
イミン　149, 173, 174
医薬品　17
　——の開発　17
　——の確認試験　301
　——の合成　269
医薬品開発のこれから　20
イリド　209
　——を用いる反応　209
イレン　210
インスリン（インシュリン）　290
インドメタシン　233, 271, 272
インドール　270
E1反応　79, 81
E1cB反応　80
E2反応　79, 83
Ei機構　89
Ei反応　80, 88

う

ウラシル　294
ウリジン　295
ウレタン　169, 252
ウレタン型保護基　252
ウレタン類のアルカリ加水分解　304
ウロトロピン　157

ウロトロピン法　157
Wilkinson 錯体　45, 289
Wilkinson 触媒　15
Williamson のエーテル合成法　136
Wittig 試薬　210
Wittig 反応　209, 283
Wohl–Ziegler 反応　77
Wolff–Kishner 還元　53, 54
Wolff 転位　129, 222
Woodward–Hofmann 則　227

え

エキソ付加　228
液体アンモニア　47
エクジソン　277, 278
エステル　240
　——を用いる反応　199
エステル型保護基　240, 249
エステル結合　125
　——の生成　142
エステル交換　305, 306
エストラジオール　281
　——の合成　281
エストラジオール安息香酸エステル　143
エストリオール　278
エタクリン酸　308, 309
エタノール　130
エタンジチオール　55
エチオナミド　58, 101, 118, 208, 303
エチニルエストラジオール　218, 325
エチニル化　218
エチニル基　247
エチルエステルの確認　305
L-エチルシステイン塩酸塩　287
エチレン　30
エチレンオキシド　214
エチレンジアミン　326
エーテル　135
　——の切断　262
エーテル型保護基　237, 243
エーテル結合　125
　——の生成　135
エテンザミド　138, 167
エトスクシミド　129, 165, 200, 303
エナミン　150, 173, 193, 207, 247
　——を経由するアルキル化　193
エナミン型保護基　247
エナンチオ区別反応　14
エノラートアニオン　185, 191, 197, 285
エノール化　73, 75
エピネフリン　277
エピリゾール　138

エフェドリン　277
dl-エフェドリン　176
エフェドリン塩酸塩　73, 151, 156, 199, 275, 277
エポキシ化　25
α,β-エポキシケトン　28
エポキシド　26, 66, 134, 139, 212
　——とアミンの反応　159
　——の開環　139
　——の加水分解　134
　——の還元的開環　58
エルゴカルシフェロール　234
エルゴステロール　30, 234
エルゴメトリンマレイン酸塩　274
塩化アルミニウム　109
塩化オキザリル　38, 72
塩化クロミル　40
塩化チオニル　69, 71
　——によるハロゲン化　69
塩化銅(II)　73
塩化ニトロシル　181
塩化ネオメンチル　84
塩化フタロイル　72
塩化ベンゾイル　72, 325
塩化メンチル　84
塩酸ヒドロキシアンモニウム　323
エンド則　228
エンド付加　228
エン反応　29, 39
Eschweiler–Clarke 反応　176
Etard 法　40

お

オキサゾラム　317
オキサゾール　269
オキサホスフェタン　210
オキシ酸のラクトン化　146
オキシ水銀化　131
オキシ水銀化-脱水銀法　30, 131
オキシトシン　291
オキシブプロカイン塩酸塩　316
オキシム　172, 179, 248
　——の生成　323
オキシム型保護基　248
オキシメトロン　208
オキシラン　159
オキシ Cope 転位　232
オゾニド　31
オゾン分解　25, 31
オータコイド　282
オフロキサシン　122
オルガノボラン　132, 151
オルトギ酸エステル　214
オルトキノン　41
オルト-パラ配向性基　95
オレイン酸　33

オレフィン　130
　——からの変換　152
　——のエポキシ化　26
　——の還元　43
　——の酸化　30, 152
　——へのアルコールの付加　139
　——へのヒドロキシ基導入　130
Oppenauer 酸化　36, 51

か

過安息香酸　26
カイニン酸　76
カウレン　135
過ギ酸　26
鍵反応　148
架橋イオン　131
架橋ハロニウムイオン　130
核酸　293
核酸関連物質の合成　296
確認試験法　301
カゴ形化合物　230
過酢酸　26
過酸　26, 146
過酸化水素　26
過酸化物効果　65
過酸化ベンゾイル　6, 77
加水分解　125, 302, 303, 311, 312, 313, 316, 324
　——によって生じるアルデヒドのヒドラゾンを生成する医薬品　323
　——によって生じるケトンのヒドラゾンを生成する医薬品　323
　——による白色沈殿の生成　322
　——による遊離アミンの生成　316
加水分解生成物の融点測定　322
カチオン閉環反応　223
活性エステル法　168
活性化 DMSO 酸化　36
活性水素　126
活性メチレン　185, 187, 190
　——のアミノメチル化　176
　——のアルキル化　187, 190
　——の酸化　40
　——の酸性度　186
　——の pK_a　186
カップリング　315
　——, C-　120
　——, N-　120
カップリング試薬　314
カテコール　244
カテコール型ヒドロキシ基の保護　244
カプトプリル　19, 20, 254
ε-カプロラクタム　147, 171

カプロン酸　34
過マンガン酸塩　40
過マンガン酸カリウム　29, 32
過ヨウ素酸塩　25, 32
加溶媒分解　306
カルバマゼピン　77, 78
カルバミン酸　168
カルバミン酸エステル　252
カルバメート　252
カルバモイルクロリド　143
ガルビノキシル　6
カルビルアミン反応　309
カルベン　5, 79, 129, 220
　——の二重結合への付加反応　220
　——の発生　220
　——を用いる反応　220
カルボアニオン　4, 185
　——とイミニウム塩の反応　205
　——とエステルの反応　207
　——と酸ハロゲン化物の反応　206
　——によるアルキル化　185
　——のカルボニル基への付加反応　194
　——の共役系への付加　203
　——の生成　185
カルボカチオン　4, 68, 223
　——を用いる反応　220, 223
カルボキシ基の保護　249, 292
カルボキシメチル基　309
カルボキシメチルセルロース　309
L-カルボシステイン　287
カルボニル化合物　242
　——とアミンの反応　173
　——の還元的アミノ化　174
カルボニル基　73
　——の検出　323
　——の保護　246
　——のメチレン基への還元　53
　——の α 位における還元的開裂　58
　——の α 切断　261
　——の α-ハロゲン化　73
　——の β 切断　261
カルボニル結合　125
　——の生成　149
N,N'-カルボニルジイミダゾール　142
カルボン酸　129
　——とアミンの反応　164
　——との脱水反応　142
　——のアルキル化　145
　——の還元　56
　——の合成　215
　——の α-ハロゲン化　75

──の OH のハロゲン化　71
カルボン酸エステル
　　──とアミンの反応　167
　　──の熱分解　89
カルボン酸銀塩の脱炭酸によるハロゲン化　78
カルメロース　309
カルメロースカルシウム　308
カルメロースナトリウム　308
還元　25, 43
還元剤　7
　　──としてギ酸を用いる方法　175
還元的アミノ化　174
還元的開裂　313
還元的カップリング　226
還元的脱アミノ　116, 119
還元的脱ハロゲン　58
還元的脱ベンジル　57
還元的脱離　86, 162
環状アセタール型保護基　242, 244
環状ウレイドの加水分解　302
環状エステル型保護基　245
環状エーテル　140
環状オスミウム酸エステル　28
環状ケトン
　　──の光分解　34, 135
　　── Baeyer–Villiger 反応　147
環状 1,2-ジオキセン　29
環状炭酸エステル　244
環状電子反応　227, 233
環状ホウ酸エステル　244, 245
環状マンガン酸エステル　29
環状 β-ケトエステル　209
簡単な標的化合物の切断　262
含窒素アルキル化剤　138
含窒素化合物からの変換　149
官能化　140
　　──による環状エーテルの合成　140
官能基選択的合成　12
官能基の保護　237
官能基変換法　258
環の拡大　172, 224
環の反転　134
dl-カンフル　323
d-カンフル　54, 323
含硫医薬品　304
含硫化合物の確認　312, 313
Cannizzaro 反応　52
Gabriel 合成　157
Gattermann–Koch 反応　113
Gattermann 反応　117

き

ギ酸　175

ギ酸アミド　175
ギ酸アンモニウム　175
ギ酸エステル　208
キサンテン　217
キサンテン-9-カルボン酸　217, 322
キサントゲン酸エステル　88
　　──の熱分解　88
ギ酸ナトリウム　309
基質　1
基底三重項酸素　29
キニーネエチル炭酸エステル　143, 144
キニーネ塩酸塩　274
機能性分子設計　20
キノリン　270
基本的な切断　260
逆合成解析　257, 258
　　──の記号の使い方　259
　　──の実際　260
逆旋的　233
逆 Markovnikov 付加　65, 132
求核試薬　5
求核性　155
求核置換反応　2
求核付加　3
求電子試薬　6
求電子性窒素の反応　178
求電子置換反応　2
求電子付加　3
強心配糖体　277
鏡像体過剰率　14
協奏的エン反応　29
協奏反応　132, 227
共鳴安定化　68, 96
共鳴効果　95, 128
共役塩基の 1 分子脱離　80
局所ホルモン　282
キラル触媒　285
均一系接触還元　43, 45
均一系不斉触媒反応　15
金属ナトリウム　225
金属ヒドリド還元剤　49
金属ヒドリドを用いる還元　49
金属リチウム　216

く

グアイフェネシン　137
グアニジン　149
グアニン　294
グアネチジン硫酸塩　173
グアノシン　295
グアヤコールスルホン酸カリウム塩　128
クメン法　110
クラウンエーテル　32

グリコール　32, 242
　　──の開裂　32
グリコール化　25, 28
anti-グリコール化　29
グリコール開裂　25
グリコール型ヒドロキシ基の保護　242
グリコール酸　308
グリコール酸基　309
グリコール酸ナトリウム　309
グリシド酸エステル　202
グリシン　156, 159, 286, 317
グリセリン　314
クレマスチンフマル酸塩　320
クロキサゾラム　317
クロナゼパム　318, 319
クロミフェンクエン酸塩　213
クロム酸　34, 40
クロム酸エステル　34
クロム酸酸化　34
クロモグリク酸ナトリウム　208, 321
クロモトロプ酸　308
クロモトロプ酸試液　307
　　──によるホルムアルデヒドの検出　307
　　──を加えて呈色をみる方法　307
クロラムフェニコール　198
クロルジアゼポキシド　273, 318
クロルフェニラミンマレイン酸塩　189, 272
クロルフェネシンカルバミン酸エステル　266
クロルプロマジン塩酸塩　177
クロルベンゼン　126
クロルマジノン　305
クロルマジノン酢酸エステル　305
クロロイミニウム塩　114
m-クロロ過安息香酸（MCPBA）　26, 33
クロロ酢酸エチル　202
N-クロロスクシンイミド　38
クロロスルホニル基　251
クロロスルホン化　108
クロロスルホン酸　108
クロロ炭酸エステル　143
2-クロロフェノチアジン　322
クロロブタノール　309, 310, 311
クロロベンゼン　96, 97
クロロホルム　309
　　──の検出　309
クロロメチル化　112, 113
クロロメチルナフタレン　186
Claisen(のエステル)縮合　207
Claisen 転位　232

Clemmensen 還元　53, 110
Cram 則　50
Curtius 転位　169
Griess 反応　116, 118
Grignard 試薬　149, 213
　　——の生成　213
Grignard 反応　3, 213
Knoevenagel 反応　199

【け】

ケイヒ酸　201
ケタミン塩酸塩　149, 215
ケテン　34, 84, 129, 135, 222
β-ケトエステル　207
　　——の反応　206
ケトン
　　——のアルキル化　190
　　——のアルコールへの還元　49
　　——の合成　214
　　——の切断　264
　　——の α-ハロゲン化　73
　　——の Baeyer–Villiger 反応　146
ケトン間の反応　197
Δ^4-3-ケトン系　323
ゲラニオール　11

【こ】

五員環遷移状態　32, 89
光学活性アミノ酸の合成法　288
光学活性アントラサイクリノンの合成　15
光学活性 L-ドーパ　289
光学活性 α-アミノ酸の合成　14
光学分割　14, 289
交換反応　72
交差アルドール反応　197
交差 Cannizzaro 反応　52
合成計画　257
合成設計法　257
合成素子　258
合成デザイン　257
合成等価体　259
酵素機能モデル　21
コカイン塩酸塩　274
固相ペプチド合成　292
固相法　292
コデインリン酸塩　138
コハク酸ジエチル　201
コリスチンメタンスルホン酸ナトリウム　291
コリスチン硫酸塩　291
コルチゾン酢酸エステル　38, 43
コレカルシフェロール　234
コレステロール　277, 278
混合酸無水物　71
混合酸無水物法　167

混酸　93
昆虫変態ホルモン　277
Collins 酸化　35
Collins 試薬　35
Cope 転位　231
Cope 反応　89
Corey–Fuchs 反応　86
Corey–Kim 酸化　38
Corey 試薬　212
Kolbe–Schmitt 反応　115

【さ】

最高被占軌道　227
最低空軌道　227
酢酸エステル　241
　　——の確認　305
酢酸エチル　305
酢酸エチル臭発生　305, 306
酢酸水銀　30
酢酸鉛　48
鎖状ウレイドの加水分解　302
サッカリン　128
作用構造因子　18
サラゾスルファピリジン　120, 121, 319
サリチル酸　115, 305
サリチル酸メチル　142
ザルトプロフェン　312
サルファ剤　326
酸アミド　148
　　——の加水分解　302
酸塩化物　71
　　——とアミンの反応　165
酸化　25
　　——によって生じるケトンのヒドラゾンを生成する医薬品　324
酸化銀　38
酸化剤　7
酸化的付加　162
酸化反応　313
酸クロリド　129
三酸化硫黄　106
三重項　135
酸触媒水和反応　151
酸素添加　25
酸素添加反応　29
酸素分子の光付加反応　29, 134
サントニン　203, 204
酸ハロゲン化物　126, 143
　　——との反応　143
酸ヒドラジド　170, 324
　　——を用いるアシルヒドラゾンの生成　324
三フッ化ホウ素　41
酸無水物　128, 144
　　——とアミンの反応　166

　　——との反応　144
Sandmeyer 反応　101, 116, 117
Zaitsev 則　81

【し】

1,2-ジアキシアル　84
ジアキシアル　134
ジアキシアル生成物　131
ジアキシアル付加体　64
次亜臭素酸　130
次亜臭素酸アシル　78
ジアステレオ異性体過剰率　16
ジアステレオ区別反応　15
ジアステレオマー　221
N^1,N^4-ジアセチル体　326
ジアゾアルカン　138, 220, 229
ジアゾ化　115, 315, 316
ジアゾカップリング反応　116, 120, 315, 316
　　——を利用した確認試験　314
ジアゾ化分解　127
ジアゾケトン　129, 222
　　——の転位反応　129
ジアゾニウム塩　115, 127, 314, 315, 318
　　——の還元　119
　　——の生成機構　117
　　——の反応　117
ジアゾベンゼンスルホン酸　320
ジアゾメタン　129, 138, 222
シアノエチル化　177
シアノ基　129
　　——の加水分解　129
シアノコバラミン　257
シアノ酢酸エステル　189
シアノ酢酸エチル　189
シアノヒドリン　82, 159, 194
　　——の生成　194
次亜ハロゲン酸　66
　　——の付加　66
次亜ハロゲン酸アシル　67
　　——の付加　66
次亜ハロゲン酸エステル　140
　　——の光分解　140
4,4′-ジアミノジフェニル　318
次亜ヨウ素酸エステル　141
次亜ヨウ素酸ナトリウム　311
2,6-ジアルキルシクロヘキサノン　193
ジアルキル銅リチウム錯体　218
ジアルキル硫酸　137
シアン化物イオン
　　——の置換反応　186
　　——の付加　194
ジイミド　46
　　——による還元　46

四員環遷移状態　132
ジエクアトリアル　134
ジエチル硫酸　137
ジエチルリン酸シアニド　165
N,N-ジエチル-N'-1-ナフチルエチレンジアミンシュウ酸塩試液　314, 315
ジエノフィル　227
1,5-ジエン　232
ジエン合成　227
1,3-ジオキソラン　246
ジオスゲニン　278
ジオール　223, 226, 242
ジギトキシン　217, 277
シグマトロピー転位　227, 231
[1,5]シグマトロピー転位　231
[1,7]シグマトロピー転位　234
[2,3]シグマトロピー転位　39
[3,3]シグマトロピー転位　231
シクロデキストリン　20
シクロブタノン　84
シクロブタン　230
シクロプロパノン　192
シクロプロパン環　220, 221
シクロヘキセン体　227
ジクロルアセトアルデヒド　308
ジクロロカルベン　114, 309
1,3-ジケトン　189
$β$-ジケトン　207
ジケトン体　324
自己複製　293
四酢酸鉛　40
四酸化オスミウム　28
四酸化オスミウム-過ヨウ素酸塩　33
ジシアミルボラン　133
N,N'-ジシクロヘキシルカルボジイミド（DCC）　37, 142, 165, 251, 292
シタラビン　295, 297, 298
ジチオアセタール　246
シチジン　295
シッフ塩基　324
シトシン　294
シトステロール　278
2,4-ジニトロフェニルヒドラジン　323
2,4-ジニトロフェニルヒドラゾン　249, 323
　　──の生成　323
2,4-ジニトロフルオロベンゼン　161
N,N'-ジ-4-ニトロベンジル誘導体　327
ジノプロスト　12, 68, 282, 285
　　──の合成　283

1,2-ジハロゲン化物　86
ジフェニルピクリルヒドラジル　6
ジフェニルヒダントイン　303
ジフェニルリン酸アジド　170
ジフェンヒドラミン　137
ジブカイン塩酸塩　137
シプロヘプタジン塩酸塩　213
ジブロミド　76
ジベンゾイルイソソルビド　325
N,N'-ジベンゾイルエチレンジアミン　326
脂肪族活性メチレンに対する求電子置換反応　178
脂肪族第一級アミン　326
　　──の N-アセチル誘導体　326
　　──の N-ベンゾイル誘導体　326
脂肪族炭化水素
　　──のニトロ化反応　181
　　──のニトロソ化反応　181
脂肪族ハロゲン化物　125
ジボラン　132, 151
4-(N,N-ジメチルアミノ)ピリジン　143
ジメチルアミンの不快臭　304
ジメチルオキソスルホニウムメチリド　212
ジメチルスルフィド　38
ジメチルスルホキシド　36
　　──による酸化　36
ジメチルスルホニウムメチリド　212
ジメチル硫酸　137
試薬　1
シュウ酸エステル　208
受容体　19
硝酸イソソルビド　324
消毒用エタノール　311, 312
除去　237
触媒サイクル　162
触媒毒　44
植物ホルモン　277
ジヨードメタン　221
ジルチアゼム塩酸塩　140
シン形　172
人工酵素　22
親ジエン　227
シン脱離　80, 88
シントン　258
シン付加　9, 26, 28, 29, 44, 45, 46, 48, 132, 228
シンペリプラナー　80
$σ$錯体　93
Jones 酸化　35
Jones 試薬　34
Schiemann 反応　116, 118

Schmidt 転位　171
Schotten–Baumann 法　166, 325, 326
Sharpless 酸化　11, 27
Simmons–Smith 試薬　221
Simmons–Smith 反応　221

す

水素化アルミニウムリチウム　13, 49
水素化ジイソブチルアルミニウム　56
水素化トリ-t-ブトキシアルミニウムリチウム　49
水素化トリメトキシアルミニウムリチウム　13
水素化ホウ素ナトリウム　49
水素結合　26
水和　25, 130
水和反応　30, 130
スキサメトニウム塩化物　156
スクシニルプロリン　20
スクワレン　278
スコポラミン臭化水素酸塩　241
スチグマステロール　278
ステロイド　277, 278
G-ストロファンチン　277, 278
スピノラクトン　215, 216
スルピリン　271, 307, 313
スルピリン水和物　103, 307
スルファジアジン銀　326
スルファニル基の保護　253
スルファニル酸　107, 108
スルファミン類　326
スルファメチゾール　326
スルファメトキサゾール　108, 169, 251, 326
スルファモノメトキシン　326
スルフイソキサゾール　121, 316, 326, 327
スルホキシド　90
　　──の熱分解　90
スルホキソニウム塩　212
スルホニウム塩　36, 212
スルホニルクロリド　136
スルホンアミド系　304
スルホン化　106
スルホン酸エステル　71, 138
　　──を経由するハロゲン化　71
Stobbe 縮合　201
Stork エナミン合成法　193
Strecker アミノ酸合成法　159, 195, 288
Swern 酸化　38

せ

性ホルモン　277
赤リン　75
接触還元　43
　　──および金属水素化合物による方法　174
切断　257, 258
セフジトレンピボキシル　316
セフピロム硫酸塩　316
セミカルバゾン　248
セミカルバゾン型保護基　248
セレノキシドの熱分解　90
α-セレノケトン　90
遷移金属　162
遷移金属触媒　162
遷移状態　132
選択的加水分解　21
選択的官能化　140
選択的合成　10

そ

相間移動触媒　29
1,3-双極子　229
1,3-双極子付加環化　229
増炭反応　129
挿入反応　220
速度支配　107
疎水性相互作用　21
D-ソルビトール　326
ソルボリシス　306

た

第一級アミノ基の保護　251
第一級アミンのジアゾ化分解　127
大環状ケトンの合成　225
第三級アミノ基の保護　253
対称許容　230
対称禁制　230
第二級アミノ基の保護　251
第二級アミンの合成　158
第四級アンモニウム塩　87, 253
第四級アンモニウム塩型保護基　253
脱アセチル　188
脱色をみる方法　314
脱水　81
脱水銀　131
脱水縮合　324
脱水素　42
脱水装置　142
脱水素反応　42
脱水反応　135
脱水反応による生成物　314
脱炭酸　129, 188
脱ニトロ　324

脱ハロゲン　86
脱ハロゲン化水素　83
脱ハロヒドリン　86
脱保護　237
脱離　78
1,1-脱離　3, 79
1,2-脱離　3, 78
　　──の機構的分類　79
　　──の配向性　80
α脱離　3, 79, 220
β脱離　3, 78, 201
脱離反応　3, 78
脱離-付加　123
脱硫　55
炭酸エステル　208
炭酸カルシウム　48
炭素陰イオン　4
炭素骨格形成法　258
炭素-酸素結合　125
　　──の合成　125
炭素-酸素二重結合の還元　49
炭素側鎖導入　109
炭素-炭素結合
　　──の還元　43
　　──の合成　185
　　──の酸化的切断　30
炭素-炭素三重結合の還元　48
炭素-炭素二重結合
　　──の還元　43
　　──の形成反応　209
　　──の酸化　25
炭素-窒素結合の合成　155
炭素-窒素多重結合の還元　57
炭素-ヘテロ原子結合の還元　49
炭素-ヘテロ原子単結合の還元的開裂　57
炭素陽イオン　4
Darzens 反応　202

ち

チアゾール　269
チアミラールナトリウム　190
チアミン塩化物塩酸塩　128
チオアミドの加水分解　302
チオエステル　254
チオエステル型保護基　254
チオケタール　55
　　──の還元的脱硫　53, 55
チオテパ　304
γ-チオピラン　269
チオフェン　269
チオペンタールナトリウム　190
置換基の影響　94
置換反応　1
窒素化合物の脱アミノ化　127
窒素ラジカルを経由する反応　180

チニダゾール　319
チミン　294
抽出法　288
直接カルボキシル化　115
Chichibabin 反応　164
Chugaev 反応　88

つ

津田試薬　314, 315

て

低級アミン臭発生　304
低級カルボン酸臭発生　306
呈色をみる方法　314
デオキシリボ核酸　294
2-デオキシリボフラノース　294
2-デオキシ-D-リボース　294
テガフール　295, 297
デキサメタゾン　82
テキシルボラン　133
デキストロメトルファン臭化水素酸塩　14, 215, 276
テストステロン　240, 278, 322
テストステロンエナント酸エステル　240, 278, 322
テストステロンプロピオン酸エステル　240, 278
テトラヒドロピラニルエーテル　239
テトラヒドロピラニル化　239
テトラヒドロピラニル型　239
テトラヒドロピラニル基(THP)　35, 240
テトラヒドロフラン環　140
7-デヒドロコレステロール　234
転位しやすさ　33
転位反応　4
　　──によるC–C結合からC–N結合への変換　168
電子移動型還元法　53
電子求引性基　94, 187
　　──の強さ　185
電子供与性基　94
天然薬物から合成医薬品の開発　17
テンプレート効果　12
δ炭素ラジカル　180
DCC法　165
Delépine 法　157
Dieckmann 縮合　209
Diels-Alder 反応　227, 259, 281, 283
DMSO–DCC法　37
DMSO–塩化オキザリル法　38
DMSO–無水酢酸法　37
DNP-アミノ酸　161
DNP法　161

と

Thiele の試薬　40
Tiffeneau–Demjanov 転位　224

と

糖アルコールの酢酸エステル　326
同旋的　233
銅ピリジン錯体　319
渡環環化反応　141
ドキシフルリジン　295
ドキソルビシン塩酸塩　15
特殊ガス発生　313
トシルヒドラゾン　55
　──のヒドリド還元　55
ドラッグデザイン　17
トランス付加生成物　63
トリアムテレン　121, 316
トリアリールメチルエーテル　238
トリアルキルシリルエーテル　238
トリアルキルシリル化　238
トリアルキルシリル基　238
トリクロルメチアジド　308
トリチル化　238
トリチル基　238
トリハロメタン　74
トリハロメチルケトン　74
トリフェニルホスフィン　70, 210
トリフェニルホスフィンジブロミド　70
トリフェニルメチル基　238
L-トリプトファン　177, 205, 287
トリフラート体　163
トリフルオロ過酢酸　26
トリヘキシフェニジル塩酸塩　112, 206
トリメチルシリルエーテル　238
トリメトキノール塩酸塩　202
トリヨウ化メチル基　310
トリヨードベンゼン誘導体　307
トリ n-ブチルスズヒドリド　226
　──を用いる反応　226
p-トルエンスルホンアミド　322
p-トルエンスルホン酸　71, 108
p-トルエンスルホン酸エステル　159
トルエンのスルホン化　108
トルブタミド　322
トルペリゾン塩酸塩　206
L-トレオニン　32, 287
トロピカミド　166
トロピノン　205
トロピン　142
Dow 法　123, 126

な

ナイトレン　5, 181
　──を経由する反応　180, 181

ナイロン 6　147, 171
ナファゾリン塩酸塩　113, 187
1-ナフタレンスルホン酸　107
2-ナフタレンスルホン酸　107
2-ナフチルアミン　122
ナフチルアミン類　315
N-1-ナフチルエチレンジアミン　314, 316
2-ナフトール　122, 314, 315
2-ナフトール試液　314

に

においによるホルムアルデヒドの検出　307
二環性不飽和ケトン　204
ニコチン　253
ニコチン酸　40, 167
ニコチン酸アミド　167, 302
二酸化硫黄臭発生　313
二酸化セレン　39, 42
二酸化炭素　215
二酸化マンガン　35
二重結合
　──の酸化的開裂　31, 32, 33
　──の切断　263
　──へのアミンの Michael 型付加　177
　──へのニトリルの付加　177
二重 Mannich 反応　205
ニトラゼパム　267, 317, 319
ニトリル　129, 145
　──との反応　145
　──のアルキル化　190
　──を用いる反応　199
ニトリルオキシド　150
o-ニトロアニリン　106
ニトロアルカン　198
　──を用いる反応　198
β-ニトロアルコール　198
m-ニトロ安息香酸　100
o-ニトロ安息香酸　100
ニトロエタン　198
4-ニトロ塩化ベンジル　327
ニトロ化　93, 178
　──の配向性　94
ニトロ化合物の還元　319
ニトロ化反応　178
ニトロ基の加水分解　150
ニトログリセリン錠　314
4-ニトロソアンチピリン　103
ニトロソ化　101, 127, 178
ニトロソ化反応　178
ニトロソニウムイオン　102, 178
ニトロソラジカル　180
2-ニトロチオフェノール　139
m-ニトロトルエン　100

o-ニトロトルエン　100
p-ニトロトルエン　99
ニトロナート　150
ニトロニウムイオン　93, 178
3-ニトロピリジン　98
p-ニトロフェノール　99
p-ニトロベンジル誘導体の生成　327
ニトロベンゼン　97
4-ニトロベンゼンジアゾニウムフルオロボレート　320
ニトロメタン　198
ニフェジピン　319
2 分子脱離　79, 83
2 分子反応　2
尿素　167
ニンヒドリン反応　317

ぬ

ヌクレオシド　294, 297
ヌクレオチド　294

ね

ネオスチグミンメチル硫酸塩　101, 143, 144
熱分解　313
熱力学支配　107
Nef 反応　150

の

ノスカピン　308
ノスカピン塩酸塩　275
野依良治　16, 283
ノルエチステロン　47, 48, 218, 247, 323
ノルエチステロン-3-オキシム　323

は

配向性　94
バソプレシン　291
発煙硝酸　320
発煙硫酸　106
発酵法　288
パパベリン塩酸塩　198, 276
バメタン硫酸塩　321
パラアミノサリチル酸カルシウム　119
パラキノン　41
パラジウム酸化　152
パラジウム触媒　48
L-バリン　287
バルビタール　168, 188, 302, 327
バルビツール酸　302, 327
バルビツール酸系催眠鎮静薬　327
バルビツール酸骨格の確認　327

N-ハロアミドの光分解　148
α-ハロエステル　202
α-ハロカルボン酸　75, 76, 155
ハロカルボン酸のラクトン化　146
ハロキサゾラム　318
α-ハロケトン　58, 73, 192
ハロゲン　65
　——の付加　63
ハロゲン化　68, 103, 311
ハロゲン化アルキル　68, 136
　——とアミンの反応　155
ハロゲン化剤　8, 71
ハロゲン化水素　64, 68
　——の付加　64
ハロゲン化物
　——の加水分解　125
　——の合成　68
ハロゲン化リン　70
　——によるハロゲン化　70
ハロニウムイオン　63, 65, 67
ハロヒドリン　66, 130
　——の合成　130
ハロペリドール　65, 265
ハロホルム　74, 311
ハロホルム反応　74, 309, 311
ハロラクトン　67
ハロラクトン化　147
ハロラクトン化反応　67
反応試薬　5
反応中間体　4
反応の制御　10
Baeyer-Villiger 酸化　33, 146
Baeyer-Villiger 反応　33, 146, 147
Barton 反応　180
Bratton-Marshall 試薬　314

ひ

光照射　134
光増感剤　29, 134
光分解　140
ビス(2,4-ジニトロフェニルヒドラゾン)　324
微生物酸化　42
微生物を利用したC–H結合のヒドロキシ化　135
非対称ケトンのアルキル化　191
ビタミンA　9, 36
ビタミンB_1　128
ビタミンB_6　229
ビタミンB_{12}　257
ビタミンC　139, 146, 147
ビタミンD_2　234
ビタミンD_3　234
ヒドラジン　46, 157, 167, 324
ヒドラゾベンゼン　318
ヒドラゾン　54, 248, 323

　——を生成させる医薬品　323
ヒドラゾン型保護基　248
ヒドララジン塩酸塩　161
ヒドリド還元　53
ヒドロキサム酸　170
β-ヒドロキシアルデヒド　197
β-ヒドロキシエステル　219
α-ヒドロキシカルボン酸　127, 194
ヒドロキシ基　126
　——の検出　325
　——の保護　237, 244
α-ヒドロキシケトン　225
α-ヒドロキシパルミチン酸　126
11α-ヒドロキシプロゲステロン　278, 279
ヒドロキシルアミン　167
ヒドロクロロチアジド　108, 303, 304, 308
ヒドロコルチゾン　131, 278, 305
ヒドロコルチゾン酢酸エステル　38, 131
ヒドロホウ素化　132
ヒドロホウ素化-酸化法　30, 132, 151
ピナコール　223
ピナコール転位　4, 223
ピナコロン　223
ピペリジン　193
ピペリジン系　18
標的化合物　258
　——の切断　258, 262
ピラゾール　269
γ-ピラン　269
ピリジニウムトルエンスルホナート　240
ピリジン　269, 270
ピリジン N-オキシド　98
ピリドキシン塩酸塩　229
ピリドスチグミン臭化物　304
ピリミジン　269, 294
ピリミジン系化合物　296
ピロリジン　193
ピロール　269, 270
γ-ピロン環　321
Birch 還元　46, 47, 48
Bischler-Napieralski 反応　276
PCC 酸化　35
Vilsmeier 試薬　114
Vilsmeier 反応　114

ふ

フェナセチン　166
フェニトイン　195, 303
フェニルアセトニトリル　189
l-フェニルアラニン　292
L-フェニルアラニン　127, 156, 188, 287
フェニルイソシアニド　310
フェニルイソシアニド臭発生　309
フェニルエチルアミン系アルカロイド　277
フェニル酢酸エステル　189
フェニルヒドラジン　323
フェニルブタゾン　188, 318
フェニルプロピルアミン系　18
フェニレフリン塩酸塩　220, 244
フェノキシラジカル　224
フェノチアジン　270
フェノバルビタール　145, 208
フェノール　107, 110, 123, 126
　——とアミンの反応　163
　——のアシル化　142
　——のアルキル化　135
　——の安息香酸エステル　325
　——の合成　116, 118
　——の酸化的カップリング　224
　——のニトロ化　99
フェノールスルホンフタレイン　128
フェノール性ヒドロキシ基　321, 325
　——の確認　320
　——の保護　243
フェノール類　320
付加　63
β 付加　203
[2+2]付加環化　230
[4+2]付加環化　227
付加環化反応　227
[4+2]付加環化反応　29
[2+2]付加還元反応　84
付加-脱離　121, 160
付加-脱離型の置換反応　126
不活性炭素原子　140
付加反応　2, 63
1,4-付加反応　218
不均一系接触還元　43
副腎皮質ホルモン　277
複素環式化合物　269
不斉エポキシ化　27
不斉還元　14, 46
不斉還元法　43
不斉グリコール化　28
不斉合成　14, 133, 289
不斉酸化　27
不斉触媒　45
不斉配位子　15
フタルイミド　169
フタルイミドカリウム　157
フタルイミド法　157
t-ブチルアミン　178
t-ブチルカルパメート　252

358 索　引

t-ブチルジフェニルシリル基　239
t-ブチルジメチルシリル基　239
t-ブチルヒドロペルオキシド　11, 27
n-ブチルマロン酸　318
フッ化テトラブチルアンモニウム　239
フッ化ホウ素酸　118
cis-2-ブテン　63, 86
trans-2-ブテン　63, 86
ブドウ糖　238
t-ブトキシカルボニル基　252, 292
ブナゾシン塩酸塩　306
α,β-不飽和エステル　199
α,β-不飽和カルボニル化合物への1,4-付加　216
α,β-不飽和カルボン酸　200
不飽和カルボン酸のラクトン化　147
α,β-不飽和ケトンのエポキシ化　28
α,β-不飽和ケトン類の還元　46
不飽和炭素
　――での求核置換反応　160
　――での脱水縮合反応　173
　――での付加反応　177
ブラシノリド　277, 278
フラン　269
プリミドン　303, 304, 307
プリン　294
プリン系化合物　296
フルオシノニド　242, 243
フルオシノロンアセトニド　242, 243
フルオロウラシル　295, 296, 297
フルシトシン　295
プレドニゾロン　248, 249
プロカインアミド塩酸塩　121, 316
プロカイン塩酸塩　72, 100, 143
プロクロルペラジンマレイン酸塩　69, 322
プロゲステロン　43, 82, 195, 215, 278
プロスタグランジン　239, 258, 282
プロスタグランジン E_1 (PGE_1)　282, 285, 286
プロスタグランジン E_2 (PGE_2)　12, 258, 283, 285
プロスタグランジン $F_{2\alpha}$ ($PGF_{2\alpha}$)　12, 68, 282, 283, 285
プロスタノイド　282
　――の合成例　283
フロセミド　161, 318
プロチオナミド　58, 208, 303, 312, 322
プロチレリン酒石酸塩　321
プロトン化　253

プロトン酸　136
プロパンテリン臭化物　218, 322
プロピオフェノン　73
プロピルチオウラシル　206, 207, 295
2-プロピルテトラヒドロフラン　141
n-プロピルベンゼン　110
プロピレン　30
プロプラノロール塩酸塩　99, 160
プロベネシド　108, 313
ブロマゼパム　318
α-ブロモイソ吉草酸　302
α-ブロモカルボン酸　75
　――とアンモニアの反応　288
α-ブロモカルボン酸エステル　219
N-ブロモスクシンイミド　66, 77, 130
1-ブロモナフタレン　105
ブロモニウムイオン　64
p-ブロモニトロベンゼン　103
ブロモバレリル尿素　76, 302
L-プロリン　254
分解生成物による確認試験　322
分解により発生するガスを検出する方法　301
分割剤　289
分子内アルドール反応　197, 204
分子内シン脱離　80, 88, 89
分子内水素引き抜き反応　140
分子を捕える分子　20
Blanc-Quelet 反応　112
Bucherer 反応　122
Favorskii 転位　192
Felkin-Anh モデル　50
Fischer インドール合成法　233, 271
Friedel-Crafts アシル化　110, 111
Friedel-Crafts アルキル化　109
Friedel-Crafts 反応　2, 109, 223, 264
Friedel-Crafts 類似反応　112
Fries 転位　4
Huang-Minlon 改良法　54
Hunsdiecker 反応　78
Prevost 反応　66

へ

ヘキサアセチル-D-ソルビトール　326
ヘキサメチレンテトラミン法　157
ベーキング法　107
ベタイン　210, 212
ベタネコール塩化物　143
ベタメタゾンジプロピオン酸エステル　324, 325

ペチジン塩酸塩　18, 190, 276
ヘテロ環のニトロ化　98
ヘテロ原子
　――にはさまれたメチレン基の確認　307
　――の α 切断　260
　――の β 切断　261
ヘテロ五員環　229
ペニシリン　250
1-ヘプタノール　141
ペプチド　286, 290
　――の合成　252, 291
ペプチド結合　290
　――の形成　292
ヘミアセタール　140
ヘミチオアセタール　246
ベラパミル塩酸塩　133, 189
ベラミビル　150
ペラルゴンアルデヒド　33
ペリ環状反応　5, 226
ベルベリン塩化物　274
変換　258
ベンザイン　123, 161
　――を経由する置換反応　161
ベンザルコニウム塩化物　320
ベンジジン　318
ベンジジン転位　318
ベンジルアルコール　314
ベンジル位
　――の酸化　39, 40
　――のハロゲン化　77
ベンジルエステル　250
ベンジルエーテル　57, 243
　――の還元的開裂　57
ベンジルオキシカルボニル基　252, 292
ベンジルカルバメート　252
ベンジル酸　195, 196, 322
ベンジル酸転位　196
ベンズアルデヒド臭　314
ベンゼトニウム塩化物　320
ベンゼン環
　――の還元　47
　――の検出法　320
　――の部分還元法　47
ベンゾイル化　325
N-ベンゾイル誘導体　326
ベンゾイル誘導体の生成　325
ベンゾイン　196
ベンゾイン縮合　196
3*H*-1,4-ベンゾジアゼピン　270
ベンゾジアゼピン類　317
ベンゾチアジド　308
ベンゾモルファン系　18
ペンタゾシン　18, 275
ペントバルビタールカルシウム塩

事項名索引　359

149
Beckmann 転位　172
Hell–Volhard–Zelinsky 反応　75
Perkin 反応　200

芳香環
　──に対する求電子置換反応　179
　──の酸化　41
　──のスルホン化　107
　──のハロゲン化　103
　──への炭素側鎖の導入　109
　──へのニトロ基の導入とその還元　320
芳香族アゾ化合物の還元　319
芳香族アミン類　320
芳香族アルデヒド　52, 200
芳香族エステル　208
芳香族化合物の置換反応　94
芳香族活性水素のアミノ化　164
芳香族求核置換反応　94, 121, 160
芳香族求電子置換反応　94
芳香族ジアゾニウムイオン　178
芳香族第一アミンの定性反応　121, 315, 316
芳香族第一級アミノ基の確認　316
芳香族第一級アミン　127, 316
　── の N-アセチル誘導体　326
芳香族第二級アミンの確認　321
芳香族置換反応　93
芳香族ニトロ化合物　319
芳香族ハロゲン化物　126
　──とアミンの反応　160
芳香族ヨード化合物の確認　306
抱水クロラール　309, 310
包接化合物　21
飽和炭素での求核置換反応　155
飽和炭素-炭素結合の還元開裂　43
保護基　237
ホスゲン　143
ホスフィン配位子　162
ホスホニウムイリド　210
ホスホニウム塩　70
ホマトロピン臭化水素酸塩　142
9-ボラビシクロ[3.3.1]ノナン　133
ボラン　56
ボラン還元　132
ポリミキシン B 硫酸塩　291
ポリリン酸　172
ホルマリン　309
ホルミル化　113
N-ホルミル体　175
ホルムアルデヒド　52, 307, 308
　──の検出　307
ホルムアルデヒド臭発生　307

Bouveault–Blanc 還元　56
Hofmann 型脱離　87
Hofmann 則　81
Hofmann 転位　168
Hofmann 分解　87
Horner–Emmons 反応　211, 283

マスクされたフェノール　321
マスクされた芳香族第一級アミン　316
末端アセチレン　85
末端オレフィンの酸化　30
麻薬性の除去　17
マレイン酸塩　272
マロン酸エステル　76, 187
マロン酸エステル合成法　187
マンデル酸　142
Mannich 塩基　205
Mannich 反応　115, 176, 205
Markovnikov 則　9, 64, 130
Michael 型付加　3, 139, 150, 177, 203
Michael 型 1,4-付加　216
Michael 反応　203

無水クロム酸-ピリジン複合体　35
無水ベンゼンセレニン酸　42

メサドン　18
メダゼパム　112
メタ配向性基　95
メタンスルホン酸　71
N-メタンスルホン酸基　307
メタンフェタミン塩酸塩　70, 175, 275
L-メチオニン　287
メチラポン　223, 224
dl-メチルエフェドリン塩酸塩　176, 179, 275
メチルオレンジ　120
N-メチル化　176
メチルカルビノール　311
　──の検出　311
メチルケトン　151, 310, 311
　──の検出　310
メチルケトン基の検出　310
2-メチルシクロヘキサノン　191
メチルテストステロン　213
メチルドパ　196, 209
メチルドパ水和物　209, 287
メチルビニルケトン　204
メチルプレドニゾロン　247, 248
メチルベナクチジウム臭化物　146,

195, 197, 322
N-メチルモルヒナン系　18
N-メチルモルホリン-N-オキシド（NMO）　28
メチレンアセタール　244, 245
メチレンジアミノ基　307
メチレンジオキシ基　245, 307
メチレンブルー　29
メテノロン　305, 322
メテノロンエナント酸エステル　230, 322
メテノロン酢酸エステル　322
メトクロプラミド　316
メピチオスタン　323, 324
メフェナム酸　161, 321
メルカプトプリン　295, 296
2-メンテン　84
3-メンテン　84
Meerwein–Ponndorf–Verley 還元　36, 51
Meisenheimer 錯体　121

没食子酸　245
没食子酸メチル　245
モノステアリン酸グリセリン　314
モノ置換ベンゼンのニトロ化　95
モルオゾニド　31
モルヒネ塩酸塩　18, 138, 274, 275
モルホリン　193
Moffatt 酸化　37

有機亜鉛化合物　53, 219
有機化合物　1
有機過酸　6, 26
有機カドミウム化合物　219
有機金属化合物を用いる反応　212
誘起効果　95
有機合成化学　1
有機合成のデザイン　257
有機銅化合物　216, 218
有機反応　1
　──と試薬　1
　──の種類　1
有機マグネシウム化合物　213
有機リチウム化合物　213, 216
　──の生成　216
　──の反応　217
有機リン化合物によるハロゲン化　70
融点　322
誘導体生成による確認試験　322
遊離基　5
遊離の芳香族第一級アミン　316
遊離フェノール　320

よ

溶解金属による還元　46
ヨウ化ヨードメチル亜鉛　221
ヨウ素ガス発生　306
ヨーダミド　105, 106, 316, 317
N-ヨードアミド　148
ヨードホルム　74, 75, 307, 311
ヨードホルム臭発生　310, 311
ヨードホルム反応　74, 310, 312
ヨードラクトン化　67
ヨードラクトン化反応　283

ら

酪酸のにおい　306
β-ラクタム　84
ラクトール　140
ラクトン　33, 146
γ-ラクトン　147, 148
ラクトン環の合成　146
ラジカル　5, 65, 77, 224
　　──を用いる反応　220, 224
ラジカルエノラート　218
ラジカル試薬　6
ラセミアミノ酸の合成法　288
ラセミ化合物　289
ラセミ固溶体　289
ラセミ混合物　289
ラセミ体　289
ラノステロール　279

り

リオチロニンナトリウム　307
L-リシン塩酸塩　172, 287
リチウム化剤　216
リチウムジイソプロピルアミド
　（LDA）　186
立体障害　131
立体選択的　140
立体選択的合成　13
立体電子効果　131
立体特異的　64, 86
立体配置　127
　　──の反転　70
　　──の保持　33, 69
立体保持　172
リドカイン　166
リード化合物　17
リボ核酸　294
リボヌクレアーゼ A　22
リボフラノース　294
リマプロストアルファデクス　282
硫化水素発生　312
硫酸バリウム　44, 48
隣接基関与　127
Lindlar 触媒　48
　　──を用いる接触還元　48
Ritter 反応　177

る

ルイス酸　136

れ

励起一重項　29
励起三重項　29
励起状態　135
レセルピン　275
レチノール酢酸エステル　9, 36, 202, 213
レボチロキシンナトリウム　136, 307
レボドパ　46, 188, 287, 289, 290
レボメトルファン　275, 276
レボルファン　18
連鎖反応　65, 77
Lemieux 酸化　33
Reformatsky 反応　219
Reimer–Tiemann 反応　114

ろ

D-ロイシン　14
L-ロイシン　14, 287
六員環遷移状態　89, 140
ロジウム–光学活性ホスフィン錯体　289
ローズベンガル　29
ロラゼパム　317
Leuckart 反応　175
Lossen 転位　170
Robinson annelation 反応　204
Rosenmund 法　56

わ

ワルファリンカリウム　204
Wacker 反応　152
Wacker 法　30

◆欧文索引

A

ACE 19
ACE 阻害作用 19
acetal 139, 239
acetamide 251
acetoacetic ester synthesis 188
acetonide 242
acid chloride 71
active ester method 168
acylating agents 8
acylation 111
acylhypobromite 78
acylhypohalite 67
acyloin condensation 225
acyl nitrene 168
Adams 触媒 43
addition 63
addition-elimination 121
addition reaction 2
adrenaline 277
AIBN 226
Alder 則 228
aldol reaction 197
alkaloid 273
alkoxysulfonium salt 36
alkylating agents 8
alkylation 109
alkylidene phosphorane 210
N-alkylation 155
allyl alcohol 26
amidation 164
amide 251
amination 155
amine oxide 89
aminolysis 167
aminomethylation 115, 176, 205
amino acid 286
antipyrine 271
anti-elimination 79
anti-periplanar 79
6-APA 250
Arndt-Eistert 反応 129, 222
artificial enzyme 22
aryl cation 118, 127
aryne 123
asymmetric synthesis 14
autacoid 282

B

Baeyer-Villiger 酸化 33, 146
Baeyer-Villiger 反応 33, 146, 147
baking process 107
Barton 反応 180

9-BBN 133
Beckmann 転位 172
benzoin condensation 196
benzyl ether 57
benzyne 123, 161
BINAL-H 285
(S)-binaphthol 51
biomimetic chemistry 22
Birch 還元 46, 47, 48
Bischler-Napieralski 反応 276
Blanc-Quelet 反応 112
Boc 252, 292
Bouveault-Blanc 還元 56
Bratton-Marshall 試薬 314
Breslow, R. 11
bridged halonium ion 130
N-bromosuccinimide (NBS) 66
Brown, H. C. 9
Bucherer 反応 122

C

C 末端 290
Cannizzaro 反応 52
ε-caprolactam 147
carbamate 252
carbanion 5, 185
carbene 5, 79, 129, 220
carbocation 4, 223
carbon skeletal construction 258
carbylamine 309
catalytic reduction 43
catechol 244
Cbz 252
CDI 142
chain reaction 77
chemoselective synthesis 12
Chichibabin 反応 164
chlordiazepoxide 273
chloromethylation 113
chlorosulfonation 108
chlorpheniramine maleate 272
Chugaev 反応 88
Claisen ester condensation 207
Claisen 縮合 207
Claisen 転位 232
Clemmensen 還元 53, 110
Collins 酸化 35
Collins 試薬 35
concerted reaction 132
conglomerate 289
conrotatory 233
control 10
Cope 転位 231
Cope 反応 89

Corey, E. J. 283
Corey-Fuchs 反応 86
Corey-Kim 酸化 38
Cram 則 50
crossed aldol reaction 197
crossed Cannizzaro reaction 53
18-crown-6 32
crown ether 32
C-S 結合の合成例 139
cumene 110
cumene hydroperoxide 110
Curtius 転位 169
cyanoethylation 177
cyanohydrin 194
cycloaddition 29, 227

D

Darzens 反応 202
DBN 83
DBU 83
DCC 37, 142, 165, 251, 292
DCC 法 165
DDQ 42
dehydration 81, 135
dehydrogenation 42
Delépine 法 157
demercuration 131
DEPC 165
desulfurization 55
diastereoisomeric excess 16
diastereoselective reaction 16
diazonium salt 115
diazotization 115
diazo coupling 116, 120
DIBAH 56, 57
2,3-dichloro-5,6-dicyano-1,4-ben-
　zoquinone (DDQ) 42
Dieckmann 縮合 209
Diels-Alder disconnection 259
Diels-Alder 反応 227, 281, 283
diene synthesis 227
diimide 46
dimethyloxosulfonium methylide
　212
dimethylsulfonium methylide 212
diosgenin 278
1,3-dioxolan 246
1,3-dipolar cycloaddition 229
1,3-dipole 229
direct carboxylation 115
disconnection 258
disrotatory 233
dissolving metal 46
DMAP 143

DMSO　36
DMSO–DCC 法　37
DMSO–塩化オキザリル法　38
DMSO–無水酢酸法　37
DNA　294
DNP-アミノ酸　161
DNP 法　161
Dow 法　123, 126
DPPA　170
drug　17
drug design　17

E

E1 反応　79, 81
E1cB 反応　80
E2 反応　79, 83
Ei 機構　89
Ei 反応　80, 88
electrocyclic reaction　227, 233
electrophilic addition　3
electrophilic reagents　6
electrophilic substitution　1
elimination–addition　123
elimination reaction　3, 78
enamine　173, 193, 247
enantiomeric excess　14
enantioselective reaction　15
endo 付加　228
ene reaction　29
enolate anion　285
ephedrine　277
ephedrine hydrochloride　277
epoxidation　25
epoxide　26, 66
Eschweiler–Clarke 反応　176
Etard 法　40
ethynyl　247
ethynylation　218
exo 付加　228

F

F の導入　118
Favorskii 転位　192
Felkin–Anh モデル　50
Fischer インドール合成法　233, 271
formylation　113
Friedel–Crafts disconnection　264
Friedel–Crafts アシル化　110, 111
Friedel–Crafts アルキル化　109
Friedel–Crafts 反応　2, 109, 223, 264
Friedel–Crafts 類似反応　112
Fries 転位　4
5-FU　296
functional group interconversion (FGI)　258

G

Gabriel 合成　157
gallic acid　245
Gattermann–Koch 反応　113
Gattermann 反応　117
glycidic ester　202
glycol　242
glycolation　25, 28
Griess 反応　116, 118
Grignard 試薬　149, 213
Grignard 反応　3, 213

H

haloform　311
haloform reaction　74
halogenating agents　8
halogenation　103
halohydrin　66, 130
halolactonization　67
Hell–Volhard–Zelinsky 反応　75
heterocyclic compound　269
highest occupied molecular orbital (HOMO)　227, 233
Hofmann 型脱離　87
Hofmann 則　81
Hofmann 転位　168
Hofmann 分解　87
Horner–Emmons 反応　211, 283
HO の導入　118
Huang–Minlon 改良法　54
Hunsdiecker 反応　78
hydration　25, 130
hydroboration　132
hydrolysis　125
hypohalite　140
hypohalogenous acid　66
hypoiodite　141

I

I の導入　118
imine　173
indometacin　271
inductive effect　95
insertion reaction　220
internal elimination　80
intramolecular hydrogen abstraction　140
iodoform　310
iodoform reaction　74
iodolactonization　283
isonitrile　309
isopropylbenzene　110

J

Jones 酸化　35
Jones 試薬　34

K

ketene　34, 84, 129, 222
key reaction　148
Knoevenagel 反応　199
Knowles, William S.　289
Kolbe–Schmitt 反応　115

L

lactone　33
lanosterol　279
lead compound　17
Lemieux 酸化　33
Leuckart 反応　175
Lindlar 触媒　48
Lossen 転位　170
lowest unoccupied molecular orbital (LUMO)　227, 233

M

malonic ester synthesis　187
Mannich 塩基　205
Mannich 反応　115, 176, 205
Markovnikov 則　9, 64, 130
MA 法　167
MCPBA　26, 148
medicine　17
Meerwein–Ponndorf–Verley 還元　36, 51
Meisenheimer 錯体　121
Merrifield, R. B.　292
N-methylation　176
methylstilbene　83
Michael 型付加　3, 139, 150, 177, 203
Michael 型 1,4-付加　216
Michael 反応　203
mixed anhydride method (MA 法)　167
Moffatt 酸化　37
molozonide　31
morphine　17, 275

N

N 末端　290
N 末端ペプチド　161
NBS　66, 77, 130
Nef 反応　150
neighboring group participation　127
nitration　93, 178
nitrene　5, 181

nitronium ion　93
nitrosation　102, 178
nitrosonium ion　102
NMO　28
non-activated carbon atoms　140
nucleic acid　294
nucleophilic addition　3
nucleophilic reagents　5
nucleophilic substitution　1
nucleoside　294
nucleotide　294
nylon 6　147

O

opium　17
Oppenauer 酸化　36, 51
organic compounds　1
orientation　94
oxidation　25
oxidizing agents　7
oxygenation　25
oxymercuration　131
ozonide　31
ozonolysis　25, 31

P

papaverine　276
PCC 酸化　35
peptide　290
peracid　146
pericyclic reaction　5, 226
Perkin 反応　200
peroxide effect　65
peroxy acid　26
PGE_1　282, 285, 286
PGE_2　12, 258, 283, 285
$PGF_{2\alpha}$　12, 68, 282, 283, 285
phenol oxidative coupling　224
phosphonium ylide　210
photolysis　140
photosensitizer　29, 134
pinacol rearrangement　223
$POCl_3$-ピリジン　82
PPA　172
PPTS　240
preparation　258
Prevost 反応　66
2-propylisonicotinic acid　303
prostaglandin（PG）　282
prostanoid　282
protecting group　237
protonation　253
pyridinium chlorochromate 酸化　35
γ-pyrone 環　321

R

racemic compound, racemate　289
racemic mixture　289
racemic solid solution　289
radical　5, 224
radical reagents　6
Raney Ni　44, 55
reaction intermediate　4
reagents　1
rearrangement reaction　4
receptor　19
reducing agents　7
reduction　25
reductive amination　174
reductive deamination　119
Reformatsky 反応　219
regioselective synthesis　10
Reimer-Tiemann 反応　114
removal　237
resonance effect　95
resonance stabilization　96
retro-synthetic analysis　257
Ritter 反応　177
RNA　294
Robinson annelation 反応　204
Rosenmund 法　56

S

σ-complex　93
Sandmeyer 反応　101, 116, 117
Schiemann 反応　116, 118
Schmidt 転位　171
Schotten-Baumann 法　166, 325
selective functionalization　140
selective synthesis　10
semicarbazone　248
Sharpless, K. Barry　16, 27
Sharpless 酸化　11, 27
sigmatropic rearrangement　39, 227, 231
Simmons-Smith 試薬　221
Simmons-Smith 反応　221
sitosterol　278
S_N1　2
S_N2　2
S_N2 型機構　70
S_Ni 機構　69
$SOCl_2$-ピリジン　82
solvolysis　306
squalene　278
Stereoelectronic Effect　131
stereoselective synthesis　13
steroid　277
stigmasterol　278
Stobbe 縮合　201

Stork enamine synthesis　193
Strecker amino acid synthesis　159, 195, 288
substitution reaction　1
substrates　1
sulfonate　71
sulfonation　106
sulfonium salt　36
sulfoxide　90
Swern 酸化　38
synthesis　258
synthetic equivalent　259
synthetic organic chemistry　1
synthon　258
syn-addition　9, 228
syn-elimination　80, 88
syn-periplanar　80

T

target molecule (TGT)　258
template 効果　12
tetrahydrofuran　140
THF　49
Thiele の試薬　40
thioester　254
thioketal　55
thionyl chloride　69
THP　35, 239
THP 化　239
Tiffeneau-Demjanov 転位　224
TMS　238
tosylhydrazone　55
transannular cyclization　141
transformation　258
tri-n-butyltin hydride　226
tropane 骨格　241

U

urethane　252

V

vanadiumoxide acetylacetonate　27
Vilsmeier 試薬　114
Vilsmeier 反応　114
$VO(acac)_2$　27

W

Wacker 反応　152
Wacker 法　30
Wilkinson 錯体　45, 289
Wilkinson 触媒　15
Williamson disconnection　262
Williamson のエーテル合成法　136
William S. Knowles　16
Wittig, G.　9
Wittig disconnection　264

Wittig 試薬　210
Wittig 反応　209, 283
Wohl–Ziegler 反応　77
Wolff–Kishner 還元　53, 54
Wolff 転位　129, 222
Woodward–Hofmann 則　227

X

xanthate　88

Y

ylene　210
ylide　209

Z

Z-　292
Z 化　252
Zaitsev 則　81

◆◆◆医薬品名索引◆◆◆

＊医薬品と製剤原料について収載した．

あ

アザチオプリン　295, 296, 319
アスコルビン酸　139, 146, 147
L-アスパラギン酸　287
アスピリン　115, 144, 305, 306, 322
アセタゾラミド　313, 316
アセチルコリン塩化物　144
アセチルサリチル酸　305
N-アセチル-L-フェニルアラニン　14
アセトアミノフェン　99
アセトヘキサミド　118
アドリアマイシン　15
アドレナリン　112, 199, 275
アトロピン硫酸塩　274
アマンタジン塩酸塩　326
アミドトリゾ酸　307
アミトリプチリン塩酸塩　213, 214
アミノ安息香酸エチル　100, 142, 306, 316
アモバルビタール　188, 302, 327
アラセプリル　303, 312
L-アラニン　252
L-アルギニン塩酸塩　287
アルドステロン酢酸エステル　180
アルプロスタジル　282, 285, 286
安息香酸エチニルエストラジオール　325
安息香酸ベンジル　314
アンチピリン　103, 266, 271
アントラサイクリノン　15

い

イオパノ酸　201
イオパミドール　316
イソソルビド　324, 325
イソニアジド　167, 324, 325
イソプロパノール　75, 311, 312, 313
イソプロピルアンチピリン　271
L-イソロイシン　200, 287
イドクスウリジン　295, 307
イブプロフェン　39, 203, 208
インスリン（インシュリン）　290
インドメタシン　233, 271, 272

え

エクジソン　278

エストラジオール安息香酸エステル　143
エストリオール　278
エタクリン酸　308, 309
エタノール　130
エチオナミド　58, 101, 118, 208, 303
エチニルエストラジオール　218, 325
L-エチルシステイン塩酸塩　287
エチレンジアミン　326
エテンザミド　138, 167
エトスクシミド　129, 165, 200, 303
エピネフリン　277
エピリゾール　138
dl-エフェドリン　176
エフェドリン塩酸塩　73, 151, 156, 199, 275, 277
エルゴカルシフェロール　234
エルゴステロール　30
エルゴメトリンマレイン酸塩　274

お

オキサゾラム　317
オキシトシン　291
オキシブプロカイン塩酸塩　316
オキシメトロン　208
オフロキサシン　122

か

カイニン酸　76
カプトプリル　19, 20, 254
カルバマゼピン　77, 78
カルボキシメチルセルロース　309
L-カルボシステイン　287
カルメロース　309
カルメロースカルシウム　308
カルメロースナトリウム　308
dl-カンフル　323
d-カンフル　54, 323

き

キニーネエチル炭酸エステル　143, 144
キニーネ塩酸塩　274

く

グアイフェネシン　137
グアネチジン硫酸塩　173

グアヤコールスルホン酸カリウム塩　128
グリシン　156, 159, 286
グリセリン　314
クレマスチンフマル酸塩　320
クロキサゾラム　317
クロナゼパム　318, 319
クロミフェンクエン酸塩　213
クロモグリク酸ナトリウム　208, 321
クロラムフェニコール　198
クロルジアゼポキシド　273, 318
クロルフェニラミンマレイン酸塩　189, 272
クロルフェネシンカルバミン酸エステル　266
クロルプロマジン塩酸塩　177
クロルマジノン酢酸エステル　305
クロロブタノール　309, 310, 311

け

ケタミン塩酸塩　149, 215

こ

コカイン塩酸塩　274
コデインリン酸塩　138
コリスチンメタンスルホン酸ナトリウム　291
コリスチン硫酸塩　291
コルチゾン酢酸エステル　38, 43
コレカルシフェロール　234
コレステロール　278

さ

サッカリン　128
サラゾスルファピリジン　120, 121, 319
サリチル酸　115
サリチル酸メチル　142
ザルトプロフェン　312
サントニン　204

し

シアノコバラミン　257
ジギトキシン　217
シタラビン　295, 297, 298
ジノプロスト　12, 68, 282, 283, 285
ジフェニルヒダントイン　303
ジフェンヒドラミン　137

ジブカイン塩酸塩　137
シプロヘプタジン塩酸塩　213
硝酸イソソルビド　324
消毒用エタノール　311, 312
ジルチアゼム塩酸塩　140

す

スキサメトニウム塩化物　156
スコポラミン臭化水素酸塩　241
G-ストロファンチン　278
スピロノラクトン　215, 216
スルピリン　271, 307, 313
スルピリン水和物　103, 307
スルファジアジン銀　326
スルファニル酸　107, 108
スルファメチゾール　326
スルファメトキサゾール　108, 169, 251, 326
スルファモノメトキシン　326
スルフイソキサゾール　121, 316, 326, 327

せ

セフジトレンピボキシル　316
セフピロム硫酸塩　316

そ

D-ソルビトール　326

ち

チアミラールナトリウム　190
チアミン塩化物塩酸塩　128
チオテパ　304
チオペンタールナトリウム　190
チニダゾール　319

て

テガフール　295, 297
デキサメタゾン　82
デキストロメトルファン臭化水素酸塩　14, 215, 276
テストステロンエナント酸エステル　240, 278, 322
テストステロンプロピオン酸エステル　240, 278

と

ドキシフルリジン　295
ドキソルビシン塩酸塩　15
トリアムテレン　121, 316
トリクロルメチアジド　308
L-トリプトファン　177, 205, 287
トリヘキシフェニジル塩酸塩　112, 206
トリメトキノール塩酸塩　202
トルブタミド　322

トルペリゾン塩酸塩　206
L-トレオニン　32, 287
トロピカミド　166

な

ナファゾリン塩酸塩　113, 187

に

ニコチン　253
ニコチン酸　40, 167
ニコチン酸アミド　167, 302
ニトラゼパム　267, 317, 319
ニトログリセリン錠　314
ニフェジピン　319

ね

ネオスチグミンメチル硫酸塩　101, 143, 144

の

ノスカピン　308
ノスカピン塩酸塩　275
ノルエチステロン　47, 48, 218, 247, 323

は

バソプレシン　291
パパベリン塩酸塩　198, 276
バメタン硫酸塩　321
パラアミノサリチル酸カルシウム　119
L-バリン　287
バルビタール　168, 188, 302, 327
ハロキサゾラム　318
ハロペリドール　65, 265

ひ

ビタミン A　9, 36
ビタミン B_1　128
ビタミン B_6　229
ビタミン B_{12}　257
ビタミン C　139, 146, 147
ビタミン D_2　234
ビタミン D_3　234
ヒドララジン塩酸塩　161
11α-ヒドロキシプロゲステロン　278
ヒドロクロロチアジド　108, 303, 304, 308
ヒドロコルチゾン　131, 278, 305
ヒドロコルチゾン酢酸エステル　38, 131
ピリドキシン塩酸塩　229
ピリドスチグミン臭化物　304
PGE_1　282, 285, 286
PGE_2　12, 258, 283, 285

$PGF_{2\alpha}$　12, 68, 282, 283, 285

ふ

フェナセチン　166
フェニトイン　195, 303
L-フェニルアラニン　127, 156, 188, 287
フェニルブタゾン　188, 318
フェニレフリン塩酸塩　220, 244
フェノバルビタール　145, 208
フェノール　107, 110, 123, 126
フェノールスルホンフタレイン　128
ブドウ糖　238
ブナゾシン塩酸塩　306
ブラシノリド　278
プリミドン　303, 304, 307
フルオシノニド　242, 243
フルオシノロンアセトニド　242, 243
フルオロウラシル　295, 296, 297
フルシトシン　295
プレドニゾロン　248, 249
プロカインアミド塩酸塩　121, 316
プロカイン塩酸塩　72, 100, 143
プロクロルペラジンマレイン酸塩　69, 322
プロゲステロン　43, 82, 195, 215, 278
プロスタグランジン　258
プロスタグランジン E_1(PGE_1)　282, 285, 286
プロスタグランジン E_2(PGE_2)　12, 258, 283, 285
プロスタグランジン $F_{2\alpha}$($PGF_{2\alpha}$)　12, 68, 282, 283, 285
フロセミド　161, 318
プロチオナミド　58, 208, 303, 312, 322
プロチレリン酒石酸塩　321
プロパンテリン臭化物　218, 322
プロピルチオウラシル　206, 207, 295
プロプラノロール塩酸塩　99, 160
プロベネシド　108, 313
ブロマゼパム　318
ブロモバレリル尿素　76, 302
L-プロリン　254

へ

ベタネコール塩化物　143
ベタメタゾンジプロピオン酸エステル　324, 325
ペチジン塩酸塩　18, 190, 276
ペニシリン　250
ベラパミル塩酸塩　133, 189

ペラミビル　150
ベルベリン塩化物　274
ベンザルコニウム塩化物　320
ベンゼトニウム塩化物　320
ベンゾジアゼピン類　317
ペンタゾシン　18, 275
ペントバルビタールカルシウム塩　149

ほ

抱水クロラール　309, 310
ホマトロピン臭化水素酸塩　142
ポリミキシンB硫酸塩　291

め

メサドン　18
メダゼパム　112
メタンフェタミン塩酸塩　70, 175, 275
L-メチオニン　287
メチラポン　223, 224
dl-メチルエフェドリン塩酸塩　176, 179, 275
メチルオレンジ　120

メチルテストステロン　213
メチルドパ　196, 209
メチルドパ水和物　209, 287
メチルプレドニゾロン　247, 248
メチルベナクチジウム臭化物　146, 195, 197, 322
メテノロン　305
メテノロンエナント酸エステル　230, 322
メテノロン酢酸エステル　322
メトクロプラミド　316
メピチオスタン　323, 324
メフェナム酸　161, 321
メルカプトプリン　295, 296

も

没食子酸　245
モルヒネ塩酸塩　18, 138, 274, 275

よ

ヨーダミド　105, 106, 316, 317
ヨードホルム　74, 75, 307

り

リオチロニンナトリウム　307
L-リシン塩酸塩　172, 287
リドカイン　166
リマプロストアルファデクス　282

れ

レセルピン　275
レチノール酢酸エステル　9, 36, 202, 213
レボチロキシンナトリウム　136, 307
レボドパ　46, 188, 287, 289, 290
レボメトルファン　275, 276
レボルファン　18

ろ

D-ロイシン　14
L-ロイシン　14, 287
ロラゼパム　317

わ

ワルファリンカリウム　204

パートナー薬品製造学（改訂第2版）

2007年 3 月30日　第 1 版第 1 刷発行	編集者　野上靖純，田口武夫，長　普子
2009年12月20日　第 1 版第 4 刷発行	発行者　小立鉦彦
2012年 4 月10日　第 2 版第 1 刷発行	発行所　株式会社　南 江 堂
2014年12月10日　第 2 版第 2 刷発行	〒113-8410 東京都文京区本郷三丁目42番6号 ☎（出版）03-3811-7235　（営業）03-3811-7239 ホームページ http://www.nankodo.co.jp/ 振替口座 00120-1-149

印刷・製本　小宮山印刷工業

Synthetic Medicinal Chemistry
Ⓒ Nankodo Co., Ltd., 2012

定価は表紙に表示してあります．
落丁・乱丁の場合はお取り替えいたします．

Printed and Bound in Japan
ISBN 978-4-524-40294-6

本書の無断複写を禁じます．
JCOPY 〈（社）出版者著作権管理機構　委託出版物〉
本書の無断複写は，著作権法上での例外を除き，禁じられています．複写される場合は，そのつど事前に，（社）出版者著作権管理機構（電話 03-3513-6969, FAX 03-3513-6979, e-mail: info@jcopy.or.jp）の許諾を得てください．

本書をスキャン，デジタルデータ化するなどの複製を無許諾で行う行為は，著作権法上での限られた例外（「私的使用のための複製」など）を除き禁じられています．大学，病院，企業などにおいて，内部的に業務上使用する目的で上記の行為を行うことは私的使用には該当せず違法です．また私的使用のためであっても，代行業者等の第三者に依頼して上記の行為を行うことは違法です．

南江堂パートナーシリーズ

薬学部学生のためのスタンダードな教科書シリーズ．
6年制教育でのカリキュラムに沿った内容構成で第十六改正日本薬局方にも準拠．
読みやすく，かつわかりやすい新しいスタイルの教科書．

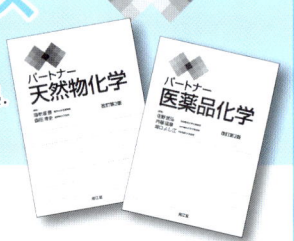

パートナー 分析化学Ⅰ 改訂第2版
- 編集　萩中　淳／山口政俊／千熊正彦

B5判・318頁　2012.3.　定価（本体4,800円+税）　ISBN978-4-524-40287-8

パートナー 分析化学Ⅱ 改訂第2版
- 編集　山口政俊／升島　努／能田　均

B5判・346頁　2012.3.　定価（本体5,000円+税）　ISBN978-4-524-40288-5

パートナー 生薬学 改訂第2版
- 編集　竹谷孝一／鳥居塚和生

B5判・438頁　2012.4.　定価（本体5,300円+税）　ISBN978-4-524-40285-4

パートナー 天然物化学 改訂第2版
- 編集　海老塚　豊／森田博史

B5判・316頁　2012.1.　定価（本体6,000円+税）　ISBN978-4-524-40279-3

パートナー 機能形態学 ヒトの成り立ち 改訂第2版
- 監修　藤原道弘
- 編集　高野行夫／岩崎克典／原　英彰

B5判・312頁　2013.3.　定価（本体6,000円+税）　ISBN978-4-524-40298-4

パートナー 医薬品化学 改訂第2版
- 編集　佐野武弘／内藤猛章／堀口よし江

B5判・320頁　2012.2.　定価（本体4,700円+税）　ISBN978-4-524-40284-7

パートナー 薬理学 改訂第2版
- 監修　重信弘毅
- 編集　石井邦雄／栗原順一

B5判・488頁　2013.3.　定価（本体6,300円+税）　ISBN978-4-524-40297-7

パートナー 薬剤学 改訂第2版
- 編集　寺田勝英／伊藤智夫

B5判・428頁　2012.4.　定価（本体6,200円+税）　ISBN978-4-524-40289-2

パートナー 薬品製造学 改訂第2版
- 編集　野上靖純／田口武夫／長　普子

B5判・382頁　2012.4.　定価（本体5,500円+税）　ISBN978-4-524-40294-6

南江堂　〒113-8410 東京都文京区本郷三丁目42-6　（営業）TEL 03-3811-7239　FAX 03-3811-7230